传承千年针灸之学，展中医智慧之光

针灸大成

杨继洲　著

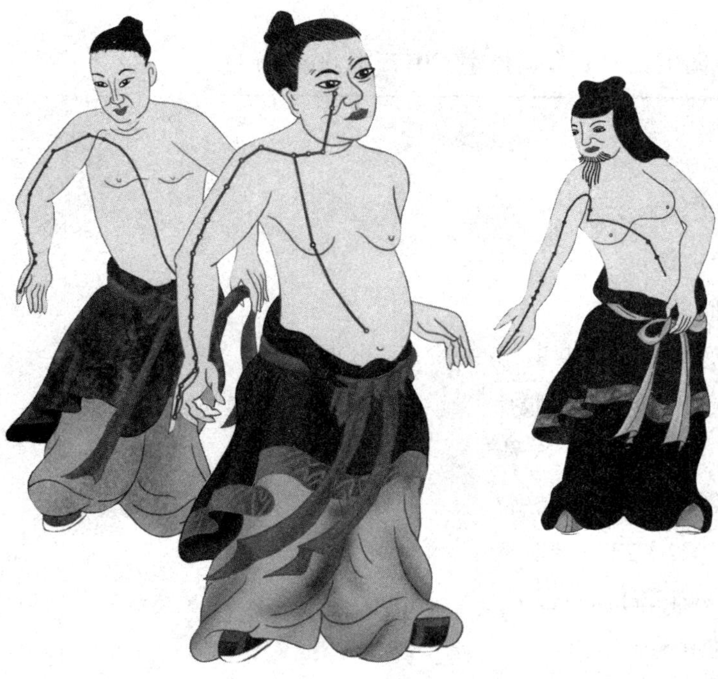

天津出版传媒集团
天津科学技术出版社

图书在版编目（CIP）数据

针灸大成 /（明）杨继洲著 . -- 天津 ：天津科学技术出版社，2017. 5（2024.4 重印）

ISBN 978-7-5576-2155-1

Ⅰ . ①针… Ⅱ . ①杨… Ⅲ . ①《针灸大成》 Ⅳ . ① R245

中国版本图书馆 CIP 数据核字 (2017) 第 008846 号

针灸大成

ZHENJIU DACHENG

责任编辑：张　跃

责任印制：刘　彤

出　　版：天津出版传媒集团 / 天津科学技术出版社

地　　址：天津市西康路 35 号

邮　　编：300051

电　　话：（022）23332399

网　　址：www.tjkjcbs.com.cn

发　　行：新华书店经销

印　　刷：唐山市铭诚印刷有限公司

开本 787 × 1092　1/16　印张 36　字数 570 000

2024 年 4 月第 1 版第 2 次印刷

定价：68.80 元

前言

中医学是中华民族灿烂文化的重要组成部分。几千年来，它为中华民族的繁荣昌盛，为人类战胜疾病，做出了卓越的贡献。其中，针灸学是一个非常重要的组成部分，是中华医学宝库中一枝瑰丽的奇葩。

针灸在祛除疾病、提高人们的健康水平方面，具有神奇的治疗效果。现在，针灸疗法越来越受到广大医学工作者、专家、学者的重视与研究，更是受到患者的青睐。但纵观针灸学的产生到形成，则经历了相当漫长的时期。关于针灸疗法的起源，传说可以追溯到我国原始社会的氏族公社制度时期，如古籍记载伏羲氏“尝味百草而制九针”，“黄帝咨访岐伯、伯高、少俞之徒……针道生焉”等。直到明代，在历代针灸研究者的不懈努力下，我国针灸学理论才初具雏形。这主要表现在两部针灸著作的编撰面世：一是《针灸大成》，二是《针灸聚英》。这两本书对我国后世针灸学的发展产生了十分深远的影响，被誉为针灸临床的必读之书。

《针灸大成》是我国明代针灸名家杨继洲在家传《卫生针灸玄机秘要》一书基础上进行扩充编撰的一部针灸学专著。全书共十卷，所述内容十分全面、丰富、实用，包括针灸论述、针灸歌赋选、经络腧穴、刺法针法、灸法、针灸证治、杨继洲医案、小儿按摩法等，为明代以来三百年间流传最广的针灸学著作。

《针灸聚英》由我国明代医学名家高武编著。全书共四卷，其中卷一“经络腧穴”最能体现该书的学术价值，既是全书的主体部分，又是对后世影响最大的内容，是继汉代医家编辑《明经堂》首次全面总结腧穴主治症之后，又一次比较全面系统的针灸腧穴文献整理工作。

在《针灸大成》和《针灸聚英》问世之前，尽管各地已有不同版本的针灸学著作刊印成册，但都受水平参差不齐、质量不高、影响较小、发行范围较窄等诸多因素制约，处于无足轻重的地位。而《针灸大成》和《针灸聚英》则更为系统、全面、深刻、详实，其水平和影响是以前刊印过的针灸之书所无法比拟的，因此这两本书是不可多得的针灸学研究之佳作。

为便于现今国内外广大医学工作者和其他爱好针灸的有识之士研究、探讨针灸学，并使中华医学发扬光大，使人类健康水平不断提高，本书将《针灸大成》和《针灸聚英》合二为一，精心编辑成册。但因水平有限，校勘中错漏之处难免，敬望读者批评指正。

目录

针灸大成

针灸大成卷之二

针灸大成卷之三

目录

针灸大成卷之四

针灸大成卷之五

针灸大成卷之六

针灸大成卷之七

针灸大成卷之八

针灸大成卷之九

针灸大成卷之十

针灸聚英

针灸聚英卷之一

针灸聚英卷之二

针灸聚英卷之三

针灸聚英卷之四

针灸大成

整理说明

《针灸大成》是我国明代针灸名家杨继洲在家传《卫生针灸玄机秘要》一书基础上进行扩充编撰的一部针灸专著。杨继洲，名济时，浙江衢州市人。

《针灸大成》初刊于明万历二十九年（1601），自问世以来，广为流传，对后世的针灸学产生了十分深远的影响，是针灸临床的必读之书。但由于该书自首次刊行至今校本众多，统计达四十六种之多，又由于几经传抄，错讹脱漏之处不少。本次校勘整理以未经后人修改的清顺治十四年李月桂重修本为底本，并参照清康熙十九年李月桂重刻本、清乾隆二年章廷珪刻本，以及人民卫生出版社1958年、1961年、1963年版本作他校。

《针灸大成》共分十卷，包括《内经》、《难经》中有关针灸的论述、针灸歌赋选、经络腧穴、刺法针法、灸法、针灸证治、杨继洲医案、小儿按摩法等，并附有140余幅图表。

在校勘整理中，原文中有些繁体字、异体字、俗写字、穴位名称及以因刊刻所致的误字等，本书认真仔细进行了校改处理，均用规范的现行汉字刊印，并在有改动处做了说明。

《卫生针灸玄机秘要》叙

尝闻医道通于儒，而其功与相等埒，得非以儒者运心极而剂量之，能使天下和平，与医之起瘍兴痾，跻天下于仁寿，其事与功均也。然儒者未能穷经反约，则施且必悖，终无补于治功，而医家治六气之淫，辨五方之感，察百病之因，其说具在载籍，无虑数拾百种。专业是者，未能穷而反之，得其说于会通，吾未见其功之能相也。窃尝譬之执方待病者，刑名之余绪也。导引不药者，黄老之遗谋也。而均之弗足以收和平之功，正惟其戾于儒耳。

三衢杨子继洲，幼业举子，博学绩文，一再厄于有司，遂弃其业，业医。医，固其世家也。祖父官太医，授有真秘，纂修集验医方进呈、上命镌行天下。且多蓄贮古医家抄籍，杨子取而读之，积有岁年，寒暑不辍，倬然有悟。复虑诸家书弗会于一，乃参合指归，汇同考异，手自编摩，凡针药调摄之法，分图析类，为天地人卷，题曰：《玄机秘要》。诚稽此而医道指掌矣。

世宗朝命大宗伯试异选，侍内廷，功绩懋著，而人以疾病疕瘍造者，应手奏效，声名籍甚。会在朝善杨子，究其自出是编，诸公嘉之，为寿诸梓，以惠后学，请序于余。余素知杨子去儒业，业医。今果能以医道侔相功、益信儒道之通于医也。是编出，而医道其指南焉。神明在人，寿域咸跻，诸公之仁溥矣，远矣！是为序。

赐进士第太子太保吏部尚书

获泽疏庵王国光书

刻《针灸大成》序

医关民命，其道尚矣。顾古之名医，率先针砭，而黄岐问难，于此科为独详，精其术者，立起沉疴，见效捷于药饵。迩来针法绝传，殊为可惜！余承乏三晋，值时多事，群小负嵎，万姓倒悬，目击民艰，弗克匡济，由是愤郁于中，遂成痿痹之疾，医人接踵，日试丸剂，莫能奏功。乃于都门延名针杨继洲者，至则三针而愈，随出家传秘要以观，乃知术之有所本也。将付之梓人，犹以诸家未备，复广求群书，若《神应经》、《古今医统》、《乾坤生意》、《医学入门》、《医经小学》、《针灸节要》、《针灸聚英》、《针灸捷要》、《小儿按摩》，凡有关于针灸者，悉采集之。更考《素问》、《难经》以为宗主，针法纲目，备载之矣。且令能匠于太医院肖刻铜人像，详著其穴，并刻画图，令学者便览而易知焉。余有忧于时事，愧无寸补，恨早年不攻是业，及能济人利物也。因刻是书，传播宇内，必有仁人君子，诵而习之，精其术以寿斯民者。是为序。

时万历辛丑桂月吉旦

巡按山西监察御史燕赵含章赵文炳书

重修《针灸大成》序

概自青囊秘绝，而医失其传，末学家剽一二浮辞，谓为有得，师心泥古，瑕不揜瑜，补弊起衰于焉渺矣。余承乏乎水，大父从都门来，顾以迈年跋涉长途，风湿侵寻，积为痰火之症。日复一日，几几不起。延访名医，而三晋寥寥乏人，仅得郡城郭子，洪洞王子，多方调剂，百日始痊。医道之难乃至此乎。爰念古来，方家国手必有一二微言要旨。足为后人师法者，但恨耳目浅近，未及广为搜讨耳，闻郡中何有《针灸大成》一书，乃先任按台赵公遘疾，诸医莫效，而得都门名针杨继洲三针奏愈。因叩其术所自来，继洲乃出生平秘传，汇采名集而著梓之。览其指归，大有捷效，惜乎！有书无传不获遍行海内也。夫医之为道，变通虽存乎人，而本原必资于学，使斯世果得其精。不惟余大父沉疴立起，获免百日之苦。即其加惠于斯世，斯民者。亦既久且多矣。第斯刻其来已远，旧板残缺浸湮，余善其书，特为损奉广梓，间采先贤绪论；以补集中之所未及。倘有志继洲之业者，精习而妙施焉，未必无补於世云尔。

时顺治丁酉秋月吉日

知平阳府事关东李月桂撰

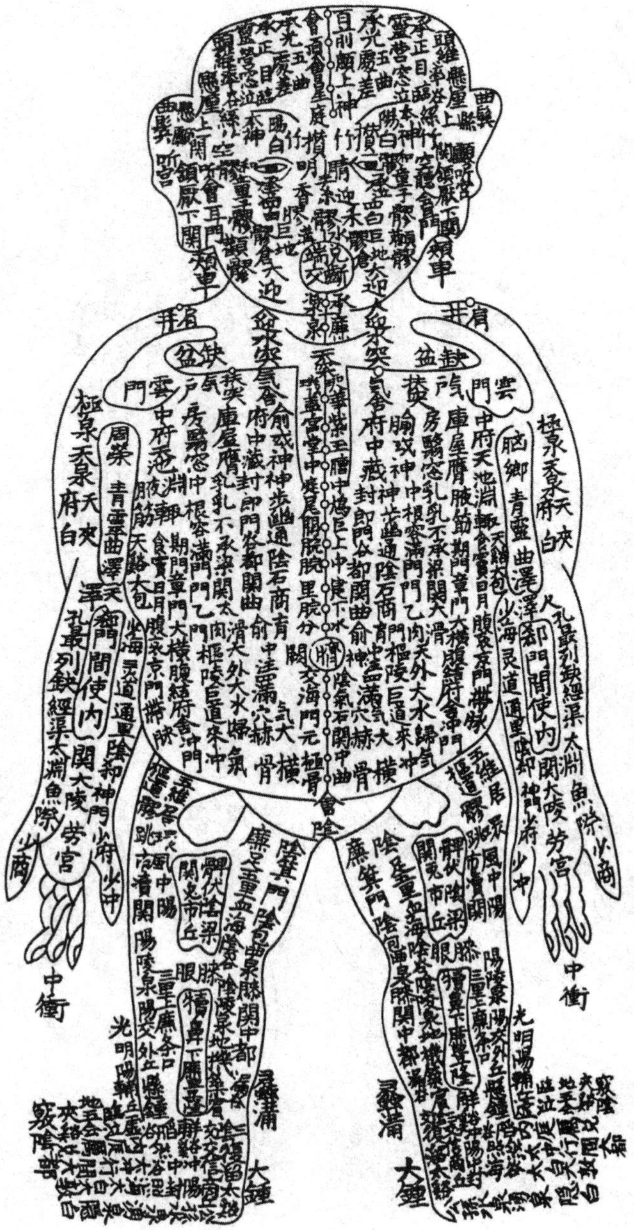

仰人周身总穴图

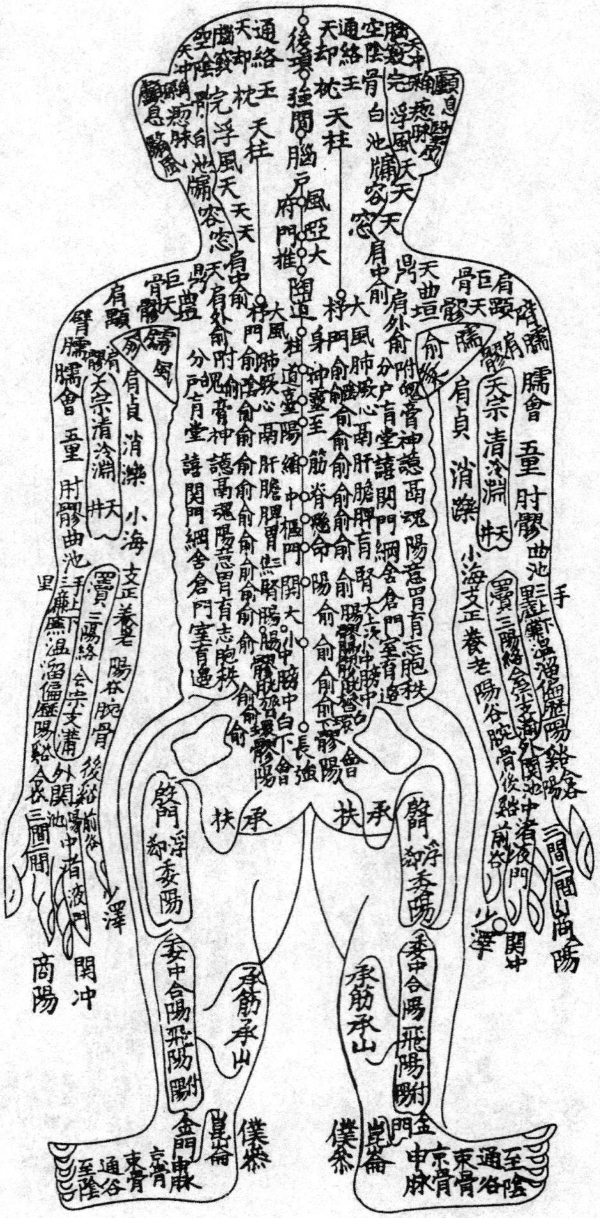

伏人周身总穴图

针灸大成卷之一

针道源流

《素问》十二卷，世称黄帝岐伯问答之书。及观其旨意，殆非一时之言，而所撰述，亦非一人之手。刘向指为诸韩公子所著，程子谓出战国之末。而其大略正如《礼记》之萃于汉儒，而与孔子、子思之言并传也。盖灵兰秘典、五常正大、六元正纪等篇，无非阐明阴阳五行生制之理，配象合德，实切于人身。其诸色脉病名、针刺治要，皆推是理以广之，而皇甫谧之《甲乙》、杨上善之《太素》，亦皆本之于此，而微有异同。医家之纲法，无越于是书矣。然按西汉《艺文志》，有《内经》十八卷及扁鹊[①]白氏云，《内经》凡三家，而《素问》之目乃不列。至隋《经籍志》始有《素问》之名，而指为《内经》。唐王冰乃以《九灵》九卷，牵合《汉志》之数，而为之注释，复以阴阳大论，托为师张公所藏，以补其亡逸，而其用心亦勤矣。惜乎朱墨混淆，玉石相乱，训诂失之于迂疏，引援或至于未切。至宋林亿，高若讷等，正其误文，而增其缺义，颇于冰为有功。

《难经》十三卷，秦越人祖述《黄帝内经》，设为问答之辞，以示学者。所引经言，多非灵、素本文，盖古有其书，而今亡之耳。隋时有吕博望注本不传，宋王惟一集五家之说，而醇疵或相乱，惟虞氏粗为可观。纪齐卿注稍密，乃附辨杨玄操、吕广、王宗正三子之非，周仲立颇加订易，而考证未明，李子野亦为句解，而无所启发。近代张洁古注后附药，殊非经义。王少卿演绎其说，目曰重玄，亦未足以发前人之蕴。滑伯仁取长弃短，折衷以己意，作《难经本义》。

《子午经》一卷，论针灸之要，撰成歌诀，后人依托扁鹊者。

《铜人针灸图》三卷，宋仁宗诏王维德考次针灸之法，铸铜人为式，分腑脏十二经，旁注俞穴所会，刻题其名，并为图法，并主疗之术，刻板传于世。夏竦为序。然其窌穴，比之《灵枢》本输、骨空等篇，颇亦繁杂也。

《明堂针灸图》三卷，题曰：黄帝论人身俞穴及灼灸禁忌。曰明堂者，谓雷公问道，黄帝授之，亦后人所依托者。

《存真图》一卷，晁公谓杨介编。崇宁间泗州刑贼于市，郡守李夷行遣医并画工

① 原有“名”。据《素难要旨》删。

往，亲决膜摘膏肓，曲折图之，尽得纤悉，介校以古书，无少异者。比《欧希范五脏图》过之远矣，实有益医家也。王莽时，捕得翟义党王孙庆，使太医尚方与巧屠共刳剥之，量度五脏，以竹筵道其脉，知所终始，可以治病，亦此意耳。

《膏肓灸法》二卷，清源庄绰季裕所集。

《千金方》三十卷，唐·孙思邈所撰。用药之方，诊脉之诀，针灸之穴，禁忌之法，至导引之要，无不周悉。曰千金者，以人命至重，有贵千金。议者谓其未知伤寒之数。

《千金翼方》三十卷，孙思邈掇拾遗帙，以羽翼其书。首之以药录，次之以妇人、伤寒、小儿、养性、辟谷、退居、补益、杂症、疮痈、色脉、针灸，而禁术终焉。

《外台秘要》，唐，王焘在台阁二十年，久知弘文信，得古方书千百卷，因述诸症候，附以方药、符禁、灼灸之法，凡一千一百四门。天宝中出守房陵及大宁郡，故名焉。

《金兰循经》，元·翰林学士忽泰必列所著，其子光济铨次。大德癸卯，平江郡文学岩陵邵文龙为之序。首绘脏腑前后二图，中述手足三阴、三阳走属，继取十四经络流注，各为注释，列图于后，传之北方。自恒山董氏锓梓吴门，传者始广。

《济生拔萃》十九卷，一卷取《针经节要》二[①]卷集《洁古云岐针法》、《窦氏流注》，四[②]卷《针经摘英》。首针法，以仿古制也。延佑间杜思敬所撰者。

《针经指南》，古肥窦汉卿所撰。首标幽赋，次定八穴指法及叶蛰宫图，颇与《素问》有不合者。

《针灸杂说》，建安窦桂芳类次。取《千金》禁忌人神及离合真邪论，未能曲尽针灸之妙。

《资生经》，东嘉王执中叔权[③]，取三百六十穴，背面巅末，行分类别，以穴属病，盖合《铜人》、《千金》、《明堂》、《外台》而一之者也。

《十四经发挥》三卷，许昌滑寿伯仁，传针法于东平高洞阳，得其开阖流注交别之要。至若阴、阳、维、跷、带、冲六脉，皆有系属，而惟督、任二经，则包乎背腹，而有专穴，诸经满而溢者，此则受之，宜与十二经并论。通考邃穴六百五十有七，而施治功，以尽医之神秘。

《神应经》二卷，乃宏纲陈会所撰。先著《广爱书》十二卷，虑其浩瀚，独取一百一十九穴，为歌为图，仍集治病要穴，总成一帙，以为学者守约之规。南昌刘瑾校。

---

①“二”后疑脱“三”。考该书卷三为《窦太师流注指要赋》，合于上文。
②“四”原作“三”。据《济生拔萃》改。
③“权”原作“雅”。据《针灸聚英》改。

《针灸节要》三卷、《聚英》四卷，乃四明梅孤子[①]高武纂集。

《针灸捷要》，燕山廷瑞徐凤著集。

《玄机秘要》，三衢继洲杨济时家传著集。

《小儿按摩经》，四明陈氏著集。

《古今医统》、《乾坤生意》、《医学入门》、《医经小学》中取关于针灸者，其姓氏各见原书。

《针灸大成》总辑以上诸书，类成一部，分为十卷。委晋阳靳贤选集校正。

针灸直指

针灸方宜始论

黄帝问曰：医之治病也，一病而治各不同，皆愈何也？岐伯对曰：地势使然也。故东方之域，天地之所始生也。鱼盐之地，海滨傍水，其民食鱼而嗜咸，皆安其处，美其食。鱼者使人热中，盐者胜血，故其民皆黑色疏理，其病皆为痈疡，其治宜砭石。故砭石者，亦从东方来。西方者，金玉之域，沙石之处，天地之所收引也。其民陵居而多风，水土刚强，其民不衣而褐荐，其民华食而脂肥，故邪不能伤其形体，其病生于内，其治宜毒药。故毒药者，亦以西方来。北方者，天地所闭藏之域也。其地高陵居，风寒冰冽，其民乐野处而乳食，脏寒生满病，其治宜灸焫。故灸焫者，亦从北方来。南方者，天地所长养、阳之所盛处也。其地下，水土弱、雾露之所聚也。其民嗜酸而食胕，故其民皆致理而赤色，其病挛痹，其治宜微针。故九针者，亦从南方来。中央者、其地平以湿，天地所以生万物也众[②]，其民食杂而不劳，故其病多痿厥寒热，其治宜导引按跷。故导引按跷者，亦从中央出也。故圣人杂合以治，各得其所宜，故治所以异而病皆愈者，得病之情，知治之大体也。

刺热论[③]

黄帝问曰：五脏热病奈何？岐伯曰：肝热病者，小便先黄[④]腹痛，多卧，身热。热争则狂言及惊（争谓邪正相搏），胁满痛，手足躁，不得安卧，庚辛甚，甲乙大汗，气逆则庚辛死（肝主木、庚辛为金、金克木、故死）。刺足厥阴、少阳（厥阴肝脉，少阳胆脉）。其逆则头痛员员，脉引冲头也。

心热病者，先不乐，数日乃热。热争则卒心痛，烦闷善呕，头痛面赤无汗，壬癸甚，丙丁大汗，气逆则壬癸死。刺手少阴、太阳（少阴心脉，太阳小肠脉）。

脾热病者，先头重，颊[⑤]痛、烦心，颜青欲呕，身热。热争则腰痛不可用[⑥]俯仰，腹满泄，两颔痛，甲乙甚，戊巳大汗，气逆则甲乙死。刺足太阴、阳明。

---

① 原无“子”。据《针灸聚英》引署名增。
② 按《太素》、《医心方》此句并作：“天地所生物色者众”。
③ 据王冰《黄帝内经素问》篇名曰“刺热篇”。
④ 据《伤寒总病论》卷四引文作“先小便黄”为妥。并与下文“先不乐”等例。
⑤《太素》、《新校正》均作“颜”。可参。
⑥《圣济总录》、《伤寒总病论》引皆无“用”字。

肺热病者，先淅然厥，起毫毛，恶风寒，舌上黄，身热。热争则喘咳，痛走胸膺背，不得太息，头痛不堪，汗出而寒，丙丁甚，庚辛大汗，气逆则丙丁死。刺手太阴、阳明。出血如大豆，立已。

肾热病者，先腰痛胻酸，苦渴数饮，身热。热争则项痛而强，胻寒且酸，足下热，不欲言，其逆则项痛员员澹澹然，戊己甚，壬癸大汗，气逆则戊己死。刺足少阴、太阳。诸汗者，至其所胜曰汗出也。

肝热病者，左颊先赤；心热病者，颜先赤；脾热病者，鼻先赤；肺热病者，右颊先赤；肾热病者，颐先赤。病虽未发，见赤色者刺之，名曰治未病。热病从部所起者，至期而已（期为大汗之日，如肝甲乙），其刺之反者，三周而已（反谓反取其气也，如肝病刺脾，脾刺肾，肾刺心，心刺肺，肺刺肝。三周，谓三周于三阴、三阳之脉状也。如太阳病，而刺泻阳明也），重逆则死。诸当汗者，至其所胜日，汗大出也。

诸治热病，以[1]饮之寒水，乃刺之；必寒衣之，居止寒处，身寒而止也。热病先胸胁痛，手足躁，刺足少阳，补足太阴。病甚者，为五十九刺。热病始手臂痛者，刺手阳明、太阴，而汗出止。热病始于头首者，刺项太阳，而汗出止。热病始于足胫者，刺足阳明，而汗出止。热病先身重骨痛，耳聋好瞑，刺足少阴，病甚为五十九刺。热病先眩冒而热，胸胁满，刺足少阴、少阳（亦井荥也）。太阳之脉，色荣颧骨，热病也（荣，饰也）。荣未交，曰今且得汗，待时而已（待时者，谓肝病待甲乙之类也），与厥阴脉争见者，死期不过三日（外见太阳之赤色，内应厥阴之弦脉，是土气已败，木复狂行，故三日死）。其热病内连肾、少阳之脉色也[2]（病一作气）。少阳之脉，色荣颊前，热病也。荣未交，曰今且得汗，待时而已，与少阴脉争见者，死期不过三日。热病气穴，三椎下间主胸中热，四椎下间主鬲中热，五椎下间主肝热，六椎下间主脾热，七椎下间主肾热，荣在骶也[3]项上三椎陷者中也。颊下逆颧为大瘕，下牙东为腹满，颧后为胁痛，颊上者，鬲上也。

刺疟论[4]

黄帝问曰：刺疟奈何？岐伯曰：[5]足太阳之疟，令人腰痛头重，寒从背起，先寒后热，熇熇暍暍然，热止汗出难已，刺郄中出血（一云金门，一云委中，针三分，若灸可五壮）。

足少阳之疟，令人身体解㑊，寒不甚，热不甚，恶见人，见人心惕惕然，热多汗出甚，刺足少阳（侠溪针三分，灸可三壮）。

足阳明之疟，令人先寒，洒淅洒淅，寒甚久乃热，热去汗出，喜见日月光火气，

---

①“以”按《甲乙》作“先”，似与下文合。
②“少阳之脉色也”，据《新校正》云：“旧无‘少阳之脉色也’六字，乃王氏所添。”故当删之。
③据《太素》无“骶也”二字，故当删。
④按《素问》篇目作“刺疟篇”。
⑤接《黄帝内经素问》王冰本无此11字。

乃快然，刺足阳明跗上（冲阳针三分，灸可三壮）。

足太阴之疟，令人不乐，好太息。不嗜食，多寒热汗出，病至则善呕，呕已乃衰，即取之[①]（公孙针四分，灸可三壮）。

足少阴之疟，令人呕吐甚，多寒热，热多寒少，欲闭户牖而处，其病难已[②]（大钟针二分，太溪针三分，各灸三壮）。

足厥阴之疟，令人腰痛，少腹满，小便不利，如癃状，非癃也，数便，意恐惧，气不足，腹中悒悒，刺足厥阴（太冲针三分，灸可三壮）。

肺疟者，令人心寒、寒甚热、热间善惊，如有所见者，刺手太阴、阳明（列缺针三分，灸五壮；合谷针三分，灸三壮）。

心疟者，令人烦心甚，欲得清水，反寒多，不甚热，刺手少阴（神门针三分，灸可三壮）。

肝疟者，令人色苍苍然，太息，其状若死者，刺足厥阴见血（中封针四分，灸可三壮）。

脾疟者，令人寒，腹中痛，热则肠中鸣，鸣已汗出，刺足太阴（商丘针三分，灸可三壮）。

肾疟者，令人洒洒然，腰脊痛[③]宛转，大便难，目眴眴然，手足寒，刺足太阳、少阴（足太阳金门，足少阴太溪）。

胃疟者，令人且[④]病也，善饥而不能食，食而支满腹大，刺足阳明、太阴横脉出血（厉兑针一分，灸一壮；解溪针五分，灸二壮；三里针一寸、灸三壮；太阴横脉，在内踝前，斜过大脉宜出血）。

疟发身方热，刺跗上动脉（谓阳明脉），开其孔，出其血，立寒；疟方欲寒，刺手阳明、太阴、足阳明、太阴（亦开孔出血）。疟脉满大急，刺背俞，用中针傍五胠俞各一，适肥瘦，出其血（五胠俞谓譩譆）。疟脉小实急，灸胫少阴，刺指井（复溜针三分，灸可五壮；井谓至阴，针一分，灸可三壮）。疟脉满大急，刺背俞，用五胠俞、背俞各一，适行至于血也[⑤]。疟脉缓大虚，便用药，不宜用针。凡治疟、先发如食顷，乃可以治，过之，则失时也。诸疟而脉不见，刺十指间出血、血去必已。先视身[⑥]之赤如小豆者，尽取之。

十二疟者，其发各不同时，察其病形，以知其何脉之病也。先其发时，如食顷而刺之。一刺则衰，二刺则知，三刺则已。不已，刺舌下两脉出血；不已，刺郄中盛经出血，又刺项已下侠脊者必已（侠脊者谓大杼，针三分，灸五壮；风门热府，针五分，灸可五壮）。舌下两脉者廉泉也（针三分，灸三壮）。

---

① 据《甲乙经》卷七第五“即取之”下有“足太阴”三字。

② 据《甲乙经》卷七第五“已”后有“取太溪”三字。

③ 据《医垒元戎》引“宛转”上有“不能”二字，其语意始明。

④《太素》卷二十五、《千金》卷十六第一“且”皆作“疸”。为是。

⑤“疟脉满大急，刺背俞，用五胠俞、背俞各一，适行至于血也”句，据《新校正》云：“疟脉以下廿二字，与前文重复，当从删削”。为是。

⑥原无“身”字。据《素问·刺热篇》、《甲乙经》卷七补。

刺疟者，必先问其病之所先发者，先刺之。先头痛及重者，先刺头上及两额、两眉间出血（头谓上星、百会、额谓悬颅、眉间谓攒竹等穴是也）；先项背痛者；先刺，之（风池、风府、大杼、神道）；先腰脊痛者，先刺郄中出血；先手臂痛者，先刺手少阴、阳明十指间；先足胫痠痛者，先刺足阳明十指间出血。

风疟，疟发则汗出恶风，刺三阳经背俞之血者。胻痠痛甚，按之不可，名曰胕髓病。以镵针针绝骨出血，立已。身体小痛，刺[①]诸阴之井，无出血，间日一刺，疟不渴，间日而作，刺足太阳，渴而间日作，刺足少阳。温疟汗不出，为五十九刺。

刺咳论[②]

黄帝问曰：肺之令人咳，何也？岐伯对曰：五脏六腑皆令人咳，非独肺也。帝曰：愿闻其状？曰[③]：皮毛者，肺之合也。皮毛先受邪气，邪气以从其合也。其寒饮食人胃，从肺脉上至于肺，则肺寒；肺寒则外内合邪，因而客之，则为肺咳。五脏各以其时受病，非其时各传以与之（时谓王月）。人与天地相参，故五脏各以治时，感于寒则受病，微则为咳，甚者为泄、为痛。乘秋则肺先受邪，乘春则肝先受之，乘夏则心先受之，乘至阴则脾先受之，乘冬则肾先受之。帝曰：何以异之？曰：肺咳之状，咳而喘息有音，甚则唾血；心咳之状，咳则心痛，喉中介介如哽[④]状，甚则咽肿喉痹；肝咳之状，咳则两胁下痛，甚则不可以转，转则两胠下满；脾咳之状，咳则右胠下痛，阴阴引肩背，甚则不可以动，动则咳剧；肾咳之状，咳则腰背相引而痛，甚则咳涎。

帝曰：六腑之咳奈何？安所受病？曰[⑤]：五脏之久咳，乃移于六腑。脾咳不已，则胃受之，胃咳之状，咳而呕，呕甚则长虫出；肝咳不已，则胆受之，胆咳之状，咳呕胆汁；肺咳不已，则大肠受之，大肠咳状，咳而遗矢；心咳不已，则小肠受之，小肠咳状，咳而失气，气与咳俱失；肾咳不已，则膀胱受之，膀胱咳状，咳而遗溺；久咳不已，则三焦受之，三焦咳状，咳而腹满，不欲食饮。此皆聚于胃，关于肺，使人多涕唾，而面浮肿气逆也。帝曰：治之奈何？岐伯曰：治脏者治其俞；治腑者治其合；浮肿者治其经。[⑥]

---

①原“刺”下有“至阴”，《甲乙经》卷七第五无“至阴”二字，故删。
②《黄帝内经素问》篇目作“咳论篇”。
③《黄帝内经素问》“曰”前有“岐伯”二字。
④“哽”原作“梗”。据《太素》、《外台》卷十六改。
⑤《黄帝内经素问》“曰”前有“岐伯”二字。
⑥《黄帝内经素问》句后尚有：“帝曰：善”三字。

刺腰痛论[①]

黄帝问曰：腰痛起于何脉。刺之奈何？岐伯曰：[②]足太阳脉令人腰痛，引项脊尻背如重状；刺其郄中太阳正经出血，春无见血。少阳令人腰痛，如以针刺其皮中，循循然不可以俯仰，不可以顾；刺少阳成骨之端出血，成骨在膝外廉之骨独起者[③]，夏无见血？阳明令人腰痛，不可以顾，顾如有见者，善悲；刺阳明于䯒前三痏，上下和之出血，秋无见血（即三里穴）。足少阴令人腰痛，痛引脊内廉。刺少阴于内踝上二痏，冬无见血，出血太多，不可复也（即复溜穴，针三分，灸五壮）。厥阴之脉令人腰痛。腰中如张弓弩弦；刺厥阴之脉，在腨踵鱼腹之外，循之累累然，乃刺之（蠡沟针二分，灸三壮）。其病令人善[④]言嘿嘿然不慧，刺之三痏（一云无善字）。

解脉令人腰痛，痛而引肩，目䀮䀮然，时遗溲；刺解脉，在膝筋肉分间郄外廉之横脉出血，血变而止。解脉令人腰痛如引带，常如折腰状，善恐；刺解脉，在郄中结络如黍米，刺之血射以黑，见赤血而已。同阴之脉令人腰痛，痛如小锤居其中，怫然肿（小锤，小针）；刺同阴之脉，在外踝上绝骨之端，为三痏。阳维之脉令人腰痛，痛上怫然肿；刺阳维之脉，脉与太阳合腨下间，去地一尺所（承山针七分，灸五壮）。衡络之脉令人腰痛，不可以俯仰，仰[⑤]则恐仆，得之举重伤腰，衡络绝，恶血归之；刺之在郄阳筋之间，上郄教寸衡居，为二痏出血（委阳针七分，殷门针五分，灸各三壮）。

会阴之脉令人腰痛，痛上漯漯然汗出，汗干令人欲饮，饮已欲走[⑥]；刺直阳之脉上三痏，在跷上郄下五寸横居，视其盛者出血（一云承筋禁针）。飞阳[⑦]之脉令人腰痛，痛上怫怫然，甚则悲以恐；刺飞扬之脉，在内踝上五寸（一作七寸），少阴之前，与阴维之会（复溜，筑宾俱针三分，灸五壮）。昌阳之脉令人腰痛，痛引膺，目䀮䀮然，甚则反折，舌卷不能言；刺内筋为二痏，在内踝上大筋前、太阴后上踝二寸所（交信穴）。散脉令人腰痛而热、热甚生烦，腰下如有横木居其中，甚则遗溲；刺散脉在膝前骨肉分间，络外廉束脉，为三痏（地机穴）。肉里之脉令人腰痛，不可以咳，咳则筋缩急；刺肉里之脉为二痏，在太阳之外，少阳绝骨之后[⑧]。腰痛侠脊而痛至头，几几然，目䀮䀮欲僵仆；刺足太阳郄中出血（几几一作沉沉）。腰痛上寒，刺足太阳、阳明；上热，刺足厥阴；不可以俯仰，刺足少阳；中热而喘，刺足少阴，刺郄中出血。腰痛上寒不可顾，刺足阳明（阴市，三里）；上热，刺足太阴（地机）；中热而喘，刺足少阴（涌泉，大钟）；大便难，刺足

---

① 《黄帝内经素问》篇目作“刺腰痛论篇”。

② 自“黄帝问曰……岐伯曰《黄帝内经素问》无此十七字”。

③ “成骨在膝外廉之骨独起者”十一字在《圣济总录》引文中作为注文。是注文误入正文。

④ 《新校正》引全本、《太素》均无“善”字，当删。又《素问识》云：“其病以下十五字，以前四经腰痛之例不同，恐是衍文。”可参。

⑤ 原无“仰”字。据《黄帝内经素问》刺腰痛论篇补。

⑥ 疑“走”字误。郭霭春：《黄帝内经素问校注语释》云：“‘走’字疑误，腰痛岂有欲走之理？‘走’似应作‘溲’，‘走’，‘溲’声误会阴之脉，起于胞中，腰痛饮已欲溲，于病理较合。”可参。

⑦ “飞阳”原作“阴维”。据《黄帝内经素问》改。

⑧ 《甲乙经》卷九“后”作“端”。

少阴（涌泉）；少腹满，刺足厥阴（太冲）；如折不可以俯仰，不可举，刺足太阳（束骨、京骨、崑苍、申脉、仆参）；引脊内廉，刺足少阴（复溜、飞扬）腰痛引少腹控眇，不可以仰，刺腰尻交者，两髁胂上。以月生死为痏数，发针立已（腰髁下第四髎，即下髎，针二寸，灸可三壮），左取右，右取左（痛在左针右，痛在右针左，所以然者，以其脉左右交于尻骨之中故也）。

奇病论[①]

岐伯曰：人有重身，九月而瘖，名曰胞之络脉绝也。无治，当十月复。

病胁下满，气逆，二三岁不已，名曰息积。不可灸刺，为导引服药。

人身体髀股胻皆肿，环脐而痛，名曰伏梁。不可动之（动谓齐其毒药，而击动之），动之为水溺涩之病也。

人有尺脉数甚，筋急而见，名曰疹筋。是人腹必急，白色黑色见，则病甚。

人有病头痛，数岁不已，名曰厥逆。谓所犯大寒，内至骨髓；髓以脑为主，脑逆，故令头痛，齿亦痛。

有病口甘者，名曰脾瘅（瘅，谓热也）谓人数食甘美而多肥，肥者令人内热，甘者令人中满，故气上溢，转为消渴，治之以兰，除陈气也。

有病口苦者，名曰胆瘅。治之以胆募俞。

有癃者，日数十溲，此不足也；身热如炭，颈膺如格，人迎躁盛，喘息气逆，此有余也；太阴脉细微如发者，此不足也。五有余，二不足，名曰厥，死不治。

人初生病癫疾者，名曰胎病，谓在母腹中感惊，令子发为癫也。

有病痝然如有水状，切其脉大紧，身无痛者，形不瘦，不能食，食少，名曰肾风，肾风而不能食，善惊，惊已，心气痿者死。

有病怒狂者，名曰阳厥。谓阳气因暴折而难决，故善怒也。治之当夺其食，即已。使之服以生铁洛为饮（铁洛，铁浆）。夫生铁洛者，下气疾也。

刺要论[②]

黄帝问曰：愿闻刺要？岐伯对曰：病有浮沉，刺有浅深，各至其理，无过其道，过之则内伤，不及则生外壅，壅则邪从之。浅深不得，反为大贼，内动五脏，后生大病。故曰：病有在毫毛腠理者，有在皮肤者，有在肌肉者，有在脉者，有在筋者，有在骨者，有在髓者。是故刺毫毛腠理者无伤皮，皮伤内动肺，肺动则秋病温疟，泝泝然寒栗；刺皮无伤肉，肉伤则内动脾，脾动则七十二日四季之月，病腹胀烦[③]不嗜食；刺肉无伤脉，脉伤则内动心，心动则夏病心痛；刺脉无伤筋，筋伤则内动肝，肝动则春病热而筋弛；刺筋无伤骨，骨伤则内动肾，肾动则冬病胀腰痛；刺骨无伤髓，髓伤则销铄胻酸，体解亦然不去矣。

---

①《黄帝内经素问》篇目作“奇病论篇”。

②《黄帝内经素问》篇目作“刺要论篇”。

③“烦”下，据《甲乙经》当补“满”字。为是，于意方通。

刺齐论[1]

黄帝问曰：愿闻刺浅深之分？岐伯曰：刺骨无伤筋者，针至筋而去，不及骨也；刺筋无伤肉者，至肉而去，不及筋也；刺肉无伤脉者，至脉而去，不及肉也；刺脉无伤皮者，至皮而去，不及脉也。所谓刺皮无伤肉者，病在皮中、针入皮中，无伤肉也；刺肉无伤筋者，过肉中筋也；刺筋无伤骨者，过筋中骨也。此谓之反也。[2]

刺志论[3]

黄帝问曰：愿闻虚实之要？岐伯对曰：气实形实，气虚形虚，此其常也，反此者病；谷盛气盛，谷虚气虚，此其常也，反此者病；脉实血实，脉虚血虚，此其常也，反此者病。帝曰：如何而反？岐伯曰：气盛身寒[4]气虚身热，此谓反也；谷入多而气少，此谓反也，谷不入而气多，此谓反也；脉盛血少，此谓反也；脉小血多，此谓反也。气盛身寒，得之伤寒；气虚身热，得之伤暑。谷入多而气少者，得之有所脱血，湿居下也；谷入少而气多者，邪在胃及与肺也。脉小血多者，饮中热也；脉大血少者，脉有风气，水浆不入，此之谓也。

长刺节论[5]

岐伯曰：刺家不诊，听病者言。在头、头疾痛，为藏针之，刺至骨病已止[6]，无伤骨肉及皮，皮者道也。阴刺[7]，入一旁四处，治寒热（阴刺谓卒刺）。深专者，刺大脏，迫脏刺背，背俞也，刺之迫脏，脏会，腹中寒热去而止，刺俞之要，发针而浅出血。

治腐[8]肿者，刺痈上，视痈小大，深浅刺。刺大者多血，小者深之，必端内针为故止。

病在少腹有积，刺皮髓以下，至少腹而止；刺侠脊两旁四椎间，刺两髂髎季胁肋间，导腹中气热下已（髓一作骺，四椎恐为五椎，谓必俞应少腹）。病在少腹，腹痛不得大小便，病名曰疝，得之寒。刺少腹两股间，刺腰髁骨间，刺而多之，尽炅病已，（炅，热也）。病在筋，筋挛节痛，不可以行，名曰筋痹。刺筋上为故，刺分肉间，不可中骨也，病在筋炅，病已乃止。病在肌肤，肌肤尽痛，名曰肌痹。伤于寒湿，刺大分、小分，多发针而深之，以热为故，无伤筋骨，伤筋骨，痈发若变，诸分尽热，病已止。病在骨，骨重不可举，骨髓酸痛，寒气至，名曰骨痹。深者刺无伤脉肉为故，其道大分、小分，骨热病已止。

---

① 按《黄帝内经素问》篇目作“刺齐论篇”。
②“此谓之反也”原作“此之谓反也”。据赵本、吴本、明抄本改。
③《黄帝内经素问》篇目作“刺志论篇”。
④“气盛身寒”原无。据《新校正》引文补。亦与下文相合。
⑤《黄帝内经素问》篇目作“长刺节论篇”。
⑥“止”原作“上”。据朝本、明抄本并作“止”，故改。
⑦“阴刺”，据《太素》及《新校正》作“阳刺”为妥。杨注同。
⑧《太素》卷二十三《甲乙经》卷十一“腐”作“痈”。义长。

病在诸阳脉，且寒且热，诸分且寒且热，名曰狂（气狂乱也）。刺之虚脉，视分尽热，病已止。病初发岁一发，不治，月一发，不治，月四、五发，名曰癫病，刺诸分诸脉，其无寒者，以针调之，病已止。病风且寒且热，炅汗出，一日数过，先刺诸分理络脉；汗出且寒且热，三日一刺，百日而已。病大风骨节重，须眉堕，名曰大风。刺肌肉为故，汗出百日，刺骨髓，汗出百日，凡二百日须眉生而止针。

皮部论[①]

帝曰：皮之十二部，其生病皆何如？岐伯曰：皮者，脉之部也。邪客于皮，则腠理开，开则邪入客于络脉，络脉满则注于经脉；经脉满则入舍于腑脏也。故皮者有分部，不与，而生大病也（不与，疑不愈也）。

经络论[②]

黄帝问曰：夫络脉之见也，其五色各异，青、黄、赤、白、黑不同，其故何也？岐伯对曰：经有常色，而络无常变也。帝曰：经之常色何如？曰[③]：心赤，肺白，肝青，脾黄，肾黑，皆亦应其经脉之色也。帝曰：络之阴阳，亦应其经乎？曰：阴络之色应其经，阳络之色变无常，随四时而行也。寒多则凝泣，凝泣则青黑；热多则淖泽，淖泽则黄赤，此皆常色，谓之无病。五色具见者，谓之寒热。[④]

骨空论

黄帝问曰：余闻风者百病之始也，以针治之奈何？岐伯对曰：风从外入，令人振寒，汗出头痛，身重伤寒，治在风府，调其阴阳，不足则补，有余则泻。大风颈项痛，刺风府。大风汗出，灸譩譆。以手压之，令病者呼譩譆，譩譆应手。从风憎风，刺眉头（即攒竹刺三分，若灸三壮），失枕，在肩上横骨间（即缺盆）折，使揄[⑤]臂，齐肘正，灸脊中（即背阳关，针五分，灸三壮），眇络季胁引少腹而痛胀，刺譩譆（眇谓侠脊两旁空软处），腰痛不可以转摇，急引阴卵，刺八髎与痛上，八髎在腰尻分间；鼠瘘寒热，还刺寒府，寒府在胕[⑥]膝外解营。取膝上外者使之拜；取足心者使之跪也[⑦]。

刺水热穴论[⑧]

黄帝问曰：少阴何以主肾？肾何以主水？岐伯[⑨]曰：肾者至阴也，至阴者，盛水也；肺者，太阴也；少阴者，冬脉也。故其本在肾，其末在肺，皆积水也。帝曰：肾何以能聚水而生病？岐伯曰：肾者，胃之关也，关门不利，故聚水而从其类也。上下

---

①《黄帝内经素问》篇目作“皮部论篇”。
②《黄帝内经素问》篇目作“经络论篇”。
③《黄帝内经素问》“曰”前有“岐伯”二字。
④《素问·经络论》尚有“帝曰：善”三字。
⑤“揄”原作“摇”。据《太素》吴昆本改。按“揄”亦读作“摇”音，音误。
⑥ 据《太素》无“胕”字。义长。
⑦ 据《素问·骨空论》无“也”字。
⑧《黄帝内经素问》篇目作“《水热穴论篇》”。
⑨《黄帝内经素问》“岐伯”之后有“对”字。

溢于皮肤，故为胕肿。胕肿者，聚水而生病也。帝曰：诸水皆生于肾乎？曰：肾者，牝脏也，地气上者属于肾，而生水液也，故曰至阴。勇而劳甚，则肾汗出，肾汗出逢于风，内不得入于脏腑，外不得越于皮肤，客于玄府，行于皮里，传为[①]胕肿，本之于肾，名曰风水。所谓玄府者，汗孔也。

帝曰：水俞五十七处者，是何主也？岐伯曰：肾俞五十七穴，积阴之所聚也，水所从出入也。尻上五行行五者，此肾俞，故水病下为胻[②]肿大腹，上为喘呼，不得卧者，标本俱病，故肺为喘呼，肾为水肿，肺为逆不得卧，分为相输俱受者，水气之所留也。伏兔上各二行行五者，此肾之街也，三阴之所交结于脚也。踝上各一行行六者，此肾脉之下行也，名曰太冲。凡五十七穴者，皆脏之阴络，水之所客也。

帝曰：春取络脉分肉何也？曰：春者木始治，肝气始生，肝气急，其风疾，经脉常深，其气少，不能深入，故取络脉分肉间。帝曰：夏取盛经分腠何也？曰：夏者，火始治，心气始长，脉瘦气弱，阳气流溢，热熏分腠，内至于经，故取盛经分腠，绝肤而 病去者，邪居浅也。所谓盛经者，阳脉也。帝曰：秋取经俞何也？曰：秋者金始治，肺将收杀，金将胜火，阳气在合，阴气初胜，湿气及体，阴气未盛，未能深入，故取俞以泻阴邪，取合以虚阳邪，阳气始衰，故取于合。帝曰：冬取井荥何也？曰：冬者水始治，肾方闭，阳气衰少，阴气坚盛，巨阳伏沉，阳气乃去，故井以下阴逆，取荥以实阳气。故曰：冬取井荥，春不鼽衄，此之谓也。

帝曰：夫子言治热病五十九俞，愿闻其处，因闻其意。岐伯曰：头上五行行五者，以越诸阳之热逆也，大杼、膺俞、缺盆、背俞，此八者，以泻胸中之热也；气街、三里、巨虚上下廉，此八者，以泻胃中之热也；云门、髃骨、委中、髓空，此八者，以泻四肢之热也；五脏俞旁五，此十者，以泻五脏之热也。凡此五十九穴者，皆热之左右也。帝曰：人伤于寒而传为热，何也？岐伯曰：夫寒盛，则生热也。

调经论[③]

黄帝问曰：有余不足[④]，余已闻虚实之形，不知其何以生？岐伯曰：气血以并，阴阳相倾，气乱于卫，血逆于经，血气离居，一实一虚。血并于阴，气并于阳，故为惊狂；血并于阳，气并于阴，乃为炅中；血并于上，气并于下，心烦惋喜[⑤]怒；血并于下，气并于上，乱而喜忘（上下谓鬲上下）。

帝曰：血并于阴，气并于阳，如是血气离居，何者为实？何者为虚？岐伯曰：血气者，喜温而恶寒，寒则泣不能流，温则消而去之，是故气之所并为血虚，血之所并为气虚。

帝曰：人之所有者，血与气耳。今夫子乃言血并为虚，气并为虚，是无实乎？岐

① “为”原作“于”。据《黄帝内经素问》水热穴论篇改。
② 全本、赵本、吴本皆作“胻”，而《素问·水热穴论篇》作“胕”。义正。
③《黄帝内经素问》篇曰作“调经论篇”。
④ 据《黄帝内经素问》此前无“黄帝问曰：有余不足”八字。是有“帝曰：善”而接下文。
⑤“喜”《黄帝内经素问》本篇作“善”。

伯曰：有者为实，无者为虚，故气并则无血，血并则无气，今血与气相失，故为虚焉。络之与孙脉，俱输于经，血与气并，则为实焉。血之与气，并走于上，则为大厥，厥则暴死，气复反则生，不反则死。

帝曰：实者何道从来？虚者何道从去？虚实之要，愿闻其故。岐伯曰：夫阴与阳皆有俞会。阳注于阴，阴满之外，阴阳匀平，以充其形，九候若一，命曰平人。夫邪之生也，或生于阴，或生于阳。其生于阳者，得之风雨寒署；其生于阴者，得之饮食居处，阴阳喜怒。

帝曰：风雨之伤人奈何？曰：风雨之伤人也，先客于皮肤，传入于孙脉，孙脉满则传入于络脉，络脉满则输于大经脉，血气与邪并客于分腠之间，其脉坚大，故曰实。实者外坚充满，不可按之，按之则痛。

帝曰：寒湿之伤人奈何？曰：寒湿之中人也，皮肤不收，肌肉坚紧，荣血泣，卫气去，故曰虚：虚者聂辟气不足，按之则气足以温之，故快然而不痛。

帝曰：阴之生实奈何？曰：喜怒不节，则阴气上逆，上逆则下虚，下虚则阳气走之，故曰实矣。帝曰：阴之生虚奈何？曰：喜则气下，悲则气消，消则脉虚空，因寒饮食，寒气熏满，则血泣气去，故曰虚矣。

帝曰：经言阳虚则外寒，阴虚则内热，阳盛则外热，阴盛则内寒，余已闻之矣，不知其所由然也。岐伯曰：阳受气于上焦，以温皮肤分肉之间，今寒气在外，则上焦不通，上焦不通，则寒气独留于外，故寒栗。帝曰：阴虚生内热奈何？曰：有所劳倦，形气衰少，谷气不盛，上焦不行，下脘不通，胃气热，热气熏胸中，故内热。帝曰：阳盛生外热奈何？曰：上焦不通利，则皮肤致密，腠理闭塞，玄府不通，卫气不得泄越，故外热。帝曰：阴盛生内寒奈何？曰：厥气上逆，寒气积于胸中而不泻，不泻则温气去、寒独留，则血凝泣，凝则脉不通，其脉盛大以涩，故中寒。

帝曰：阴与阳并，血气以并，病形以成，刺以奈何？曰：刺此者，取之经隧，取血于荣，取气于卫。用形哉，因四时多少高下。

帝曰：夫子言虚实者有十，生于五脏，五脏五脉耳。夫十二经脉，皆生其病。今夫子独言五脏。夫十二经脉者，皆络三百六十五节，节有病，必被经脉，经脉之病，皆有虚实，何以合之？岐伯曰：五脏者故得六腑与为表里，经络支节，各生虚实，其病所居，随而调之。病在脉，调之血；病在血，调之络；病在气，调之卫；病在肉，调之分肉；病在筋，凋之筋；病在骨，调之骨[①]。燔针劫刺其下及与急者，病在骨[②]，焠针药熨。病不知所痛，两跷为上。身形有痛，九候莫病，则缪刺之。痛在于左而右脉病者，巨刺之，必谨察其九候，针道备矣。

---

①“病在骨，调之骨”原无。据《黄帝内经素问》原篇补。《太素》无此六字。

② 原“病在骨”后有“调之骨”。据《素问》原篇删。

缪刺论[①]

黄帝问曰：余闻缪刺，未得其意，何谓缪刺？岐伯对曰：夫[②]邪客于皮毛，入舍于孙络，留而不去，闭塞不通，不得入于经，流溢于大络，而生奇病也（大络，十五络也）。夫邪客大络者，左注右，右注左，上下左右与经相干，而布于四末，其气无常处，不入于经俞，命曰缪刺（四末，谓四肢也）。帝曰：愿闻缪刺，以左取右，以右取左，奈何？其与巨刺何以别之？曰：邪客于经，左盛则右病，右盛则左病，亦有移易者（谓病易且移），左痛未已而右脉先病，如此者，必巨刺之，必中其经，非络脉也。故络病者，其痛与经脉缪处，故命曰缪刺。

帝曰：愿闻缪刺奈何？取之何如？对曰[③]：邪客于足少阴之胳，令人卒心痛，暴胀，胸胁支满、无积者，刺然骨之前出血，如食顷而已。不已[④]左取右，右取左。病新发者，取[⑤]五日已。

邪客于手少阳之络，令人喉痹，舌卷，口干，心烦，臂外廉痛，手不及头，刺手小指次指爪甲上，去端如韭叶，各一痏（关冲穴，痏疮也），壮者立已，老者有顷已，左取右，右取左，此新病数日已。

邪客于足厥阴之络，令人卒疝暴痛，刺足大指爪甲上与肉交者，各一痏（大敦穴，两脚俱刺，故曰各一痏），男子立已，女子有顷已，左取右，右取左。

邪客于足太阳之络，令人头项[⑥]肩痛，刺足小指爪甲上与肉交者，各一痏，立已（至阴，一云小指外侧）。不已，刺外踝下三痏、左取右，右取左，如食顷已（金门）。

邪客于手阳明之络，令人气满胸中，喘息[⑦]而支胠，胸中热，刺手大指次指爪甲上，去端如韭叶，各一痏，左取右，右取左，如食顷已（商阳，一云次指内侧）。

邪客于臂掌之间，不可[⑧]得屈，刺其踝后（人手本节踝），先以指按之痛，乃刺之。以月死生为数，月生一日一痏，二日二痏，十五日十五痏，十六日十四痏（月半已前为生，月半已后为死）。

邪客于足阳跷之脉，令人目痛从内眦始。刺外踝之下半寸所各二痏，左刺右，右刺左，如行十里顷而已。

人有所堕坠，恶血留内，腹中满胀，不得前后，先饮利药，此上伤厥阴之脉，下伤少阴之络，刺足内踝之下，然骨之前血脉[⑨]出血，刺足跗上动脉（冲阳），不已，刺三毛上各一痏，见血立已，左刺右，右刺左（三毛大敦穴）。善悲惊不乐，刺如右方。

---

① 《黄帝内经素问》篇目作“缪刺论篇”。

② 据《黄帝内经素问》本论“夫”后有他文七十八字，杨氏从略，而接以“邪客于皮毛”……。是杨氏摘录经文也。

③ 《黄帝内经素问》原注篇作“岐伯曰”，非，“对曰”。

④ “不已”二字据《太素》卷二十三、《甲乙》卷五无。

⑤ “取”据《太素》、《甲乙》无。参王冰注疑为“刺”之误字。

⑥ 《太素》、《甲乙》“项”字后均有“痛”字。

⑦ “息”《甲乙》作“急”。

⑧ 《太素》、《甲乙》均无“可”字。义通。

⑨ 据《新校正》云：“脉”字疑是“络”字。

邪客于手阳明之络，令人耳聋，时不闻音，刺手大指次指爪甲上去端如韭叶，各一痏，立闻（商阳）；不已，刺中指爪甲上与肉交者，立闻（中冲）；其不时闻者，不可刺也（络气已绝，故不刺）。耳中生风者，亦刺之如此数，左刺右，右刺左。

凡痹往来，行无常处者，在分肉间痛而刺之，以月死生为数，用针者，随气盛衰以为痏数，针过其日数则脱气，不及日数则气不泻，左刺右，右刺左，病已止，不已，复刺之如法。月生一日一痏，二日二痏，渐多之；十五日十五病，十六日十四痏，渐少之。

邪客于足阳明之络，令人鼽衄，上齿寒，刺足大指次指爪甲上与肉交者，各一痏。左刺右，右刺左（厉兑）。邪客于足少阳之络，令人胁痛不得息，咳而汗出，刺足小指次指爪甲上与肉交者，各一痏（窍阴），不得息立已，汗出立止，咳者温衣饮食，一日已，左刺右，右刺左，病立已，不已，复刺如法。

邪客于足少阴之络，令人嗌痛，不可内食，无故善怒，气上走贲上（贲谓气贲也，一云贲鬲也，谓气上走鬲上），刺足下中央之脉（涌泉），各三痏，凡六刺，立已，左刺右，右刺左。嗌中肿，不能内唾，时不能出唾者，刺然骨之前出血立已，左刺右，右刺左。

邪客于足太阴之络，令人腰痛，引少腹控眇，不可以仰息，刺腰尻之解，两胂之上是腰俞[1]，以月死生为痏数，发针立已，左刺右，右刺左（一云腰俞无左右，当是下髎穴）。

邪客于足太阳之络，令人拘挛背急，引胁而痛[2]，刺之从项始，数脊椎侠脊，疾按之应手如痛，刺之傍三痏，立已。

邪客于足少阳之络，令人留于[3]枢中痛，髀不可举，刺枢中以毫针，寒则久留针，以月死生为数，立已（环跳）。

治诸经刺之，所过者不病，则缪刺之。耳聋，刺于阳明，不已，刺其通[4]。脉出耳前者（听会）。齿龋，刺手阳明，不已，刺其脉入齿中者，立已（龈交）。

邪客于五脏之间，其病也，脉引而痛，时来时止，视其病缪刺之于手足爪甲上（各刺其井，左取右，右取左），视其脉，出其血，间日一刺，一刺不已，五刺已。缪传引上齿，齿唇寒痛，视其手背脉血者去之，足阳明中指爪甲上一痏（厉兑），手大指次指爪甲上各一痏（商阳），立已，左取右，右取左。

邪客于手足少阴、太阴、足阳明之络，此五络皆会于耳中，上络左额[5]角，五络俱竭，令人身脉皆动，而形无知也，其状若尸，或曰尸厥。刺[6]足大指内侧爪甲上，去端如韭叶，后刺足心（涌泉），后刺足中指爪甲上各一痏（厉兑），后刺少商、少冲、

---

① 据《太素》和《新校正》引全文起文均无“是腰俞”三字。义通。
② 据《太素》、《新校正》、《甲乙》在“而痛”下并有“内引心而痛”五字。
③《资生经》卷五无“留于”二字。
④“通”《甲乙》作“过”。
⑤ 据《黄帝内经素问》本篇无“额”字。
⑥ 据《黄帝内经素问》本篇“刺”后有“其”字。

神门[①]，不已，以竹管吹其两耳，鬄其左角之发方一寸，燔治、饮以美酒一杯，立已。

凡刺之数，先视其经脉，切而从之，审其虚实而调之：不调者，经刺之；有痛而经不病者，缪刺之。因视其皮部有血络者尽取之，此缪刺之数也。

经刺论[②]

岐伯曰：夫邪之客于形也，必先舍于皮毛，留而不去，入[③]于孙脉，留而不去，入[④]于络脉，留而不去，入[⑤]于经脉，内连五脏，散于肠胃，阴阳俱盛[⑥]，五脏乃伤，此邪之从皮毛而入，极于五脏之次也。如此则治其经焉。

凡刺之数，先视其经脉，切而循[⑦]之，审其虚实而调之，不凋者经刺之。

不盛不虚以经取之。

巨刺论[⑧]

巨刺刺经脉，缪刺刺络脉，所以别也。

岐伯曰：痛在于左而右脉病者。则巨刺之，

邪客于经，左盛则右病，右盛则左病，亦有移易者，左痛未已，而右脉先病，如此者，必巨刺之，必中其经，非络脉也。

手足阴阳流注论

岐伯曰：凡人两手足，各有三阴脉、三阳脉，以合为十二经也。手之三阴，从胸走至手；手之三阳，从手走至头；足之三阴，从足上走入腹。络脉传注，周流不息，故经脉者，行血气，通阴阳，以荣于身者也。其始从中焦，注于太阴、阳明，阳明注足阳明、太阴，太阴注手少阴、太阳，太阳注足太阳、少阴，少阴注手心主、少阳，少阳注足少阳、厥阴、厥阴复还注手太阴。其气常以平旦为纪，以漏水下百刻，昼夜流行，与天同度，终而复始也。

经脉者，本经之旁支而别出，以联络于十二经者也。本经之脉，由络脉而交他经，他经之交，亦由是焉。传注周流，无有停息也。夫十二经之有络脉，犹江汉之有沱潜也；络脉之传注于他经，犹沱潜之旁导于他水也。是以手太阴之支者，从腕后出次指端，而交于手阳明；手阳明之支者，从缺盆上侠口鼻，而交于足阳明；足阳明之支者，别跗上，出大指端，而交于足太阴；足太阴之支者，从胃别上膈注心中，而交

---

① “后刺少商、少冲、神门”，《素问·缪刺论》无。作“后刺手大指内侧去端如韭叶。后刺手心主、少阴锐骨之端”。

② 按《黄帝内经素问》无此论篇。考于内容见于《素问·缪刺论》和《灵枢·经脉》篇。或为《素问》十二卷本原貌。

③、④、⑤《黄帝内经素问》本论“入”字后均有“舍”字。

⑥ “盛”《素问·缪刺论》作“感”。为是。

⑦ 原作“从”。据《甲乙》卷五改。

⑧《黄帝内经素问》无此篇。考其文内容，见于《素问·缪刺论》及《素问·调经论》，或为《素问》十二卷本原貌。

于手少阴；手少阴则直自本经少冲穴，而交于手太阳，不假支授，盖君者，出令者也。手太阳之支者，别颊上至目内眦，而交于足太阳；足太阳之支者，从膊内左右别下合腘中，下至小指外侧端，而交于足少阴；足少阴之支者，从肺出注胸中，而交于手厥阴；手厥阴之支者，从掌中循小指次指出其端，而交于手少阳；手少阳之支者，从耳后出至目锐眦，而交于足少阳；足少阳之支者，从跗上入大指爪甲出三毛，而交于足厥阴；足厥阴之支者，从肝别贯膈上注肺，而交于手太阴也。自寅时起，一昼夜，人之荣卫，则以五十度周于身，气行一万三千五百息，脉行八百一十丈，运行血气，流通阴阳，昼夜流行，与天同度，终而复始也。

卫气行论

黄帝问曰：卫气之在于身也，上下往来不以期，候气而刺之，奈何？伯高曰：分有多少，日有长短，春秋冬夏，各有分理，然后常以平旦为纪，以夜尽为始。是故一日一夜水下百刻，二十五刻者，半日之度也，常如是毋已。日入而止，随日之长短，各以为纪而刺之，谨候其时，病可与期。失时反候者，百病不治。故曰，刺实者，刺其来也；刺虚者，刺其去也。此言气存亡之时，以候虚实而刺之[①]。是故谨候气之所在而刺之，是谓逢时。病在于三阳，必候其气在于阳而刺之；病在于三阴，必候其气在阴分而刺之。

水下一刻，人气在太阳；水下二刻，气[②]在少阳；水下三刻，气在阳明；水下四刻，气在阴分；水下五刻，气在太阳；水下六刻，气在少阳；水下七刻，气在阳明；水下八刻，气在阴分；水下九刻，气在太阳：水下十刻，气在少阳；水下十一刻，气在阳明；水下十二刻，气在阴分；水下十三刻，气在太阳；水下十四刻，气在少阳；水下十五刻，气在阳明；水下十六刻，气在阴分；水下十七刻，气在太阳；水下十八刻，气在少阳；水下十九刻，气在阳明；水下二十刻，气在阴分；水下二十一刻，气在太阳：水下二十二刻，气在少阳；水下二十三刻，气在阳明；水下二十四刻，气在阴分；水下二十五刻，气在太阳，此半日之度也。从房至毕一十四舍，水下五十刻，日行半度，回行一舍，水下三刻与七分刻之四。大要曰：常以日之加于宿上也，人气在太阳。是故日行一舍，人气行三阳，行与阴分，常如是无已，天与地同纪，纷纷盼盼终而复始，一日一夜，水下百刻而尽矣。

诊要经终论

黄帝问曰：诊要何如？岐伯对曰：正月，二月，天气始方，地气始发，人气在肝；三月、四月，天气正方，地气定发，人气在脾；五月、六月，天气盛，地气高，人气在头；七月、八月，阴气始杀，人气在肺；九月、十月，阴气始冰，地气始闭，人气在心；十一月、十二月，冰复，地气合，人气在肾。故春刺散俞及与分理，血出

---

① “而刺之”原无。据《灵枢·卫气行》篇补。
② 据《灵枢·卫气行》篇，《甲乙》卷一在“气”前有“人”字；以下皆同。

而止。甚者传气，间者环也[①]，夏刺络俞，见血而止，尽气闭环，痛病必下。秋刺皮肤，循理，上下同法，神变而止。冬刺俞窍于分理、甚者直下，间者散下。

春夏秋冬，各有所刺，法其所在。春刺夏分[②]，令人不食，少气，春刺秋分，令人时惊，且哭；春刺冬分，令人胀，病不愈，且欲言语；夏刺春分，令人懈惰；夏刺秋分，令人心中欲无言，惕惕如人将捕之；夏刺冬分，令人少气，时欲怒。秋刺春分，令人惕然，欲有所为，起而忘之；秋刺夏分，令人嗜卧，且善梦；秋刺冬分，令人洒洒时寒；冬刺春分，令人卧不能眠；冬刺夏分，令人气上，发为诸痹；冬刺秋分，令人善渴。

刺禁论[③]

黄帝问曰：愿闻禁数？岐伯[④]曰：脏有要害，不可不察。肝生于左，肺藏于右，心部于表，肾治于里，脾谓[⑤]之使，胃为之市。鬲肓之上，中有父母，七节之旁，中有小心，（谓肾神）从之有福，逆之有咎。

刺中心，一日死，其动为噫；刺中肝，五日死，其动为语（一作欠）；刺中肾，六日死，其动为嚏（一作三日）；刺中肺，三日死，其动为咳；刺中脾，十日死，其动为吞；刺中胆，一日半死，其动为呕；刺足跗上中脉，血出不止，死；刺面中溜脉，不幸为盲；刺头中脑户，入脑立死；刺舌下中脉太过，血出不止为瘖；刺足下布络中脉，血不出为肿；刺郄中大脉，令人仆，脱色；刺气街中脉，血不出，为肿鼠仆[⑥]；刺脊间中髓为伛；刺乳上中乳房，为肿根蚀；刺缺盆中内陷气泄，令人喘咳逆；刺手鱼腹内陷，为肿。

刺阴股中大脉，血出不止，死；刺客主人内陷中脉，为内漏，为[⑦]聋；刺膝膑出液为跛；刺臂太阴脉，出血多，立死；刺足少阴脉，重虚出血，为舌难以言；刺膺中陷中肺，为喘逆仰息；刺肘中内陷，气归之，为不屈伸；刺阴股下三寸内陷，令人遗溺，刺腋下胁间内陷，令人咳；刺少腹中膀胱溺出，令人少腹满；刺腨肠内陷，为肿；刺眶上陷骨中脉，为漏为盲；刺关节中液出，不得屈伸。

无刺大醉，令人气乱（一作脉乱）。无刺大怒，令人气逆；无刺太劳人；无刺新[⑧]饱人；无刺大饥人；无刺大渴人；无刺大惊人；新内无刺，已刺勿内；已醉勿刺，已刺勿醉；新怒勿刺，已刺勿怒；新劳勿刺，已刺勿劳；已饱勿刺，已刺勿饱；已饥勿

①《新校正》引《太素》“也”作“已”。

②《素问·诊要经终论》篇此后有“脉乱气微，入淫骨髓，病不能愈”句，共十二字。后文也多不和。或为杨氏所本不同。故略。

③ 按《黄帝内经素问》篇目作：“刺禁论篇。”

④ 按《黄帝内经素问》“岐伯”后有“对”字。

⑤“谓”，《素问》本论作“为”。可参。

⑥“仆”当为“鼷”。按《千金》卷二十九《针灸上》、《圣济总录》均作“鼷”亦与林亿校本合。按鼠鼷为腹股沟部。

⑦“为”，原作“耳”。据《黄帝内经素问》改，亦与下文“为跛”等合。

⑧“新”，《太平圣惠方》作“大”，与上下文等例。当作“大”为是。

刺，已刺勿饥；已渴勿刺，已刺勿渴；乘车来者，卧而休之，如食顷乃刺之；出行来者，坐而休之，如行十里①乃刺之；大惊大恐，必定其气乃刺之。

五夺不可泻

岐伯曰：形肉②已脱，是一夺也。大脱③血之后，是二夺也。大汗出④之后，是三夺也。大泄之后，是四夺也。新产大血之后，是五夺也。此皆不可泻。

四季不可刺

岐伯曰：正月、二月、三月，人气在左，无刺左足之阳。四月、五月、六月，人气在右，无刺右足之阳。七月、八月、九月，人气在右，无刺右足之阴。十月、十一月、十二月，人气在左，无刺左足之阴。

死期不可刺

岐伯曰：病先发于心，心⑤痛，一日而之肺，咳⑥；三日而之肝，胁⑦支痛；五日而之脾，闭⑧塞不通，身痛体重，三日不已，死。冬夜半，夏日中。

瘸先发于肺，喘咳；三日而之肝，胁支满痛；一日而之脾：身重体痛；五日而之胃，胀，十日不已，死。冬日入，夏日出。

病先发于肝，头目眩，胁支满；三日而之脾，体重身痛；五日而之胃，胀⑨；三日而之肾，腰脊少腹痛，胫痠，三日不已，死。冬日入，夏早食。

病先发于脾，身痛体重；一日而之胃，胀；二日而之肾，少腹腰脊痛，胫痠；三日而之膀胱，背䏚筋痛，小便闭，十日不已，死。冬人定，夏晏食。

病先发于肾，少腹腰脊痛，胻痠；三日而之膀胱。背䏚筋痛，小便闭；三日而上之心，心胀；三日而之小肠，两胁支痛，三日不已，死。冬大晨，夏晏晡。

病先发于胃，胀满；五日而之肾，少腹腰脊痛，胻痠；三日而之膀胱，背䏚筋痛，小便闭；五日而之脾，身体重，六日不已，死。冬夜半，夏日晡。

病先发于膀胱，小便闭；五日而之肾，少腹胀，腰脊痛，胻痠；一日而之小肠，肚⑩胀；一日而之脾⑪，身体重，二日不已，死。冬鸡鸣，夏下晡⑫。

诸病以次相传，如是者，皆有死期，不可刺也，间有一脏及二、三脏者，乃可刺也。

---

①“里”后《灵枢·终始》篇有“顷”字。
②“肉”原作“容”。据《灵枢·五禁》改。
③“脱”，《灵枢·五禁》篇作：“夺”。
④“出”原无。据《灵枢，五禁》篇补。
⑤“心”后原有“主”字。据《甲乙》卷六删。
⑥ 原文有“加”字在前。据《甲乙》卷六删。
⑦ 原文有“加”字在前。据《甲乙》卷六删。
⑧ 原文有“加”字在前。据《甲乙》卷六删。
⑨《甲乙》卷六“胀”前有“腹”字，即“腹胀”。
⑩“肚”疑作“腹”。人卫校本作“腹”。
⑪“脾”，按《灵枢·病传》篇作“心”。按“脾”是，皆逆传也。
⑫“晡”，《素问·标本病传篇》作“昳”。

刺法论[①]

黄帝问曰：人虚即神游失守位，使鬼神外干，是致夭亡，何以全真？愿闻刺法。岐伯曰：神移失守，虽在其体，然不致死，或有邪干，故令夭寿。只如厥阴失守，天已虚，人气肝虚，感天重虚，即魂游于上（肝虚，天虚，又遇出汗，是谓三虚。神游上位，左无英君，神光不聚，白尸鬼至，令人卒亡）。邪于厥阴，大气身温，犹可刺之（目有神采，心腹尚温，口中无涎，舌卵不缩），刺足少阳之所过（丘墟穴，针三分）。咒曰：太上元君、郁郁青龙，常居其左，制之三魂。诵三遍，次呼三魂名：爽灵、胎光、幽精，诵三遍，次想青龙于穴下，刺之可徐徐出针，亲令人按气于口中，腹中鸣者可活；次刺肝之俞（九椎下两旁），咒曰：太微帝君，元英制魂，贞元及本，令人青云。又呼三魂名如前三遍（针三分，餐三呼，次进一分，留三呼，复退二分，留一呼，徐徐出针，气及复活）。

人病心虚，又遇君相二火，司天失守，感而三虚，遇火不及，黑尸鬼犯之，令人暴亡（舌卵不缩，目神不变）。可刺手少阳之所过（阳池）。咒曰：太乙帝君，泥丸总神，丹无黑气，来复其真。诵三遍，想赤凤于穴下（刺三分，留一呼，次进一分，留三呼，复退留一呼，徐出扪穴，即令复活）。复刺心俞（五椎两旁），咒曰：丹房守灵，五帝上清，阳和布体，来复黄庭。诵三遍（刺法同前）。

人脾病，又遇太阴司天失守，感而三虚（智意二神，游于上位，故曰失守）。又遇土不及，青尸鬼犯之，令人暴亡。可刺足阳明之所过（冲阳）。咒曰：常在魂庭，始清太宁，元和布气，六甲及真。诵三遍、先想黄庭于穴下（刺三，留三，次进二，留一呼，徐徐出，以手扪）。复刺脾俞（十一椎下两旁），咒曰：大始乾位，总统坤元，黄庭真气，来复游全。诵三遍（刺三，留二，进五，动气至，徐出针）。

人肺病，遇阳明司天失守，感而三虚。又遇金不及，有赤尸鬼干人，令人暴亡。可刺手阳明之所过（合谷）。咒曰：青气真全，帝符日元，七魄归右，今复本田。诵三遍，想白虎于穴下（刺三，留三，次进二，留三，复退，留一，徐出扪）。复刺肺俞（三椎下两旁），咒曰：左元真人，六合气宾，天符帝力，来入其门。诵三遍（针一半分，留三呼，次进二分，留一呼，徐出手扪）。

人肾病，又遇太阳司天失守，感而三虚。又遇水运不及之年，有黄尸鬼干人正气，吸人神魂、致暴亡。可刺足太阳之所过（京骨）。咒曰：元阳育婴，五老及真，泥丸玄华，补精长存。想黑气于穴下（刺一半分，留三呼，进三分，留一呼，徐出针扪穴）。复刺肾俞（十四椎下两旁），咒曰：天玄日晶，太和昆灵，贞元内守，持入始清。诵三遍（刺三分，留三呼，进三分，留三呼，徐徐出针扪穴）。

---

① 系《黄帝内经素问》亡佚之篇。后人补入。

五刺应五脏论[①]

岐伯曰：凡刺有五、以应五脏。一曰半刺者，浅内而疾发[②]，无针[③]肉，如拔毛状，以取皮气，以应肺也。二曰豹文刺者，左右前后针之、中脉，以取经络之血，以应心也。三曰关刺者，直刺左右尽筋上，以取筋痹，慎无出血，以应肝也。四曰合谷刺者，左右鸡足，针于分肉之间，以取肌痹，以应脾也。五曰输刺者，直入直出，深内至骨，以取骨痹，以应，肾也。

九刺应九变论[④]

岐伯曰：凡刺有九，以应九变。一曰输刺者，刺诸经荥输脏俞也[⑤]。二曰远道刺者，病在上取之下，刺腑俞也。三曰经刺者，刺大经之结络经分也。四曰络刺者，刺小络血脉也。五曰分刺者刺分肉间也。六曰大泻刺者，刺大脓也。七曰毛刺者，刺浮痹皮肤也[⑥]。八曰巨刺者，左取右，右取左也。九曰焠刺者，燔针以取痹也。

十二刺应十二经论[⑦]

岐伯曰：凡刺有十二，以应十二经。一曰偶刺者，以手直心若背，直痛所，一刺前，一刺后，以治心痹（刺宜傍针）。二曰报刺者，刺痛无常处。上下行者，直内无拔针，以[⑧]手随病所按之，乃出针复刺也。三曰恢刺者，直刺傍[⑨]举之，前后恢筋急，以治筋痹。四曰齐刺者，直入一，傍入二，以治寒气少深者。五曰扬刺者，正内一，傍内四而浮之，以治寒气博大者。六曰直针刺者，引皮乃刺之，以治寒气之浅者。七曰输刺者，直入直出，稀发针而深之。以治气盛而热者。八曰短刺者，刺骨痹，稍摇而深之，置针骨所，以上下摩骨也。九曰浮刺者，傍入而浮之，以治肌急而寒者。十曰阴刺者，左右率刺之，以治寒厥中寒厥，足踝后少阴也。十一曰傍针刺者，宜傍刺各一，以治留痹久居者。十二曰赞刺者，直入直出，数发针而浅之出血，是谓治痈肿也。

手足阴阳经脉刺论[⑩]

岐伯曰：足阳明、五脏六腑之海也。其脉大，血多气盛，壮热刺此者，不深弗散，不留弗泻也。足阳明，刺深六分留十呼。足太阳，深五分，留七呼。足少阳，深

---

①《素问》、《灵枢》均无此篇目。盖其内容出自《灵枢·官针》篇。是摘其要，附以篇章之名。但文字颇有出入，或为据本不同也。

②“发”后《灵枢·官针》篇有“针”字。

③“针”后《灵枢·官针》篇有“伤”字。

④《素问》、《灵枢》均无此篇目。盖其内容出自《灵枢·官针》篇中。但文字颇有出入。

⑤“刺诸经荥输脏俞也”原作“诸经荥刺脏俞也”。据《灵枢·官针》篇改。

⑥“刺浮痹皮肤也”原作“刺浮皮毛也”。据《灵枢·官针》篇改。

⑦《素》、《灵》皆无此篇目。盖其内容出自《灵枢·官针》篇。但文字颇有出入。

⑧“以”后《灵枢·官针》有“左”字。义顺。

⑨“傍”后《灵枢·官针》有“之”字。

⑩《素》、《灵》均无此篇目。盖其内容出自《灵枢·经水》篇。

四分，留五呼。足少阴[①]深三分，留四呼。足太阴[②]，深二分，留三呼。足厥阴，深一分，留二呼。手之阴阳，其受气之道近，其气之来疾，其刺深者，皆无过二分，其留皆无过一呼，刺而过此者，则脱气。

标本论[③]

岐伯曰：先病而后逆者，治其本；先逆而后病者，治其本：先寒而后生病者，治其本；先病而后生寒者，治其本；先热而后生病者，治其本；先热而后生中满者，治其标[④]；先泄而后生他病者，治其本。必且调之，乃治其他病。先病而后中满者，治其标；先病而后泄者，治其本；先中满而后烦心者，治其本；有客气，有同气，大小便不利[⑤]治其标；大小便利，治其本。病发而有余，本而标之、先治其本，后治其标；病发而不足，标而本之，先治其标，后治其本。谨详察间甚，以意调之。间者并行，甚者[⑥]独行，先大小便不利，而后生他病者，治其本也。

刺王公布衣

岐伯曰：膏粱藿菽之味，何可同也？气滑则出疾，气涩则出迟，气悍[⑦]则针小而入浅，气涩则针大而入深。深则欲留，浅则欲疾。以此观之，刺布衣者，深而留之；刺大人者，微以徐之。此皆因其慓悍滑利也。

寒痹内热，刺布衣以火焠之，刺大人以药熨之。

刺常人黑白肥瘦

岐伯曰：年质壮大，血气充盈，肤革坚固，因加以邪，刺此者，深而留之。此肥人也，广肩，腋项肉厚，皮黑色[⑧]唇临临然，其血黑以浊，其气涩以迟。其为人也，贪于取与，刺此者，深而留之，多益其数也。瘦人皮薄色白[⑨]，肉廉廉然，薄唇轻言，其血清气滑[⑩]易脱于气，易损于血，刺此者，浅而疾之。

刺肥人者以秋冬之齐，刺瘦人者以春夏之齐。

刺壮士

岐伯曰：壮士真骨，坚肉缓节，此人重则气涩血浊，刺此者，深而留之，多益其数；劲则气滑血清，刺此者，浅而疾之。

刺婴儿

岐伯曰：婴儿者，其肉脆，血少气弱，刺此者，以毫针浅刺而疾发针，日再

---

①“足少阴”，《灵枢·经水》篇作“足太阴”。

②“足太阴”，《灵枢·经水》篇作“足少阴”。

③《素》、《灵》皆无此篇目。其文摘自《素问·标本病传论》篇。

④ 原无“先热而后生中满者，治其标”句。据《素问·标本病传论》篇补。

⑤“大小便不利”及后文“大小便利”、“大小便不利”。《素问·标本病传论》作“小大不利”、“小大利”、“小便不利”。

⑥“者”原作“为”，误矣。据《素问·标本病传论》改。此亦与上文“间者”等。

⑦“悍”疑当为“滑”字较妥。

⑧“腋项肉厚，皮黑色”，按《灵枢》、《甲乙》均作：“腋项肉薄，厚皮而黑色。”

⑨“白”，《灵枢》、《甲乙》作“少”。

⑩“血清气滑”原作“血气清”。据《灵枢·逆顺肥瘦》篇改。

刺[1]可也。

人身左右上下虚实不同刺

岐伯曰：天不足西北，故西北方阴也，而人右耳目不如左明也，地不满东南，故东南方阳也，而人左手足不如右强也。东方阳也，阳者其精并于上，并于上，则上明丽下虚，故使耳目聪明，而手足不便也。西方阴也，阴者其精并于下，并于下，则下盛而上虚，故使[2]耳目不聪明，而手足便也。故俱感于邪，其在上则右甚，在下则左甚，此天地阴阳所不能全[3]也，故邪居之。盖[4]天有精，地有形，天有八纪，地有五里，故能为万物之父母。清阳上天，浊阴归地，是故天地之动静，神明之纲纪，故能以生长收藏，终而复始。惟贤人上配天以养头，下象地以养足、中傍人事以养五脏。天气通于肺，地气通于嗌，风气通于肝，雷气通于心，谷气通于脾，雨气通于肾，六经为川，肠胃为海，九窍为水注之器[5]。以天地为之阴阳，阳之汗，以天地之雨名之；阳之气，以天地之疾风名之。暴气[6]象雷，逆气[7]象阳，故治不法天之纪，不用地之理，则灾害至矣。故邪风之至、疾如风雨。故善治者，治皮毛，其次治肌肤，其次治筋脉，其次治六腑，其次治五脏。治五脏者，半死半生也，故天之邪气感，则害人五脏；水谷之寒热感，则害人六腑；地之湿气感，则害人皮肤筋脉。故善用针者，从阴引阳，以阳引阴，以右治左，以左治右，以我知彼，以表知里，以观过与不及之理，见微得过用之不殆[8]。

难经

一难曰：十二经皆有动脉。独取寸口，以决五脏六腑死生吉凶之法，何谓也？

十二经皆有动脉者，如手太阴脉动[9]：中府、云门、天府、侠白；手阳明脉动：合谷、阳溪；手少阴脉动：极泉；手太阳脉动：天窗；手厥脉动：劳宫；手少阳脉动：禾髎；足太阴脉动：箕门、冲门；足阳明脉动：冲阳、大迎、人迎、气冲；足少阴脉动：太溪、阴谷；足太阳脉动：委中；足厥阴脉动：太冲、五里、阴廉；足少阳脉动：下关、听会之类也。谓之经者，以荣卫之流行经常不息者而言；谓之脉者，以血理之分袤行体者而言也。故经者径也，脉者陌也。越人之意，盖谓凡此十二经，经

---

① 按《灵枢·逆顺肥瘦》篇无“刺”字。

② “使”，按《素问·阴阳应象大论》、《素灵要旨》均作“其”。

③ “全”原作“移”。据《素问·阴阳应象大论》、《素灵要旨》卷二改。

④ “盖”，按《素问·阴阳应象大论》改。

⑤ “器”，按《素问·阴阳应象大论）作“气”。《太素》卷三亦作“气”。

⑥ “气”原作“风”。据《素问·阴阳应象大论》改。

⑦ “气”原作“风”。据《素问·阴阳应象大论》改。

⑧ “见微得过用之不殆”原作“见微则用之不殆”。脱“得过”二字，衍“则”字。据《素问·阴阳应象大论》补。

⑨ “脉动”疑当作“动脉”。虽系杨氏注文，亦当与经文合。《脉经》、《千金》皆作“动脉”。

皆有动脉，如上文所云者，今置不取，乃独取寸口以决脏腑死生吉凶何耶？

然：寸口者，脉之大会，手太阴之脉动也（然者答词，余仿此）

寸口，谓气口也。居手太阴鱼际却行一寸之分，气口之下曰关、曰尺云者。而荣卫之行于阳者，二十五度，行于阴者，亦二十五度，出入阴阳，参交互注，无少间断，五十度毕，适当漏下百刻，为一晬时，又明日之平旦矣。乃复会于手太阴。此寸口所以为五脏六腑之所终始，而法有取于是焉。人一呼一吸为一息，每刻一百三十五息，每时八刻，计一千八十息，十二时九十六刻，计一万二千九百六十息，刻之余分，得五百四十息，合一万三千五百息也。一息脉行六寸，每二刻二百七十息，脉行一十六丈二尺，每时八刻，脉行六十四丈八尺。荣卫四周于身，十二时，计九十六刻，脉行七百七十七丈六尺，为四十八周身；刻之余分，行二周身，得三十二丈四尺，总之为五十度周身，脉得八百一十丈也。此呼吸之息，脉行之数，周身之度，合昼夜百刻之详也。行阳行阴，谓行昼行夜。

七难曰：经言少阳之至①，乍大乍小，乍短乍长；阴阳之至，浮大而短；太阳之至，洪大而长；太阴②之至，紧大③而长；少阴④之至，紧细而微，厥阴之至，沉短而数⑤。此六者，是平脉邪？然，皆王脉也。

六脉者之王，说见下文。

其气以何月各王几日？然：冬至之后，得甲子少阳王。复得甲子阳明王。复得甲子太阳王。复得甲子太阴⑥王。复得甲子少阴⑦王。复得甲子厥阴王。王各六十曰，六六三百六十日，以成一岁。此三阳、三阴之王时日大要也。

上文言三阳、三阴之王脉。此言三阳三阴之王时，当其时，则见其脉也。

刘温舒曰：《至真要⑧论》云：厥阴之至其脉弦，少阴之至其脉钩，太阴之至其脉沉，少阳之至大而浮，阳明之至短而涩，太阳之至大而长。亦随天地之气卷舒也。如春弦、夏洪，秋毛、冬石之类，则五运六气四时亦皆应之，而见于脉耳。若《平人气象论》太阳脉至洪大而长，少阳脉至乍数乍踈，乍短乍长；阳明脉至浮大而短。《难经》引之以论三阴、三阳之脉者，以阴阳始生之浅深而言之也。

---

①“至”，据《素问·平人气象论》新校正引《扁鹊阴阳脉法》作“脉”。
②“太阴”，据《脉经》卷五引《扁鹊阴阳脉法》第二应作“少阴”。
③“大”，据《脉经》脉五应作“细”。
④“少阴”，据《脉经》卷五应作“太阴”。
⑤“数”，据《脉经》卷五应作“紧”。
⑥据《脉经》卷五，“太阴”作“少阴”。
⑦据《脉经》卷五，“少阴”作“太阴”。
⑧疑脱“大”字。

十二难曰：经言五脏脉[1]已绝于内，用针者反实其外，五脏脉已绝于外，用针者反实其内。内外之绝，何以别之？然，五脏脉已绝于内者，肾肝气已绝于内也，而医反补其心肺；五脏脉已绝于外者，其心肺脉[2]已绝于外也，而医反补其肾肝。阳绝补阴，阴绝补阳，是谓实实虚虚，损不足而益有余，如此死者，医杀之耳。

《灵枢》云：反将用针，必先诊脉，视气之剧易，乃可以治也。又云：所谓五脏之气，已绝于内者，脉口气内绝不至，反取其外之病处，与阳经之合，有留针以致阳气，阳气至则内重竭，重竭则死。其死也，无气以动，故静；所谓五脏之气，已绝于外者，脉口气外绝不至，反取其四末之输，有留针以致其阴气，阴气至则阳气反入，入则逆，逆则死矣。其死也，阴气有余，故躁。此《灵枢》以脉口内外言阴阳也。越人以心、肺、肾、肝内外别阴阳，其理亦由是也。

二十二难曰：经言脉有是动，有所生病。一脉变为二病者，何也？然：经言是动者，气也，所生病者，血也。邪在气，气为是动，邪在血，血为所生病。气主呴之，血主濡之，气留而不行者，为气先病也，血壅而不濡者，为血后病也，故先为是动，后所生病也[3]。

三十五难曰：五脏各有所腑，皆相近，而心、肺独去大肠、小肠远者，何谓也？然：经言心荣肺卫，通行阳气，故居在上：大肠，小肠传阴气而下，故居在下，所以相去而远也。

四十难曰：经言肝主色，心主臭，脾主味，肺主声，肾主液。鼻者肺之候，而反知香臭，耳者肾之候，而反闻声，其义何也？然。肺者，西方金也，金生于巳。巳者，南方火，火者心，心主臭，故令鼻知香臭。肾者，北方水也。水生于申，申者，西方金，金者肺，肺主声，故令耳闻声。

四明陈氏曰：臭者心所主，鼻者肺之窍，心之脉上肺，故令鼻能知香臭也。声者肺所生，耳者肾之窍，肾之脉上肺，故令耳能闻声也。愚按越人此说，盖以五行相生之义而言，且见其相因而为用也。

四十三难曰：人不食饮，七日而死者，何也？然：人胃中当有留谷二斗，水一斗五升，故平人日再至圊，一行二升半，日中五升。七日，五七三斗五升，而水谷尽矣。故平人不食饮七日而死者，水谷津液俱尽，即死矣。

水去则荣散，谷消则卫亡，荣散卫亡，神无所依，故死。

四十六难曰：老人卧而不寐，少壮寐而不寤者，何也？然：经言少壮者血气盛，

---

① 此文"五脏脉"与《灵枢·九针十二原》、《小针解》称曰"五脏气"不同，或据本不同。
② "脉"疑误，应作"气"是。与上文"肾肝气"相合。
③ "病"字原无。据《难经集注》补。

肌肉滑，气道通，荣卫之行，不失于[1]常，故昼日精，夜不寤也。老人血气衰，肌肉不滑，荣卫之道涩，故昼日不能精，夜不得寐也。

老卧不寐，少寐不寤，系乎荣卫血气之有余、不足也。

四十七难曰：人面独能耐[2]寒者，何也？然：人头者，诸阳之会也。诸阴脉皆至颈胸中而还，独诸阳脉皆上至头耳，故令面耐寒也。

四十九难曰：有正经自病，有五邪所伤，何以别之？然：忧愁思虑则伤心；形寒饮冷则伤肺，恚怒气逆，上而不下，则伤肝；饮食劳倦则伤脾；久坐湿地，强力入水则伤肾。是正经之自病也。

何为五邪？然：有中风，有伤暑，有饮食劳倦，有伤寒，有中湿，此之谓五邪。

谢氏曰：饮食劳倦，自是二事，饮食得者，饥饱失时，此外邪伤也。劳倦得者，劳形力而致倦怠，此正经自病也。

假令心病，何以知中风得之？然：其色当赤。何以言之？肝主色，自入为青，入心为赤，入脾为黄，入肺为白，入肾为黑。故知肝邪入心当赤色[3]。其病身热胁下满痛，其脉浮大而弦。何以知伤暑得之？然：当恶臭。何以言之？心主臭，自入为焦臭，入脾为香臭，入肝为躁臭，入肾为腐臭，入肺为腥臭。故知心病当恶臭[4]。其病身热而烦，心痛，其脉浮大而散。

何以知饮食劳倦得之？然：当喜苦味也。虚为不欲食，实为欲食。[5]何以言之？脾主味，入肝为酸，入心为苦，入肺为辛，入肾为咸，自入为甘，故知脾邪入心，为喜苦味也。其病身热而体重嗜卧，四肢不收，其脉浮大而缓。

何以知伤寒得之？然：当谵言妄语。何以言之？肺主声，入肝为呼，入心为言，入脾为歌，入肾为呻，自入为哭。故知肺邪入心，为谵言妄语也。其病身热，洒洒恶寒，甚则喘咳，其脉浮大而涩。

何以知中湿得之？然：当喜汗出不可止。何以言之？肾主液[6]，入肝为泣，入心为汗，入脾为涎，入肺为涕，自入为唾。故知肾邪入心，为汗出不可止也。其病身热而少腹痛，足胫寒而逆。其脉沉濡而大，此五邪之法也。

此篇越人盖言阴阳脏腑经络之偏虚、偏实者也。由偏实也，故内邪得而生；由偏虚也，故外邪得而入。

---

①“于”，《灵枢·营卫生会》篇、《甲乙》并作“其”。

②“耐”疑注入误。盖“耐”与“能”通。不当重出。当删。

③“故知肝邪入心当赤色”，《难经》作“肝为心邪，故知当赤色”。

④“恶臭”，《难经章句》云：依下文例，“臭”字上当有“焦”字。又《难经古义》作“恶焦臭”。当补。

⑤《难经注疏》引滑氏曰：“虚为不欲食，实为欲食”二句，于上下文无所发，疑错简衍文也。故当删。

⑥“液”原作“湿”。《八十一难经集解》云：按“湿”是误字。周与权本“湿”作“液”。以《四十难》律之可信。故改。

五十难曰：病有虚邪，有实邪，有微邪，有贼邪，何以别之？然：从后来者为虚邪，从前来者为实邪；从所不胜来者为贼邪，从所胜来者为微邪；自病者为正邪。

五行之道，生我者休，其气虚也，居吾之后而来为邪，故曰虚邪；我生者相，气方实也，居五之前而来为邪，故曰实邪。正邪则本经自病者也。

何以言之？假令心病，中风得之为虚邪；伤暑得之为正邪；饮食劳倦得之为实邪；伤寒得之为微邪；中湿得之为贼邪。

五十一难曰：病有欲得温者，有欲得寒者，有欲得[1]见人者，有不欲得[2]见人者，而各不同，病在何脏腑也？然：病欲得寒而欲见人者，病在腑也；病欲得温而不欲见人者，病在脏也。何以言之？腑者阳也，阳病欲得寒，又欲见人；脏者阴也，阴病欲得温，又欲闭户独处，恶闻人声。故以别知脏腑之病也。

五十二难曰：腑脏[3]发病，根本等否？然：不等也。其不等奈何？[4]然：脏病者，止而不移，其病不离其处；腑病者，仿佛贲向，上下行流，居处无常。故以此知脏腑

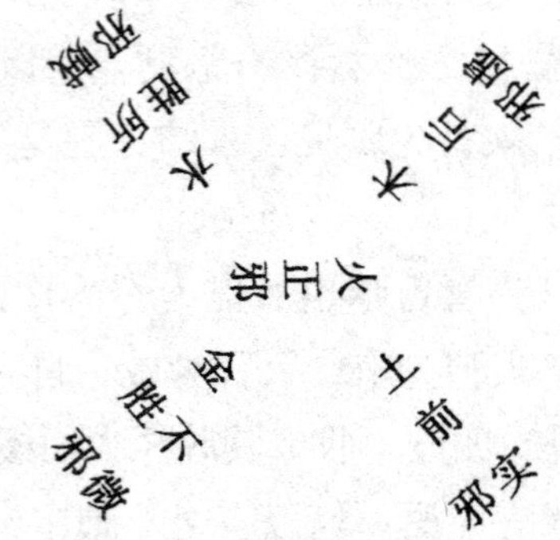

五邪举心为例图

根本不同也。

五十五难曰：病有积、有聚，何以别之？然：积者阴气也，聚者阳气也。故阴沉而伏，阳浮而动。气之所积，名曰积，气之所聚，名曰聚。故积者，五脏所生，聚者，六腑所成也。积者阴气也，其始发有常处，其痛不离其部，上下有所终始，左右有所穷处[5]；聚者阳气也，其始发无根本，上下无所留止，其痛无常[6]处，谓之聚。故以是别知积聚也。

五十六难曰：五脏之积，各有名乎？以何月、何日得之？然：肝之积名曰肥气（盛

---

①、②“欲得”“不欲得”疑蒙上误。《八十一难经集解》云：按“欲得”、“不欲得”两“得”字衍。蒙上“得温”、“得寒”致误。应据下文“欲见”、“不欲见”删。为是。

③据《难经章句》：“脏腑”二字，当作“积聚”，涉下文误。不然，答词仅就积聚言，与问词挂漏。可参。

④“其不等奈何”原无。据《难经》补。

⑤《八十一难经集解》云：按“穷处”下似脱“谓之积”三字。观其文，后有“谓之聚”等例。为是。

⑥按《圣济总录》卷九十四引文“常”作“定”。

也）。在左胁下，如复杯，有头足，久不愈，令人发咳逆痎疟，连岁[①]不已。以季夏、戊巳日得之。何以言之？肺病传于肝，肝当传脾，脾，季夏适王，王不受邪，肝复欲还肺，肺不肯受，故留结为积。故知肥气以季夏、戊巳日得之。

心之积名曰伏梁（伏而不动，如梁木然）。起脐上，大如臂，上至心下，久不愈，令人病烦心。以秋、庚辛日得之。何以言之？肾病传心，心当传肺，肺以秋适王，王不受邪，心欲复[②]还肾，肾不肯受，故留结为积。故知伏梁以秋、庚辛日得之。

脾之积名曰痞气（痞塞不通）。在胃脘，复大如盘，久不愈，令人四肢不收，发黄疸，饮食不为肌肤。以冬、壬癸日得之。何以言之？肝病传脾，脾当传肾，肾以冬适王，王不受邪，脾复欲还肝，肝不肯受，故留结为积。故知痞气以冬、壬癸日得之。

肺之积名曰息贲（或息或贲）。在右胁下，复大如杯，久不已，令人洒淅寒热、而[③]咳，发肺痈。以春、甲乙日得之。何以言之？心病传肺，肺当传肝，肝以春适王，王不受邪，肺复欲还心，心不肯受，故留结为积。故知息贲以春、甲乙日得之。

肾之积名曰贲豚（若豚之贲，不常定也。豚性躁，故名之）。发于少腹，上至心下，若豚状，或上或下无时[④]，久不已，令人喘逆，骨痿，少气。以夏、丙丁日得之。何以言之？脾病传肾，肾当传心，心以夏适王[⑤]王不受邪，肾复欲还脾，脾不肯受，故留结为积。故知贲豚以夏、丙丁日得之。此五积之要法也。

五十九难曰：狂癫之病，何以别之？然：狂疾[⑥]之始发，少卧而不饥，自高贤也，自辨智也，自倨贵也，妄笑好歌[⑦]乐，妄行不休是也。癫疾始发，意不乐，僵仆直视。其脉三部阴阳俱盛是也。

六十难曰：头、心之病，有厥痛，有真痛，何谓也？然：手三阳之脉受风寒，伏留而不去者，则名厥头痛；入连在脑者，名真头痛。其五脏气（邪气）。相干[⑧]，名厥心痛；其痛甚，但在心，手足青者，即名真心痛。其真头[⑨]、心痛者，旦发夕死，夕发旦死。

六十一难曰：经言望而知之谓之神，闻而知之谓之圣，问而知之谓之工，切脉而知之谓之巧，何谓也？然：望而知之者，望见其五色以知其病。

---

①《脉经》、《甲乙》、《病源》、《千金》“岁”下并有“月”字。

② 按《八十一难经集解》云：按“欲复”二字误倒，应据肝、脾、肺、肾各条句例乙正。《集注》本不误。应作“复欲”为是。

③《难经》“而”作“喘”。据《甲乙》、《千金》卷十七第一亦作“喘咳”。上并有“气逆”二字。

④“或上或下无时”，据《脉经》卷六第九无“或”字。

⑤“心以夏适王”，据《脉经》卷六作“心适以夏王”。按《脉经》均以此句例肝、脾、肺、肾句。

⑥《难经集注》“狂”下无“疾”字。

⑦《太平御览》、《圣济总录》卷十四引文，无“歌”字。

⑧ 观上下文，疑脱“者”字。《类说》有“者”字，当补。

⑨ 据《难经》无“头”字。《难经注疏》云：当有“头”字。

《素问·五脏生成篇》[①]云：色见青如草滋，黄如枳实，黑如炲，赤如衃血，白如枯骨者，皆死；青如翠羽，赤如鸡冠，黄如蟹腹，白如豕膏，黑如乌翎者，皆生。《灵枢》云：青黑为痛黄赤为热[②]，白为寒。又云：赤色出于两颧[③]，大如拇指者，病虽小愈，必卒死；黑色出于庭（颜色），大如拇指，必不病而卒。又云：诊血脉者，多赤多热，多青多痛，多黑为久痹。多黑、多赤、多青、皆见者，为寒热身痛。面色微黄，齿垢黄，爪甲上黄，黄疸也。又如验产妇，面赤舌青，母活子死。面青舌赤沫出，母死子活。唇口俱青，子母俱死之类也。

闻而知之者，闻其五音以别其病。

四明陈氏曰：五脏有声，而声有音。肝声呼，音应角，调而直，音声相应则无病，角乱则病在肝；心声笑，音应徵，和而长，音声相应则无病，徵乱则病在心；脾声歌，音应宫，大而和，音声相应则无病，宫乱则病在脾，肺声哭，音应商，轻而劲，音声相应则无病，商乱则病在肺；肾声呻，音应羽，沉而深，音声相应则无病，羽乱则病在肾。

问而知之者，问其所欲五味，以知其病所起所在也。

《灵枢》云：五味入口，各有所走，各有所病。酸走筋，多食之，令人癃；咸走血，多食之，令人渴；辛走气，多食之，令人洞心。辛与气俱行，故辛入心而与汗俱出；苦走骨，多食之，令人变呕；甘走肉，多食之，令人悗心（悗音闷）。推此，则知问其所欲五味，以知其病之所起所在也。

袁氏曰："问其所欲五味中偏嗜、偏多食之物，则知脏气有偏胜、偏绝之候也。"

切脉而知之者，诊其寸口，视其虚实，以知其病，病[④]在何脏腑也。

诊寸口，即第一难之义。

王氏脉法赞曰：脉有三部，尺、寸、及关。荣卫流行，不失衡铨。肾沉、心洪、肺浮、肝弦，此自常经，不失铢钱，出入升降，漏刻周旋，水下二刻，脉一周身，旋复寸口，虚实见焉。

经言以外知之曰圣，以内知之曰神，此之谓也。

以外知之望闻，以内知之问切也。神，微妙也。圣，通明也。

---

① 原书为"《素问》五脏生成篇云"，依今通例改。
② 据《灵枢·五色》篇作"黄赤为风"。
③ "颧"原作"颐"。据《灵枢·五色》篇改。
④ "病"似衍文。丹波元胤曰："在何"上，"病"字衍。为是。

针灸大成卷之二

周身经穴赋

《医经小学》

手太阴兮大指侧，少商、鱼际兮，太渊穴，经渠兮列缺，孔最兮尺泽，侠白共天府为邻，云门与中府相接。①（左右共二十二穴。）

手阳明兮、大肠之经。循商阳兮，二三而行（二间，三间也）。历合谷、阳谿之腧，过偏历、温溜之滨。下廉、上廉、三里而近，曲池、肘髎、五里之程。臑髃（即臂臑、肩髃二穴上）于巨骨，天鼎纡乎扶突。禾髎唇连，迎香鼻迫。②（左右共四十穴。）

胃乃足之阳明，厉兑趋乎内庭，过陷谷、冲阳之分，见解谿、丰隆之神。下巨虚兮条口陈，上巨虚兮三里仍。犊鼻引入于梁丘、阴市之下，伏兔上贯于髀关、气冲之经。归来兮水道，大巨兮外陵。运天枢兮滑肉，礼太乙兮关门。梁门兮承满，不容兮乳根，乳中之膺窗、屋翳，库房之气户、缺盆、气舍、水突、人迎、大迎。地仓兮巨髎续，四白兮承泣分。御颊车于下关，张头维于额垠。③（左右共九十穴。）

足太阴兮脾中州，隐白出兮大指头。赴大都兮瞻太白，访公孙兮至商丘。越三阴之交，而漏谷、地机可即；步阴陵之泉，而血海、箕门是求。入冲门兮府舍轩豁，解腹结兮大横优游。腹哀、食窦兮，接天谿而同派；胸乡、周荣兮，缀大包而如钩。④（左右共四十二穴。）

迨夫真心为手少阴、少冲出乎小指、少府直乎神门。阴郄、通里兮，灵道非远：少海青灵兮，极泉何深。⑤（左右共十八穴。）

手之太阳，小肠之荣。路从少泽、步前谷、后谿之隆，道遵腕骨、观阳谷养老之崇。得支正于小海，逐肩贞以相从。值臑腧兮遇天宗，乘秉风兮曲垣中。肩外俞兮肩中俞，启天窗兮见天容。匪由颧髎，曷造听宫。⑥（左右共三十八穴。）

足膀胱兮太阳，交背部之二行。穷至阴于通谷之口、寻束骨于京骨之乡。申脉命

---

① 据《医经小学》原注有："凡十一穴"句。
② 据《医经小学》原注有："凡二十穴"句。
③ 据《医经小学》原注有："凡四十五穴"句。
④ 据《医经小学》原注有："凡二十一穴"句。
⑤ 据《医经小学》原注有："凡九穴"句。
⑥ 据《医经小学》原注有："凡十九穴"句。

仆参以前导，昆仑辟金门于踝傍。奋附阳、飞扬之志，转承山、承筋之行。至于合阳、委中、委阳、浮郄、殷门以岐往，承扶、秩边而胞肓。入志室兮肓门、胃仓、开意舍兮振彼阳纲。出魂门兮膈关，乃譩譆乎神堂。膏肓兮在四椎之左右，魄户兮随附分而会阳。下、中、次，上之髎，白环、中膂之房。膀胱俞兮小肠，大肠俞兮在旁。三焦、肾俞兮，胃俞接，脾、胆、肝、膈兮心俞当。厥阴、肺俞之募，风门，大杼之方。天柱坚兮玉枕、络却，通天谿兮见彼承光。自五处、曲差而下，造攒竹、晴明之场。①（左右共一百二十六穴。）

足少阴兮肾属，涌泉流于然谷。太谿、大钟兮水泉缘，照海、复溜兮交信续。从筑宾兮上阴谷，掩横骨兮大赫麓。气穴、四满兮中注，肓俞上通兮商曲。守石关兮阴都宁，闭通谷兮幽门肃。走廊、神封而灵墟存、神藏、或中而俞府足。②（左右共五十四穴。）

手厥阴心包之络，中冲发中指之奇。自劳官、大陵而往，逐内关、间使而驰。叩郄门于曲泽，酌天泉于天池。③（左右共十八穴。）

手太阳三焦之脉，在小指次指之端。关冲开乎液门、中渚、阳池、外关。支沟、会宗、三阳络，四渎、天井、清冷渊，消泺、臑会、肩髎相连。天髎处天牖之下，翳风让瘈脉居先。颅息定而角孙近耳，丝竹空而和髎倒悬。耳门既辟，夏蚋闻焉。④（左右共四十六穴。）

足少阳兮胆经，穴乃出乎窍阴，泝侠溪兮地五会，过临泣兮丘墟平。悬钟兮阳辅、光明，外丘兮阳交、阳陵。西出阳关兮，抵中渎、风市之境；环跳、居髎兮、循维道、五枢之宫。考夫带脉、询至京门。日月丽兮辄筋荣，渊液泄兮肩井盈。临风池兮脑空鸣，穷窍阴兮完骨明。举浮白于天冲，接承灵于正营。目窗兮临泣，阳白兮本神。率谷回兮曲鬓出，悬厘降兮悬颅承。颔厌兮嘉客主人，听会兮童子髎迎。⑤（左右共八十八穴。）

厥阴在足，肝经所钟。起大敦于行间，循太冲于中封。蠡沟、中都之会，膝关、曲泉之官。袭阴包于五里兮，阴廉乃发；寻羊矢于章门兮，期门可攻。⑥（左右共二十八穴。）

至若任脉行乎腹与胸，承浆泄兮廉泉通。窥天突于璇玑，持华盖于紫宫。登玉堂兮膻中集、履中庭兮鸠尾冲。瞻巨阙兮二脘上中，过建里兮下脘攸同。水分兮神阙缥缈，阴交兮气海鸿漾。石门直兮关元、中极、曲骨横兮会阴乃终。（凡二十四穴。）

督脉行乎背部中，兑端接兮龈交从。素髎在面兮，水沟疏通；神庭人发兮，上星

---

① 据《医经小学》原注有："凡六十三穴"句。
② 椐《医经小学》原注有："凡二十七穴"句。
③ 据《医经小学》原注有："凡九穴"句。
④ 据《医经小学》原注有："凡二十三穴"句。
⑤ 据《医经小学》原注有："凡四十三穴"，但考其经穴，当为四十四穴。
⑥ 据《医经小学》原注有："凡十三穴"，但考其经穴，当为十四穴。

朣朦。囟会现兮前顶，百会俨兮尊崇。后顶辅兮强间逢，脑户闭兮风府空。哑门通于大椎兮，陶道夷坦；身柱缥于神道兮，灵台穹窿。至阳立下筋缩、脊中。接脊悬枢，命门重重。歌阳关兮舞腰俞，愿长强兮寿无穷。（凡二十七穴。）

百症赋

《聚英》

百症俞穴，再三用心。囟会连于玉枕，头风疗以金针。悬颅、颔厌之中，偏头痛止：强间、丰隆之际，头痛难禁。原夫面肿虚浮，须仗水沟、前顶；耳聋气闭，全凭听会、翳风。面上虫行有验，迎香可取；耳中蝉噪有声，听会堪攻。目眩兮、支正、飞扬；目黄兮，阳纲、胆俞。攀睛攻少泽、肝俞之所，泪出刺临泣、头维之处。目中漠漠，即寻攒竹、三间；目觉䀮䀮，急取养老、天柱。观其雀目肝[①]气，睛明、行间而细推；审他项强伤寒，温溜、期门而主之。廉泉、中冲，舌下肿疼堪取；天府、合谷，鼻中衄血宜追。耳门、丝竹空，住牙疼于顷刻；颊车、地仓穴，正口㖞于片时。喉痛兮，液门、鱼际去疗，转筋兮，金门、丘墟来医。阳谷、侠豁，颔肿口噤并治；少商、曲泽，血虚口渴同施。通天去鼻内无闻之苦，复溜袪舌干口燥之悲。痖门、关冲，舌缓不语而要紧；天鼎、间使，失音嗫嚅而休迟。太冲泻唇㖞以速愈，承浆泻牙疼而即移。项强多恶风，束骨相连于天柱；热病汗不出，大都更接于经渠。且如两臂顽麻，少海就傍于三里；半身不遂，阳陵远达于曲池。建里、内关，扫尽胸中之苦闷；听官、脾俞，祛残心下之悲凄。久知胁肋疼痛，气户、华盖有灵。腹内肠鸣，下脘、陷谷能平。胸胁支满何疗？章门不容细寻。膈疼饮蓄难禁，膻中、巨阙便针。胸满更加噎塞，中府、意舍所行；胸膈停留瘀血，肾俞、巨髎宜征。胸满项强，神藏、璇玑已试；背连腰痛，白环、委中曾经。脊强兮，水道、筋缩。目瞤[②]兮，颧髎、大迎。痓病非颅囟而不愈，脐风须然谷而易醒。委阳、天池，腋肿针而速散；后豁、环跳，腿疼刺而即轻。梦魇不宁，厉兑相谐于隐白；发狂奔走，上脘同起于神门。惊悸怔忡，取阳交、解豁勿误；反张悲哭，仗天冲、大横须精。癫疾必身柱、本神之令，发热仗少冲、曲池之津。发热时行，陶道复求肺俞理；风痫常发，神道须还心俞宁。湿寒湿热下髎定，厥寒厥热涌泉清。寒栗恶寒，二间疏通阴郄暗；烦心呕吐，幽门开彻玉堂明。行间、涌泉，主消渴之肾竭[③]；阴陵、水分、去水肿之脐盈。痨瘵传尸、趋魄户、膏盲之路；中邪霍乱，寻阴谷、三里之程。治疸消黄，谐后豁、劳宫而看；倦言嗜卧，往通里、大钟而明。咳嗽连声，肺俞须迎天突穴。小便赤涩，兑端独泻太阳经。刺长强于承山，善主肠风新下血，针三阴于气海，专司白浊久遗精。且如盲俞、横骨，泻五淋之久积；阴郄、后豁，治盗汗之多出。脾虚谷以不消，脾俞、膀胱俞觅；胃冷食而难化，魂门、胃俞堪责。鼻痔必取龈交，瘿气须求浮白。大敦、

①“肝”原作“汗”。今据《针灸聚英》卷四改。
②“瞤”原作“眩”。据《针灸聚英》改。
③“肾竭”原作“肾渴”。据《针灸聚英》卷四上改。

照海，患寒疝[①]而善蠲；五里、臂臑，生疬疮而能治。至阴、屋翳，疗痒疾之疼多；肩髃、阳豀，消瘾风[②]之热极。抑又论妇人经事改常，自有地机、血海；女子少气漏血，不无交信、合阳。带下产崩，冲门、气冲宜审；月潮违限，天枢、水泉细详。肩井乳痈而极效，商丘痔瘤而最良。脱肛趋百会、尾翳之所，无子搜阴交、石关之乡。中脘主乎积痢，外丘收乎大肠。寒疟兮商阳、太豀验，痃癖兮冲门、血海强。夫医乃人之司命，非志士而莫为；针乃理之渊微，须至人之指教。先究其病源，后攻其穴道，随手见功，应针取效。方知玄里之玄，始达妙中之妙。此篇不尽，略举其要。

标幽赋

《杨氏注解》

拯救之法，妙用者针。

劫病之功，莫捷于针灸，故《素问》诸书，为之首载，缓、和、扁、华，俱以此称神医。盖一针中穴，病者应手而起，诚医家之所先也。近世此科几于绝传，良为可叹！经云；拘于鬼神者，不可与言至德；恶于砭石者，不可与言至巧。此之谓也。又语云：一针、二灸、三服药。则针灸为妙用可知。业医者，奈之何不亟讲乎？

察岁时于天道，

夫人身十二经，三百六十节，以应一岁十二月，三百六十日。岁时者，春暖、夏热、秋凉、冬寒，此四时之正气。苟或春应暖而反寒，夏应热而反凉，秋应凉而反热，冬应寒而反暖，是故冬伤于寒，春必温病；春伤于风，夏必飧泄；夏伤于暑，秋必痎疟；秋伤于湿，上逆而咳。岐伯曰：凡刺之法，必候日月星辰，四时八正之气，气定乃刺焉。是故天温日阳，则人血淖液而卫气浮，故血易泻，气易行；天寒日阴，则人血凝泣而卫气沉。月始生，则气血始清[③]，卫气始行；月廓满，则气血实，肌肉坚；月廓空，则肌肉减，经络虚，卫气去，形独居。是以因天时而调血气也。天寒无刺，天温无灸；月生无泻，月满无补，月廓空无治，是谓得天时而调之。若月生而泻，是谓脏虚；月满而补，血气洋溢，络有留血，名曰重实。月廓空而治，是谓乱经。阴阳相错，真邪不别，沉以留止，外虚内乱，淫邪乃起。又曰：天有五运，金水木火土也。地有六气，风寒暑湿燥热也。

定形气于予心。

经云：凡用针者，必先度其形之肥瘦，以调其气之虚实，实则泻之，虚则补之，必先定其血脉，而后调之。形盛脉细，少气不足以息者危。形瘦脉大，胸中多气者死。形气相得者生，不调者病，相失者死，是故色脉不顺而莫针。戒之戒之！

春夏瘦而刺浅，秋冬肥而刺深。

---

①“疝”原作“疝”。据《针灸聚英》卷四改。
②“瘾风”原作“瘾中”。据《针灸聚英》卷四改。
③“清”，《素问·八正神明论》作“精”。

经云：病有沉浮，刺有浅深，各至其理，无过其道，过之则内伤，不及则外壅，壅则贼邪从之，浅深不得，反为大贼。内伤五脏，后生大病。故曰春病在毫毛腠理，夏病在皮肤。故春夏之人，阳气轻浮，肌肉瘦薄，血气未盛，宜刺之浅；秋病在肉脉，冬病在筋骨。秋冬则阳气收藏，肌肉肥厚，血气充满，刺之宜深。又云：春刺十二井，夏刺十二荥，季夏刺十二俞，秋刺十二经，冬刺十二合，以配木火土金水。理见子午流注。

不穷经络阴阳，多逢刺禁；

经有十二：手太阴肺，少阴心、厥阴心包络、太阳小肠、少阳三焦、阳明大肠；足太阴脾、少阴肾、厥阴肝、太阳膀胱、少阳胆、阳明胃也。络有十五：肺络列缺，心络通里，心包络内关，小肠络支正、三焦络外关，大肠络偏历，脾络公孙，肾络大钟，肝络蠡沟，膀胱络飞扬，胆络光明，胃络丰隆，阴跷络照海，阳跷络申脉，脾之大络大包，督脉络长强，任脉络屏翳也。阴阳者，天之阴阳，平旦至日中，天之阳，阳中之阳也。日中至黄昏，天之阳，阳中之阴也。合夜至鸡鸣，天之阴，阴中之阴也。鸡鸣至平旦，天之阴，阴中之阳也。故人亦应之。至于人身，外为阳、内为阴、背为阳，腹为阴，手足皆以赤白肉分之。五脏为阴，六腑为阳，春夏之病在阳，秋冬之病在阴。背固为阳，阳中之阳，心也；阳中之阴，肺也。腹固为阴，阴中之阴，肾也；阴中之阳，肝也，阴中之至阴，脾也。此皆阴阳表里，内外雌雄，相输应也，是以应天之阴阳。学者苟不明此经络，阴阳升降、左右不同之理，如病在阳明，反攻厥阴；病在太阳，反攻太阴，遂致贼邪未除，本气受蔽，则有劳无功，反犯禁刺。

既论脏腑虚实，须向经寻。

欲知脏腑之虚实，必先诊其脉之盛衰，既知脉之盛衰，又必辨其经脉之上下。脏者，心、肝、脾、肺、肾也。腑者，胆、胃、大小肠、三焦、膀胱也。如脉之衰弱者，其气多虚，为痒为麻也。脉之盛大者，其血多实，为肿为痛也。然脏腑居位乎内，而经络横行乎外。虚则补其母也，实则泻其子也。若心病虚．则补肝木也，实则泻脾土也。至于本经之中，而亦有子母焉。假如心之虚者，取本经少冲以补之，少冲者井木也，木能生火也；实取神门以泻之，神门者俞土也，火能生土也。诸经莫不皆然，要之不离乎五行相生之理，当细思之！

原夫起自中焦，水初下漏，太阴为始，至厥阴而方终；穴出云门，抵期门而最后。

此言人之气脉，行于十二经为一周，除任督之外，计三百九十三穴。一日一夜有百刻，分于十二时，每一时有八刻二分，每一刻计六十分，一时共计五百分。每日寅时，手太阴肺经，生自中焦中府穴，出于云门起，至少商穴止；卯时手阳明大肠经，自商阳起，至迎香止；辰时足阳明胃经，自头维至历兑；巳时足太阴脾经，自隐白至大包；午时手少阴心经，自极泉至少冲；未时手太阳小肠经，自少泽至听宫；申时足太阳膀胱经，自睛明至至阴；酉时足少阴肾经，自涌泉至俞府；戌时手厥阴心包络经，自天池至中冲；亥时手少阳三焦经，自关冲至耳门；子时足少阳胆经，自童子髎至窍阴；丑时足厥阴肝经，自大敦至期门而终。周而复始，与滴漏无差也。

正经十二，别络走三百余支；

十二经者，即手足三阴三阳之正经也。别络者，除十五络，又有横络、孙络、不知其纪，散走于三百余支脉也。

正侧仰伏，气血有六百余候。

此言经络，或正或侧，或仰或伏，而气血循行孔穴，一周于身，荣行脉中三百余候，卫行脉外三百余候。

手足三阳，手走头而头走足；手足三阴，足走腹而胸走手。

此言经络，阴升阳降，气血出入之机，男女无以异。

要识迎随，须明逆顺。

迎随者，要知荣卫之流注，经脉之往来也，明其阴阳之经，逆顺而取之。迎者，以针头朝其源而逆之。随者，以针头从其流而顺之。是故逆之者为泻、为迎；顺之者为补、为随。若能知迎知随，令气必和，和气之方，必在阴阳，升降上下，源流往来，逆顺之道明矣。

况夫阴阳，气血多少为最。厥阴、太阳，少气多血；太阴、少阴少血多气；而又气多血少者，少阳之分；气盛血多者，阳明之位。

此言三阴三阳，气血多少之不同，取之必记为最要也。

先详多少之宜，次察应至之气。

凡用针者，先明上文气血之多少，次观针气之来应。

轻滑慢而未来，沉涩紧而已至。

轻浮、滑虚、慢迟，入针之后，值此三者，乃真气之未到；沉重、涩滞、紧实，入针之后，值此三者，是正气之已来。

既至也，量寒热而留疾；

留，住也；疾，速也。此言正气既至、必审寒热而施之。故经云：刺热须至寒者，必留针，阴气隆至，乃呼之，去徐，其穴不闭；刺寒须至热者，阳气隆至，针气必热，乃吸之，去疾，其穴急扪之。

未至也，据虚实而候气。

气之未至，或进或退、或按或提，导之引之，候气至穴而方行补泻。经曰：虚则推内进搓，以补其气；实则循扪弹努，以引其气。

气之至也，如鱼吞钩饵之沉浮；气未至也，如闲处幽堂之深邃。

气既至，则针有涩紧，似鱼吞钩，或沉或浮而动；其气不来，针自轻滑，如闲居静室之中，寂然无所闻也。

气速至而速效，气迟至而不治。

言下针若得气来速，则病易痊，而效亦速也。气若来迟，则病难愈，而有不治之忧。故赋云：气速效速，气迟效迟，候之不至，必死无疑矣。

观夫九针之法，毫针量微，七星上应，众穴主持。

言九针之妙，毫针最精。上应七星，又为三百六十穴之针。

本形金也，有蠲邪扶正之道；

本形，言针也，针本出于金。古人以砭石，今人以铁代之。蠲，除也。邪气盛，针能除之。扶、辅也。正气衰，针能辅之。

短长水也，有决凝开滞之机。

此言针有长短，犹水之长短，人之气血凝滞而不通，犹永之凝滞而不通也。水之不通，决之使流于湖海，气血不通，针之使周于经脉，故言针应水也。

定刺象木，或斜或正；

此言木有斜正，而用针亦有或斜、或正之不同。刺阳经者，必斜卧其针，无伤其卫；刺阴分者，必正立其针，毋伤其荣。故言针应木也。

口藏比火，进阳补羸。

口藏，以针含于口也。气之温，如火之温也。羸，瘦也。凡下针之时，必口内温针暖，使荣卫相接，进己之阳气，补彼之瘦弱，故言针应火也。

循机扪而可塞以象土，

循者，用手上下循之，使气血往来也。机扪者，针毕以手扪闭其穴，如用土填塞之义，故言针应土也。

实应五行而可知，

五行者，金、水、木、火、土也。此结上文，针能应五行之理也。

然是三寸六分，包含妙理；

言针虽但长三寸六分，能巧运神机之妙，中含水火。回倒阴阳，其理最玄妙也。

虽细桢于毫发，同贯多岐。

桢，针之干也。岐，气血往来之路也。言针之干，虽如毫发之微小，能贯通诸经血气之道路也。

可平五脏之寒热，能调六腑之虚实。

平、治也。调，理也。言针能调治脏腑之疾，有寒则洩①之，热则清之，虚则补之，实则泻之。

拘挛闭塞，遣八邪而去矣；寒热痹痛，开四关而已之。

拘挛者，筋脉之拘束，闭塞者，气血之不通。八邪者，所以候八风之虚邪。言疾有挛闭，必驱散八风之邪也。寒者，身作颤而发寒也。热者，身作潮而发热也。四关者，六脏，六脏有十二原，出于四关、太冲、合谷是也。故太乙移宫之日，主八风之

① “洩”疑当作“温”。

邪，令人寒热疼痛，若能开四关者，两手两足，刺之而已，立春一日起艮，名曰天留宫，风从东北来为顺令；春分一日起震，名曰仓门宫，风从正东来为顺令；立夏一日起巽，名曰阴洛宫，风从东南来为顺令；夏至一日起离，名曰上天宫，风从正南来为顺令；立秋一日起坤，名曰玄委宫，风从西南来为顺令；秋分一日起兑，名曰仓果宫，风从正西来为顺令；立冬一日起乾，名曰新洛宫，风从西北来为顺令；冬至一日起坎，名曰叶蛰宫，风从正北来为顺令；其风着人爽神气，去沉疴。背逆谓之恶风毒气，吹形骸即病。名曰时气留伏。流入肌骨脏腑，虽不即患，后因风寒暑湿之重感，内缘饥饱劳欲之染着，发患曰内外两感之痼疾，非刺针以调经络，汤液引其荥卫，不能已也。中宫名曰招摇宫，共九宫焉。此八风之邪，得其正令则人无疾。逆之则有病也。

凡刺者，使本神朝而后入，既刺也，使本神定而气随。神不朝而勿刺，神已定而可施。

凡用针者，必使患者精神已朝，而后方可入针。既刺之，必使患者精神才定，而后施针行气。若气不朝，其针为轻滑，不知疼痛，如插豆腐者，莫与进之，必使之候。如神气既至，针自紧涩，可与依法察虚实而施之。

定脚处，取气血为主意；

言欲下针之时，必取阴阳气血多少为主，详见上文。

下手处，认水木是根基。

下手亦言用针也，水者母也，木者子也，是水能生木也。是故济母裨其不足，夺子平其有余，此言用针，必先认子母相生之义。举水木而不及土金火者，省文也。

天地人三才也，涌泉同璇玑、百会；

百会一穴在头，以应呼天；璇玑一穴在胸，以应乎人；涌泉一穴在足心，以应呼地，是谓三才也。

上中下三部也，大包与天枢、地机。

大包二穴在乳后，为上部；天枢二穴在脐旁，为中部；地机二穴在足胻，为下部；是谓三部也。

阳跷、阳维并督带，主肩背腰腿在表之病；

阳跷脉，起于足跟中，循外踝，上入风池，通足太阳膀胱经，申脉是也。阳维脉者，维持诸阳之会，通手少阳三焦经，外关是也。督脉者，起于下极之腧，关于脊里，上行风府过脑循额，至鼻入龈交，通手太阳小肠经，后溪是也。带脉起于季胁，回身一周，如系带然，通足少阳胆经，临泣是也。言此奇经四脉属阳，主治肩背腰腿在表之病。

阴跷、阴维、任、冲脉，去心腹胁肋在里之疑（疑者，疾也）。

阴跷脉，亦起于足跟中，循内踝，上行至咽喉，交贯冲脉，通足少阴肾经，照海是也。阴维脉者，维持诸阴之交，通手厥阴心包络经，内关是也。任脉起于中极之下，循腹上至咽喉，通手太阴肺经，列缺是也。冲脉起于气冲，并足少阴之经，侠脐上行至胸中而散，通足太阴脾经，公孙是也。言此奇经四脉属阴，能治心腹胁肋在里之疑。

二陵、二跷、二交，似续而交五大；

二陵者，阴陵泉、阳陵泉也。二跷者，阴跷、阳跷也；二交者，阴交、阳交也。续，接续也。五大者，五体也。言此六穴，递相交接于两手，两足并头也。

两间、两商、两井，相依而别两支。

两间者，二间、三间也。两商者，少商、商阳也。两井者，天井、肩井也。言六穴相依而分别于手之两支也。

大抵取穴之法，必有分寸，先审自意，次观肉分；

此言取量穴法，必以男左女右中指，与大指相屈如环，取内侧纹两角为一寸，各随长短大小取之，此乃同身之寸。先审病者是何病？属何经？用何穴？审于我意；次察病者，瘦肥长短，大小肉分，骨节发际之间，量度以取之。

或伸屈而得之，或平直而安定。

伸屈者，如取环跳之穴，必须伸下足，屈上足以取之，乃得其穴。平直者，或平卧而取之，或正坐而取之，或正立而取之，自然安定，如承浆在唇下宛宛中之类也。

在阳部筋骨之侧，陷下为真；在阴分郄腘之间，动脉相应。

阳部者，诸阳之经也，如合谷、三里、阳陵泉等穴，必取侠骨侧指陷中为真也。阴分者，诸阴之经也，如手心、脚内、肚腹等穴，必以筋骨郄腘动脉应指，乃为真穴也。

取五穴用一穴而必端，取三经用一经而可正。

此言取穴之法，必须点取五穴之中，而用一穴，则可为端的矣。若用一经，必须取三经而正一经之是非矣。

头部与肩部详分，督脉与任脉易定。

头部与肩部，则穴繁多，但医者以自意详审，大小肥瘦而分之。督、任二脉，直行背腹中，而有分寸，则易定也。

明标与本，论刺深刺浅之经；

标本者，非止一端也，有六经之标本，有天地阴阳之标本，有传病之标本。以人身论之，则外为标，内为本；阳为标，阴为本；腑阳为标，脏阴为本；脏腑在内为本，经络在外为标也。六经之标本者，足太阳之本，在足跟上五寸，标在目；足少阳之本在窍阴，标在耳之类是也。更有人身之脏腑，阳气阴血、经络、各有标本。以病论之，先受病为本，后传变为标，凡治病者，先治其本，后治其标，余症皆除矣。谓如先生轻病，后滋生重病，亦先治其轻病也。若有中满，无问标本，先治中满为急。若中满、大小便不利，亦无标本，先利大小便，治中满尤急也。除此三者之外，皆治其本，不可不慎也，从前来者实邪，从后来者虚邪，此子能令母实，母能令子虚也。

治法虚则补其母，实则泻其子，假令肝受心之邪，是从前来者，为实邪也，当泻其火；然直泻火，十二经络中，各有金、木、水、火、土也。当木之本，分其火也。故《标本论》云：本而标之，先治其本，后治其标。既肝受火之邪，先于肝经五穴，泻荥火行间也。以药论，入肝经药为引，用泻心药为君也。是治实邪病矣。又假令肝受肾邪，是为从后来者，为虚邪，当补其母，故《标本论》云：标而本之，先治其标，后治其本。肝木既受水邪，当先于肾经涌泉穴补木，是先治其标，后于肝经曲泉穴泻水，是后治其本，此先治其标者，推其至理，亦是先治其本也。以药论之，入肾经药为引，用补肝经药为君，是也。以得病之日为本，传病之日为标，亦是。

住痛移疼，取相交相贯之迳。

此言用针之法，有住痛移疼之功者也。先以针左行左转，而得九数，复以针右行右转，而得六数。此乃阴阳交贯之道也。经脉亦有交贯，如手太阴肺之列缺，交于阳明之路，足阳明胃之丰隆，走于太阴之迳，此之类也。

岂不闻脏腑病，而求门、海、俞、募之微。

门海者，如章门、气海之类。俞者，五脏六腑之俞也，俱在背部二行。募者，脏腑之募，肺募中府，必募巨阙，肝募期门，脾募章门，肾募京门，胃募中脘，胆募日月，大肠募天枢，小肠募关元，三焦募石门，膀胱募中极，此言五脏六腑之有病，必取此门、海、俞、募之最微妙矣。

经络滞，而求原、别、交、会之道。

原者，十二经之原也。别、阳别也。交，阴交也。会，八会也。夫十二原者，胆原丘墟，肝原太冲，小肠原腕骨，心原神门，胃原冲阳，脾原太白，大肠原合谷，肺原太渊，膀胱原京骨，肾原太溪，三焦原阳池，包络原大陵。八会者，血会膈俞，气会膻中，脉会太渊，筋会阳陵泉，骨会大杼，髓会绝骨，脏会章门，腑会中脘也。此言经络血气凝结不通者，必取此原、别、交、会之穴而刺之。

更穷四根、三结，依标本而刺无不痊；

根结者，十二经之根结也。《灵枢经》云：太阴根于隐白，结于大包也；少阴根于涌泉，结于廉泉也；厥阴根于大敦，结于玉堂也；太阳根于至阴，结于目也；阳明根于历兑，结于钳耳也；少阳根于窍阴，结于耳也；手太阳根于少泽，结于天窗，支正也；手少阳根于关冲，结于天牖、外关也；手阳明根于商阳，结于扶突、偏历也。手三阴之经不载，不敢强注。又云：四根者，耳根、鼻根、乳根、脚根也。三结者，胸结、肢结、便结也。此言能究根结之理，依上文标本之法刺之，则疾无不愈也。

但用八法、五门、分主客而针无不效。

针之八法，一迎随、二转针、三手指、四针投、五虚实、六动摇、七提按、八呼吸。身之八法，奇经八脉，公孙、冲脉、胃心胸，八句是也。五门者，天干配合，分于五也。甲与乙合，乙与庚合之类是也。主客者，公孙主，内关客之类是也。或与井荥俞经合，为五门。以邪气为宾客，正气为主人。先用八法，必以五门推时取穴，先主后客，而无不效之理。

八脉始终连八会，本是纪纲；十二经络十二原，是为枢要。

八脉者，奇经八脉也。督脉、任脉、冲脉、带脉、阴维、阳维、阴跷、阳跷也。八会者，即上文血会膈俞等是也。此八穴通八脉起止，连及八会，本是人之纲领也。如网之有纲也。十二经、十五络、十二原已注上文。枢要者，门户之枢纽也。言原出入十二经也。

一日取六十六穴之法，方见幽微。

六十六穴者，既子午流注，井荥俞原经合也。阳于注腑，三十六穴，阴干注脏三十穴，共成六十六穴，具载五卷子午流注图中。此言经络一日一周于身，历行十二经穴，当此之时，酌取流注之中一穴用之，以见幽微之理。

一时取一十二经之原，始知要妙。

十二经原，俱注上文。此言一时之中，当审此日是何经所主，当此之时，该取本日此经之原穴而刺之，则流注之法，玄妙始可知矣。

原夫补泻之法，非呼吸而在手指；

此言补泻之法，非但呼吸、而在乎手之指法也。法分十四者，循们、提、按、弹、捻、搓、盘、推、内动摇、爪切、进、退、出、摄者是也。法则如斯，巧拙在人，详备《金针赋》内。

速效之功，要交正而识本经。

交正者，如大肠与肺为传送之府，心与小肠为受盛之官，脾与胃为消化之官，肝与胆为清净之位，膀胱合肾，阴阳相通，表里相应也。本经者，受病之经，如心之病，必取小肠之穴兼之，余仿此。言能识本经之病，又要认交经正经之理，则针之功必速矣。故曰：宁失其穴，勿失其经；宁失其时，勿失其气。

交经缪刺，左有病而右畔取；

缪刺者，刺络脉也。右痛而刺左，左痛而刺右，此乃交经缪刺之理也。

泻络远针，头有病而脚上针。

三阳之经，从头下足，故言头有病，必取足穴而刺之。

巨刺与缪刺各异，

巨刺者，刺经脉也。痛在于左而右脉病者，则巨刺之，左痛刺右，右痛刺左，中其经也。缪刺者，刺络脉也。身形有痛，九候无病，则缪刺之，右痛刺左，左痛刺右，中其络也。此刺法之相同；但一中经，一中络之异耳。

微针与妙刺相通。

微针者，刺之巧也。妙刺者，针之妙也。言二者之相通也。

观部分而知经络之虚实。

言针入肉分，以天、人、地三部而进，必察其得气则内外虚实可知矣。又云：察脉之三部，则知何经虚，何经实也。

视沉浮而辨脏腑之寒温。

言下针之后，看针气缓急，可决脏腑之寒热也。

且夫先令针耀，而虑针损；次藏口内，而欲针温。

言欲下针之时，必先令针光耀，看针莫有损坏；次将针含于口内，令针温暖与荣卫相接，无相触犯也。

目无外视，手如握虎；心无内慕，如待贵人。

此戒用针之士，贵乎专心诚意，而自重也。令目无他视，手如握虎，恐有伤也；心无他想，如待贵人，恐有责也。

左手重而多按，欲令气散；右手轻而徐入，不痛之因。

下针之时，必先以左手大指爪甲干穴上切之，则令其气散，以右手持针，轻轻徐入，此乃不痛之因也。

空心恐怯，直立侧而多晕；

空心者，未食之前，此言无刺饥人，其气血未定，则令人恐惧，有怕怯之心，或直立或侧卧，必有眩晕之咎也。

背目沉掐，坐卧平而没昏。

此言欲下针之时，必令患人莫视所针之处，以手爪甲重切其穴，或卧或坐，而无昏闷之患也。

推于十干、十变，知孔穴之开阖；

十干者，甲、乙、丙、丁、戊、己、庚、辛、壬、癸也。十变者，逐日临时之变也。备载《灵龟八法》中，故得时谓之开，失时谓之阖。

论其五行、五脏，察日时之旺衰。

五行五脏，俱注上文。此言病，于本日时之下，得五行生者旺，受五行克者衰。知心之病，得甲乙之日时者生旺，遇壬癸之日时者克衰，余仿此。

伏如横弩，应若发机，

此言用针刺穴，如弩之视正而发牙，取其捷效，如射之中的也。

阴交阳别而定血晕，阴跷、阳维[1]而下胎衣。

阴交穴有二，一在脐下一寸，一在足内踝上三寸、名三阴交也，言此二穴，能定妇人之血晕。又言照海、外关[2]二穴，能下产妇之胎衣也。

痹厥偏枯，迎随俾经络接续；

痹厥者，四肢厥冷麻痹。偏枯者，中风半身不遂也。言治此症，必须接气通经，更以迎随之法，使血气贯通，经络接续也。

---

①《杨敬斋针灸全书》“阳维”作“阴维”。
②《杨敬斋针灸全书》“外关”作“内关”。

漏崩带下，温补使气血依归。

漏崩带下者，女子之疾也。言有此症，必须温针待暖以补之，使荣卫调和而归依也。

静以久留，停针待之。

此言下针之后，必须静而久停之。

必准者，取照海治喉中之闭塞；端的处，用大钟治心内之呆痴。大抵疼痛实泻，痒麻虚补。

此言疼痛者，热宜泻之以凉，痒麻者，冷宜补之以暖。

体重节痛而俞居，心下痞满而井主。

俞者，十二经中之俞。井者，十二经中之井也。

心胀咽痛，针太冲而必除；脾冷胃疼，泻公孙而立愈。胸满腹痛刺内关，胁疼肋痛针飞虎。

飞虎穴即支沟穴，以手于虎口一飞，中指尽处是穴也。

筋挛骨痛而补魂门，体热劳嗽而泻魄户，头风头痛，刺申脉与金门；眼痒眼疼，泻光明与地五。泻阴郄止盗汗，治小儿骨蒸；刺偏历利小便，医大人水蛊。中风环跳而宜刺，虚损天枢而可取。

地五者，即地五会也。

由是午前卯后，太阴生而疾温；离左酉南月朔死而速冷。

此以月生死为期，午前卯后者，辰、巳二时也。当此之时，太阴月之生也。是故月廓空无泻，宜疾温之。离左酉南者，未申二时也。当此时分，太阴月之死也。是故月廓盈无补，宜速冷之。将一月而比一日也。经云：月生一日一痏，二日二痏，至十五日十五痏，十六日十四痏，十七日十三痏，渐退，至三十日二痏。月望巳前谓之生，月望巳后谓之死，午前谓之生，午后谓之死也。

循扪弹努[①]，留吸母而坚长；

循者，用针之后，以手上下循之，使血气往来也。扪者，出针之后，以手扪闭其穴，使气不泄也。弹努者，以手轻弹而补虚也。留吸母者，虚则补其母，须待热至之后，留吸而坚长也。

爪下伸提，疾呼子而嘘短。

爪下者，切而下针也。伸提者，施针轻浮豆许曰提。疾呼子者，实则泻其子，务待寒至之后，去之速，而嘘且短矣。

动退空歇，迎夺右而泻凉；推内进搓，随济左而补暖。

动退，以针摇动而退，如气不行，将针伸提而已。空歇，撒手而停针，迎以针逆

①“努”原作“怒”。据《素问·离合真邪论》改。

而迎夺，即泻其子也，如心之病，必泻脾子。此言欲泻必施此法也。推内进者，用针推内而入也。搓者，犹如搓线之状，慢慢转针，勿令太紧。随，以针顺而随之。济，则济其母也。如心之病，必补肝母，此言欲补必用此法也。此乃远刺寒热之法。故凡病热者，先使气至病所，次微微提退豆许，以右旋夺之，得针下寒而止。凡病寒者，先使气至病所，次徐徐进针，以左旋搓推[1]和之，得针下热而止。

慎之！大患危疾，色脉不顺而莫针；

慎之者，戒之也。此言有危笃之疾，必观其形色，更察其脉，若相反者，莫与用针，恐劳而无功，反获罪也。

寒热风阴，饥饱醉劳而切忌。

此言无针大寒，大热，大风、大阴雨，大饥、大饱、大醉、大劳，凡此之类，决不可用针，实大忌也。

望不补而晦不泻，弦不夺而朔不济；

望，每月十五日也。晦，每月三十日也。弦有上、下弦，上弦或初七，或初八，下弦或廿二，廿三也。朔，每月初一日也。凡值此日，不可用针施法也。如暴急之疾，则不拘矣。

精其心而穷其法，无灸艾而坏其皮；

此言灸也，勉医者宜专心究其穴法，无误于着艾之功，庶免于禁忌，而坏人之皮肉矣。

正其理而求其原，免投针而失其位。

此言针也，勉学者要明其针道之理，察病之源，则用针不失其所也。

避灸处而加四肢，四十有九；禁刺处而除六腧，二十有二。

禁灸之穴，四十五，更加四肢之井，共四十九也。禁针之穴，二十二，外除六腑之腧也。

抑又闻高皇抱疾未瘥，李氏刺巨阙而后苏；太子暴死为厥，越人针维会而复醒。肩井、曲池，甄权刺臂痛而复射；悬钟、环跳、华陀刺躄足而立行。秋夫针腰俞而鬼免沉疴，王纂针交俞而妖精立出。取肝俞与命门、使瞽士视秋毫之末；刺少阳与交别，俾聋夫听夏蚋之声。

此引先师用针，有此立效之功，以励学者用心之诚。

嗟夫！去圣逾远，此道渐坠。或不得意而散其学，或愆其能而犯禁忌。愚庸智浅，难契于玄言，至道渊深，得之者有几！偶述斯言，不敢示诸明达者焉，庶几乎童蒙之心启。

---

①“推”原作“撞”。详文义改。

席弘赋

《针灸大全》

凡欲行针须审穴，要明补泻迎随决，胸背左右不相同，呼吸阴阳男女别。
气刺两乳求太渊，未应之时泻列缺；列缺头痛及偏正，重泻太渊无不应。
耳聋气否听会针，迎香穴泻功如神。谁知天突治喉风，虚喘须寻三里中。
手连肩脊痛难忍，合谷针时要太冲。曲池两手不如意，合谷下针宜仔细。
心痛手颤少海间，若要除根觅阴市。但患伤寒两耳聋，金门、听会疾如风，
五般肘痛寻尺泽，太渊针后却收功。手足上下针三里，食癖气块凭此取。
鸠尾能治五般痫，若下涌泉人不死。胃中有积刺璇玑，三里功多人不知。
阴陵泉治心胸满，针到承山饮食思。大杼若连长强寻，小肠气痛即行针。
委中专治腰间痛，脚膝肿时寻至阴。气滞腰疼不能立，横骨、大都宜救急。
气海专能治五淋，更针三里随呼吸。期门穴主伤寒患，六日过经犹未汗，
但向乳根二肋间，又治妇人生产难。耳内蝉鸣腰欲折，膝下明存三里穴，
若能补泻五会间，且莫向人容易说。睛明治眼未效时，合谷、光明安可缺。
人中治癫功最高，十三鬼穴不须饶，水肿水分兼气海，皮内随针气自消。
冷嗽先宜补合谷，却须针泻三阴交。牙疼腰痛[①]并咽痹，二间、阳谿疾怎逃。
更有三间、肾俞妙，善除肩背浮[②]风劳。若针肩井须三里，不刺之时气未调。
最是阳陵泉一穴，膝时疼痛用针烧。委中腰痛脚挛急，取得其经血自调。
脚痛膝肿针三里，悬钟、二陵、三阴交，更向太冲须引气，指头麻木自轻飘。
转筋目眩针鱼腹，承山、昆仑立便消。肚疼须是公孙妙，内关相应必然瘳。
冷风冷痹疾难愈，环跳腰间[③]针与烧。风府、风池寻得到，伤寒百病一时消。
阳明二日寻风府，呕吐还须上脘疗。妇人心痛心俞穴，男子痃癖三里高。
小便不禁关元好，大便闭涩大敦烧。髋骨腿疼三里泻，复留气滞便离腰。
从来风府最难针，却用工夫度浅深。倘若膀胱气未散，更宜三里穴中寻。
若是七疝小腹痛，照海、阴交、曲泉针。又不应时求气海，关元同泻效如神。
小肠气撮痛连脐，速泻阴交莫在迟，良久涌泉针取气，此中玄妙少人知。
小儿脱肛患多时，先灸百会次鸠尾。久患伤寒肩背痛，但针中渚得其宜。
肩上痛连脐不休，手中三里便须求，下针麻重即须泻，得气之时不用留。
腰连膝痛[④]急必大，便于三里攻其隘。下针一泻三补之，气上攻噎只管在，
噎不在时气海灸，定泻一时立便瘥。补自卯南转针高，泻从卯北莫辞劳，

① 据《针灸大全》作“牙齿肿痛”。
② 据《针灸大全》作“消风劳”。
③ “腰间”，《针灸大全》作“腰俞”。
④ 据《针灸大全》作“膝肿”。

逼针泻气令须吸，若补随呼气自调，左右拈针寻子午，抽针行气自迢迢，
用针补泻分明说，更用搜穷本与标。咽喉最急先百会，太冲、照海及阴交。
学者潜心宜熟读，席弘治病名最高。

金针赋

《杨氏注解》

观夫针道，捷法最奇，须要明于补泻，方可起于倾危。先分病之上下，次定穴之高低。头有病而足取之，左有病而右取之。男子之气、早在上而晚在下，取之必明其理；女子之气，早在下而晚在上，用之必识其时。午前为早属阳，午后为晚属阴，男女上下，凭腰分之。手足三阳，手走头而头走足；手足三阴，足走腹而胸走手。阴升阳降，出入之机。逆之者为泻、为迎，顺之者为补、为随。春夏刺浅者以瘦，秋冬刺深者以肥。更观元气厚薄，浅深之刺犹宜。

经曰：荣气行于脉中，周身五十度，无分昼夜，至平旦与卫气会于手太阴。卫气行于脉外，昼行阳二十五度，夜行阴二十五度，平旦与荣气会于手太阴。是则卫气之行，但分昼夜，未闻分上下、男女脏腑经络，气血往来，未尝不同也。今分早晚，何所据依？但此赋今人所尚，故录此以参其见。

原夫补泻之法，妙在呼吸手指。男子者。大指进前左转，呼之为补，退后右转、吸之为泻，提针为热，插针为寒；女子者，大指退后右转，吸之为补，进前呼之为泻，插针为热，提针为寒。左与右各异，胸与背不同，午前者如此，午后者反之。是故，爪而切之，下针之法；摇而退之，出针之法；动而进之，催针之法；循而摄之，行气之法。搓而去病，弹则补虚，肚腹盘旋，扪为穴闭。重沉豆许曰按，轻浮豆许曰提。一十四法，针要所各。补者一退三飞，真气自归；泻者一飞三退，邪气自避。补则补其不足，泻则泻其有余。有余者为肿为痛，曰实。不足者为痒为麻，曰虚。气速效速，气迟效迟，死生贵贱，针下皆知。贱者硬而贵者脆，生者涩而死者虚，候之衣至，心死无疑。

此一段手法，详注四卷。

且夫下针之先，须爪按重而切之，次令咳嗽一声，随咳下针。凡补者呼气，初针刺至皮内，乃曰天才；少停进针，刺入肉内，是曰人才；又停进针，刺至筋骨之间，名曰地才。此为极处，就当补之，再停良久，却须退针至人之分，待气沉紧，倒针朝病，进退往来，飞经走气，尽在其中矣。凡泻者吸气，初针至天，少停进针，直至于地，得气泻之，再停良久，即须退针，复至于人，待气沉紧，倒针朝病，法同前矣。其或晕针者，神气虚也，以针补之，口鼻气回，热汤与之，略停少顷，依前再施。

如刺肝经之穴、晕，即补肝之合穴，针入即苏，余仿此。或有投针气晕者，即补足三里，或补人中，大抵晕从心生，心不惧怕，晕从何生？如关公刮骨疗毒，而色不

变可知。

及夫调气之法，下针至地之后，复人之分，欲气上行，将针右捻；欲气下行，将针左捻；欲补先呼后吸，欲泻先吸后呼。气不至者，以手循摄，以爪切掐，以针摇动，进捻搓弹，直待气至。以龙虎升腾之法，按之在前，使气在后；按之在后，使气在前。运气走至疼痛之所，以纳气之法，扶针直插，复向下纳，使气不回。若关节阻涩，气不过者，以龙虎龟凤，通经接气，大段之法，驱而运之，仍以循摄爪切，无不应矣，此通仙之妙。

龙虎龟凤等法，亦注四卷。

况夫出针之法，病势既退，针气微松，病未退者，针气始根，推之不动，转之不移，此为邪气吸拔其针，乃真气未至①不可出之。出之者其病即复，再须补泻，停以待之，直候微松，方可出针豆许，摇而停之。补者吸之去疾，其穴急扪；泻者呼之去徐，其穴不闭。欲令凑密，然后吸气，故曰：下针贵迟，太急伤血；出针贵缓，太急伤气。已上总要，于斯尽矣。

《医经小学》云：出针不可猛出，必须作三四次，徐转出之则无血，若猛出必见血也。《素问》补遗篇注云：动气至而即出针，此猛出也。然与此不同，大抵经络有凝血，欲大泻者，当猛出，若寻常补泻，当依此可也。亦不可不辨。

考夫治病，其法有八：一曰烧山火，治顽麻冷痹。先浅后深，凡九阳而三进三退，慢提紧按，热至、紧闭、插针，除寒之有准。二曰透天凉，治肌热骨蒸，先深后浅，用六阴而三出三入，紧提慢按，寒至②徐徐举针，退热之可凭。皆细细搓之，去病准绳。三曰阳中隐阴，先寒后热，浅而深，以九六之法，则先补后泻也。四曰阴中隐阳，先热后寒、深而浅，以六九之方，则先泻后补也。补者直须热至，泻者务待寒侵，犹如搓线，慢慢转针。法浅则用浅，法深则用深，二者不可兼而紊之也。五曰子午捣臼，水蛊膈气，落穴之后，调气均匀，针行上下、九入六出，左右转之，十遭自平。六曰进气之诀，腰背肘膝痛，浑身走注疼，刺九分，行九补，卧针五七吸，待气上下③，亦可龙虎交战，左捻九而右捻六，是亦住痛之针。七曰留气之诀④，痃癖癥瘕，刺七分，用纯阳，然后乃直插针，气来深刺，提针再停。八曰抽添之诀，瘫痪疮癞，取其要穴，使九阳得气，按提搜寻，大要运气周遍，扶针直插，复向下纳，回阳倒阴，指下玄微，胸中活法，一有未应，反复再施。

若夫过关过节催运气，以飞经走气，其法有四：一曰青龙摆尾，如扶船舵，不进不退，一左一右，慢慢拨动。二曰白虎摇头，似手摇铃，退方进圆，兼之左右、摇而

---

①“真气未至”原作“至气真至”。据《针灸大全》及《针灸聚英》卷四下改。
②“寒至”原脱。据《针灸聚英》卷四补。
③ 原作“待上行”。据《针灸聚英》改。
④“诀”原误作“交”。据《针灸聚英》卷四改。

振之。三曰苍龟探穴，如入土之象，一退三进，钻剔四方。四曰赤凤迎源，展翅之仪，入针至地，提针至天，候针自摇，复进其元，上下左右，四围飞旋，病在上吸而退之，病在下呼而进之。

以上手法乃大略也。其始末当参考四卷。

至夫久患偏枯，通经接气之法，有定息寸数。手足三阳，上九而下十四，过经四寸；手足三阴，上七而下十二、过经五寸，在乎摇动出纳，呼吸同法，驱运气血，顷刻周流，上下通接，可使寒者暖而热者凉，痛者止而胀者消。若开渠之决水，立时见功，何倾危之不起哉？虽然，病有三因，皆从气血，针分八法，不离阴阳。盖经脉昼夜之循环，呼吸往来之不息，和则身体康健，否则疾病竞生。譬如天下国家地方，山海田园，江河溪谷，值岁时风雨均调，则水道疏利，民安物阜①。其或一方一所，风雨不均，遭以旱涝，使水道涌竭不通②灾忧遂至。人之气血，受病三因，亦犹方所之于旱涝也。盖针砭所以通经脉，均气血，蠲邪扶正，故曰捷法最奇者哉。

嗟夫！轩岐古远，卢扁久亡，此道幽深，非一言而可尽，斯文细密，在久习而能通。岂世上之常辞，庸流之泛术，得之者若科之及第，而悦于心；用之者如射之发中，而应于目。述自先圣，传之后学，用针之士，有志于斯，果能洞造玄微，而尽其精妙，则世之伏枕之疴，有缘者遇针，其病皆随手而愈矣。

玉龙赋

《聚英》

夫参博以为要，辑简而捨烦，总玉龙以成赋，信金针以获安。原夫卒暴中风，顶门、百会；脚气连延，里、绝、三交。头风鼻渊，上星可用；耳聋颙肿，听会偏高。攒竹、头维、治目疼头痛；乳根、俞府，疗气嗽③痰哮。风市、阴市，驱腿脚之乏力；阴陵、阳陵，除膝肿之难熬。二白医痔漏，间使剿疟疾。大敦去疝气，膏肓补虚劳。天井治瘰疬瘾疹，神门治呆痴笑咷。咳嗽风痰，太渊、列缺宜刺；尩羸喘促，璇玑、气海当知。期门、大敦，能治坚痃疝气；劳官、大陵，可疗心闷疮痍。心悸虚烦刺三里，时疫痎疟寻后谿。绝骨、三里、阴交，脚气宜此；睛明，太阳、鱼尾，目症凭兹。老者便多，命门兼肾俞而着艾；妇人乳肿，少泽与太阳之可推。身柱蠲嗽，能除膂痛；至阳却疸，善治神疲。长强、承山、灸痔最妙；丰隆、肺俞、痰嗽称奇。

---

①“民安物阜”原作“民物安阜”。据《针灸聚英》卷四改。

②“通”原作“同”。据《针灸聚英》卷四改。

③“气嗽”原作“嗽气”。据《针灸聚英》卷四改。

风门主伤冒[①]寒邪之嗽，天枢理感患脾泄之危。风池、绝骨，而疗乎伛偻；人中、曲池，可治其痿伛。期门刺伤寒未解，经不再传；鸠尾针癫痫已发，慎其妄施。阴交、水分、三里，蛊胀宜刺；商丘、解溪、丘墟，脚痛堪追。尺泽理筋急之不用[②]，腕骨疗手腕之难移。肩脊痛兮，五枢兼于背缝；肘挛疼兮，尺泽合于曲池。风湿传于两肩，肩髃可疗；壅热盛乎三焦，关冲最宜。手臂红肿，中渚、液门要辨；脾虚黄疸，腕骨、中脘何疑。伤寒无汗，攻复溜宜泻；伤寒有汗，取合谷当随。欲调饱满之气逆，三里可胜；要起六脉之沉匿，复溜称神。照海、支沟，通大便之秘；内庭、临泣，理小腹之䐜。天突、膻中医喘嗽，地仓、颊车疗口㖞。迎香攻鼻窒为最，肩井除臂痛如拿。二间治牙疼，中魁理翻胃而即愈；百劳止虚汗，通里疗心惊而即差。大小骨空，治眼烂能止冷泪；左右太阳，医目疼善除血翳。心俞、肾俞，治腰肾虚乏之梦遗；人中、委中、除腰脊痛闪之难制。太溪、昆仑、申脉、最疗足肿之迍；涌泉、关元、丰隆，为治尸劳之例。印堂治其惊搐，神庭理乎头风。大陵、人中频泻，口气全除；带脉、关元，多灸肾败堪攻。腿脚重疼，针髋骨、膝关、膝眼；行步艰楚，刺三里、中封、太冲。取内关于[③]照海，医腹疾之块，搐迎香于鼻内，消眼热之红。肚痛秘结，大陵合外关于支沟；腿风湿痛，居髎兼环跳于委中。上脘、中脘、治九种之心痛；赤带白带，求中极之异同。又若心虚热壅，少冲明于济夺；目昏血溢，肝俞辨其实虚。当心传之玄要，究手法之疾徐。或值挫[④]闪疼痛之不定[⑤]，此为难拟定穴之可祛。辑管见以便诵读，幸高明而无哂诸。

此赋总辑《玉龙歌》要旨尔，歌见三卷。

通玄指要赋

《杨氏注解》

必欲治病，莫如用针。

夫治病之法，有针灸，有药饵，然药饵或出于幽远之方，有时缺少，而又有新陈之不等，真伪之不同，其何以奏肤功，起沉疴也？惟精于针，可以随身带用，以备缓急。

巧用神机之妙，

巧者，功之善也。运者，变之理也。神者，望而知之，机者，事之微也。妙者，治之应也。

工开圣理之深。

---

①"冒"原误作"胃"。据《针灸聚英》卷四改。
②"用"原作"幸"。据《针灸聚英》卷四改。
③"于"疑当作"与"。下文"于"皆同义，即"合于"之意。
④"挫"原作"坐"。据《针灸聚英》卷四改。
⑤"定"原作"是"。据《针灸聚英》卷四改。

工者，治病之体。圣者，妙用之端。故《难经》云：问而知之谓之工，闻而知之谓之圣。夫医者意也，默识心通，贯融神会，外感内伤，自然觉悟，岂不谓圣理之深也。

外取砭针，能蠲邪而扶正；

砭针者，砭石是也。此针出东海，中有一山，名曰高峰，其山有石，形如玉簪，生自圆长，磨之有锋尖，可以为针，治病疗邪无不愈。

中含水火，善回阳而倒阴。

水火者，寒热也。雕[①]针之中，有寒热[②]补泻之法，是进退水火之功也。回阳者，谓阳盛则极热，故泻其邪气，其病自得清凉矣。倒阴者，谓阴盛则极寒，故补其虚寒，其病自得温和矣。此回阳倒阴之理，补泻盛衰之功。

原夫络别支殊，

别者，辨也。支者，络之分派也。《素问》云：络穴有一十五，于十二经中每经各有一络。外有三络：阳跷络，在足太阳经；阴跷络，在足少阴经；脾之大络，在足太阴经。此是十五络也；各有支殊之处，有积络、有浮络，故言络别支殊。

经交错综，

交经[③]者，十二经也。错者，交错也。综者，总聚也。言足厥阴肝经，交出足太阴脾经之后，足太阴脾经，交出厥阴肝经之前，此是经络交错，总聚之理也。

或沟池溪谷以岐异，

岐者，路也。其脉穴之中，有呼为沟、池、溪、谷之名者，如岐路之各异也。若水沟、风池、后溪、合谷之类是也。一云《铜人经》乃分四穴：沟者水沟穴，池者天池穴，溪者太溪穴，谷者阳谷穴。所谓四穴同治，而分三路，皆皈于一原。

或山海丘陵而隙共。

隙者，孔穴或取山海、丘、陵而为名者，其孔穴之同共也。如承山、照海、商丘、阴陵之类是也。一云《铜人经》亦分四穴：山者承山穴，海者气海穴，丘者丘墟穴，陵者阴陵穴。四经相应，包含万化之众也。

斯流派以难揆，在条纲而有统。

此言经络贯通，如水流之分派，虽然难以揆度，在条目纲领之提挈，亦有统绪也。故书云：若纲有条而不紊。一云经言：井荥俞原经合，甲日起甲戌时，乃胆受病，窍阴所出为井金，侠溪所溜为荥水，临泣所注为俞木，丘墟所过为原，阳辅所行为经火，阳陵泉所入为合土。凡此流注之道，须看日脚，阴日刺五穴，阳日刺六穴。

---

①“雕”疑当作“惟”。
②“热”原作“邪”。详文义改。
③“交经”疑当作“经交”。参原文。

理繁而昧，纵补泻以何功？

盖圣人立意，垂法于后世，使其自晓也。若心无主持，则义理繁乱，而不能明解，纵依补泻之法，亦有何效？或云：假如小肠，实则泻小海，虚则补后溪；大肠实则泻二间，虚则补曲池；胆实则泻阳辅，虚则补侠溪，此之谓也。中工治病已成之后，惟不知此理，不明虚实，妄投针药，此乃医之误（也）。

法捷而明，曰迎随而得用。

夫用针之法，要在识其通变，捷而能明，自然于迎随之间，而得施为之妙也。

且如行步难移，太冲最奇。人中除脊膂之强痛，神门去心性之呆痴。风伤项急，始求于风府；头晕目眩，要觅于风池。耳闭须听会而治也，眼痛则合谷以推之。胸结身黄，取涌泉而即可；脑昏目赤，泻攒竹以偏宜。但见两肘之拘挛，仗曲池而平扫；四肢之懈惰，凭照海以消除。牙齿痛，吕细堪治；头项强，承浆可保。太白宣通于气冲（太白脾家真土也，能生肺金），阴陵开通于水道（阴陵泉，真水也，滋济万物）。腹膨而胀，夺内庭兮休迟；筋转而疼，泻承山而在早。大抵脚腕痛，昆仑解愈；股膝疼，阴市能医。痫发癫狂兮，凭后溪而疗理；疟生寒热兮，仗间使以扶持；期门罢胸满血膨而可以，劳宫退胃翻心痛亦何疑！稽夫大敦去七疝之偏坠，王公谓此；三里却五劳之羸瘦，华佗言斯。固知腕骨祛黄，然骨泻肾，行间治膝肿目疾，尺泽去肘疼筋紧。目昏不见，二间宜取；鼻室无闻，迎香可引。肩井除两臂难任；丝竹疗头疼不忍。咳嗽寒痰，列缺堪治，眵䁖冷泪，临泣尤准（头临泣穴）。

髋骨将腿痛以祛残，

髋骨二穴，在委中上三寸，髀枢中，垂手取之，治腿足疼痛，针三分。一云：跨骨在膝膑上一寸，两筋空处是穴，刺入五分，先补后泻，其病自除，此即梁丘穴也，更治乳痈。按此两解，俱与经外奇穴不同，并存，以俟知者。

肾俞把腰疼而泻尽。

以见越人治尸厥于维会，随手而苏；

维会二穴，在足外踝上三寸，内应足少阳胆经。尸厥者，卒丧之症，其病口噤气绝，状如死，不识人。昔越人过虢，虢太子死未半日，越人诊太子脉曰：太子之病为尸厥也。脉乱故形如死，太子实未死也。乃使弟子子阳，砭针砥石，以取外三阳、五会，有间太子苏，二旬而复，故天下尽以扁鹊能生死人。鹊闻之曰：此自当生者，吾能使之生耳？又云：乃玉泉穴，在脐下四寸是穴，手之三阳脉，维于玉泉，是足三阳脉会。治卒中尸厥，恍惚不省人事，血淋下瘕，小便赤涩，失精梦遗，脐腹疼痛，结如盆杯，男子阳气虚惫，疝气水肿，奔豚抢心，气急而喘。经云：太子尸厥，越人刺维会而复苏，此即玉泉穴。真起死回生奇术。妇人血气癥瘕坚积，脐下冷痛，子宫断绪，四度刺有孕，使饱和暖，或产后恶露不止，月事不调，血结成块，尽能治之。针八分，留五呼，得气即泻，更宜多灸为妙。

文伯泻死胎于阴交，应针而陨。

灸三壮，针三分。昔宋太子善医术，出苑游，逢一怀娠女人，太子诊之曰：是一女子。令徐文伯诊之，文伯曰：是一男一女。太子性暴，欲剖腹视之。文伯止曰：臣请针之，于是泻足三阴交，补手阳明合谷，其胎应针而落。果如文伯之言。故今言妊妇不可针此穴。昔文伯见一妇人临产症危，视之，乃子死在腹中，刺足三阴交二穴，又泻足太冲二穴，其子随手而下。此说与《铜人》之文，又不相同。

圣人于是察麻与痛，分实与虚。

虽云诸疼痛皆以为实，诸痒麻皆以为虚，此大略也，未尽其善。其中有丰肥坚硬，而得其疼痛之疾者；亦有虚羸气弱，而感其疼痛之病者。非执而断之，仍要推其得病之原，别其内外之感，然后真知其虚实也。实者泻之，虚者补之。

实则自外而入也，虚则自内而出欤！

夫冒风寒，中暑湿，此四时者，或因一时所感而受病者，谓实邪，此疾盖是自外而入于内也。多忧虑，少心血，因内伤而致病者，谓虚邪，此疾盖是自内而出于外也。此分虚实内外之理也。一云：夫疗病之法，全在识见，痒麻为虚，虚当补其母；疼痛为实，实当泻其子。且如肝实，泻行间二穴，火乃肝木之子；肝虚，补曲泉二穴，水乃肝木之母。胃实，泻历兑二穴，金乃胃土之子；胃虚，补解溪二穴，火乃胃土之母，三焦实，泻天井二穴；三焦虚，补中渚二穴。膀胱实，泻束骨二穴；膀胱虚，补至阴二穴。故经云：虚羸痒麻，气弱者补之；丰肥坚硬，疼痛肿满者泻之。凡刺之要，只就本经，取井荥俞原经合，行子母补泻之法，乃为枢要。深知血气往来多少之道，取穴患法，各明其部分，即依本经而刺，无不效也。

故济母而裨其不足，夺子而平其有余。

裨者，补也，济母者，盖补其不足也。夺子者，夺去其有余也。此补母泻子之法，按《补泻经》云：只非刺一经而已。假令肝木之病，实则泻心火之子，虚则补肾水之母，其肝经自得安矣。五脏仿此。一云：虚当补其母，实当泻其子。故知肝胜脾，肝有病必传与脾，圣人治未病，当先实脾，使不受肝之贼邪，子母不许相传，大概当实其母，正气以增，邪气必去。气血往来，无偏伤，伤则疴疾蜂起矣。

观二十七之经络，一一明辨；

经者，十二经也。络者，十五络也。共计二十七之经络相随，上下流行。观之者，一一明辨也。

据四百四之疾症，件件皆除。

岐伯云：凡人禀乾坤而立身，随阴阳而造化，按八节而荣，顺四时而易，调神养气，习性咽津，故得安和，四大舒缓。或一脉不调，则众疾俱动，四大不和，百病皆生。凡人之一身，总计四百四病，不能一一具载，然变症虽多，但依经用法，件件皆除也。

故得夭枉都无，跻斯民于寿域；

跻者，登也。夭者，短也。枉者，误伤其命也。夫医之道，若能明此用针之理，除疼痛迅若手拈，破郁结涣如冰释。即得如此之妙，自此之后，并无夭枉之病。故斯民皆使登长寿之域矣。

几微已判，彰往古之玄书。

几微者，奥妙之理也。判，开也。彰，明也。玄，妙也。令奥妙之理，已焕然明著于前，使后学易晓。

抑又闻心胸病，求掌后之大陵；肩背患，责肘前之三里。冷痹肾败，取足阳明之土；连脐腹痛，泻足少阴之水。脊间心后者，针中渚而立痊；胁下肋边者，刺阳陵而即止。头项痛，拟后溪以安然；腰背[①]疼，在委中而已矣。夫用针之士，于此理苟能明焉，收祛邪之功，而在乎捻指。

夫，用针之士。先要明其针法，次知形气所在，经络左右所起，血气所行，逆顺所会，补虚泻实之法，去邪安正之道，方能除疼痛于目前，疗疾病于指下也。

灵光赋

《针灸大全》

黄帝岐伯针灸诀，依他经里分明说。三阴、三阳十二经，更有两经分八脉。
灵光典注极幽深，偏正头疼泻列缺。睛明治眼努肉攀，耳聋气闭听会间。
两鼻鼽衄针禾髎，鼻窒不闻迎香间。治气上壅足三里．天突宛中治喘痰。
心疼手颤针少海，少泽应除心下寒。两足拘挛觅阴市，五般腰痛委中安。
髀枢[②]不动泻丘墟，复溜治肿如神医。犊鼻治疗风邪疼，住喘脚[③]痛昆仑愈。
后跟痛在仆参求，承山筋转并久痔。足掌下去寻涌泉，此法千金莫妄传，
此穴多治妇人疾，男蛊女孕两病痊。百会，鸠尾治痢疾，大、小肠俞大小便。
气海、血海疗五淋，中脘、下脘治腹坚。伤寒过经期门愈，气刺两乳求太渊。
大敦二穴主偏坠，水沟、间使治邪癫。吐血定喘补尺泽，地仓能止两流涎。
劳宫医得身劳倦，水肿水分灸即安

① “背”原作“脚”。据《针灸大全》改。
② “髀枢”原作“脾俞”。据《千金方》卷三十改。
③ “脚”原作“却”。据《针灸聚英》卷四改。

五指不伸中渚取，颊车可灸[①]牙齿愈。阴跷、阳跷两踝边，脚气四穴先寻取。

阴、阳陵泉亦主之，阴跷、阳跷与三里，诸穴一般治脚气，在腰玄机宜正取。

膏肓岂止治百病，灸则玄切病须愈。针灸一穴数病除，学者尤宜加仔细。

悟得明师流注法，头目有病针四肢。针有补泻明呼吸，穴应五行顺四时。

悟得人身中造化，此歌依旧是筌蹄。

拦[②]江赋 《杨氏书》

担截之中数几何？有担有截起沉疴。我今咏此拦江赋，何用三车五辐歌。

先将八[③]法为定例，流注之中分次第。胸中之病内关担，脐下公孙用法拦。

头部须还寻列缺，痰涎壅塞及咽干。噤口喉[④]风针照海，三棱出血刻时安。

伤寒在表并头痛，外关泻动自然安。眼目之症诸疾苦，更须临泣用针担。

后溪专治督脉病，癫狂此穴治还轻。申脉能除寒与热，头风偏正及心惊。

耳鸣鼻衄胸中满，好把金针此穴寻。但遇痒麻虚即补，如逢疼痛泻而迎。

更有伤寒真妙诀，三阴须要刺阳经。无汗更将合谷补，复溜穴泻好施针。

倘若汗多流不绝，合谷收补效如神。四日太阴宜细辨，公孙，照海一同行。

再用内关施截[⑤]法，七日期门妙用针。但治伤寒皆用泻，要知《素问》坦然明。

流注之中分造化，常将水[⑥]火土金平。水数亏兮宜补肺，水之泛滥土能平。

春夏井荥宜刺浅，秋冬经合更宜深。天地四时同此数[⑦]，三才常用记心胸。

天地人部次第入，仍调各部一般匀。夫弱妇强亦有克，妇弱夫强亦有刑；

皆在本经担与截，泻南补北亦须明。经络明时知造化，不得师传枉费心；

不遇至人应莫度，天宝岂可付非人。按定气血病人呼，重[⑧]搓数十把针扶；

战提[⑨]摇起向上使，气自流行病自无。

流注指微赋 窦氏[⑩]

疾居荣卫，扶救者针。观虚实于肥瘦，辨四时之浅深。是见取穴之法，但分阴阳而溪谷；迎随逆顺，须晓气血而升沉。

---

①“灸”，据《针灸聚英》卷四作“针”。可参。
②“拦”原作“兰”。据《针灸聚英》卷四改。
③“八”原作“此”。据《针灸聚英》卷四改。
④“喉”原作“咽”。据《针灸聚英》卷四改。
⑤“截”原作“绝”。据《针灸聚英》卷四改。
⑥“水”，据《针灸聚英》作“木”。可参。
⑦“数”原作“类”。据《针灸聚英》卷四改。
⑧“重”原作“撞”。据《针灸聚英》卷四改。
⑨“提”原作“退”。据《针灸聚英》卷四改。
⑩“窦氏”当为何若愚，何氏。

原夫指微论中，赜[1]义成赋，知本时之气开，说经络之流注。每披文而参其法，篇篇之旨审寻[2]复按经而察其言，字字之功明谕。疑隐皆知，虚实总附，移疼住痛如有神，针下获安。暴疾沉疴至危笃，刺之勿悮。

详夫阴日血引，值阳气流[3]口温针[4]暖，牢[5]濡深求，诸经十二作数，络脉十五为周；阴俞六十脏主，阳穴七二腑收。刺阳经者，可卧针而取；夺血络者，先俾指而柔。逆为迎而顺为随，呼则泻而吸则补。浅恙新疴，用针之因；淹疾延患，着灸之由。躁烦药饵而难拯，必取八会；痈肿奇经而畜邪，歼馘砭瘳。

况夫甲胆乙肝，丁火壬水，生我者号母，我生者名子。春井夏荥乃邪在，秋经冬合方刺矣。犯禁忌而病复，用日衰而难已。孙络在于肉分，血行出于支里。闷昏针晕，经虚补络须然；痛实痒虚，泻子随母要指。

想夫先贤迅效，无出于针；今人愈疾，岂离[6]于医。徐文伯泻孕于苑内，斯由甚速；范九思疗咽于江夏，闻见言稀。

大抵古今遗迹，后世皆师，王纂针魅而立康，獭从被[7]出；秋夫疗鬼而获效，魂免伤悲。既而感指幽微，用针真诀。孔窍详于筋骨肉分。刺要察于久新寒热。接气通经，短长依法，里外之绝，羸盈必别，勿刺大劳，使人气乱而神隳；慎妄呼吸，防他针昏而闭血。又以常寻古义，由有藏机，遇高贤真趣，则超然得悟；逢达人示教，则表我扶危。男女气脉，行分时合；度养子时刻注，穴须依今。详定疗病之宜，神针法式；广搜难素之秘密文辞，深考诸家之肘幽妙臆；故称庐江流注之指微，以为后学之规则[8]。

---

①“赜”原作“赜”。据《针灸聚英》卷四改。
②“寻”原作“存”。据《针灸聚英》卷四改。
③“流”原作“留”。据《针灸大全》卷一改。
④详“针”后衍“阳日气引逢阴血”七字。据《杨敬斋针灸全书》卷上删。
⑤原“牢”话衍“寒”。据《杨敬斋针灸全书》删。
⑥“离”原作“难”。据《针灸大全》改。“离”与上文“出”对。
⑦“被”原作“彼”。据《杨敬斋针灸全书》改。
⑧“规则”原作“模规”。据《针灸大全》、《杨敬斋针灸全书》改。

针灸大成卷之三

五运主病歌

《医经小学》

诸风掉眩乃肝木，痛痒疮疡心火属，湿肿满本脾土经，气贲郁痿肺金伏，寒之收引肾水乡，五运主病枢要目。

六气为病歌

诸暴强直支痛，里急筋缩腰戾，本足肝胆二经，厥阴风木之气。

诸病喘呕及吐酸，暴注下迫转筋难，小便浑浊血溢泄，瘤气结核疡疹斑。痈疽吐下霍乱症，瞀郁肿胀鼻塞干，鼽衄淋秘身发热，恶寒战栗惊惑间。笑悲谵妄衄蠛污，腹胀鼓之有声和，少阴君火手二经，真心小肠气之过。

痓与强直积饮殢，霍乱中满诸膈痞，体重吐下肘肿痿，肉如泥之按不起。太阴湿土二足经，脾与从中胃之气。

诸热瞀瘛筋惕惕，悸动搐搦瘛疭极，暴瘖冒昧躁扰狂，骂詈惊骇气上逆。胕肿疼酸嚏呕疮，喉痹耳鸣聋欲闭，呕痛嗌食下不能，目昧不明瞤瘛翳。或禁栗之如丧神，暴病暴死暴注利，少阳相火手二经，心包络与三焦气。

诸涩枯涸闭，乾劲揭皴起，阳明之燥金，肺与大肠气。

上下水液出澄冷，癥瘕㿗疝坚痞病，腹满急痛痢白清，食已不饥吐痢腥，屈伸不便与厥逆，厥逆禁固太阳经。肾与膀胱为寒水，阴阳标本六气里。

百穴法歌

《神应经》

手之太阴经属肺，尺泽肘中约纹是，列缺侧腕寸有半，经渠寸口陷脉记。太渊掌后横纹头，鱼际节后散脉里，少商大指内侧寻，爪甲如韭此为的。

手阳明经属大肠，食指内侧号商阳，本节前取二间定，本节后勿三间忘。岐骨陷中寻合谷，阳溪腕中上侧详，三里、曲池下二寸，曲池曲肘外辅当，肩髃肩端两骨觅，五分侠孔取迎香。

足阳明兮胃之经，头维本神寸五分，颊车耳下八分是，地仓侠吻四分临，伏兔、阴市上三寸，阴市膝上三寸针。三里膝下三寸取，上廉里下三寸主，下廉上廉下三寸，解溪腕上系鞋处，冲阳陷谷上二寸，陷谷庭后二寸举，内庭次指外间求，历兑如韭足次指。

足之太阴经属脾，隐白大指内角宜，大都节后白肉际，太白核骨下陷为，公孙节后一寸得，商丘踝下前取之，内踝三寸阴交穴，阴陵膝内辅下施。

手少阴兮心之经，少海肘内节后明，通里掌后才一寸，神门掌后锐骨精。

手太阳兮小肠索，小指之端取少泽，前谷外侧本节前，后溪节后仍外侧。腕骨腕前起骨下，阳谷锐下腕中得，小海肘端去五分，听宫耳珠如菽侧。

太阳膀胱何处看，睛明目眦内角畔，攒竹两眉头陷中，络却后发四寸半。肺俞三椎膈俞七，肝俞九椎之下按，肾俞十四椎下旁，膏肓四五三分算。委中膝腘约纹中，承山腨下分肉断，昆仑踝下后五分，金门踝下陷中撰。申脉踝下筋骨间，可容爪甲慎勿乱。

少阴肾兮安所觅，然谷踝前骨下识，太溪内踝后五分，照海踝下四分的。复溜内踝上二寸，向后五分太溪直。手厥阴兮心包络，曲泽肘内横纹作，间使掌后三寸求，内关二寸始无错。大陵掌后两筋间，中冲中指之端度。

手少阳兮三焦论，小次指间名液门，中渚次指本节后，阳池袁腕有穴存。腕后二寸外关络，支沟腕后三寸闻，天井肘上一寸许，角孙耳廓开口分，丝竹眉后陷中按，耳门耳缺非虚文。

足少阳胆取听会，耳前陷中分明揣，目上入发际五分，临泣之穴于斯在。目窗泣上一寸[①]存，风池发后际中论，肩井骨前看寸半，带脉肋下寸八分。环跳髀枢寻宛宛，风市髀外两筋显。阳陵膝下一寸求，阳辅踝上四寸远，

①“一寸”原作“寸半”。据《甲乙经》卷三第四《神应经》改。《循经考穴编》、《金鉴》亦作“寸半”。

绝骨踝上三寸从，丘墟踝前有陷中，临泣侠溪后寸半，侠溪小次岐骨缝。

厥阴肝经果何处？大敦拇指有毛聚，行间骨尖动脉中，太冲节后有脉据，中封一寸内踝前，曲泉纹头两筋著。章门脐上二寸量，横取六寸看两傍，期门乳傍一寸半，直下寸半二肋详。

督脉水沟鼻柱下，上星入发一寸者，百会正在顶之巅，风府后发一寸把。哑门后发际五分，大椎第一骨上存，腰俞二十一椎下，请君仔细详经文。

任脉中行正居腹，关元脐下三寸录，气海脐下一寸半，神阙脐中随所欲。水分脐上一寸求，中脘脐上四寸取，膻中两乳中间索，承浆宛宛唇下搜。

十二经脉歌

《聚英》

手太阴肺中焦生，下络大肠出贲门，上膈属肺从肺系，系横出腋臑中行。肘臂寸口上鱼际，大指内侧爪甲根，支络还从腕内[①]出，接次指属阳明经。此经多气而少血，是动则病喘与咳[②]，肺胀膨膨缺盆痛，两手交瞀为臂厥。所生病者为气嗽，喘渴[③]烦心胸满结，臑臂之外[④]前廉痛，小便频数掌中热。气虚肩背痛而寒，气盛亦疼风汗出，欠伸少气不足息，遗矢无度溺色赤。

阳明之脉手大肠，次指内侧起商阳，循指上廉[⑤]出合谷，两筋岐骨循臂肪。入肘外廉循臑外；肩端前廉柱骨旁，从肩下入缺盆内，络肺下膈属大肠，支从缺盆直上颈，斜贯颊前下齿当，环出人中交左右，上侠鼻孔注迎香。此经气盛血亦盛，是动颊肿并齿痛，所生病者为鼽衄，目黄口干喉痹生，大指次指难为用，肩前臑外痛相仍。气有余兮脉热肿，虚则寒栗病偏增。

胃足阳明交鼻起，下循鼻外下入齿。还出侠口绕承浆，颐后大迎颊车里。耳前发际至额颅，支下人迎缺盆底，下膈入胃络脾宫，直者缺盆下乳内。一支幽门循腹中，下行直合气冲逢，遂由髀关抵膝膑，胻跗中指内关[⑥]同。一支下膝注三里，前出中指外关[⑦]通，一支别走足跗指，大指之端经尽已。

---

①“内”原作“后”。据《针灸聚英》改。
②按《针灸聚英》作“咳与嗽”。
③按《针灸聚英》“渴”作“咳”。
④“外”原作“内”。据《针灸聚英》卷四上改。
⑤“廉”原误作“连”。按《灵枢·经脉》篇改。
⑥“内关”疑为“内间”。
⑦“外关”疑为“外间”。

此经多气复多血，是动欠伸面颜黑，悽悽恶寒畏见人，忽闻木音心惊惕，登高而歌弃衣走，甚则腹胀仍贲响，凡此诸疾皆骭厥，所生病者为狂疟。湿淫汗出鼻流血，口㖞唇裂又喉痹，膝膑疼痛腹胀结，气膺伏兔胻外廉。足跗中指俱痛彻，有余消谷溺色黄，不足身前寒振栗，胃房胀满食不消，气盛身前皆有热。

太阴脾起足大指，上循内侧白肉际，核骨之后内踝前，上臑循胻经膝里。股内前廉入腹中，属脾络胃与膈通，侠喉连舌散舌下，支络从胃注心宫。此经气盛而血衰，是动其病气所为。食入即吐胃脘痛，更兼身体痛难移，腹胀善噫舌本强，得后与气快然衰。所生病者舌亦痛，体重不食亦如之，烦心心下仍急痛，泄水溏瘕寒疟随，不卧强立股膝肿，疸发身黄大指痿。

手少阴脉起心中，下膈直与小肠通，支者还从肺系走，直上喉咙系目瞳。直者上肺出腋下，臑后肘内少海从，臂内后廉抵掌中，锐骨之端注少冲。多气少血属此经，是动心脾病难任，渴欲饮水咽干燥，所生臑痛目如金，胁臂之内后廉痛，掌中有热向经寻。

手太阳经小肠脉，小指之端起少泽，循手外廉出踝中，循臂骨出肘内侧。上循臑外出后廉，直过肩解绕肩胛。交肩下入缺盆内，向腋络心循咽嗌，下膈抵胃属小肠，一支缺盆贯颈颊，至目锐眦却入耳，复从耳前仍上颊，抵鼻升至目内眦，斜络于颧别络接。此经少气还多血，是动则病痛咽嗌，颌下肿兮不可顾，肩如拔兮臑似折。所生病主肩臑痛[1]，耳聋目黄肿腮颊，肘臂之外后廉痛，部分犹当细分别。

足太阳经膀胱脉，目内眦上起额尖，支者巅上至耳角，直者从巅脑后悬。络脑还出别下项，仍循肩膊侠脊边，抵腰膂肾膀胱内，一支下与后阴连。贯臀斜入委中穴，一支膊内左右别，贯胛[2]侠脊过髀枢，臂内后廉腘中合，下贯腨内外踝后，京骨之下指外侧。此经血多气犹少，是动头疼不可当，项如拔兮腰似折，髀枢痛彻脊中央，腘如结兮瑞如裂，是为踝厥筋乃伤。所生疟痔小指废，头囟顶痛目色黄，腰尻腘脚疼连背，泪流鼻衄及癫狂。

足经肾脉属少阴，小指斜趋涌泉心，然骨之下内踝后，别人跟中腨内侵。

---

①《针灸聚英》作“所生病兮主肩蠕”。
②“胛”原作“胂”。据《铜人》卷二改。

出腘内廉上股内，贯脊属肾膀胱临，直者属肾贯肝膈，入肺循喉舌本寻；支者从肺络心内，仍至胸中部分深。此经多气而少血，是动病饥不欲食，喘嗽唾血喉中鸣，坐而欲起面如垢，目视晾晾气不足，心悬如饥常惕惕。所生病者为舌干，口热咽痛气贲逼，股内后廉并脊疼，心胸烦痛疸而澼，痿厥嗜卧体怠惰，足下热痛皆肾厥。

手厥阴心主起胸，属包下膈三焦宫，支者循胸出胁下，胁下连腋三寸同。仍上抵腋循臑内，太阴、少阴两经中，指透中冲支者别，小指次指络相通。是[①]经少气原多血，是动则病手心热，肘臂挛急腋下肿，甚则胸胁支满结。心中澹澹或大动，善笑目黄面赤色，所生病者为心烦[②]，心痛掌热病之则。

手经少阳三焦脉，起自小指次指端，两指岐骨手腕表，上出臂外两骨间。肘后臑外循肩上，少阳之后交别传，下入缺盆膻中分，散络心包膈里穿。支者膻中缺盆上，上项耳后耳角旋，屈下至颐仍注颊，一支出耳入耳前，却从上关交曲颊，至目内眦乃尽焉。斯[③]经少血还多气，是动耳鸣喉肿痹，所生病者汗自出，耳后痛兼目锐眦，肩臑肘臂外皆疼，小指次指亦如废，

足脉少阳胆之经，始从两目锐眦生，抵头循角下耳后，脑空风池次第行。手少阳前至肩上，交少阳右上缺盆，支者耳后贯耳内，出走耳前锐眦循。一支锐眦大迎下，合手少阳抵项根，下加颊车缺盆合，入胸贯膈络肝经。属胆仍从胁里过，下入气冲毛际萦，横入髀厌环跳内，直者缺盆下腋膺。过季胁下髀厌内，出膝外廉是阳陵，外辅绝骨踝前过，足跗小指次指分。一支别从大指去，三毛之际接肝经。此经多气而少血，是动口苦善太息，心胁疼痛难转移，面尘足热体无泽。所生头痛连锐眦，缺盆肿痛并两腋，马刀挟瘿生两旁，汗出振寒痎疟疾，胸胁髀膝至胫[④]骨，绝骨踝痛及诸节。

厥阴足脉肝所终，大指之端毛际丛，足跗上廉太冲分，踝前一寸入中封。上踝交出太阴后，循腘内廉阴股冲，环绕阴器抵小腹，侠胃属肝络胆逢。上贯膈里布胁肋，侠喉颃颡目系同，脉上巅会督脉出，支者还生目系中，下络颊里环唇内，支者便从膈肺通。是[⑤]经血多气少焉，是动腰疼俛仰难，

①“是”原作“此”。据《针灸聚英》改。
②“心烦”原作“烦心”。据《针灸聚英》改。
③“斯”原作“此”。据《针灸聚英》改。
④《针灸聚英》“胫”作“骱”。
⑤“是”原作“此”。据《针灸聚英》改。

男疝女人小腹肿，面尘脱色及咽干。所生病者为胸满，呕吐洞泄小便难，或时遗溺并狐疝，临症还须仔细看。

玉龙歌 《杨氏注解》

扁鹊授我玉龙歌，玉龙一试绝沉疴，玉龙之歌真罕得，流传千载无差讹。

我今歌此玉龙诀，玉龙一百二十穴，看着行针殊妙绝，但恐时人自差别。

补泻分明指下施，金针一刺显明医，伛者立伸偻者起，从此名扬天下知。

凡患伛者，补曲池，泻人中；患偻者，补风池，泻绝骨。

中风不语最难医，发际顶门穴要知，更向百会明补泻，即时苏醒免灾危。

顶门即囟会也，禁针，灸五壮。百会先补后泻，灸七壮，艾如麦大。

鼻流清涕名鼻渊，先泻后补疾可痊，若是头风并眼病，上星穴内刺无偏。

上星穴，流涕并不闻香臭者，泻俱得气，补。

头风呕吐眼昏花，穴取神庭始不差．孩子慢惊何可治，印堂刺入艾还加。

神庭入三分，先补后泻。印堂入一分，沿皮透左右攒竹，大哭效，不哭难。急惊泻，慢惊补。

头项强痛难回顾，牙疼并作一般看，先向承浆明补泻，后针风府即时安。

承浆宜泻，风府针不可深。

偏正头风痛难医，丝竹金针亦可施，沿皮向后透率谷，一针两穴世间稀。

偏正头风有两般，有无痰饮细推观，若然痰饮风池刺，倘无痰饮合谷安。

风池刺一寸半，透风府穴，此必横刺方透也，宜先补后泻，灸十一壮。合谷穴针至劳官，灸二七壮。

口眼㖞斜最可嗟，地仓妙穴连颊车，㖞左泻右依师正，㖞右泻左莫令斜。

灸地仓之艾，如绿豆，针向颊车，颊车之针，向透地仓。

不闻香臭从何治？迎香两穴可堪攻，先补后泻分明效，一针未出气先通。

耳聋气闭痛难言，须刺翳风穴始痊，亦治项上生瘰疬，下针泻动即安然。

耳聋之症不闻声，痛痒蝉鸣不快情，红肿生疮须用泻，宜从听会用针行。

偶尔失音言语难，哑门一穴两筋间，若知浅针莫深刺，言语音和照旧安。

眉间疼痛苦难当，攒竹沿皮刺不妨，若是眼昏皆可治，更针头维即安康。

攒竹宜泻，头维入一分，沿皮透两额角，疼泻，眩晕补。

两睛红肿痛难熬，怕日羞明心自焦，只刺睛明鱼尾穴，太阳出血自然消。

睛明针五分，后略向鼻中，鱼尾针透鱼腰，即童子髎，俱禁灸。如虚肿不宜去血。

眼痛忽然血贯睛，羞明更涩更难睁，须得太阳针血出，不用金刀疾自平。

心血炎上两眼红，迎香穴内刺为通，若将毒血搐出后，目内清凉始见功。

内迎香二穴，在鼻孔中，用芦叶或竹叶，搐入鼻内，出血为妙，不愈再针合谷。

强痛脊背泻人中，挫闪腰酸亦可攻，更有委中之一穴，腰间诸疾任君攻。

委中禁灸，四畔紫脉上皆可出血，弱者慎之。

肾弱腰疼不可当，施为行止甚非常，若知肾俞二穴处，艾火频加体自康。

环跳能治腿股风，居髎二穴认真攻，委中毒血更出尽，愈见医科神圣功。

居髎灸则筋缩。

膝腿无力身立难，原因风漫致伤残，倘知二市穴能灸，步履悠然渐自安。

俱先补后泻。二市者，风市、阴市也。

髋骨能医两腿疼，膝头红肿不能行，必针膝眼膝关穴，功效须臾病不生。

膝关在膝盖下，犊鼻内，横针透膝眼。

寒湿脚气不可熬，先针三里及阴交，再将绝骨穴兼刺，肿痛登时立见消。

即三阴交也。

肿红腿足草鞋风，须把昆仑二穴攻，申脉、太溪如再刺，神医妙诀起疲癃。

外昆针透内吕。

脚背疼起丘墟穴，斜针出血即时轻，解溪再与商丘识，补泻行针要辨明。

行步艰难疾转加，太冲二穴效堪夸，更针三里中封穴，去病如同用手爪。

膝盖红肿鹤膝风，阳陵二穴亦堪攻，阴陵针透尤收效，红肿全消见异功。

腕中无力痛艰难，握物难移体不安，腕骨一针虽见效，莫将补泻等闲看。

急疼两臂气攻胸，肩井分明穴可攻，此穴元来真气聚，补多泻少应其中。

此二穴针二寸效，乃五脏真气所聚之处，倘或体弱针晕，补足三里。

肩背风气连臂疼，背缝二穴用针明，五枢亦治腰间痛，得穴方知疾顿轻。

背缝二穴，在背肩端骨下，直腋缝尖，针二寸，灸七壮。

两肘拘挛筋骨连，艰难动作欠安然，只将曲池针泻动，尺泽兼行见圣传。

尺泽宜泻不灸。

肩端红肿痛难当，寒湿相争气血狂，若向肩髃明补泻，管君多灸自安康。

筋急不开手难伸，尺泽从来要认真，头面纵有诸样症，一针合谷效通神。

腹中气块痛难当，穴法宜向内关防，八法有名阴维穴，腹中之疾永安康。

先补后泻，不灸。如大便不通，泻之即通。

腹中疼痛亦难当，大陵外关可消详，若是胁疼并闭结，支沟奇妙效非常。

脾家之症最可怜，有寒有热两面煎，间使二穴针泻动，热泻寒补病俱痊。

间使透针支沟，如脾寒可灸。

九种心痛及脾疼，上脘穴内用神针，若还脾败中脘补，两针神效免灾侵。

痔漏之疾亦可憎，表里急重最难禁，或痛或痒或下血，二白穴在掌中寻。

二白四穴，在掌后，去横纹四寸，两穴相对，一穴在大筋内，一穴在大筋外，针五分。取穴用稻心从项后围至结喉，取草折齐，当掌中大指虎口纹，双围转两筋头，点到掌后臂草尽处是，即间使后一寸，郄门穴也。灸二七壮，针宜泻，如不愈，灸骑竹马。

三焦热气壅上焦，口苦舌干岂易调，针刺关冲出毒血，口生津液病俱消。

手臂红肿连腕疼，液门穴内用针明，更将一穴名中渚，多泻中间痰自轻。

液门沿皮针向后，透阳池。

中风之症症非轻，中冲二穴可安宁，先补后泻如无应，再刺人中立便轻。

中冲禁灸，惊风灸之。

胆寒心虚病如何？少冲二穴最功多，刺入三分不着艾，金针用后自平和。

时行疟疾最难禁，穴法由来未审明，若把后溪穴寻得，多加艾火即时轻。

热泻寒补。

牙疼阵阵苦相煎，穴在二间要得传，若患翻胃并吐食，中魁奇穴莫教偏。

乳鹅之症少人医，必用金针疾始除，如若少商出血后，即时安稳免灾危。

三棱针刺之。

如今瘾疹疾多般，好手医人治亦难，天井二穴多着艾，纵生瘰疬灸皆安。

宜泻七壮。

寒痰咳嗽更兼风，列缺二穴最可攻，先把太渊一穴泻，多加艾火即收功。

列缺刺透太渊，担穴也。

痴呆之症不堪亲，不识尊卑枉骂人，神门独治痴呆病，转手骨开得穴真。

宜泻灸。

连日虚烦面赤妆，心中惊悸亦难当，若须通里穴寻得，一用金针体便康。

惊恐补，虚烦泻，针五分，不灸。

风眩目烂最堪怜，泪出汪汪不可言，大小骨空皆妙穴，多加艾火疾应痊。

大、小骨空不针，俱灸七壮，吹之。

妇人吹乳痛难消，吐血风痰稠似胶，少泽穴内明补泻，应时神效气能调。

刺沿皮向后三分。

满身发热痛为虚，盗汗淋淋渐损躯，须得百劳椎骨穴；金针一刺疾俱除。

忽然咳嗽腰背疼，身柱由来灸便轻，至阳亦治黄疸病，先补后泻效分明。

针俱沿皮三分，灸二七壮。

肾败腰虚小便频，夜间起止苦劳神，命门若得金针助，肾俞艾灸起邅迍。

多灸不泻。

九般痔漏最伤人，必刺承山效若神，更有长强一穴是，呻吟大痛穴为真。

伤风不解嗽频频，久不医时劳便成，咳嗽须针肺俞穴，痰多宜向丰隆寻。

灸方效。

膏肓二穴治病强，此穴原来难度量，斯穴禁针多着艾，二十一壮亦无妨。

腠理不密咳嗽频，鼻流清涕气昏沉，须知喷嚏风门穴，咳嗽宜加艾火深。

针沿皮向外。

胆寒由是怕惊心，遗精白浊实难禁，夜梦鬼交心俞治，白环俞治一般针。

更加脐下气海两旁效。

肝家血少目昏花，宜补肝俞力便加，更把三里频泻动，还光益血自无差。

多补少泻，灸。

脾家之症有多般，致成翻胃吐食难，黄疸亦须寻腕骨，金针必定夺中脘。

无汗伤寒泻复溜，汗多宜将合谷收，若然六脉皆微细，金针一补脉还浮。

针复溜入三分，沿皮向骨下一寸。

大便闭结不能通，照海分明在足中，更把支沟来泻动，方知妙穴有神功。

小腹胀满气攻心，内庭二穴要先针，两足有水临泣泻，无水方能病不侵。

针口用油，不闭其孔。

七般疝气取大敦，穴法由来指侧间，诸经具载三毛处，不遏师传隔万山。

传尸劳病最难医，涌泉出血免灾危，痰多须向丰隆泻，气喘丹田亦可施。

浑身疼痛疾非常，不定穴中细审详，有筋有骨须浅刺，灼艾临时要度量。

不定穴即痛处。

劳宫穴在掌中寻，满手生疮痛不禁，心胸之病大陵泻，气攻胸腹一般针。

哮喘之症最难当，夜间不睡气遑遑，天突妙穴宜寻得，膻中着艾便安康。

鸠尾独治五般痫，此穴须当仔细观，若然着艾宜七壮，多则伤人针亦难。

非高手毋轻下针。

气喘急急不可眠，何当日夜苦忧煎，若得璇玑针泻动，更取气海自安然。

气海先补后泻。

肾强疝气发甚频，气上攻心似死人，关元兼刺大敦穴，此法亲传始得真。

水病之疾最难熬，腹满虚胀不肯消，先灸水分并水道，后针三里及阴交。

肾气冲心得几时，须用金针疾自除，若得关元并带脉，四海谁不仰明医。

赤白妇人带下难，只因虚败不能安，中极补多宜泻少，灼艾还须着意看。

赤泻，白补。

吼喘之症嗽痰多，若用金针疾自和，俞府乳根一样刺，气喘风痰渐渐磨。

伤寒过经尤未解，须向期门穴上针，忽然气喘攻胸膈，三里泻多须用心。

期门先补后泻。

脾泻之症别无他，天枢二穴刺休差，此是五脏脾虚疾，艾火多添病不加。

多灸宜补。

口臭之疾最可憎，劳心只为苦多情，大陵穴内人中泻，心得清凉气自平。

穴法深浅在指中，治病须更显妙功，劝君要治诸般疾，何不当初记玉龙。

胜玉歌 《杨氏》

胜玉歌兮不虚言，此是杨家真秘传，或针或灸依法语，补泻迎随随手捻。

头痛眩晕百会好，心疼脾痛上脘先，后溪鸠尾及神门，治疗五痫立便痊。

鸠尾穴禁灸，针三分。家传灸七壮。

髀疼要针肩井穴，耳闭听会莫迟延。

针一寸半，不宜停。经言禁灸，家传灸七壮。

胃冷下脘却为良，眼痛须觅清冷渊。霍乱心疼吐痰涎，巨阙着艾便安然。

脾疼背痛中渚泻，头风眼痛上星专。头项强急承浆保，牙腮疼紧大迎全。

行间可治膝肿病，尺泽能医筋拘挛。若人行步苦艰难，中封太冲针便痊。

脚背痛时商丘刺，瘰疬少海天井边。筋疼闭结支沟穴，颔肿喉闭少商前。

脾心痛急寻公孙，委中驱疗脚风缠。

泻却人中及颊车，治疗中风口吐沫。五疟寒多热更多，间使大杼真妙穴。

经年或变劳怯者，痞满脐旁章门决。噎气吞酸食不投，膻中七壮除膈热。

目内红痛苦皱眉，丝竹攒竹亦堪医。若是痰涎并咳嗽，治却须当灸肺俞。

更有天突与筋缩，小儿吼闭自然疏。两手酸疼难执物，曲池合谷共肩髃。

臂疼背痛针三里，头风头痛灸风池。肠鸣大便时泄泻，脐旁两寸灸天枢。

诸般气症从何治，气海针之灸亦宜。小肠气痛归来治，腰痛中空穴最奇。

中空穴，从肾俞穴量下三寸，各开三寸是穴，灸十四壮，向外针一寸半，此即膀胱经之中髎也。

腿股转痠难移步，妙穴说与后人知，环跳风市及阴市，泻却金针病自除。

阴市虽云禁灸，家传亦灸七壮。

热疮臁内年年发，血海寻来可治之。两膝无端肿如斗，膝眼三里艾当施。

两股转筋承山刺，脚气复溜不须疑。踝跟骨痛灸昆仑，更有绝骨共丘墟。

灸罢大敦除疝气，阴交针入下胎衣。遗精白浊心俞治，心热口臭大陵驱。

腹胀水分多得力，黄疸至阳便能离。肝血盛兮肝俞泻，痔疾肠风长强欺。

肾败腰疼小便频，督脉两旁肾俞除。六十六穴旋应验，故成歌诀显针奇。

杂病穴法歌 《医学入门》

杂病随症选杂穴，仍兼原合与八法，经络原会别论详，脏腑俞募当谨始，

根结标本理玄微，四关三部识其处。伤寒一日刺风府，阴阳分经次第取。

伤寒一日太阳风府，二日阳明之荥，三日少阳之俞，四日太阴之井，五日少阴之俞，六日厥阴之经。在表刺三阳经穴，在里刺三阴经穴。六日过经未汗，刺期门、三里、古法也。惟阴症灸关元穴为妙。

汗吐下法非有他，合谷内关阴交杵。

汗，针合谷入二分，行九九数，搓数十次，男左搓，女右搓，得汗行泻法，汗止身温出针。如汗不止，针阴市、补合谷。吐，针内关入三分，先补六次，泻三次，行子午捣臼法三次，提气上行，又推战一次，病人多呼几次，即吐；如吐不止，补九阳

数，调匀呼吸，三十六度，吐止，徐出针，急扪穴；吐不止，补足三里。下，针三阴交入三分，男左女右，以针盘旋，右转六阴数毕，用口鼻闭气，吞鼓腹中，将泻插一下，其人即泄，簿吸手泻三十六遍，方开口鼻之气，插针即泄；如泄不止，针合谷、升九阳数。凡汗、吐、下，仍分阴阳补泻，就流注穴行之尤妙。

一切风寒暑温邪，头疼发热外关起。头面耳目口鼻病，曲池、合谷为之主，偏正头疼左右针（左痛针右），列缺、太渊不用补，头风目眩项捩强，申脉、金门、手三里。赤眼迎香出血奇，临泣、太冲、合谷侣（眼肿血烂，泻足临泣），耳聋临泣（补足）与金门，合谷（俱泻）针后听人语。鼻塞鼻痔及鼻渊，合谷太冲（俱泻）随手取，口禁㖞斜流涎多，地仓、颊车仍可举。口舌生疮舌下窍，三棱刺血非粗囟（舌下两边紫筋），舌裂出血寻内关，太冲、阴交走上部，舌上生胎合谷当，手三里治舌风舞，牙风面肿颊车神，合谷（泻足）、临泣泻不数。二陵、二跷与二交，头项手足互相与，两井、两商、二三间，手上诸风得其所，手指连肩相引疼，合谷、太冲能救苦。手三里治肩连脐，脊间心后称中渚，冷嗽只宜补合谷，三阴交泻即时住。霍乱中脘可入深，三里、内庭泻几许，心痛翻胃刺劳宫（热），寒者少泽细手指（补）。心痛手战少海求，若要除根阴市睹，太渊、列缺穴相连，能祛气痛刺两乳。胁痛只须阳陵泉，腹痛公孙、内关尔，疟疾《素问》分各经，危氏刺指舌红紫。

足太阳疟，先寒后热，汗出不已，刺金门。足少阳疟，寒热心惕，汗多，刺侠溪。足阳明疟，寒久乃热，汗出喜见火光，刺冲阳。足太阴疟，寒热善呕，呕已乃衰，刺公孙。足少阴疟，呕吐甚欲闭户，刺大钟。足厥阴疟，少腹满，小便不利，刺太冲。心疟刺神门，肝疟中封，脾疟商丘，肺疟列缺，肾疟太溪，胃疟厉兑。危氏刺手十指及舌下紫肿筋出血。

痢疾合谷、三里宜，甚者必须兼中膂（白痢合谷、赤痢小肠俞、赤自足三里、中膂），心胸痞满阴陵泉，针到承山饮食美，泄泻肚腹诸般疾（足），三里、内庭功无比。水肿水分与复溜，

俱泻。水分先用小针、次用大针，以鸱翎管透之，水出浊者死，清者生，急服紧皮丸敛之。如乡村无药，粗人体实者针之：若高人则禁针。取血法：先用针补入地部，少停泻出人部，少停复补入地部，少停泻出针，其瘀血自出。虚者只有黄水出，若脚上肿大，欲放水者，仍用此法，于复溜穴上取之。

胀满中脘三里揣。

《内经》针腹，以布缠缴。针家另有盘法：先针入二寸五分，退出二寸，只留五分在内盘之。如要取上焦包络之病，用针头迎向上刺入二分补之，使气攻上；若脐下有病，针头向下，退出二分泻之。此特备古法，初学不可轻用。

腰痛环跳、委中神，若连背痛昆仑武。腰连腿疼腕骨升，三里降下随拜跪（补腕骨，泻足三里），腰连脚痛怎生医（补）环跳（泻）行间与风市。脚膝诸痛羡行间，三里、申脉、金门侈，脚若转筋眼发花，然谷、承山法自古。两足难移先悬钟，条口后针能步履，两足瘦麻补太溪，仆参、内庭盘跟楚（脚盘痛泻内庭，脚跟痛泻仆参）。脚连胁腋痛难当，环跳、

阳陵泉内杵，冷风湿痹针环跳、阳陵、三里烧针尾（烧三五壮，知痛即止）。七疝大敦与太冲，五淋血海通男妇，大便虚秘补支沟，泻足三里效可拟。热秘气秘先长强，大敦、阳陵堪调护，小便不通阴陵泉，三里泻下溺如注。内伤食积针三里（手足），璇玑相应块亦消，脾病气血先合谷，后刺三阴针用烧。一切内伤内关穴，痰火积块退烦潮，吐血尺泽功无比，衄血上星与禾髎。喘急列缺、足三里，呕噎阴交不可饶，劳宫能治五般痫，更刺涌泉疾若挑。神门专治心痴呆，人中、间使祛癫妖，尸厥百分一穴美，更针隐白效昭昭（外用笔管吹耳）。妇人通经泻合谷，三里、至阴催孕妊（虚补合谷），死胎阴交不可缓，胞衣照海、内关寻（俱泻）。小儿惊风少商穴，人中、涌泉泻莫深，痈疽初起审其穴，只刺阳经不刺阴。

阳经谓痈从背出者，当从太阳经至阴、通谷、束骨、昆仑、委中五穴选用。从鬓出者，当从少阳经窍阴、侠溪、临泣、阳辅、阳陵泉五穴选用。从髭出者，当从阳明经厉兑、内庭、陷谷、冲阳、解溪五穴选用。从胸出者，则以绝骨一穴治之。凡痈疽已破，尻神朔望不忌。

伤寒流注分手足，太冲内庭可浮沉，熟此筌蹄手要活，得后方可度金针，
又有一言真秘诀，上补下泻值千金。

杂病十一穴歌

攒竹、丝空主头疼，偏正皆宜向此针，更去大都除泻动，风池针刺三分深。
曲池、合谷先针泻，永与除疴痛不侵，依此下针无不应，管教随手便安宁。

头风头痛与牙疼，合谷、三间两穴寻，更向大都针眼痛，太渊穴内用针行；
牙疼三分针吕细，齿痛依前指上明，更推大都左之右，交互相迎仔细迎①。

听会兼之与听宫，七分针泻耳中聋，耳门又泻三分许，更加七壮灸听宫；
大肠经内将针泻，曲池、合谷七分中，医者若能明此理，针下之耐便见功。

肩背并和肩膊疼，曲池、合谷七分深，未愈尺泽加一寸，更于三间次第行；
各入七分于穴内，少风二府刺心经，穴内浅深依法用，当时蠲疾两之轻。

咽喉以下至于脐，胃脘之中百病危，心气痛时胸结硬，伤寒呕哕闷涎随；
列缺下针三分许，三分针泻到风池，二指三间并三里，中冲还刺五分依。

① “迎”原作“穷”。据《针灸聚英》改。

汗出难来刺[1]腕骨，五分针泻要君知，鱼际经渠并通里，一分针泻汗淋漓；
二指三间及三里，大指各刺五分宜，汗至如若通遍体，有人明此是良医。

四肢无力中邪风，眼涩难开百病攻，精神昏倦多不语，风池合谷用针通；
两手三间随后泻，三里兼之与太冲，各入五分于穴内，迎随得法有奇功。

风池手足指诸间，右痪偏风左曰瘫，各刺五分随后泻，更灸七壮便身安；
三里阴交行气泻，一寸三分量病看，每穴又加三七壮，自然瘫痪即时安。

肘痛将针刺曲池，经渠合谷共相宜，五分针刺于二穴，疟病缠身便得离；
未愈更加三间刺，五分深刺莫忧疑，又兼气痛憎寒热，间使行针莫用迟。

腿胯腰疼痞气攻，髋骨穴内七分穷，更针风市兼三里，一寸三分补泻同；
又去阴交泻一寸，行间仍刺五分中，刚柔进退随呼吸，去疾除病撚[2]指工[3]。

肘膝疼时刺曲池，进针一寸是相宜，左病针右右针左，依此三分泻气奇；
膝痛二寸针犊鼻，三里阴交要七次[4]，但能仔细寻其理，劫病之功在片时。

长桑君天星秘诀歌

《乾坤生意》

天星秘诀少人知，此法专分前后施，若是胃中停宿食，后寻三里起璇玑。
脾病血气先合谷，后刺三阴交莫迟，如中鬼邪先间使，手臂挛痹取肩髃。
脚若转筋并眼花，先针承山次内踝，脚气痠疼肩井先，次寻三里阳陵泉；
如是小肠连脐痛，先刺阴陵后涌泉。耳鸣腰痛先五会，次针耳门三里内。
小肠气痛先长强，后刺大敦不要忙，足缓难行先绝骨，次寻条口及冲阳。
牙疼头痛兼喉痹，先刺二间后三里，胸膈痞满先阴交，针到承山饮食喜；
肚腹浮肿胀膨膨，先针水分泻建里。伤寒过经不出汗，期门通里先后看，
寒疟面肿及肠鸣，先取合谷后内庭。冷风湿痹针何处？先取环跳次阳陵，
指痛挛急少商好，依法施之无不灵。此是桑君真口诀，时医莫作等闲轻。

马丹阳天星十二穴治杂病歌

三里、内庭穴，曲池、合谷接，委中配承山，太冲、昆仑穴，环跳与阳陵，通里并列缺。合担用法担，合截用法截。三百六十穴，不出十二诀。治病如神灵，浑如汤

---

① “刺”原作“到”。据《针灸聚英》卷四下改。
② “撚”原作“拈”。据《针灸聚英》卷四下改。
③ “工”原作“功”。据《针灸聚英》卷四下改。按“工”强调手法娴熟、精炼。与上句意并列。
④ “次”原作“吹”，形近而误。据《针灸聚英》卷四下改。

泼雪，北斗降真机，金锁教开彻，至人可传授，匪人莫浪说。

其一：三里膝眼下，三寸两筋间。能通心腹胀，善治胃中寒，肠鸣并泄泻，腿肿膝胻疲，伤寒羸瘦损，气蛊及诸般。年过三旬后，针灸眼便宽。取穴当审的，八分三壮安。

其二：内庭次指外，本属足阳明。能治四肢厥，喜静恶闻声，瘾疹咽喉痛，数欠及牙疼，疟疾[1]不能食，针着便惺惺（针三分，灸三壮）。

其三：曲池拱手取，屈指骨边求。善治肘中痛，偏风手不收，挽弓开不得，筋缓莫梳头，喉闭促欲死，发热更无休，遍身风癣癞，针着即时瘳（针五分，灸三壮）。

其四：合谷在虎口，两指岐骨间。头痛并面肿，疟病热还寒，齿龋鼻衄血，口噤不开言。针入五分深，令人即便安（灸三壮）。

其五：委中曲脷里，横纹脉中央。腰痛不能举，沉沉引脊梁，痠疼筋莫展，风痹复无常，膝头难伸屈，针入即安康（针五分，禁灸）。

其六：承山名鱼腹，腨肠分肉间。善治腰疼痛，痔疾大便难，脚气并膝肿，辗转战疼疫，霍乱及转筋，穴中刺便安（针七分，灸五壮）。

其七：太冲足大指，节后二寸中。动脉知生死，能医惊痫风，咽喉并心胀，两足不能行，七疝偏坠肿，眼目似云朦，亦能疗腰痛，针下有神功（针三分，灸三壮）。

其八：昆仑足外踝，跟骨上边寻。转筋腰尻痛，暴喘满冲心，举步行不得，一动即呻吟，若欲求安乐，须于此穴针（针五分，灸三壮）。

其九：环跳在髀枢，侧卧屈足取。折腰莫能顾，冷风并湿痹，腿胯连腨痛，转侧重欷歔。若人针灸后，顷刻病消除（针二寸，灸五壮）。

其十：阳陵居膝下，外廉一寸中。膝肿并麻木，冷痹及偏风，举足不能起，坐卧似衰翁，针入六分止，神功妙不同（灸三壮）。

其十一：通里腕侧后，去腕一寸中。欲言声不出，懊恼及怔忡，实则四肢重，头腮面颊红，虚则不能食，暴喑面无容，毫针微微刺，方信有神功（针三分，灸三壮）。

其十二：列缺腕侧上，次指手交叉。善疗偏头患，遍身风痹麻，痰涎频壅上，口噤不开牙，若能明补泻，应手即如拏（针三分，灸五壮）。

四总穴歌

肚腹三里留，腰背委中求，头项寻列缺，面口合谷收。

[1]“疟疾”原作“虚疾”。据《千金方》卷三十：“内庭主疟不能食”改。又《针灸聚英》卷一上载：“主……疟不嗜食。”义同。

肘后歌 《聚英》

头面之疾针至阴，腿脚有疾风府寻，心胸有病少府泻，脐腹有病曲泉针。肩背诸疾中渚下，腰膝强痛交信凭，胁肋腿痛[1]后溪妙，股膝肿起泻太冲。阴核发来如升大，百会妙穴真可骇。顶心头痛眼不开；涌泉下针定[2]安泰。鹤膝肿劳难移步，尺泽能舒筋骨疼，更有一穴曲池妙，根寻源流可调停；其患若要便安愈，加以风府可用针。更有手臂拘挛急，尺泽刺深去不仁，腰背若患挛急风，曲池一寸五分攻。五痔原因热血作，承山须下病无踪，哮喘发来寝不得，丰隆刺入三寸深。狂言盗汗如见鬼，惺惺闻使便下针。骨寒髓冷火来烧，灵道妙穴分明记，疟疾寒热真可畏，须知虚实可用意；间使宜透支沟中，大椎七壮合圣治，连日频频发不休，金门刺深七分是。疟疾三日得一发，先寒后热无他语，寒多热少取复溜，热多寒少用间使。或患伤寒热未休[3]，牙关风壅药难投，项强反张目直视，金针用意列缺求。伤寒四肢厥逆冷，脉气无时仔细寻。神奇妙穴真有二，复溜半寸顺骨行。四肢回还脉气浮，须晓阴阳倒换求，寒则须补绝骨是，热则绝骨泻无忧；脉若浮洪当泻解，沉细之时补便瘳。百合伤寒最难医，妙法神针用意推，口噤眼合药不下，合谷一针效甚奇。狐惑伤寒满口疮，须下黄连犀角汤，虫在脏腑食肌肉，须要神针刺地仓。伤寒腹痛虫寻食，吐蛔乌梅可难攻，十日九日必定死，中脘回还胃气通。伤寒痞气结胸中，两目昏黄汗不通，涌泉妙穴三分许，速使周身汗自通。伤寒痞结胁积痛，宜用期门见深功，当汗不汗合谷泻，自汗发黄复溜凭。飞虎一穴通痞气，祛风引气使安定。刚柔二痓最乖张，口禁眼合面红妆，热血流入心肺腑，须要金针刺少商。中满如何去得根，阴包如刺效如神，不论老幼依法用，须教患者便抬身。打扑伤损破伤风，先于痛处下针攻，后向承山立作效，甄权留下意无穷。腰腿疼痛十年春，应针不了便惺惺，大都引气探根本，服药寻方枉费金。脚膝经年痛不休，内外踝边用意求，穴号昆仑并吕细，应时消散即时瘳。风痹痿厥如何治？大杼曲泉真是妙，两足两胁满难伸，飞虎神针[4]七分到，腰软如何去得根，神妙委中立见效。

---

①“痛”原作“义”。据《针灸聚英》卷四上改。
②“定”原误为“足”。据《针灸聚英》卷四上改。
③“休”原作“收”。据《针灸聚英》卷四上改。
④“针”原作“灸”。据《针灸聚英》卷四上改。

回阳九针歌

哑门、劳宫、三阴交，涌泉、太溪、中脘接，环跳、三里、合谷并，
此是回阳九针穴。

针内障秘歌

《杨氏》

内障由来十八般，精医明哲用心看，分明一一知形状，下手行针自入玄。
察他冷热虚和实，多惊先服镇心丸，弱翳细针粗拨老，针形不可一般般。
病虚新瘥怀妊月，针后应知将息难，不雨不风兼吉日，清斋[1]三日在针前。
安心定志存真气，念佛亲姻莫杂喧，患者向明盘膝坐，医师全要静心田。
有血莫惊须住手，裹封如旧勿频看，若然头痛不能忍，热茶和服草乌烟。
七日解封方视物，花生水动莫开言，还睛圆散坚心服，百日冰轮澈九渊。

针内障要歌

内障金针针了时，医师治法要精微，绵包黑豆如毬子，眼上安排慢熨之，
头边镇枕须平稳，仰卧三朝莫厌迟。封后或然微有痛，脑风牵动莫狐疑，
或针或熨依前法，痛极仍将火熨宜。盐白梅含止咽吐，大小便起与扶持，
高声叫唤私人欲，惊动睛轮见雪飞。三七不须汤洗面，针痕湿着痛微微，
五辛酒曲[2]周年慎，出户升堂缓步移，双眸喙喙康宁日，狂吝嗔予泄圣机。

补泻雪心歌

《聚英》

行针补泻分寒热，泻寒补热须分别，捻针[3]向外泻之方，捻针[4]向内补之诀，
泻左须当大指前，泻右大指当后拽，补左次指向前搓，补右大指往上拽，
如何补泻有两般，盖是经从两边发，补泻又要识迎随，随则为补迎为泻，
古人补泻左右分，令人乃为男女别，男女经脉一般生，昼夜循环无暂歇，
两手阳经上走头[5]，阴经胸走手指辍，两足阳经头走足，阴经足走腹中结。
随则针头随经行，迎则针头迎经夺，更有补泻定吸呼，吸泻呼补真奇绝。
补则呼出却入针，囫声针用三飞法，气至出针吸气入，疾而一退急扪穴。
泻则吸气方入针，要知[6]阻[7]气通身达，气至出针呼气出，徐而三退穴开禁。
此诀出自梓桑君，我今受汝心已雪，正是补泻玄中玄[8]，莫向人前轻易说。

---

①“斋”原作“齐”，形近而误。当为斋矣。
②“曲”原作“麯”，形近而误。
③、④“针”原作“指”。据《针灸聚英》卷四上改。
⑤“上走头”原作“从上头”。据《针灸聚英》卷四上改。
⑥“要知”原作“囫声”。据《针灸聚英》卷四上改。
⑦“阻”原作“祖”。据《针灸聚英》卷四上改。
⑧前此三句“此诀……玄中玄”。《针灸聚英》嘉靖乙丑本无。存此。

行针总要歌

黄帝金针法最奇，短长肥瘦在临时，但将他手横纹处，分寸寻求审用之。
身体心胸或是短，身体心胸或是长，求穴看纹还有理，医工此理要推详。
定穴行针须细认，瘦肥短小岂同群，肥人针入三分半，瘦体须当用二分。
不肥不瘦不相同，如此之人但着中，只在二三分内取，用之无失且收功，
大饥大饱宜避忌，大风大雨亦须容。饥伤荣气饱伤腑，更看人神俱避之。
妙针之法世间稀，多少医工不得知，寸寸人身皆是穴，但开筋骨莫狐疑，
有筋有骨傍针去，无骨无筋须透之。见病行针须仔细，必明升降合开时，
邪入五脏须早遏，祟侵六脉浪翻飞。乌乌稷稷空中坠，静意冥冥起发机，
先补真阳元气足，次泻余邪九度嘘，同身透穴歌中取，捷法昭然径不迷。
百会、三阳顶之中，五会天满名相同，前顶之上寸五取；百病能祛理中风，
灸后火燥冲双目，四畔刺血令宣通，井泉要洗原针穴，针刺无如灸有功。
前顶寸五三阳前，甄权曾云一寸言，棱针出血头风愈，盐油楷根病自痊。
囟会顶前寸五深，八岁儿童不可针，囟门未合那堪灸，二者须当记在心。
上星会前一寸斟，神庭星前发际寻，诸风灸庭为最妙，庭、星宜灸不宜针。
印堂穴并两眉攒，素髎面正鼻柱端，动脉之中定禁灸，若燃此穴鼻鼾痠 。
水沟鼻下名人中，兑端张口上唇宫，断交二龈中间取，承浆下唇宛内踪，
炷艾分半悬浆灸，大则阳明脉不隆。廉泉宛上定结喉，一名舌本立重楼，
同身捷法须当记，他日声名播九州。

行针指要歌

或针风，先向风府、百会[①]中，或针水，水分侠脐上边取。或针结，针着大肠泄水穴。或针劳，须向膏肓及百劳[②]。或针虚，气海、丹田、委中奇。或针气，膻中一穴分明记。或针嗽，肺俞、风门须用灸。或针痰，先针中脘、三里间。或针吐，中脘、气海、膻中补；番胃吐食一般医，针中有妙少人知。

刺法启玄歌 《六言》

十二阴阳气血，凝滞全凭针焫，细推十干五行，谨按四时八节。
出入要知先后，开合慎毋妄别，左手按穴分明，右手持针亲切[③]。
刺荣无伤卫气，刺卫无伤荣血，循扪引导之因，呼吸调和寒热。
补即慢慢出针，泻即徐徐闭穴。发明难、素玄微，俯仰岐黄秘诀，

① “风府、百会”，据《针灸聚英》卷四上，作“风门、气海”。
② “膏肓及百劳”，据《针灸聚英》卷四上，作“风门及膏肓”。
③ “切”原作“刺”。据协韻作“切”。

若能劳必劳力，必定愈明愈哲。譬如闭户造车，端正出门合辙，

倘逢志士细推，不是知音莫说，了却个中规模，便是医中俊杰。

针法歌

先说平针法，含针口内温，按揉令气散，掐穴故教深，

持针安穴上，令他嗽一声，随嗽归天部，停针再至人，

再停归地部，待气候针沉，气若不来至，指甲切其经，

次提针向病，针退天地人。补必随经刺，令他吹气频，

随吹随左转，逐归天地人，待气停针久，三弹更熨温，

出针口吸气，急急闭其门。泻欲迎经取，吸则内其针，

吸时须右转，依次进天人，转针仍复吸，依法要停针，

出针吹口气，摇动大其门。

策 《杨氏考卷》

诸家得失策[①]

问：人之一身，犹之天地。天地之气，不能以恒顺，而必待于范围之功；人身之气，不能以恒平，而必待于调摄之技。故其致病也，既有不同，而其治之，亦不容一律，故药与针灸不可缺一者也。然针灸之技，昔之专门者固各有方书，若《素问》、《针灸图》、《千金方》、《外台秘要》，与夫补泻灸刺诸法，以示来世矣。其果何者而为之原欤？亦岂无得失去取于其间欤？诸生以是名家者，请详言之！

对曰：天地之道，阴阳而已矣。夫人之身，亦阴阳而已矣：阴阳者，造化之枢纽，人类之根抵也，惟阴阳得其理则气和，气和则形亦以之和矣。如其拂而戾焉，则赞助凋摄之功，自不容已矣。否则，在造化不能为天地立心，而化工以之而息；在夫人不能为生民立命，何以臻寿考无疆之休哉。此固圣人赞化育之一端也，而可以医家者流而小之耶？

愚尝观之易曰：大哉乾元，万物资始；至哉坤元，万物资生。是一元之气，流行于天地之间，一合一辟，往来不穷，行而为阴阳，布而为五行，流而为四时，而万物由之以化生，此则天地显仁藏用之常，固无庸以赞助为也。然阴阳之理也，不能以无愆，而雨暘寒者，不能以时若，则范围之功，不能无待于圣人也，故易曰：后以载成天地之道，辅相天地之宜，以左右民，此其所以人无夭札，物无疵厉，而以之收立命之功矣。然而吾人同得天地之理以为理，同得天地之气以为气，则其元气流行于一身之间，无异于一元之气流行于天地间也。 夫何喜怒哀乐心思嗜欲之汩于中，寒暑风雨温凉燥湿之侵于外，于是有疾在腠理者焉，有疾在血脉者焉，有疾在肠胃者

① 原无此篇目。据《针灸大成》目录补。

焉。然而疾在肠胃，非药饵不能以济；在血脉，非针刺不能以及；在腠理，非熨焫蝻不能以达，是针灸药者，医家之不可缺一者也。夫何诸家之术惟以药，而于针灸则并而弃之，斯何以保其元气，以收圣人寿民之仁心哉？然是针与灸也，亦未易言也。孟子曰：离娄之明，不以规矩，不能成方圆；师旷之聪，不以六律，不能正五音。若古之方书，固离娄之规矩，师旷之六律也。故不溯其源，则无以得古人立法之意，不穷其流，则何以知后世变法之弊：今以古之方书言之，有《素问》、《难经》焉，有《灵枢》、《铜人图》焉，有《千金方》，有《外台秘要》焉，有《金兰循经》，有《针灸杂集》焉。然《灵枢》之图，或议其太繁而杂；于《金兰循经》，或嫌其太简而略；于《千金方》，或诋其不尽伤寒之数；于《外台秘要》，或议其为医之蔽；于《针灸杂集》，或论其未尽针灸之妙，溯而言之，则惟素、难为最要。盖素、难者，医家之鼻祖，济生之心法，垂之万世无弊者也。夫既由素、难以溯其源，又由诸家以穷其流，探脉络，索荣卫，诊表里，虚则补之，实则泻之，热则凉之，寒则温之，或通其气血，或维其真元，以律天时，则春夏刺浅，秋冬刺深也。以袭水土则湿致高原，热处风凉也。以取诸人，肥则刺深，瘠则刺浅也。又由是而施之以动摇进退，搓弹摄按之法，示之以喜怒忧惧，思劳醉饱之忌，穷之以井荥俞经合之源，究之以主客标本之道，迎随开合之机。夫然后阴阳和，五气顺，荣卫固，脉络绥，而凡腠理血脉，四体百骸，一气流行，而无壅滞痿痹之患矣。不犹圣人之裁成辅相，而一元之气，周流于天地之间乎。先儒曰：吾之心正，则天地之心亦正，吾之气顺，则天地之气亦顺。此固赞化育之极功也，而愚于医之灸刺也亦云。

头不多灸策[1]

问：灸穴须按经取穴，其气易连而其病易除，然人身三百六十五络，皆归于头，头可多灸欤，灸良已，间有不发者，当用何法发之？

尝谓穴之在人身也，有不一之名，而灸之在吾人也，有至一之会。盖不知其名，则昏谬无措，无以得其周身之理，不观其会，则散漫靡要，何以达其贯通之原。故名也者，所以尽乎周身之穴也，固不失之太繁；会也者，所以贯乎周身之穴也，亦不失之太简。人而知乎此焉，则执简可以御繁，观会可以得要，而按经治疾之余，尚何疾之有不愈，而不足以仁寿斯民也哉。

执事发策，而以求穴在乎按经，首阳不可多灸及所以发灸之术，下询承学，是诚究心于民瘼者。愚虽不敏，敢不掇述所闻以对。尝观吾人一身之气，周流于百骸之间，而统之则有其宗，犹化工一元之气，磅礴于乾坤之内，而会之则有其要。故仰观于天，其星辰之奠丽，不知其几也，而求其要，则惟以七宿为经，二十四曜[2]为纬；俯察于地，其山川之流峙，不知其几也，而求其要则惟以五岳为宗，四渎为委，而

---

① 原无此篇目。据《针灸大成》目录补。

②“二十四曜”，疑当为“二十八曜”。即：角、亢、氐、房、心、尾、箕、井、鬼、柳、星、张、翼、轸、奎、娄、胃、昴、毕、觜、参、斗、牛、女、虚、危、室、壁。

其他咸弗之求也。天地且然，而况人之一身？内而五脏六腑，外而四体百形，表里相应，脉络相通，其所以生息不穷，而肖形于天地者，宁无所纲维统纪于其间耶！故三百六十五络，所以言其繁也，而非要也；十二经穴，所以言其法也，而非会也。总而会之，则人身之气有阴阳，而阴阳之运有经络，循其经而按之，则气有连属，而穴无不正，疾无不除。譬之庖丁解牛，会则其凑，通则其虚，无假斤斫之劳，而顷刻无全牛焉。何也？彼固得其要也。故不得其要，虽取穴之多，亦无以济人；苟得其要，则虽会通之简，亦足以成功，惟在善灸者加以意焉耳。自今观之，如灸风而取诸风池、百会；灸劳而取诸膏肓、百劳；灸气而取诸气海；灸水而取诸水分。欲去腹中之病，则灸三里；欲治头目之疾，则灸合谷；欲愈腰腿，则取环跳、风市；欲拯手臂，则取肩髃、曲池。其他病以人殊，治以疾异，所以得之心而应之手者，罔不昭然，有经络在焉。而得之则为良医，失之则为粗二，凡以辨诸此也。至于首为诸阳之会，百脉之宗，人之受病固多，而吾之施灸宜别，若不察其机而多灸之，其能免夫头目旋眩，还视不明之咎乎？不审其地而并灸之，其能免夫气血滞绝，肌肉单薄之忌乎？是百脉之皆归于头，而头之不可多灸，尤按经取穴者之所当究心也。若夫灸之宜发，或发之有速而有迟，固虽系于人之强弱不同，而吾所以治之者，可不为之所耶？观东垣灸三里七壮不发，而复灸以五壮即发；秋夫灸中脘九壮不发，而渍以露水，熨以热履，熯以赤葱，即万无不发之理，此其见之《图经》、《玉枢》诸书，盖班班具载可考而知者。吾能按经以求其原，而又多方以致其发，自无患乎气之不连，疾之不疗，而于灼艾之理，斯过半矣。抑愚又有说焉，按经者法也，而所以神明之者心也。苏子有言：一人饮食起居，无异于常人，而愀然不乐，问其所苦，且不能自言，此庸医之所谓无足忧，而扁鹊、仓公之所望而惊焉者。彼惊之者何也？病无显情，而心有默识，诚非常人思虑所能测者。今之人徒曰：吾能按经，吾能取穴。而不于心焉求之，譬诸刻舟而求剑，胶柱而鼓瑟，其疗人之所不能疗者，吾见亦罕矣。然则善灸者奈何？静养以虚此心，观变以运此心，旁求博采以旷此心，使吾心与造化相通，而于病之隐显，昭然无遁情焉。则由是而求孔穴之开合，由是而察气候之疾徐，由是而明呼吸补泻之宜，由是而达迎随出入之机，由是而酌从卫取气，从荣置气之要，不将从手应心，得鱼兔而忘筌蹄也哉！此又岐黄之秘术，所谓百尺竿头进一步者，不识执事以为何如？

穴有奇正策[①]

问：九针之法，始于岐伯，其数必有取矣。而灸法独无数焉，乃至定穴，均一审慎，所谓奇穴，又皆不可不知也。试言以考术业之专工。

尝谓针灸之疗疾也，有数有法，而惟精于数法之原者，斯足以窥先圣之心。圣人之定穴也，有奇有正，而惟通于奇正之外者，斯足以神济世之术，何也？法者，针灸所立之规，而数也者，所以纪其法，以运用于不穷者也。穴者，针灸所定之方，而奇

① 原无此篇目。据《针灸大成》补。

也者，所以翊夫正以旁通于不测者也。数法肇于圣人，固精蕴之所寓，而定穴兼夫奇正，尤智巧之所存。善业医者，果能因法以详其数，缘正以通其奇，而于圣神心学之要，所以默蕴于数法奇正之中者，又皆神而明之焉，尚何术之有不精，而不足以康济斯民也哉？

执事发策，而以针灸之数法奇穴，下询承学，盖以术业之专工者望诸生也。而愚岂其人哉？虽然，一介之士，苟存心于爱物，于人必有所济，愚固非工于医业者，而一念济物之心，特惓惓焉。矧以明问所及，敢无一言以对。夫针灸之法，果何所昉乎？粤稽上古之民，太朴未散，元醇未漓，与草木蓁蓁然，与鹿豕狉狉然，方将相忘于浑噩之天，而何有于疾，又何有于针灸之施也。自羲、农以还，人渐流于不古，而朴者散，醇者漓，内焉伤于七情之动，外焉感于六气之侵，而众疾胥此乎交作矣。岐伯氏有忧之，于是量其虚实，视其寒温，酌其补泻，而制之以针刺之法焉，继之以灸火之方焉。至于定穴，则自正穴之外，又益之以奇穴焉。非故为此纷纷也，民之受疾不同，故所施之术或异，而要之非得已也，势也，势之所趋，虽圣人亦不能不为之所也已。然针固有法矣，而数必取于九者，何也？盖天地之数，阳主生，阴主杀，而九为老阳之数，则期以生人，而不至于杀人者，固圣人取数之意也。今以九针言之，燥热侵头身，则法乎天，以为镵针，头大而末锐焉。气满于肉分，则法乎地，以为圆针，身圆而末锋焉。锋如黍米之锐者为鍉针，主按脉取气法乎人也。刃有三隅之象者为锋针，主泻导痈血，法四时也。铍针以法音，而末如剑锋者，非所以破痈脓乎？利针以法律，而支似毫毛者，非所以调阴阳乎？法乎星则为毫针，尖如蚊虻，可以和经络，却诸疾也。法乎风则为长针，形体锋利，可以去深邪，疗痹痿也。至于燔针之刺，则其尖如挺，而所以主取大气不出关节者，要亦取法于野而已矣。所谓九针之数，此非其可考者耶！然灸亦有法矣，而独不详其数者，何也？盖人之肌肤，有厚薄，有深浅，而火不可以概施，则随时变化而不泥于成数者，固圣人望人之心也。今以灸法言之，有手太阴之少商焉，灸不可过多，多则不免有肌肉单薄之忌。有足厥阴之章门焉，灸不可不及，不及则不免有气血壅滞之嫌。至于任之承浆也，督之脊中也，手之少冲，足之涌泉也，是皆由之少商焉，而灸之过多，则致伤矣。脊背之膏肓也，腹中之中脘也，足之三里，手之曲池也，是皆犹之章门焉，而灸之愈多，则愈善矣。所谓灸法之数，此非其彷佛者耶！夫有针灸，则必有会数法之全，有数法则必有所定之穴，而奇穴者，则又旁通于正穴之外，以随时疗症者也。而其数维何，吾尝考之《图经》，而知其七十有九焉，以鼻孔则有迎香，以鼻柱则有鼻准，以耳上则有耳尖，以舌下则有金津、玉液，以眉间则有鱼腰，以眉后则有太阳，以手大指则有骨空，以手中指则有中魁；至于八邪、八风之穴，十宣、五虎之处，二白、肘尖、独阴、囊底、鬼眼、髋骨、四缝、中泉、四关，凡此皆奇穴之所在。而九针之所刺者，刺以此也。灸法之所施者，施以此也。苟能即此以审慎之，而临症定穴之余，有不各得其当者乎？虽然，此皆迹也，而非所以论于数法奇正之外也。圣人之情，因数以示，而非数之所能拘，因法以显，而非法之所能泥，用定穴以垂教，而非奇正之所能尽，神而明之，亦存乎其人焉耳。故善业医者，苟能旁通其数法之原，冥会其奇正之奥，时可以针而针，时可以灸而灸，时可以补而补，时可以泻而泻，或针灸可并举，则并举之，或补泻可并行，则并行之，治法因乎人，不因乎数，变通随乎症，不随乎法，定穴主乎心，不主乎奇正之陈迹。譬如老将用兵，运筹攻守，坐作进退，皆运一心之神以为之。而凡鸟占云祲、金版六韬之书，其所具载方略，咸有所不拘焉。则兵惟不动，动必克敌；医惟不施，施必疗疾。如是虽谓之无法可也，无数可也，无奇无正亦可也，而有不足以称神医于天下也哉！管见如斯，惟执事进而教之！

针有深浅策[①]

问：病有先寒后热者，先热后寒者，然病固有不同，而针刺之法，其亦有异乎？请试言之！

对曰：病之在夫[②]人也，有寒热先后之殊，而治之在吾人也，有同异后先之辨。盖不究夫寒热之先后，则谬焉无措，而何以得其受病之源；不知同异之后先，则漫焉无要，而何以达其因病之治。此寒热之症，得之有先后者，感于不正之气，而适投于腠理之中，治寒热之症，得之有后先者，乘其所致之由，而随加以补泻之法，此则以寒不失之惨，以热则不过于灼，而疾以之而愈矣。是于人也，宁不有济矣乎？请以一得之愚，以对杨明问之万一，何如？盖尝求夫人物之所以生也，本之于太极，分之为二气，其静而阴也，而复有阳以藏于其中；其动而阳也，而复有阴以根于其内，惟阴而根乎阳也，则往来不穷，而化生有体；惟阳而根乎阴也，则显藏有本，而化生有用。然而气之运行也，不能无愆和之异，而人之罹之也，不能无寒热之殊，是故有先寒后热者，有先热后寒者，先寒后热者，是阳隐于阴也，苟徒以阴治之，则偏于阴，而热以之益炽矣。其先热后寒者，是阴隐于阳也，使一以阳治之，则偏于阳，而寒以之益惨矣。夫热而益炽，则变而为三阳之症，未可知也。夫寒而益惨，则传而为三阴之症，未可知也。而治之法，当何如哉？吾尝考之《图经》，受之父师，而先寒后热者，须施以阳中隐阴之法焉。于用针之时，先入五分，使行九阳之数，如觉稍热，更进针令入一寸，方行六阴之数，以得气为应。夫如是，则先寒后热之病可除矣。其先热后寒者，用以阴中隐阳之法焉。于用针之时，先入一寸，使行六阴之数，如觉微凉，即退针，渐出五分，却行九阳之数，亦以得气为应。夫如是，则先热后寒之疾瘳矣。夫日先曰后者，而所中有荣有卫之殊；曰寒日热者，而所感有阳经阴经之异。使先热后寒者，不行阴中隐阳之法，则失夫病之由来矣。是何以得其先后之宜乎？如先寒后热者，不行阳中隐阴之法，则不达夫疾之所致矣。其何以得夫化裁之妙乎？抑论

① 原无此篇目。据《针灸大成》目录补。
② “夫”原作“天”，是形近而误。据文义改。

寒热之原，非天之伤人，乃人之自伤耳。经曰：邪之所凑，其气必虚。自人之荡真于情窦也，而真者危；丧志于外华也，而醇者漓；眩心于物牵也，而萃者涣；汩情于食色也，而完者缺；劳神于形役也，而坚者瑕。元阳丧，正气亡，寒毒之气，乘虚而袭。苟能养灵泉于山下，出泉之时，契妙道于日落，万川之中，嗜欲浅而天机深，太极自然之体立矣。寒热之毒虽威，将无隙之可投也。譬如墙壁固，贼人乌得而肆其虐哉？故先贤有言曰：夫人与其治病于已病之后，孰若治病于未病之先，其寒热之谓欤？

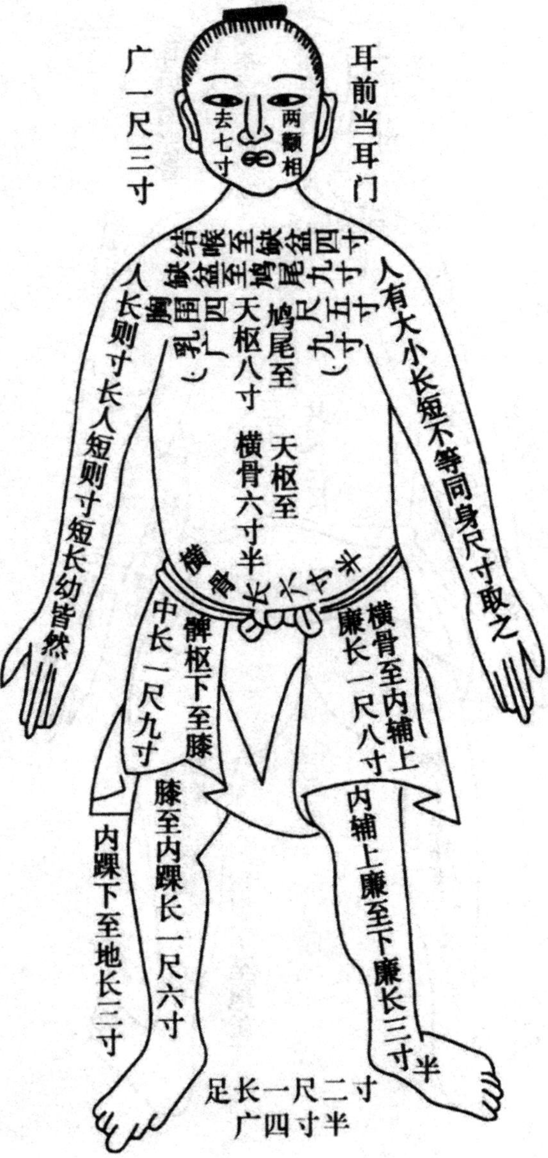
广一尺三寸
两颧相去七寸
耳前当耳门
结喉至缺盆四寸
缺盆至鸠尾九寸
胸围四尺五寸
鸠尾至天枢八寸
天枢至横骨六寸半
横骨长六寸半
人有大小长短不等同身尺寸取之
人长则寸长人短则寸短长幼皆然
髀枢下至膝中长一尺九寸
横骨至内辅上廉长一尺八寸
膝至内踝长一尺六寸
内辅上廉至下廉长三寸半
内踝下至地长三寸
足长一尺二寸
广四寸半

仰人尺寸图

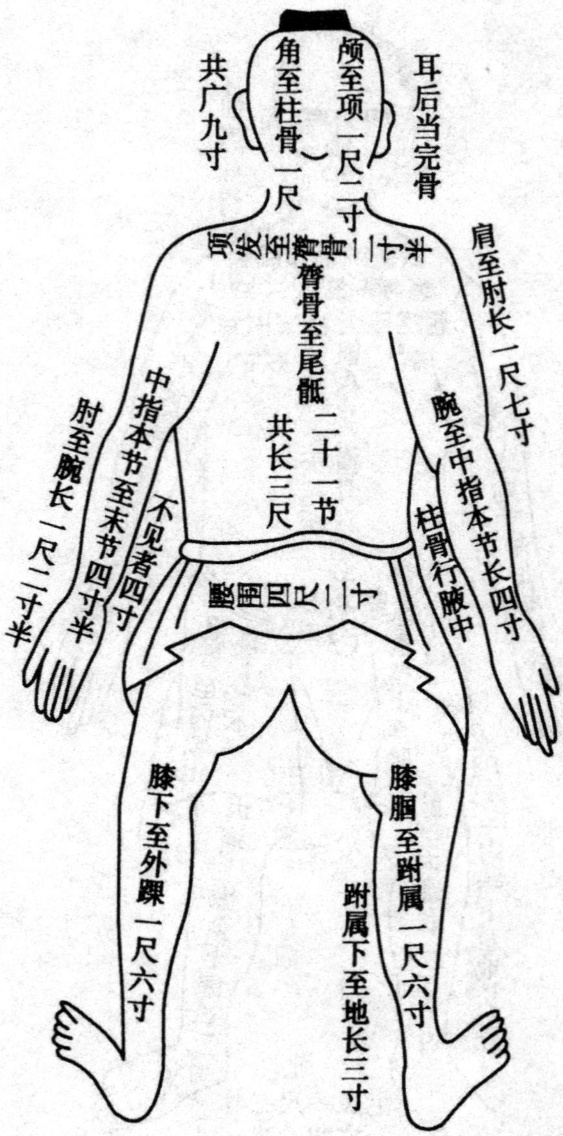
耳后当完骨
颅至项一尺二寸
角至柱骨一尺
共广九寸
项发至膂骨二寸半
肩至肘长一尺七寸
膂骨至尾骶二十一节
共长三尺
腕至中指本节长四寸
柱骨行腋中
中指本节至末节四寸半
肘至腕长一尺二寸半
不见者四寸
腰围四尺二寸
膝腘至跗属一尺六寸
跗属下至地长三寸
膝下至外踝一尺六寸

伏人尺寸图

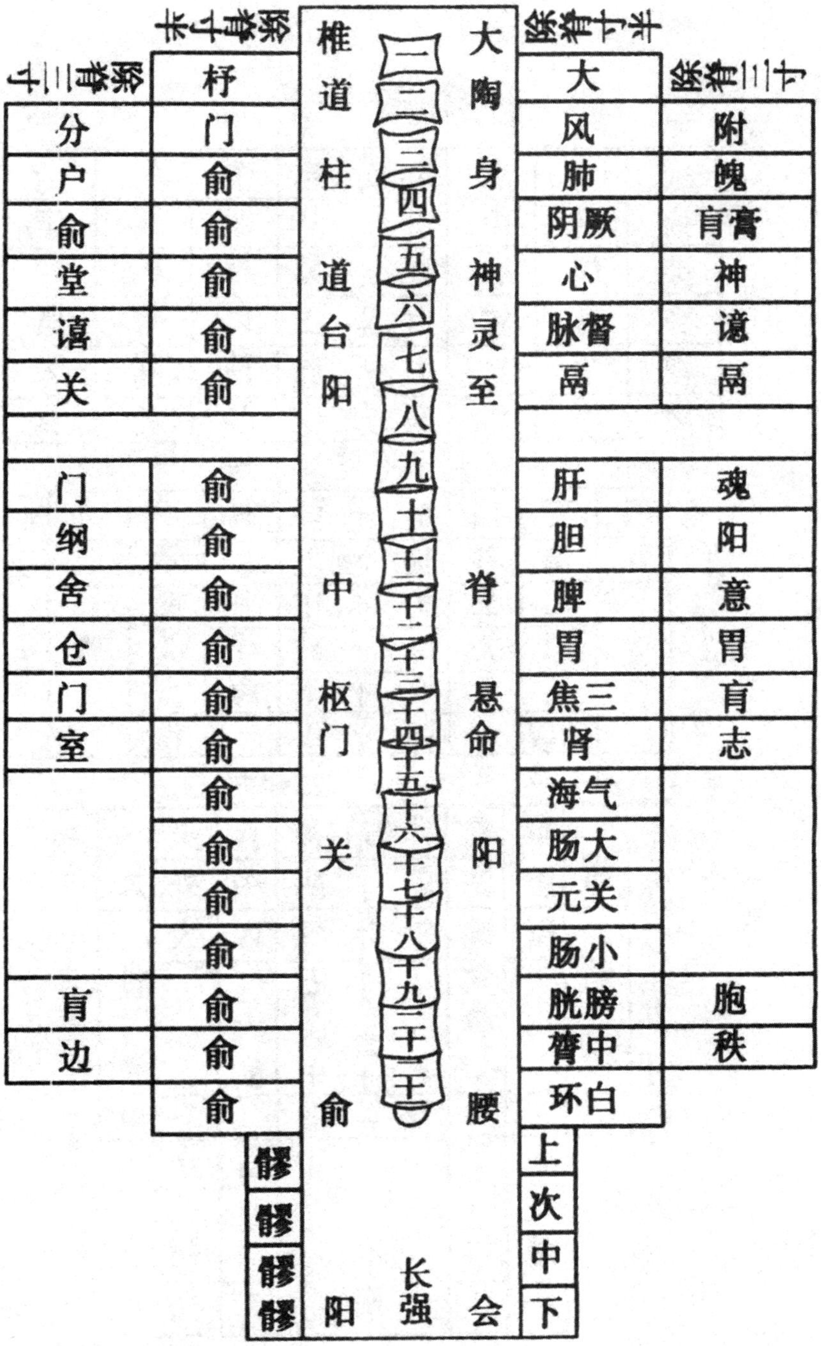
除脊三寸
分 户 俞 堂 譆 关 门 纲 舍 仓 门 室 肓 边
除脊寸半
杼 门 俞 俞 俞 俞 俞 俞 俞 俞 俞 俞 俞 俞 俞 俞 俞 俞 俞 俞
髎 髎 髎 髎
椎 道 柱 道 台 阳 中 枢 门 关 俞 阳
一 二 三 四 五 六 七 八 九 十 十一 十二 十三 十四 十五 十六 十七 十八 十九 二十 二十一
长强
大 陶 身 神 灵 至 脊 悬 命 阳 腰 会
除脊寸半
大 风 肺 阴厥 心 脉督 鬲 肝 胆 脾 胃 焦三 肾 海气 肠大 元关 肠小 胱膀 膂中 环白
上 次 中 下
除脊三寸
附 魄 肓膏 神 譩 鬲 魂 阳 意 胃 肓 志 胞 秩

背部穴图

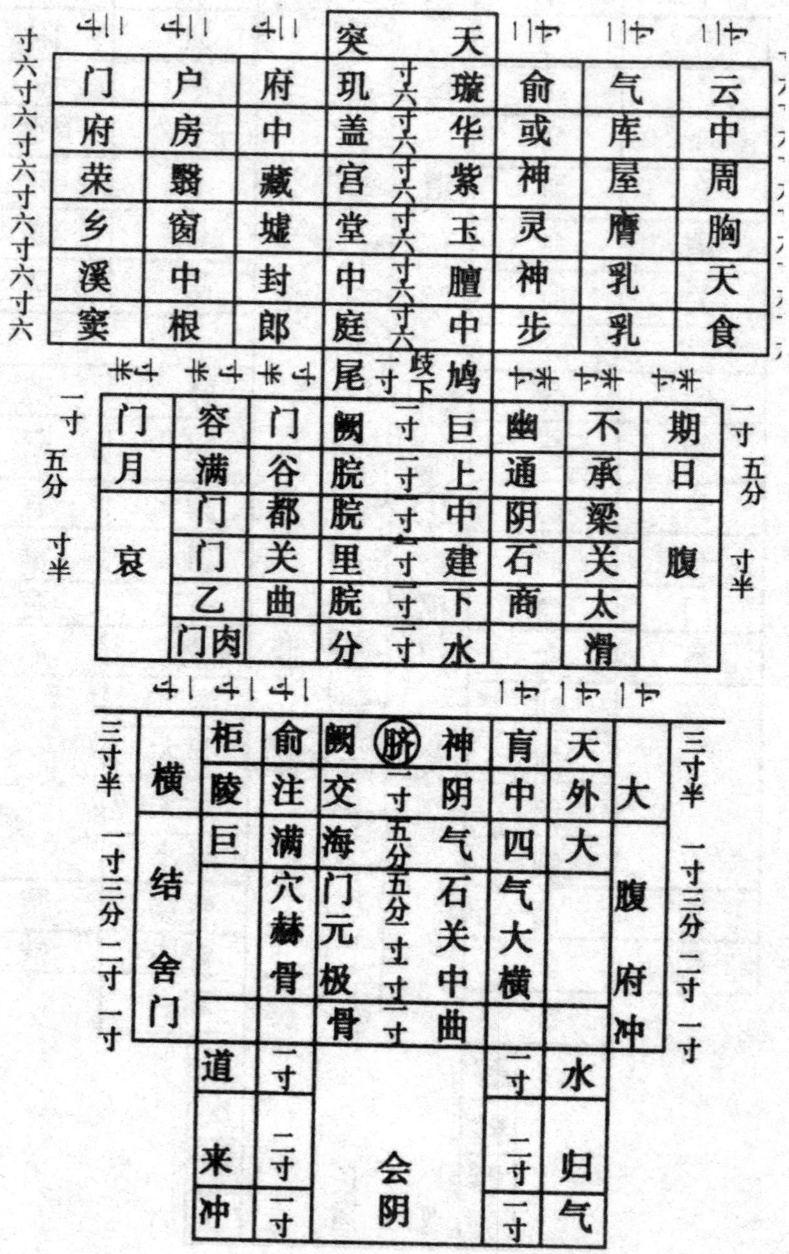
云中周胸天食
气库屋膺乳乳
俞或神灵神步
天璇华紫玉膻中鸠
突玑盖宫堂中庭尾
府中藏墟封郎
户房翳窗中根
门府荣乡溪窦
期日腹
不承梁关太滑
幽通阴石商
巨上中建下水
阙脘脘里脘分
门谷都关曲
容满门门乙肉门
门月哀
大腹府冲
天外大
肓中四气大横
神阴气石关中曲
脐
阙交海门元极骨
俞注满穴赫骨
柜陵巨
横结舍门
水归气
道来冲
会阴

腹部穴图

针灸大成卷之四

背部俞穴歌 《医统》

二节大椎，风门肺俞，厥阴心督，肝膈胆脾，胃俞三焦，肾俞气海，大肠关元，小肠膀俞，中膂白环，上次中下，膏肓患门，四花六穴，腰俞命门，穴皆可彻。

腹部中穴歌

天突璇玑，华盖紫宫，玉堂膻中，中庭鸠尾，巨阙上脘，中脘建里，下脘水分，神阙交海，石门关元，中极曲骨，膀门二寸，侠脐天枢，期章二门，不可不知。

头部

前发际至后发际，折作十二节，为一尺二寸。前发际不明者，取眉心直上行三寸。后发际不明者，取大椎上行三寸。前后俱不明者，折作一尺八寸。头部直寸，并依此法取。眼内眦角至外眦角为一寸，头部横穴，并依此穴寸法取。

神庭穴至曲差穴、曲差穴至本神穴、本神穴至头维穴各一寸半，自神庭至头维共四寸半。

背部

大椎穴至尾骶骨穴，共计二十一椎，通作三尺，故谓人为三尺之躯者，此也。

上七椎，每椎一寸四分一厘，共九寸八分七厘。中七椎，每椎一寸六分一厘，共一尺一寸二分七厘。下七椎，每椎一寸二分六厘，共八寸八分二厘。

第二行，侠脊各一寸半，除脊一寸，共折作四寸，分两旁。

第三行，侠脊各三寸，除脊一寸，共折作七寸，分两旁。

腹部

膺部腹部横寸，并用对乳间横折作八寸。膺腹横寸取穴，悉依上法。直寸取穴，依中行心蔽骨下至脐，共折八寸。人无蔽骨者，取歧骨下至脐心，共折九寸取之。脐下至毛际横骨，折作五寸。天突至膻中，折作八寸，下行一寸六分为中庭，上取天空，下至中庭，共折九寸六分。

中指取寸[①]

手足部、并背部横寸，并用中指寸取之。

男左女右，手中指第二节内廷，两横纹头相去为一寸。取稻秆心量，或用薄篾量，皆易折而不伸缩为准，用绳则伸缩不便，故多不准。

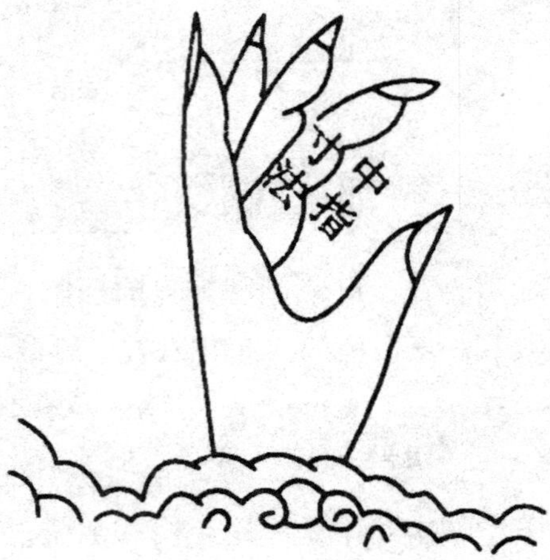

中指同身寸图

《素问》九针论[②]

岐伯曰：圣人之起天地之数也，一而九之，故以立[③]九野，九而九之，九九八十一，以起黄钟数焉。以针应九数也。何以言之？一者，天也。天者，阳也。五脏之应天者肺，肺者，五脏六腑之华盖也，皮者，肺之合也，人之阳也，故为之治针，必大其头而锐其末，令毋得深入而阳气出。二者，地也。人之所以应土者肉也。故为之治针，必筒其身而圆其末，令毋得伤肉分，伤则气得竭[④]。三者，人也。人之所以成生者，血脉也。故为之治针，必大其身而圆其末，令可以按脉勿陷，以致其气，令邪气独出。四者，时也。时者，四时八风之客于经络中为痼[⑤]病者也。故为之治针，必筒其身而锋其末，令可以泻热出血而痼病竭。五者，音也。音者，冬夏之分，分于子午，阴与阳别，寒与热争，两气相搏，合为痈脓者也。故为之治针，必令

① 原无此目。据图文补。

② 唐·王冰本（廿四卷）无本篇目。其内容可见于《素问·针解篇》及《灵枢·九针论》部分内容。疑或为十二卷本原貌，且存此。

③ "立"原作"主"。据《灵枢·九针论》改。

④ "伤则气得竭"疑当作"得伤则气竭"。

⑤ "痼"原作"溜"。据《甲乙》卷五改。

其末如剑锋，可以取大脓。六者，律也。律者。调阴阳四时而合十二经脓，虚邪客于经络，而为暴痹者也。故为之治针，必令尖如氂，且圆且锐，中身微大，以取暴气。七者，星也。星者，人之七窍，邪之所客于经而[①]为痛痹，舍于经络者也。故为之治针，令尖如蚊虻喙，静以徐往，微以久留，正气因之，真邪俱往，出针而养者也。八者，风也。风者，人之股肱八节也。八正之虚风，八风伤人，内舍于骨（解）腰脊节膝之间为深痹也。故为之治针，必长其身，锋其末，可以取深邪远痹。九者，野也。野者，人之节解皮肤之间也。淫邪流溢于身，如风水之状而溜，不能过于机关大节者也。故为之治针，令尖如挺，其锋微圆，以取大气之不能过于关节者也。一天、二地、三人、四时、五音、六律、七星、八风、九野，身形亦应之。针有所宜，故曰九针。人皮应天，人肉应地，人脉应人，人筋应时，人声应音，人阴阳合气应律，人齿面目应星，人出入气应风，人九窍三百六十五络[②]应野，故一针皮，二针肉，三针脉，四针筋[③]，五针骨，六针调阴阳，七针益[④]精，八针除风，九针通九窍，除三百六十五节气，此之谓有所主也。

九针式

帝曰：针之长短有数乎？岐伯对曰：一曰镵针，取法于巾针[⑤]，头大末锐，末平半寸卒锐之，长一寸六分。二曰圆针，取法于絮针，筒其身而卵其锋，针如卵形，圆其末，长一寸六分。三曰鍉针（鍉音低），取法于黍粟之锐，长三寸半。四曰锋针，取法于絮针，筒其身锋其末，刃三隅，长一寸六分。五曰铍针，取法于剑，锋末如剑，广二分[⑥]半，长四寸。六曰圆利针，取法于牦针，且圆且锐，微大其末，反小其身，又曰中身微大，长一寸六分。七曰毫针，取法于毫毛，尖如蚊虻喙，长三寸六分[⑦]。八曰长针，取法于綦针，锋利身薄，长七寸。九曰大针，取法于锋针，尖如挺，其锋微圆，长四寸。此九针之长短也。

九针图

镵针　平半寸，长一寸六分，头大末锐，病在皮肤，刺热者用此。今之名箭头针是也。

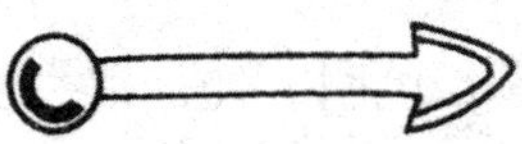

圆针　其身圆，锋如卵形，长一寸六分，揩摩分肉用此。

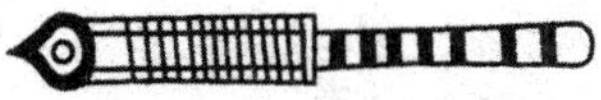

①“而”原无。据《灵枢·九针论》补。
②“络”一作“节”。据《素问·针解篇》改。
③原作“五脏筋”。据《素问·脉解篇》改。
④“益”原误为“应”。据《素问》改。
⑤“巾针”，《甲乙》卷五第二作“布针”。
⑥“分”原作“寸”。据《灵枢·九针论》改。
⑦《灵枢·九针论》作“一寸六分”。

鍉针　其锋如黍粟之锐，长三寸五分，脉气虚少用此。

锋针　其刃三隅，长一寸六分，发痼疾刺大者用此。今之所谓三棱针是也。

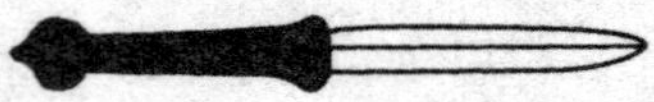

铍针　一名铍针。末如剑锋，广二分①半，长四寸，破痈肿出脓，今名剑针是也。

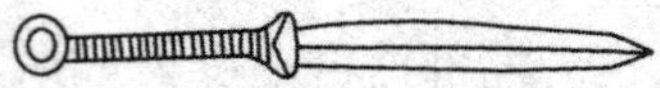

圆利针　尖如牦，且圆且利，其末微大，长一寸六分，取暴痹刺小者用此。

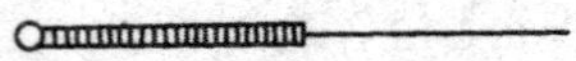

毫针　法象毫，尖如蚊虻喙，长三寸六分，取痛痹刺寒者用此。

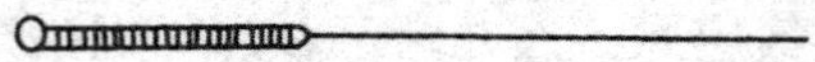

长针　锋如利，长七寸，痹深居骨解腰脊节腠之间者用此，今之名跳针是也。

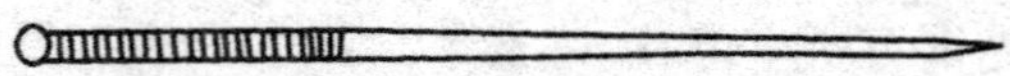

大针　一名燔针，长四寸，风虚肿毒，解肌排毒用此。

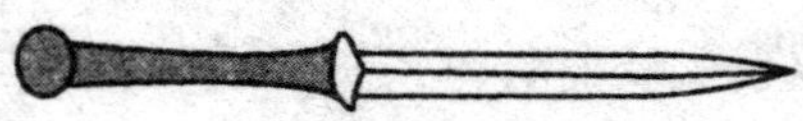

制针法

《本草》云：马衔铁无毒。《日华子》云：古旧铤者好，或作医工针。

按：本草柔铁即熟铁，有毒，故用马衔则无毒，以马属午，属火，火克金，解铁毒，故用以作针。　古曰：金针者，贵之也。又金为总名，铜、铁、金、银之属皆是也。若用金针更佳。

煮针法

先将铁丝于火中煅红，次截之，或二寸，或三寸，或五寸，长短不拘。次以蟾酥涂针上，仍入火中微煅，不可令红，取起，照前涂酥煅三次，至第三次，乘热插入腊肉皮之里，肉之外，将后药先以水三碗煎沸，次入针肉在内，煮至水干，倾于水中，待冷，将针取出。于黄土中插百余下，色明方佳，以去火毒，次以铜丝缠上，其针尖要磨圆，不可用尖刀。

麝香五分，胆矾、石斛各一钱，川山甲、当归尾、朱砂、没药、郁金、川芎、细辛各三钱，甘草节、沉香各五钱，磁石一两，能引诸药入铁内。

又法：用乌头、巴豆各一两，硫黄、麻黄各五钱，木鳖子、乌梅各十个，同针入水，用磁罐内煮一日，洗择之，再用止痛没药、乳香、当归、花乳石各半两，又如前水煮一日，取出，用皂角水洗，再于犬肉内煮一日，仍用瓦屑打磨净端直，用松子油涂之，常近人气为妙。

---

①“分”原作“寸”。据《灵枢·九针论》改。

暖针

《素问》遗篇注云：用圆利针、长针、未刺之时，先口内温针，暖而用之。又曰：毫针于人近体，暖针至温方刺。

按：口体温针，欲针入经络，气得温而易行也。今或投针于热汤中，亦此意耳。口温与体温微有不同，口温者针头虽热，而柄尚寒，不若着身温之，则针通身皆热矣。

火针

火针即焠针，频以麻油蘸其针，灯上烧令通红，用方有功。若不红，不能去病，反损于人。烧时令针头低下，恐油热伤手，先令他人烧针，医者临时用之，以免手热。先以墨点记穴道，使针时无差。火针甚难，须有临阵之将心，方可行针。先以左手按穴，右手用针，切忌太深，恐伤经络，太浅不能去病，惟消息取中耳。凡行火针，必先安慰病人，令勿惊惧，较之与灸一般，灸则疼久，针则所疼不久，一针之后，速便出针，不可久留，即以左手速按针孔，则能止疼。人身诸处皆可行火针，惟面上忌之。火针不宜针脚气，反加肿痛，宜破痈疽发背，溃脓在内，外面皮无头者，但按毒上软处以溃脓，其阔大者，按头、尾及中以墨点记，宜下三针，决破出脓，一针肿上，不可按之，即以手指从两旁捺之，令脓随手而出，或肿大脓多，针时须侧身回避，恐脓射出污身也。

温针

王节斋曰：近有为温针者，乃楚人之法。其法针穴上，以香白芷作圆饼，套针上，以艾灸之，多以取效。然古者针则不灸，灸则不针。夫针而加灸，灸而且针，此后人俗法。此法行于山野贫贱之人，经络受风寒致病者，或有效，只是温针通气而已。于血宜衍，于疾无与也。古针法最妙，但今无传，恐不得精高之人，误用之则危拙出于顷刻。惟灸得穴，有益无害，允宜行之。近见衰弱之人，针灸并用，亦无妨。

治折针法

用磁石（即吸铁石）引其肉中，针即出。

用象牙屑碾细，水和涂上即出。

用车脂成膏子，摊纸上如钱大，日换三五次，即出。

用乌翎三五枝，火灸焦为末，好醋调成膏，涂上，纸盖一、二次，其针自出。

用臈姑脑子，捣烂涂上即出。

用硫黄研细，调涂上，以纸花贴定，觉痒时，针印出。

用双杏仁捣烂，以鲜脂[①]调匀，贴针疮上，针自出。倘经络有伤，脓血不止，用黄芪、当归、肉桂、木香、乳香、沉香，别研绿豆粉糊丸，每五十丸，热水服之。

---

① 康熙庚申本作“鲜猪脂”。

《内经》补泻

《素问》

帝曰：余闻刺法，有余者泻之，不足者补之。岐伯曰：百病之生，皆有虚实，而补泻行焉。泻虚补实，神去其室，致邪失正，真不可定，粗之所致，谓之天命。补虚泻实，神归其室，久塞其空，谓之良工。

凡用针者，随而济之，迎而夺之，虚则实之，满则泻之，菀陈则除之，邪盛则虚之。徐而疾则实，疾而徐则虚。言实与虚，若有若无。察后与先，若存若亡。为虚与实，若得若失。虚实之要，九针最妙。补泻之时，以针为之。泻曰迎之[①]必持内之，放而出之，排阳得针，邪气得泄。按而引针，是谓内温，血不得散，气不得出也。补曰随之，随之之意，若往[②]若行，若按如蚊虻，止如留还，去如弦绝，令左属右，其气故止。外门已闭，中气乃实，必无留血，急[③]取诛之。

刺之而气不至，无问其数，刺之而气至，乃去之，勿复针。

针有悬布天下者五：一曰治神，二曰知养身[④]，三曰知毒药，四曰制砭石大小，五曰知五脏[⑤]血气之诊。五法俱立，各有所先。今末世之刺也，虚者实之，满者泄之，此皆众工所共知也。若夫法天则地，随应而动，和之者若响，随之者若影，道无鬼神，独来独往。帝曰：愿闻其道？岐伯曰：凡刺之真，必先治神，五脏已定，九候已备，后乃存针。众脉不见，众凶弗闻，外内相得，无以形先，可玩[⑥]往来，乃施于人：人有虚实，五虚勿近，五实勿远。至其当发，间不容瞚[⑦]。手动若务，针耀而匀，静意视息[⑧]观适之变，是谓冥冥，莫知其形。见其乌乌，见其稷稷，从[⑨]见其飞，不知其谁？伏如横弩，起如发机。

刺虚者须其实，刺实者须其虚，经气已至，慎守勿失，浅深在志，远近若一，如临深渊，手如握虎，神无营于众物，义无邪下，必正其神。

小针之要，易陈而难入。粗守形，上守神，神乎，神客在门。未睹其疾，恶知其原？刺之微，在速迟。粗守关，上守机，机之动，不离其空。空中之机，清净而微。其来不可逢，其往不可追。知机之道者，不可挂以发。不知机道，扣之不发。知其往来，要与之期。粗之暗乎。妙哉，工独有之。往者为逆，来者为顺，明知逆顺，正行无问，迎而夺之，恶得无虚？随而济之，恶得无实？迎之随之，以意和之，针道毕矣。

---

① 按《灵枢·九针十二原》“泻曰”之后，无“迎之”二字。
② “往”原作“忘”。详文义改。
③ “急”原作“必”。据《灵枢·九针十二原》篇改。
④ “身”，按《新校正》引《太素》作“形”。
⑤ “五脏”，据《素问·宝命全形论》作“府脏”。
⑥ “玩”，按《太素》作“祝”。
⑦ “瞚”原作“睫”误。据《素问》改。《太素》作“眴”。按《广韵》：“瞚、眴、瞬”为一字。
⑧ “息”原作“义”。据王冰注改。
⑨ “从”字盖“徒”字形近之误。不知与徒见，意义相合。

凡用针者，虚则实之，满则泄之，菀陈则除之，邪盛则虚之。大要曰：持针之道，坚者为宝[①]，正指直刺，无针左右。神在秋毫，属意病者。审视血脉，刺之无殆。方刺之时，必在悬阳，及与两卫。神属勿去，知病存亡。血脉者，在腧横居，视之独满[②]，切之独坚。

刺虚则实之者，针下热也，气实乃热也。满则泄之者，针下寒也[③]。菀陈则除之者，出恶血也。邪盛则虚之者，出针勿按也。徐而疾则实者，徐出针而疾按之也。疾而徐则虚者，疾出针而徐按之也。言实与虚者，寒温气[④]。多少也。若有若无者，疾不可知也。察后与先者，知病先后也。若存若亡者，脉时有无也。为虚与实者，工勿失其法也。若得若失者，离其法也。虚实之要，九针最妙者，谓其各有所宜也。补泻之时者，与气开阖相合也。九针之名各不同形者，针穷其所当补泻也。刺实须其虚者，留针阴气隆至，乃去针也。刺虚须其实者，阳气隆至，针下热，乃去针也。经气已至，慎守勿失者，勿变更也。浅深在志者，知病之内外也。远近如一者，浅深其候等也。如临深渊者，不敢堕也。手如握虎者，欲其壮也。神无营于众物者，静志观病人，无左右视也。义无邪下者，欲端以正也。必正其神者，欲瞻病人目，制其神，令气易行也。

所谓易陈者，易言也。难入者，难著于人也。粗守形者，守刺法也。上守神者，守人之血气有余不足，可补泻也。神客者，正邪共会也。神者，正气也。客者，邪气也。在门者，邪循正气之所出入也。未睹其疾考，先知邪正何经之疾也。恶知其原者，先知何经之病，所取之处也。刺之微在速迟者，徐疾之意也。粗守关者，守四肢而不知血气正邪之往来也。上守机者，知守气也。机之动不离其空中者，知气之虚实，用针之徐疾也。空中之机清净而微者，针已[⑤]得气，密意守气勿失也。其来不可逢者，气盛不可补也。其往不可追者，气虚不可泻也。不可挂以发者，言气易失也。扣之不发者，言不知补泻之意。血气已尽，而气不下也。知其往来者，知气之逆顺盛虚也。要与之期者，知气之可取之时也。粗之暗者，冥冥不知气之微密也。妙哉，工独有之者，尽知针意也。往者为逆者，言气之虚而小，小者逆也。来者为顺者，言形气之平，平者顺也。明知逆顺正行无问者，言知所取之处也。逆而夺之者，泻也。随而济之者，补也。所谓虚则实之者，气口虚而当补之也。满则泄之者，气口盛而当泻之也。菀陈则除之者，去血脉也。邪盛则虚之者，言诸经有盛者，皆泻其邪也。徐而疾则实者，言徐内而疾出也。疾而徐则虚者，言疾内而徐出也。言实与虚，若有若

---

①“宝”原作“实”。据《灵枢·九针十二原》篇改。
②“满”原作“澄”。据《甲乙》卷五、《太素》卷二十一改。
③《素问·针解篇》“也”后有“气虚乃寒也”五字。
④“寒温气”原作“察血气”。据《素问》改。
⑤“已”原作“以”。据《太素》卷二十一改。

无者，言实者有气，虚者无气也，察后与先，若存若亡[①]者，言气之虚实，补泻之先后，察其气之已下与常存也。为虚与实，若得若失者，言补者佖[②]然若有得也，泻者怳然若有失也。

是故工之用针也，知气之所在，而守其门户，明于调气补泻所在，徐疾之意，所取之处。泻必用圆，切而转之，其气乃行，疾而徐出，邪气乃出，伸而逆之，摇大其穴，气出乃疾。补必用方，外引其皮，令当其门，左引其枢，右推其肤，微旋而徐推之，必端以正，安以静，坚心无解，欲微以留，气下[③]而疾出之，推其皮，盖其外门，神[④]气乃存，用针之要，无忘其神。

泻必用方者，以气方盛也，以月方满也，以日方温也，以身方定也，以息方吸而内针；乃复候其方吸而转针，乃复候其方呼而徐引针，故曰泻必用方[⑤]。补必用圆者，圆者行也；行者移也。刺必中其荣，复以吸排针也，故圆与方非针也。

泻实者，气盛乃内针，针与气俱内，以开其门，如利其户，针与气俱出，精气不伤，邪气乃下，外门不闭，以出其疾[⑥]，摇大其道，如利其路，是谓大泻。必切而出，大气乃屈，持针勿置，以定其意，候呼内针，气出针入，针孔四塞，精无从出[⑦]方实而疾出针，气入针出，热不得还，闭塞其门，邪气布散，精气乃得存，动气候时[⑧]，近气不失，远气乃来，是谓追之。

吸则内针，无令气忤；静以久留，无令邪布。吸则转针，以得气为故，候呼引针，呼尽乃出[⑨]，大气皆出，故命曰泻。扪而循之，切而散之，推而接之，弹而努之，爪而下之，通而取之，外引其门，以闭其神，呼尽内针，静以久留，以气至为故。如待所贵，不知日暮。其气已至，适而自护，候吸引针，气不得出，各在所处，推阖其门，令神气存，大气留止，故命曰补。

补泻弗失，与天地一。经气已至，慎守勿失，浅深在志，远近如一，如临深渊，手如握虎，神无营于众物。

持针之道，欲端以正，安以静，先知虚实，而行疾徐，左手执骨，右手循之，无与肉裹。泻欲端以正，补必闭肤，辅针导气，邪得淫泆，真气得居。

帝曰：扞皮开腠理奈何？岐伯曰：因其分肉，左别其肤，微内而徐端之，适神不散，邪气得去[⑩]。

---

①《灵枢·小针解》作“若亡若存”。
②“佖”原作“佖”。据《灵枢·小针解》改。
③“下”原无。据《灵枢·官能》篇改。
④“神”，按《灵枢·官能》篇作“真”。“真”与邪对。为是。
⑤“泻”后衍“必用方”。据《素问·八正神明论》补。
⑥“疾”原作“实”。据《素问·调经论》改。
⑦“出”，《素问·调经论》作“去”。
⑧“动气候时”，《太素》作“动无后时”，亦与《新校正》引《甲乙》合。义顺。
⑨“出”，《素问·离合真邪论》作“去”。
⑩“去”原作“出”。据《灵枢·邪客》篇改。

知其气所在，先得其道，稀而踈之，稍深以留，故作徐入之。大热在上，推而下之[①]，上者，引而去之，视先痛者常先取之。大寒在外，留而补之。入于中者，从合泻之。上气不足，推而扬之。下气不足，积而从之。寒入于中，推而行之。

夫实者，气入也。虚者，气出也。气实者，热也。气虚者，寒也。入实者，左手开针孔也。入虚者，右手闭针孔也。

形气不足，病气有余，是邪胜[②]也，急泻之。形气有余，病气不足急补之。形气不足，痛气不足[③]，此阴阳俱不足也，不可刺[④]；刺之则重不足，重[⑤]不足则阴阳俱竭，血气皆尽，五脏空虚，筋骨髓枯，老者绝灭，壮者不复矣。形气有余，病气有余，此谓阴阳俱有余也，急泻其邪，调其虚实。故曰：有余者泻之，不足者补之，此之谓也。故曰刺不知逆顺，真邪相搏，满而补之，则阴阳四溢，肠胃充郭，肝肺内膜，阴阳相错；虚而泻之，则经脉空虚，血气竭枯，肠胃僵辟，皮肤薄著，毛腠夭焦，予之[⑥]死期。

凡用针之类，在于调气。气积于胃，以通荣卫，各行其道，宗气留于海。其下者，注[⑦]于气冲，其上[⑧]者，走于息道。故厥在于足，宗气不下，脉中之血，凝而留止[⑨]，弗之失调，弗能取之。

散气可收，聚气可布，深居静处，与[⑩]神往来，闭户塞牖，魂魄不散，专意一神，精气不[⑪]分，毋闻人声，以收其精，必一其神，令志在针。浅而留之，微而浮之，以移其神，气至乃休。男内女外，坚拒勿出，谨守勿内，是谓得气。

刺之而气不至，无问其数，刺之而气至，乃去之，勿复针。针各有所宜，各不同形，各任其所，为刺之要。气至而有效，效之信，若风之吹云明乎若见苍天，刺之道毕矣。

用针者，必先察其经络之虚实，切而循之，按而弹之，视其应动者，乃复取[⑫]而下之。六经调者谓之不病，虽病谓之自已，一经上实下虚而不通者，此必有横络盛加于大经，令之不通，视而泻之，此所谓解结也。上寒下热，先刺其项太阳久留之，已刺即熨项与肩胛令热下合乃止，此所谓推而上之者也。上热下寒，视其脉虚而陷之[⑬]

---

①据《灵枢·官能》篇“推而下之”之后有“从下”两字。
②“胜”原作“盛”。据《灵枢·根结》篇改。
③“急补之……不足”原脱。据《灵枢·根结》篇补。
④《灵枢·根结》篇“刺”后有“之”字。
⑤“重”原无。据《灵枢·根结》补。
⑥“之”原作“知”。据《灵枢·根结》篇改。
⑦“注”原作“经”。据《灵枢·刺节真邪》篇改。
⑧“上”原作“直”。据《灵枢·刺节真邪》篇改。
⑨“凝而留止”原作“流而不止”。据《灵枢·刺节真邪》篇改。
⑩“与”原作“占”。据《太素》卷二十二改。
⑪“不”原作“之”。据同上本改。
⑫“复取”后原有“之”字。据《太素》卷二十二删。
⑬“之”原作“下”。据《灵枢·刺节真邪》篇改。

于经络[①]者取之，气下乃止，此所谓引而下之者也。大热偏身，狂而妄见、妄闻、妄语．视足阳明及大络取之，虚者补之，血而实者泻之。因令[②]偃卧，居其头前，以两手四指侠按颈[③]动脉，久持之，卷而切推，下至缺盆中而复止如前，热去乃止，此所谓推而散之者也。

帝曰：余闻刺法言曰：有余者泻之，不足者补之，何谓有余？何谓不足？岐伯曰：有余有五，不足亦有五，帝欲何问？帝曰：愿尽闻之。岐伯曰：神有有余有不足[④]，气有有余有不足，血有有余有不足，形有有余有不足，志有有余有不足，凡此十者，其气不等也。帝曰：人有精气、津液，四肢、九窍，五脏、十六部，三百六十五节，乃生百病，百病之生，皆有虚实。今夫予乃言有余有五，不足亦有五，何以生之乎？岐伯曰：皆生于五脏也。夫心藏神，肺藏气，肝藏血，脾藏肉，肾藏志，而此成形。志意通，内连骨髓而成形五脏[⑤]。五脏之道，皆出于经隧，以行血气。血气不和，百病乃变化而生，是故守经隧焉。帝曰：神有余不足何如？岐伯曰：神有余则笑不休，神不足则悲[⑥]血气未并，五脏安定。邪客于形，洒淅起于毫毛，未入于经络也。故命曰神之微。帝曰：补泻奈何？岐伯曰：神有余则泻其小络之穴出血，勿之深斥，无中其大经，神气乃平。神不足者，视其虚络，按[⑦]而致之，刺而利之，无出其血，无泄其气，以通其经，神气乃平。帝曰：刺微奈何？岐伯曰：按摩勿释，着针勿斥，移气于不[⑧]足，神气乃得复。帝曰：气有余不足奈何？岐伯曰：气有余则喘咳上气，不足则息[⑨]利少气，血气未并，五脏安定，皮肤微病，命曰白气微泄。帝曰：补泻奈何？岐伯曰：气有余则泻其经隧，无伤其经，无出其血，无泄其气。不足则补其经隧，无出其气。帝曰：刺微奈何？岐伯曰：按摩勿释，出针视之，曰我将深之。适人[⑩]必革，精气自伏，邪气散乱，无所休息，气泄腠理，真气乃相得。帝曰：血有余不足奈何？岐伯曰：血有余则怒，不足则恐[⑪]血气未并，五脏安定，孙络水[⑫]溢，则经有留血。帝曰：补泻奈何？岐伯曰：血有余则泻其盛经，出其血，不足则补其虚经，内针其脉中，久留而视，脉大疾出其针，无令血泄。帝曰：刺留血奈何？岐伯曰：视其血络，刺出其血，无令恶血得入于经，以成其疾。帝曰：形有余不足奈何？岐伯曰：形有余则腹胀，泾溲不利；不足则四肢不用，血气未并，五脏安定，肌肉蠕动，命曰微风。

---

①“络”原无。据《灵枢·刺节真邪》篇补。
②“令”原作“其”。据《太素》卷二十二改。
③“颈”原作“头”。据《灵枢·刺节真邪》篇改。
④“神有有余有不足”王冰本作“神有余有不足”。下“气、血、形、志”同。
⑤ 据《甲乙》无“五脏”二字。
⑥“悲”，《太素》、《甲乙》并作“忧”。
⑦“按”，《太素》、《甲乙》并作“切”。
⑧《新校正》云：《甲乙经》及《太素》作“移气于足”，无“不”字。
⑨“息”下疑脱“不”字。参郭霭春《黄帝内经素问校注语释》。
⑩“人”当作“入”。《太素》引肖校作入。王冰云：“谓其深而浅刺之”可证。
⑪“恐”，《太素》及《甲乙》、《校正》引全本俱作“悲”。
⑫“水”疑当作“外”。参《黄帝内经素问校注语释》。

帝曰：补泻奈何？岐伯曰：形有余则泻其阳经，不足则补其阳络。帝曰：刺微奈何？岐伯曰：取分肉间，无中其经，无伤其络，卫气得复，邪气乃索，帝曰：志有余不足奈何？岐伯曰：志有余则腹胀飧泄，不足则厥，血气未并，五脏安定，骨节有动①。帝曰：补泻奈何？岐伯曰：志有余则泻然骨之前出血，不足则补其复溜。帝曰：刺未并奈何？岐伯曰：即取之，无中其经，邪乃立虚。

血清气滑，疾泻之则气易竭；血浊气涩，疾泻之则经可通。

《难经》补泻

经言：虚者补之，实者泻之，不虚不实，以经取之，何谓也？然：虚者补其母，实者泻其子，当先补之，然后泻之。不虚不实，以经取之者，是正经自生病，不中他邪也，当自取其经，故言以经取之。

经言：春夏刺浅，秋冬刺深者，何谓也？然：春夏者，阳气在上，人气亦在上，故当浅取之。秋冬者，阳气在下，人气亦在下，故当深取之。

春夏各②致一阴，秋冬各③致一阳者，何谓也？然：春夏温，必致一阴者，初下针，沉之至肾肝之部，得气、引持之阴也。秋冬寒，必致一阳者，初内针浅而浮之，至心肺之④部，得气、推内之阳也。是谓春夏必致一阴，秋冬必致一阳。

经言：刺荣无伤卫，刺卫无伤荣，何谓也？然：刺⑤阳者，卧针而刺之；刺⑥阴者，先以左手摄按所针荣俞之处，气散⑦乃内针，是谓刺荣无伤卫，刺卫无伤荣也。

经言：能知迎随之气，可令调之，调气之方，必在阴阳，何谓也？然：所谓迎随者，知荣卫之流行，经脉之往来也，随其逆顺而取之，故曰迎随。调气之方，必在阴阳者，知其内外表里，随其阴阳而调之，故曰调气之方，必在阴阳。

诸井者，肌肉浅薄，气少，不足使也。刺之奈何？然：诸井者，木也；荥者火也。火者木之子，当刺井者，以荥泻之。故经言补者，不可以为泻；泻者，不可以为补。此之谓也。

经言：东方实，西方虚，泻南方，补北方，何谓也？然：金木水火土，当更相平。东方木也，西方金也，木欲实，金当平之。火欲实，水当平之。土欲实，木当平之。金欲实，火当平之。水欲实，土当平之。东方肝也，则知肝实。西方肺也，则知肺虚⑧。泻南方火⑨补北方水，南方火，火者木之子也。北方水，水者木之母也。水胜

①“动”，《甲乙》作“伤”。
②、③“各”似当作“必”。观下文可知。
④按《难经·七十难》无“之”字。
⑤、⑥“刺”，《难经·七十一难》均作“针”字，《圣济总录》卷一百九十一亦作“针”。
⑦《太平圣惠方》“气散”前有“候”字。
⑧“则知……肺虚”，按《太素》卷八杨注引《八十一难》作“肝实则知肺虚”。
⑨“火”及下句“水”，疑系涉下误衍。《太素》引文也无“火”、“水”二字。

火，子能令母实，母能令子虚，故泻火补水，欲令金[①]得[②]平木也。经曰：不能治其虚，何问其余。此之谓也。

金不得“不”字疑衍。谓泻火以抑木，补水以济金，欲令金得平木。一云：泻火补水，而旁治之，不得径以金平木。

火者木之子，子能令母实，调子有余，则不食于母。今泻南方者，夺子之气，使

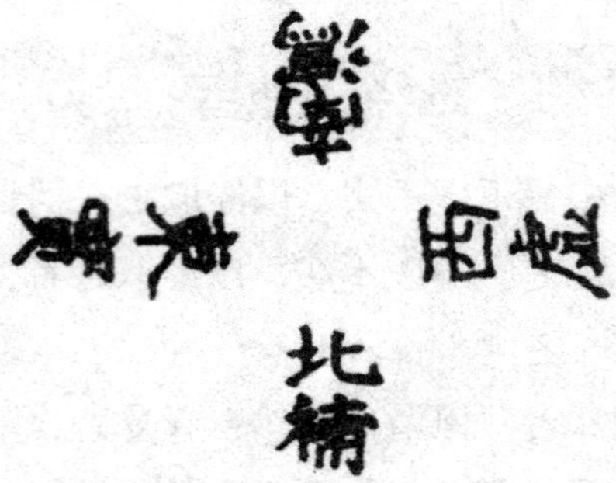

补水泻火之图

之食其母也。金者水之母，母能令子虚，谓母不足则不能荫其子。今补北方者，益子之气，则不至食其母也。此与《八十一难》义正相发。其曰：不能治其虚，安问其余，则隐然实实虚虚之意也。

经言：上工治未病，中工治已病，何谓也？然：所谓治未病者，见肝之病，则知肝当传之于脾，故先实其脾气，无令得[③]受肝之邪，故曰治未病焉。中工[④]见肝之病，不晓相传，但一心治肝，故曰治已病也。

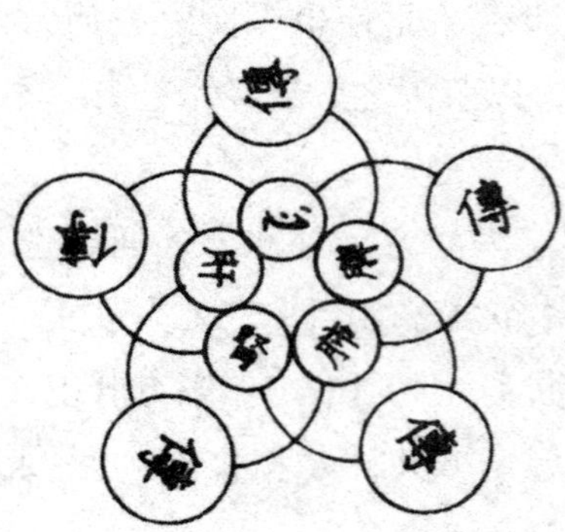

五脏传病之图

心病传肺，肺传肝，肝传脾，脾传肾，肾传心，心复传肺，七传者死，谓传其所

①“金”后原有“不”字。据《难经集注》删。杨氏注文也认为是衍。
②“得”，《难经集注》作“能”。
③“得”字，《类说》作“脾”字。
④“中工”后，《八十一难经集解》有“者”字。

胜也。

心病传脾，脾传肺，肺传肾，肾传肝，肝传心，间脏者生，谓传其子也。

何谓补泻？当补之时，何所取气？当泻之时，何所置气？然：当补之时，从卫取气，当泻之时，从荣置气。其阳气不足，阴气有余，当先补其阳，而后泻其阴；阴气不足，阳气有余，当先补其阴，而后泻其阳。荣卫通行，此其要也。

针有补泻，何谓也？然：补泻之法，非必呼吸出内针也。知①为针者信其左，不知为针者信其右。当刺之时，先②以左手压按所针荥俞之处，弹而努之，爪而下之，其气之来，如动脉之状，顺针而刺之，得气因③推而内之，是谓补。动而伸之，是谓泻。不得气，乃与男外女内，不得气，是谓十死不治也。

信其左，谓善针者，信用左手，不知针法者，自右手起也。

经言：迎而夺之，恶得无虚？随而济之，恶得无实？虚之与实，若得若失。实之与虚，若有若无，何谓也？然：迎而夺之者，泻其子也。随而济之者，补其母也。假令心病泻手心主俞，是谓迎而夺之者也。补手心主井，是谓随而济之者也。所谓实之与虚者，牢濡之意也。气来实牢者为得，濡虚者为失，故曰若得若失也。

经言：有见如入，有见如出者，何谓也？然：所谓有见如人者，谓左手见气来至，乃内针；针入见气尽，乃出针，是谓有见如入，有见如出也。

经言：无实实虚虚，损不足而益有余。是寸口脉耶？将病自有虚实耶？其损益奈何？然：是病非谓寸口脉也，谓病自有虚实也。假令肝实而肺虚，肝者木也，肺者金也，金木当更相平，当知金平木，假令肺实而肝虚，微少气，用针不补其肝，而反重实其肺，故曰实实虚虚，损不足而益有余，此者，中工之所害也。

《神应经》补泻

泻诀直说

宏纲陈氏曰：取穴既正，左手大指掐其穴，右手置针于穴上，令患人咳嗽一声，随咳内针至分寸，候数穴针毕，停少时，用右手大指及食指持针，细细动摇，进退搓捻其针，如手颤之状，谓之催气。约行五、六次，觉针下气紧，却用泻法。如针左边，用右手大指、食指持针，以大指向前，食指向后，以针头轻提往左转。如有数针，俱依此法。俱转毕，仍用右手大指、食指持针，却用食指连搓三下（谓之飞）。仍轻提往左转，略退针半分许，谓之三飞一退。依此法行至五六次，觉针下沉紧，是气至极矣。再轻提往左转一二次。如针右边，以左手大指、食指持针，以大指向前，食指向后，依前法连搓三下，轻提针头向右转，是针右边泻法。欲出针时，令病人咳嗽一声，随咳出针，此之谓泻法也。

---

① 《难经集注》“知”上有“然”字。
② 《难经集注》“先”上有“必”字。
③ “因”原无。据《难经集注》补。

补诀直说

凡人有疾，皆邪气所凑，虽病人瘦弱，不可专行补法。经曰：邪之所凑，其气必虚。如患赤目等疾，明见其为邪热所致，可专行泻法。其余诸疾，只宜平补平泻，须先泻后补，谓之先泻邪气，后补真气，此乃先师不传之秘诀也。如人有疾，依前用手法催气取气，泻之既毕，却行补法，令病人吸气一口，随吸转针。如针左边，捻针头转向右边，以我之右手大指、食指持针，以食指向前，大指向后，仍捻针深入一二分，使真气深入肌肉之分。如针右边，捻针头转向左边，以我之左手大指、食指持针，以食指向前，大指向后，仍捻针深入一二分。如有数穴，依此法行之。既毕，停少时，却用手指于针头上，轻弹三下，如此三次，仍用我左手大指、食指持针，以大指连搓三下（谓之飞）。将针深进一二分，以针头向左边，谓之一进三飞。依此法行至五六次，觉针下沉紧，或针下气热，是气至足矣。令病人吸气一口，随吸出针，急以手按其穴，此谓之补法也。

凡针背腹两边穴，分阴阳经补泻。针男子背上中行，左转为补，右转为泻。腹上中行，右转为补，左转为泻。女人背中行，右转为补，左转为泻。腹中行，左转为补，右转为泻。盖男子背阳腹阴，女子背阴腹阳，故也。

南丰李氏补泻

《图注难经》云：手三阳，从手至头，针芒从外，往上为随，针芒从内，往下为迎。足三阳，从头至足，针芒从内，往下为随，针芒从外，往上为迎。足三阴，从足至腹，针芒从外，往上为随，针芒从内，往下为迎。手三阴，从脑至手，针芒从内，往下为随，针芒从外，往上为迎。大要以子午为主，左为阳（从子至午，左行为补），右为阴（从午至子，右行为泻，阳主进，阴主退），手为阳（左手为纯阳），足为阴（右足为纯阴）。左手阳经，为阳中之阳，左手阴经，为阳中之阴。右手阳经，为阴中之阳，右手阴经，为阳中之阴。右足阴经，为阴中之阴，左足阳经，为阴中之阳。左足阴经，为阳中之阴，左足阳经，为阴中之阳。今细分之，病者左手阳经，以医者右手大指进前（食[1]指退后），呼之为随（午后又以大指退后为随，进前即经之从外，退后即经之从内）[2]，退后吸之为迎。病者左手阴经，以医者右手大指退后，吸之为随，进前呼之为迎。病者右手阳经，以医者右手大指退后，吸之为随，进前呼之为迎。病人右手阴经，以医者右手大指进前，呼之为随，退后吸之为迎。病者右足阳经，以医者右手大指进前，呼之为随，退后吸之为迎。病者右足阴经，以医者右手大指退后，吸之为随，进前呼之为迎。病者左足阳经，以医者右手大指退后，吸之为随，进前呼之为迎。病者左足阴经，以医者右手大指进前，呼之为随，退后吸之为迎。男子午前皆然，午后与女人反之。

---

① “食”原作“盐”。据今通称改。下同。

② 括号内系杨氏注文。下同。

手上阳进阴退，足上阳退阴进，合六经起止故也。凡针起穴，针芒向上，气顺行之道。凡针止穴，针芒向下，气所止之处。左外右内，令气上行，右外左内，令气下行。或问午前补泻，与午后相反，男子补泻，与女人相反。盖以男子之气，早在上而晚在下，女人之气，早在下而晚在上，男女上下，平腰分之故也。至于呼吸，男女人我皆同，何亦有阴阳之分耶？盖有自然之呼吸，有使然之呼吸，入针出针，使然之呼吸也。转针如待贵人，如握虎尾，候其自然呼吸。若左手足候其呼而先转，则右手足，必候其吸而后转之；若右手足候其吸而先转，则左手足必候其呼而后转之，真阴阳一升一降之消息也。故男子阳经午前以呼为补，吸为泻。阴经以吸为补，呼为泻；午后反之。女人阳经午前以吸为补，呼为泻；阴经以呼为补，吸为泻：午后亦反之。或者又曰：补泻必资呼吸，假令尸厥中风，不能使之呼吸者，奈何？曰：候其自然之呼吸而转针，若当吸不转，令人以手掩其口鼻，鼓动其气可也。噫！补泻提插，分男女早晚，其理深微，原为奇经，不拘十二经常度，故参互错综如是。若流注穴，但分左右阴阳可也。尝爱《雪心歌》云："如何补泻有两般，盖是经从两边发，古人补泻左右分，今人乃为男女别。男女经脉一般生，昼夜循环无暂歇，此诀出自梓桑君，我今授汝心已雪。"此子午兼八法而后全也。

然补泻之法，非必呼吸出内针也。有以浅深言者。经言：春夏宜浅，秋冬宜深。有以荣卫言者，经言：从卫取气，从荣置气。

补则从卫取气，宜轻浅而针，从其卫气随之于后，而济益其虚也。泻则从荣，弃置其气，宜重深而刺，取其荣气迎之于前，而泻夺其实也。然补之不可使太实，泻之不可使反虚，皆欲以平为期耳。又男子轻按其穴，而浅刺之．以候卫气之分。女子重按其穴，有深刺之，以候荣气之分。

有以虚实言者，经言：虚则补其母，实则泻其子。此迎随之概也。

凡针逆而迎夺，即泻其子也。如心之热病，必泻于脾胃之分。针顺而随济，即补其母也。如心之虚病，必补于肝胆之分。

飞经走气，亦不外于子午迎随。

凡言九者，即子阳也。六者，即午阴也。但九六数有多少不同，补泻提插皆然。言初九数者，即一九也，少停又行一九，少停又行一九，三次共二十七数，或四九三十六数。言少阳数者，七七四十九数，亦每次七数，略停。老阳数者，九九八十一数，每次二十七数，少停，共行三次。言初六数者，即一六也，少停又行一六，少停又行一六，三次共一十八数。言少阴数者，六六三十六数，每次一十八数，略停再行一次。言老阴数者，八八六十四数，每次八数，略停。或云：子后宜九数补阳，午后宜六数补阴。阴日刺阳经，多用六数补阴。阳日刺阴经，多用九数补阳。此正理也，但见热症即泻，见冷症即补，权也，活法也。

经言：知为针者信其左，不知为针者信其右。

先将同身寸法比穴，以墨点记，后令患人饮食端坐，或偃卧，缓病必待天气温晴，则气易行。急病如遇大雷雨，亦不敢针。夜晚非急病，亦不敢针，若空心立针必晕。

当刺之时[①]，必先以左手，压按所针荥俞之处。

阳穴，以骨侧陷处，按之痠麻者为真。阴穴，按之有动脉应手者为真。

切而散之，爪而下之；

切者，以手爪掐按其所针之穴，上下四旁，令气血散。爪者，先以左手大指爪，重掐穴上，亦令气血散耳。然后用右手食指顶住针尾，以中指、大指紧执针腰，以无名指略扶针头，却令患人咳嗽一声，随咳下针，刺入皮内，撒手，停针十息，号曰天才。少时再进针，刺入肉内，停针十息，号曰人才。少时再进针至筋骨之间，停针十息，号曰地才。此为极处，再停良久；却令患人吸气一口；随吸退至人部，审其气至未，如针下沉重紧满者，为气已至。若患人觉痠则为实，觉痠则为虚。如针下轻浮虚活者，气犹未至，用后弹努循扪引之，引之气犹不至,针如插豆腐者死。凡除寒热病，宜于天部行气。经络病，宜于人部行气。麻痹疼痛，宜于地部行气。

弹而努之，扪而循之；

弹者补也，以大指与次指爪，相交而迭，病在上，大指爪轻弹向上；病在下，次指爪轻弹向下，使气速行，则气易至也。努者，以大指次指捻针，连搓三下，如手颤之状，谓之飞。补者入针飞之，令患人闭气一口，着力努之；泻者提针飞之，令患人呼之，不必着力，一法二用，气自至者，不必用此弹努。扪者摩也，如痛处未除，即于痛处扪摩，使痛散也。复以飞针引之，除其痛也。又起针之时，以手按其穴，亦曰扪。循者，用手于所针部分，随经络上下循按之，使气往来，推之则行，引这则至是也。

动而伸之，推而按之；

动者转动也，推者推转也。凡转针太急则痛，太慢则不去疾。所谓推动，即分阴阳左转右转之法也。伸者提也，按者插也，如补泻不觉气行，将针提起空如豆许，或再弹二三下以补之。紧战者，连用气法三下，如觉针下紧满，其气易行，即用通法。若邪盛气滞，却用提插，先去病邪，而后通其真气。提者自地部提至人部、天部，插者自天部插至人部、地部。病轻提插初九数，病重者或少阳数、老阳数，愈多愈好。或问：治病全是在提插，即云急提慢按如冰冷，慢提急按火烧身。又云：男子午前提针为热，插针为寒；午后提针为寒，插针为热。女人反之，其故何耶？盖提插补泻，无非顺阴阳也。午前顺阳性，提至天部则热；午后顺阴性，插至地部则热。奇效良方，有诗最明。

---

①“当刺之时”原在“信其右”句后，义不通。移于此则与下合连。

补泻提插活法：凡补针先浅入而后深入；泻针先深入而后浅。凡提插急提慢按如冰冷，泻也；慢提急按失烧身，补也。或先提插而后补泻，或先补泻而后提插，可也。或补泻提插同用亦可也。如治久患瘫痪，顽麻冷痹，遍身走痛及癞风寒疟，一切冷症，先浅入针，而后渐深入针，俱补老阳数，气行针下紧满，其身觉热带补，慢提急按老阳数，或三九而二十七数，即用通法，扳倒针头，令患人吸气五口，使气上行，阳回阴退，名曰进气法，又曰烧山火。

治风痰壅盛，中风，喉风，癫狂，疟疾，瘅热，一切热症，先深入针，而后渐浅退针，俱泻少阴数，得气觉凉带泻，急提慢按初六数，或三六一十八数，再泻再提，即用通法，徐徐提之，病除乃止，名曰透天凉。

治疟疾先寒后热，一切上盛下虚等症，先浅入针，行四九三十六数，气行觉热，深入行三六一十八数。如疟疾先热后寒，一切半虚半实等症，先深入针，行六阴数，气行觉凉渐退，针行九阳数，此龙虎交战法，俾阳中有阴，阴中有阳也。盖邪气常随正气而行，不交战，则邪不退而正不胜，其病复起。

治痃癖癥瘕气块，先针入七分，行老阳数，气行便深入一寸，微伸提之，却退至原处，不得气，依前法再施，名曰留气法。

治水蛊膈气胀满，落穴之后，补泻调气均匀，针行上下，九入六出，左右转之，千遭自平，名曰子午捣臼。

治损逆赤眼，痈肿初起，先以大指进前捻入左，后以大指退后捻入右，一左一右，三九二十七数，得气向前，推转内入，以大指弹其针尾，引其阳气，按而提之，其气自行，未应再施，此龙虎交腾法也。

杂病单针一穴，即于得气后行之，起针际行之亦可。

通而取之，

通者通其气也，提插之后用之。如病人左手阳经，以医者右手大指进前九数，却扳倒针头，带补以大指努力，针嘴朝向病处，或上或下，或左或右，执住，直待病人觉热方停。若气又不通，以龙虎龟凤、飞经接之气法，驱而运之。如病人左手阴经，以医者右手大指退后九数，却扳倒针头，带补以大指努力，针嘴朝病，执住，直待病人觉热方停。右手阳经，与左手阴经同法。右手阴经，与左手阳经同法。左足阳经，与右手阳经同法。左足阴经，与右手阴经同法。右足阳经，与左手阳经同法。右足阴经，与左手阴经同法。如退潮，每一次先补六，后泻九，不拘次数，直待潮退为度。止痛同此法。痒麻虚补，疼痛实泻，此皆先正推衍《内经》通气之法更有取气、斗气、接气之法。取者，左取右，右取左，手取足，足取头，头取手足三阳，胸腹取手足三阴，以不病者为主，病者为应。如两手蜷挛，则以两足为应；两足蜷挛，则以两手为应。先下主针，后下应针，主针气已行，而后针应针，左边左手，左足同手法，右边亦然。先斗气、接气而后取气。手补足泻，足补手泻，如搓索然。久患偏枯蜷挛甚者，必用此法于提插之后。徐氏曰：通气、接气之法，已有定息寸数，手足三阳，上九而下十四，过经四寸。手足三阴，上七而下十二，过经五寸[①]。在乎摇动出纳，呼吸同法，上下通接，立时见功。所谓定息寸数者，手三阴经，从胸走手，长三尺五寸；手三阳经，从手走头，长五尺；足三阳经，从头走足，长八尺；足三阴经，从足走腹，长六尺五寸；阴阳两跷，从足走目，长七尺五寸；督脉长四尺五寸；任脉长四尺五寸，人一呼，气行三寸，一吸气行三寸，一呼一吸，谓之一息。针下随其经脉长短，以息计之，取其气到病所为度。

一曰青龙摆尾：以两指扳倒针头朝病，如扶舡舵，执之不转，一左一右，慢慢拨动九数或三九二十七数，其气遍体交流。

二曰白虎摇头：以两指扶起针尾，以肉内针头轻转，如下水舡之艣，振摆六数或三六一十八数，如欲气前行，按之在后，欲气后行，按之在前，二法轻病亦可行之，摆动血气。盖龙为气，虎为血，阳日先行龙而后虎，阴日先行虎而后龙。

三曰苍龟探穴：以两指扳倒针头，一退三进，向上钻剔一下，向下钻剔一下，向左钻剔一下，向右钻剔一下，先上而下，自左而右，如入土之象。

四曰赤凤迎源，以两指扶起针，插入地部，复提至天部，候针自摇，复进至人部，上下左右，四围飞旋，如展翅之状。病在上，吸而退之；病在下，呼而进之。又将大指爪从针尾刮至针腰，此刮法也。能移不忍痛，可散积年风，午后又从针腰刮至针尾。又云：病在上刮向上，病在下刮向下。有挛急者，频宜刮切、循摄二法，须连行三五次，气血各循经络，飞走之妙，全在此处，病邪从此退矣。放针停半时辰久，扶起针头，审看针下十分沉紧，则泻九补六；如不甚紧，则泻六补九，补泻后针活，即摇而出之。摄者，用大指随经络上下切之，其气自得通行。

摇而出之，外引其门，以闭其神。

摇者，退也。以两指拿针尾，向上下左右各摇振五七下，提二七下，能散诸风。出针直待微松，方可出针豆许。如病邪吸针，正气未复，再须补泻停待；如再难，频加刮切，刮后连泻三下，次用搜法。不论数横搜，如龙虎交腾，一左一右，但手更快耳，直搜一上一下，如捻法而不转，泻刮同前；次用盘法，左转九次，右转六次，泻刮同前；次用子午捣臼，子后慢提，午后略快些，缓缓提插，摇出应针，次出主针。补者吸之，急出其针，便以左手大指，按其针穴，及穴外之皮，令针穴门户不开，神气内守，亦不致出血也。泻者吸之，慢出其针，勿令气泄，不用按穴。凡针起速，及针不停久待暮者，其病即复。

一、凡针晕者，神气虚也，不可起针，急以别针补之。用袖掩病人口鼻回气，内与热汤饮之，即苏。良久再针。甚者，针手膊上侧，筋骨陷中，即虾蟆肉上惺惺穴，或足三里穴，即苏。若起针，坏人。

二、凡针痛者，只是手粗，宜以左手扶住针腰，右手从容补泻。如又痛者，不可

① “五寸”，《针灸问对》作“七寸”。

起针，令病人吸气一口，随吸将针捻活，伸起一豆即不痛。如伸起又痛，再伸起又痛，须索入针，便住痛。

三、凡断针者，再将原针穴边复下一针，补之即出。或用磁石引针出，或用药涂之。

嗟夫！神针肇自上古，在昔岐伯已叹失其传矣，况后世乎？尚赖窦、徐二氏，能因遗文，以究其意，俾来学有所悟，而识其梗概，括为四段，聊为初学开关救危之用，尚期四方智者裁之（此补泻一段，其杂病穴法一段，见三卷。十四经穴歌一段，见六、七卷。治病要穴一段，见七卷）！

补泻一段，乃庐陵欧阳之后所授，与今时师不同。但考《素问》，不曰针法，而曰针道，言针当顺气血往来之道也。又曰：凡刺者，必别阴阳，再考《难经图注》及徐氏云：左与右不同，胸与背有异，然后知其源流有自。盖左为阳，为升、为呼、为出、为提、为午前、为男子之背；右为阴，为降、为吸、为入、为插、为午后、为男子之腹。所以女人反此者，女属阴，男属阳，女人背阴腹阳，男子背阳腹阴，天地男女阴阳之妙，自然如此。

四明高氏补泻

《素问》补肾俞注云：用圆利针，临刺时咒曰：五帝上真，六甲玄灵，气符至阴，百邪闭理。念三遍，先刺二分，留六呼，次入针至三分，动气至而徐徐出针，以手扪之，令患人咽气三次，又可定神魂。泻脾俞注云：欲下针时咒曰：帝扶天形，护命成灵。诵三遍，刺三分，留七呼，动气至而急出针。

按：咒法非《素问》意，但针工念咒则一心在针。

《拔萃》云：泻法先以左手揣按得穴，以右手置针于穴上，令病人咳嗽一声，捻针入腠理，令病人吸气一口，针至六分，觉针沉涩，复退至三四[①]分，再觉沉涩、更退针一豆许，仰手转针头向病所，以手循经络，扪循至病所，以合手回针，引气直过针所三寸，随呼徐徐出针，勿闭其穴，命之曰泻。

补法先以左手揣按得穴，以右手置针于穴上，令病人咳嗽一声，捻针入腠理，令病人呼气一口，将尽[②]纳针至八分，觉针沉紧，复退一分，更觉沉紧，仰手转针头向病所，依前循扪其病所，气至病已，随吸而走出针，速按其穴，命之曰补。

《明堂》注云：寒热补泻，假令补冷，先令病人咳嗽一声，得入腠理，复令吹气一口，随吹下针至六七分，渐进肾肝之部，停针徐徐，良久复退针一豆许，乃捻针问病人觉热否？然后针至三四分，及心肺之部，又令病人吸气先内捻针，使气下行至病

①“四”原无。据《针灸聚英》卷三补。
②“将尽”原无。据《针灸聚英》卷三补。

所，却外捻针，使气上行，直过所针穴一二寸，乃吸而外捻针出，以手速按其穴，此为补。

病热者，治之以寒，何如？须其寒者，先刺入阳之分，候得气推内至阴之分，后令病人地气入而天气出，谨按生成之息数足，其病人自觉清凉矣。

病恶寒者，治之以热，何如？须其热者，先刺入阴之分，候得气，徐引针至阳之分，后令病人天气入而地气出，亦谨按生成之息数足，其病人自觉和暖矣。

呼吸

《素问》注云：按经之旨，先补真气，乃泻其邪也，何以言之？补法呼尽①内针，静以久留。泻法吸则内针，又静以久留。然呼尽②则次其吸，吸至③则不兼呼，内针之候既同，久留之理复一，则④先补之义，昭然可知。

《拔萃》云：呼不过三，吸不过五。

《明堂》云：当补之时，候气至病所，更用生成之息数，令病人鼻中吸气，口中呼气，内自觉热矣。当泻之时，使气至病所，更用生成之息数，令病人鼻中出气，口中吸气，按所病脏腑之处，内自觉清凉矣。

神针八法

心无内慕，如待贵宾，心为神也。医者之心，病者之心，与针相随上下，先虑针损，次将针尖含在口内，而令其温。又以左手按摩受疾之穴，如握虎之状，右手拈针，如持无力之刃，是用针之一法也。左拈九而右拈六，此乃住痛之二法也。进针之时，令病人咳嗽而针进，进针之三法也。针沉良久，待内不胀，气不行，照前施之，如气来裹针不下，乃实也，宜左捻而泻其实，如不散，令病人呼气三口，医者用手抓针自散；如针进无滞无胀，乃气虚也，令病人吸气，针宜右捻而补其虚，此补泻之四法也。其泻者有凤凰展翅；用右手大指、食指捻针头，如飞腾之象，一捻一放，此泻之五法也。其补者有饿马摇铃：用右手大指、食指捻针头，如饿马无力之状，缓缓前进则长，后退则短，此补之六法也。如病人晕针，用袖掩之，热汤饮之即醒，补之七法也。如针至深处，而进不能，退不能，其皮上四围起皱纹，其针如生在内，此气实之极也，有苍蝇丛咬之状，四围飞延，用右手食指，向皱纹皮处，离针不远四围前进三下，后退其一，乃泻之八法也。出针时，即扪其穴，此补之要诀。

三衢杨氏补泻 （十二字分次第手法及歌）

一爪切者：凡下针，用左手大指爪甲，重切其针之穴，令气血宣散，然后下针，不伤于荣卫也。

---

①“尽”原作“则”。据《针灸聚英》卷三改。
②“尽”原无。据《素问·离合真邪论》王冰补。
③“至”原无。据②及《针灸聚英》卷三补。
④“则”原无。据③文补。

取穴先将爪切深，须教毋外慕其心，致令荣卫无伤碍，医者方堪入妙针。

二指持者：凡下针，以右手持针，于穴上着力旋插，直至腠理，吸气三口，提于天部，依前口气，徐徐而用。正谓持针者手如握虎，势若擒龙，心无他慕，若待贵人之说也。

持针之士要心雄，势如握虎与擒龙，欲识机关三部奥，须将此理再推穷。

三口温者：凡下针，入口中必须温热，方可与刺，使血气调和，冷热不相争斗也。

温针一理最为良，口内调和纳穴场，毋令冷热相争搏，荣卫宣通始得祥。

四进针者：凡下针，要病人神气定，息数匀，医者亦如之，切不可太忙。又须审穴在何部分，如在阳部，必取筋骨之间陷下为真；如在阴分，郄腘之内，动脉相应，以爪重切经络，少待方可下手。

进针理法取关机，失经失穴岂堪施，阳经取陷阴经脉，三思已定再思之。

五指循者：凡下针，若气不至，用指于所属部分经络之路，上下左右循之，使气血往来，上下均匀，针下自然气至沉紧，得气即泻之故也。

循其部分理何明，只为针头不紧沉，推则行之引则止，调和血气两来临。

六爪摄者：凡下针，如针下邪气滞涩不行者，通经络上下，用大指爪甲切之，其气自通行也。

摄法应知气滞经，须令爪切勿交轻，上下通行随经络，故教学者要穷精。

七针退者：凡退针，必在六阴之数，分明三部之用，斟酌不可不诚心着意，混乱差讹，以泻为补，以补为泻。欲退之际，一部一部以针缓缓而退也。

退针手法理谁知，三才诀内总玄机，一部六阴三气吸，须臾疾病愈如飞。

八指搓者：凡转针如搓线之状，勿转太紧，随其气而用之。若转太紧，令人肉缠针，则有大痛之患。若气滞涩，即以第六摄法切之，方可施也。

搓针泄气最为奇，气至针缠莫急移，浑如搓线攸攸转，急转缠针肉不离。

九指捻者：凡下针之际，治上大指向外捻，治下大指向内捻。外捻者，令气向上而治病；内捻者，令气至下而治病。如出至人部，内捻者为之补，转针头向病所，令取真气以至病所。如出至人部，外捻者为之泻，转针头向病所，令侠邪气退至针下出也。此乃针中秘旨也。

捻针指法不相同，一般在手两般穷，内外转移行上下，邪气逢之疾岂容。

十指留者：如出针至于天部之际，须在皮肤之间留一豆许，少时方出针也。

留针取气候沉浮，出容一豆人容侔，致令荣卫纵横散，巧妙玄机在指头。

十一针摇者：凡出针三部，欲泻之际，每一部摇一次，计穴摇而已。以指捻针，如扶人头摇之状，庶使孔穴开大也。

摇针三部六摇之，依次推排指上施，孔穴大开无窒碍，致令邪气出如飞。

十二指拔者：凡持针欲出之时，待针下气缓不沉紧，使觉轻滑，用指捻针，如拔虎尾之状也。

拔针一法最为良，浮沉涩滑任推详，势犹取虎身中尾，此诀谁知蕴锦囊。

总歌曰：针法玄机口诀多，手法虽多亦不过，切穴持针温口内，进针循摄退针搓，指捻泻气针留豆，摇令穴大拔如梭，医师穴法叮咛说，记此便为十二歌。

口诀[①]

口诀：烧山火，能除寒，三进一退热涌涌，鼻吸气一口。呵五口，

烧山之火能除寒，一退三飞病自安，始是五分终一寸，三番出入慢提看。

凡用针之时，须拈运入五分之中，行九阳之数，其一寸者，即先浅后深也。若得气，便行运针之道。运者男左女右，渐渐运入一寸之内，三出三入，慢提紧按，若觉针头沉紧，其针插之时，热气复生，冷气自除；未效，依前再施也。

四肢似水最难禁，憎[②]寒不住便来临，医师运起烧山火，患人时下得安宁。

口诀：透天凉，能除热，三退一进冷冰冰。口吸气一口，鼻出五口。

凡用针时，进一寸内，行六阴之数，其五分者，即先深后浅也。若得气，便退而伸之，退至五分之中，三入三出，紧提慢按，觉针头沉紧，徐徐举之，则凉气自生，热病自除；如不效，依前法再施。

一身浑似火来烧，不住之时热上潮，若能加入清凉法，须臾热毒自然消。

口诀：阳中隐阴，能治先寒后热，浅而深。

阳中隐个阴，先寒后热人，五分阳九数，一寸六阴行。

凡用针之时，先运入五分，乃行九阳之数，如觉微热，便运一寸之内，却行六阴之数，以得气，此乃阳中隐阴，可治先寒热之症，先补后泻也。

先寒后热身如疟，医师不晓实和弱，叮咛针要阴阳刺，秘涂寒热免灾恶。

口诀：阴中隐阳，能治先热后寒，深而浅。

凡用针之时，先运一寸，乃行六阴之数，如觉病微凉，即退至五分之中，却行九阳之数，以得气，此乃阴中隐阳，可治先寒后热之症，先泻后补也。

先热后寒如疟疾，先阴后阳号通天，针师运起云雨泽，荣卫调和病自痊。

补者直须热至，泻者直待寒侵，犹如搓线，慢慢转针，法在浅则当浅，法在深则当深，二者不可兼而紊乱也。

口诀：留气法，能破气，伸九提六。

---

① “口诀”原无此小目。今据文义补。

② “憎”原作“增”。据《针灸聚英》卷四改。

留气运针先七分，纯阳[①]得气十分深，伸时用九提时六，癥瘕消溶气块匀。

凡用针之时，先运入七分之中，行纯阳之数，若得气，便深刺一寸中，微伸提之，却退至原处；若未得气，依前法再行，可治癥瘕气块之疾。

痃癖瘕癥疾宜休，却在医师志意求，指头手法为留气，身除疾痛再无忧。

口诀：运气法，能泻，先直后卧。

运气用纯阴，气来便倒针，令人吸五口，疼痛病除根。

凡用针之时，先行纯阴之数，若觉针下气满，便倒其针，令患人吸气五口，使针力至病所，此乃运气之法，可治疼痛之病。

运气行针好用工，遍身疼痛忽无踪，此法密传甚济世，论金宜值万千钟。

口诀：提气法，提气从阴微拈提，冷麻之症一时除。

凡用针之时，先从阴数，以觉气至，微拈轻提其针，使针下经络气聚，可治冷麻之症。

提气从阴六数同，堪除顽痹有奇功，欲知奥妙先师诀，取次机关一掌中。

口诀：中气法，能除积，先直后卧，泻之。

凡用针之时，先行运气之法，或阳或阴，便卧其针，何外至痛疼，立起其针，不与内气回也。

中气须知运气同，一般选化两般功，手中运气叮咛使，妙理玄机起疲癃。

若关节阻涩，气不通者，以龙虎大段之法，通经接气，驱而运之，仍以循摄切摩，无不应矣。又按扪摩屈伸，导引之法而行。

口诀：苍龙摆尾手法，补。

苍龙摆尾行关节，回拨将针慢慢扶，一似江中舡上舵，周身遍体气流普。

或用补法而就得气，则纯补；补法而未得气，测用泻，此亦人之活变也。

凡欲下针之时，飞气至关节去处，便使回拨者，将针慢慢扶之，如舡之舵，左右随其气而拨之，其气自然交感；左右慢慢拨动，周身遍体，夺流不失其所矣。

苍龙摆尾气交流，气血夺来遍体周，任君体有千般症，一插须教疾病休。

口诀：赤凤摇头手法，泻。

凡下针得气，如要使之上，须关其下，要下，须关其上，连连进针，从辰至巳；退针，从巳至午，拨左而左点，拨右而右点，其实只在左右动，似乎摇铃，退方进圆，兼之左右摇而振之。

针似舡中之橹，犹如赤凤摇头，辨别迎随逆顺，不可违理胡求。

口诀：龙虎交战手法，三部俱一补一泻。

---

①“阳”原误为“阴”.据下文校改。

龙虎交争战，虎龙左右施，阴阳互相隐，九六住疼时。

凡用针时，先行左龙则左拈，凡得九数，阳奇零也：却行右虎则右拈，凡得六数，阴偶对也。乃先龙后虎而战之，以得气补之，故阳中隐阴，阴中隐阳，左捻九而右捻六，是亦住痛之针，乃得返复之道，号曰龙虎交战，以得邪尽，方知其所，此乃进退阴阳也。

青龙左转九阳宫，白虎右旋六阴通，返复玄机随法取，消息阴阳九六中。

口诀：龙虎升降手法。

凡用针之法，先以右手大指向前拈之，入穴后，以左手大指向前捻，经络得气行，转其针向左向右，引起阳气，按而提之，其气自行，如气未满，更依前法再施。

龙虎升腾捻妙法，气行上下合交迁，依师口诀分明说，目下教君疾病痊。

口诀：五脏交经。

五脏交经须气溢，候他气血散宣时，苍龙摆尾东西拨，定穴五行君记之。

凡下针之时，气行至溢，须要候气血宣散，乃施苍龙左右拨之可也。

五行定穴分经络，如船解缆自通亨，必在针头分造化，须交气血自纵横。

口诀：通关交经。通关交经，苍龙摆尾，赤凤摇头，补泻得理。

先用苍龙摆尾，后用赤凤摇头，运入关节之中，后以补则用补中手法，泻则用泻中手法，使气于其经便交。

先用苍龙来摆尾，后用赤凤以摇头，再行上下八指法，关节宣通气自流。

口诀：膈角交经。膈角交经，相克相生克。

凡用针之时，欲得气相生相克者，或先补后泻，或先泻后补，随其疾之虚实，病之寒热，其邪气自泻除，真气自补生。

膈角要相生，水火在君能，有症直在取，无病手中行，仰卧须停隐，法得气调均，飞经疗入角，便是一提金。

口诀：关节交经。关节交经，气至关节，立起针来，施中气法。

凡下针之时，走气至关节去处，立起针，与施中气法纳之可也

关节交经莫大功，必令气走纳经中，手法运之三五度，须知其气自然通。

口诀：子午补泻总歌

补则须弹针，爪甲切宜轻，泻时甚切忌，休交疾再侵。

凡用针者，若刺针时，先用口温针，次用左手压穴，其下针之处，弹而努之，爪而下之，扪而循之，通而取之，却令病人咳嗽一声，右手持针而刺之，春夏二十四息，秋冬三十六患，徐出徐入，气来如动脉之状，针下微紧，留待气至后，宜用补泻之法若前也。

动与摇一例，其中不一般，动为补之气，摇之泻即安。

口诀：子午捣臼法，水盅膈气，

子午捣臼，上下针行，九入六出，左右不停。

且如下针之时，调气得均，以针行上下，九入六出，左右转之不已，必按阴阳之道，其症即愈。

子午捣臼是神机，九入六出会者稀，万病自然合大数，要教患者笑嘻嘻。

口诀：子午前后交经换气歌

子后要知寒与热，左转为补右为泻，提针为热插针寒，女人反此要分别；午后要知寒与热，右转为补左为泻，顺则为左逆为右，此是神仙真妙诀。

口诀：子午补泻歌。

每日午前皮上揭，有似滚汤煎冷雪，若要寒时皮内寻，不枉教君皮破裂。阴阳返复怎生知？虚实辨别临时诀，针头如弩似发机，等闲休与非人说。

口诀：子午倾针。

子午倾针，要识脉经，病在何脏，补泻法行。

凡欲下针之时，先取六指之诀，须知经络，病在何脏，用针依前补泻，出入内外，如有不应者何也？答曰：一日之内，有阴有阳，有阳中隐阴，有阴中隐阳，有日为阳，夜为阴，子一刻一阳生，午一刻一阴生，从子至午，故曰：子午之法也。

左转为男补之气，有转却为泻之记，女人反此不为真，此是阴阳补泻义。热病不瘥泻之须，冷病缠身补是奇，哮吼气来为补泻，气不至时莫急施。

补：随其经脉纳而按之，左手闭针穴，徐出针而疾按之。泻：迎其经脉动而伸之，左手开针穴，疾出针而徐入之。经曰：随而济之，是为之补。迎而夺之，是为之泻：《素问》云：刺实须其虚者，留针待阴气至，乃去针也。刺虚须其实者，留针待阳气备，乃去针也。

口诀：十二经络之病，欲针之时，实则泻之，虚则补之，热则疾之，寒则留之，陷则灸之，不虚不实，以经取之。经云：虚则补其母而不足，实则泻其子而有余，当先补而后泻。假令人气在足太阳膀胱经，虚则补其阳，所出为井，属金，下针得气，随而济之，右手取针，徐出而疾扪之，是谓补也。实则泻其阳所注为俞，属木，下针得气，迎而夺之，左手开针穴，疾出针而徐扪之，是谓之泻也。

脏腑阴阳，呼吸内外，捻针补泻手法。

外拈随呼补脏虚，吸来里转泻实肥，六腑病加颠倒用，但依呼吸病还除。女人补虚呵内转，吸来外转泻实肥，依经三度调病气，但令呼吸莫令疏。

男子补虚呵外转，吸来内转泻实肥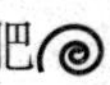，女人补虚呵内转，吸来外转泻实肥。

进火：补。初进针一分，呼气一口，退三退，进三进，令病人鼻中吸气，口中呼气三次，把针摇动，自然热矣。如不应，依前导引。

进水：泻。初进针一分，吸气一口，进三进，退三退，令病人鼻中出气，口中吸气三次，把针摇动，自然冷矣：如不应，依前导引之；再不应，依生成息数，按所病脏腑之数，自觉冷热应手。

下手八法口诀

揣：揣而寻之。凡点穴，以手揣摸其处，在阳部筋骨之侧，陷者为真。在阴部郄腘之间，动脉相应：其肉厚薄，或伸或屈，或平或直，以法取之，按而正之，以大指爪切掐其穴，于中庶得进退，方有准也。《难经》曰：刺荣毋伤卫，刺卫毋伤荣。又曰：刺荣无伤卫者，乃掐按其穴，令气散，以针而刺，是不伤其卫气也：刺卫无伤荣者，乃撮起其穴，以针卧而刺之，是不伤其荣血也。此乃阴阳补泻之大法也。

爪：爪而下之，此则《针赋》曰：左手重而切按，欲令气血得以宣散，是不伤于荣卫也。右手轻而徐入，欲不痛之因，此乃下针之秘法也。

搓：搓而转者，如搓线之貌，勿转太紧，转者左补右泻，以大指次指相合，大指往上，进为之左，大指往下，退为之右，此则迎随之法也。故经曰：迎夺右而泻凉，随济左而补暖。此则左右补泻之大法也。

弹：弹而努之，此则先弹针头，待气至，却退一豆许，先浅而后深，自外推内，补针之法也。

摇：摇而伸之，此乃先摇动针头，待气至，却退一豆许，乃先深而后浅，自内引外，泻针之法也。故曰：针头补泻。

扪：扪而闭之。经曰：凡补必扪而出之。二故补欲出针时，就扪闭其穴，不令气出，使血气不泄，乃为真补。

循：循而通之。经曰：凡泻针，必以手指于穴上四傍循之，使令气血宣散，方可下针，故出针时，不闭其穴，乃为真泻。此提按补泻之法，男女补泻，左右反用。

捻：捻者，治上大指向外捻，治下大指向内捻。外捻者令气向上而治病，内捻者令气向下而治病。如出针，内捻者令气行至病所，外捻者令邪气至针下而出也。此下手八法口诀也。

生成数 《聚英》

天一生水，地六成之。地二生火，天七成之。天三生木，地八成之。地四生金，天九成之。天五生土，地十成之。

经络迎随[1]设为问答 《杨氏》

问：经脉有奇经八脉。

《难经》云：脉有奇经八脉者，不拘于十二经，何谓也？然：有阳维、有阴维、

① “经络迎随”原无。据《针灸大成》目录补。

有阳跷、有阴跷、有冲、有任、有督、有带之脉，凡此八脉，皆不拘于经，故曰：奇经八脉也。经有十二，络有十五，凡二十七，气相随上下，何独不拘于经也。然：圣人图设沟渠，通利水道，以备不然，天雨降下，沟渠溢满，当此之时，雺霈妄行，圣人不能复图也。此络脉满溢，诸经不能复拘也。

问：迎随之法。

经曰：随而济之是为补，迎而夺之是为泻。夫行针者，当刺之时，用皮钱擦热针，复以口温针热，先以左手爪，按其所刺荥俞之穴，弹而努之，爪而下之，扪而循之，通而取之，令病人咳嗽一声，右手持针而刺之。春夏二十四息，先深后浅（其浅深之故，注《标幽赋》内），秋冬三十六息，先浅后深，徐徐而入，气来如动脉之状，针下轻滑。未得气者，若鱼之未吞钩，既吞得气，宜用补泻。补，随其经脉，推而按内之，停针一二时，稍久。凡起针，左手闭针穴，徐出针而疾按之。泻，迎其经脉，提而动伸之，停针稍久，凡起针，左手开针穴，疾出针而徐按之。补针左转，大指努出；泻针右转，大指收入。补者先呼后吸，泻者先吸后呼。疼痛即泻，痒麻即补。

问：补针之要法。

答曰：补针之法，左手重切十字缝纹，右手持针于穴上，次令病人咳嗽一声，随咳进针，长呼气一口，刺入皮三分，针手经络者，效春夏停二十四息。针足经络者，效秋冬停三十六息。催气针沉，行九阳之数，捻几撅九，号曰天才。少停呼气二口，徐徐刺入肉三分，如前息数足，又觉针沉紧，以生数行之，号曰人才。少停呼气三口，徐徐又插至筋骨之间三分，又如前息数足，复觉针下沉涩，再以生数行之，号曰地才。再推进一豆，谓之按，为截、为随也。此为极处，静以久留，却须退针至人部，又待气沉紧时，转针头向病所，自觉针下热，虚羸痒麻，病势各散，针下微沉后，转针头向上，插进针一豆许，动而停之，吸之乃去。徐入徐出，其穴急扪之。岐伯曰：下针贵迟，太急伤血，出针贵缓，太急伤气，正谓针之不伤于荣卫也。是则进退往来，飞经走气，尽于斯矣。

问：泻针之要法。

答曰：凡泻针之法，左手重切十字纵纹三次，右手持针于穴上，次令病人咳嗽一声，随咳进针，插入三分，刺入天部，少停直入地部，提退一豆，得气沉紧，搓拈不动，如前息数尽，行六阴之数，捻六撅六，吸气三口回针，提出至人部，号曰地才。又待气至针沉，如前息数足，以成数行之，吸气二口回针，提出至天部，号曰人才。又待气至针沉，如前息数足，以成数行之，吸气。针，提出至皮间，号曰天才。退针一豆，谓之提，为担、为迎也。此为极处，静以久留，仍推进人部，待针沉紧气至，转针头向病所，自觉针下冷，寒热痛痒，病势各退，针下微松，提针一豆许，摇而停之，呼之乃去，疾入徐出，其穴不闭也。

问：经络。

答曰：经脉十二，络脉十五，外布一身，为血气之道路也。其源内根于肾，乃生命之本也。根在内而布散于外，犹树木之有根本，若伤其根本，则枝叶亦病矣。苟邪气自外侵之，伤其枝叶，则亦累其根本矣。或病发内生，则其势必然，故青五脏之道，皆出经隧，以行血气，经为正经，络为支络，血气不和，百病乃生。但一经精气不足，便不和矣。故经曰：邪中于阳，则溜于经，自面与颈，则下阳明；自项与背，则下太阳；自颊与胁，则下少阳；邪中于阴，则溜于腑；自四末臂胻始，而入三阴，脏气实而不能容，故还之于腑。腑者，谓胆、胃、膀胱、大小肠也，故刺各有其道焉。针下察其邪正虚实以补泻之，随其经脉荣卫以迎随之，其道皆不有违也。凡中外之病，始自皮肤，血脉相传，内连腑脏，则四肢九窍，壅塞不通，内因之病，令气盛衰，外连经络，则荣卫倾移，上下左右，虚实生矣。经云：风寒伤形，忧恐忿怒伤气，气伤脏，乃病脏，寒伤形，乃应形，风伤筋，乃应筋，此形气内外之相应也。

外具阴阳：筋骨为阴，皮肤为阳。内具阴阳：五脏为阴，六腑为阳。

问：子午补泻。

答曰：此乃宣行荣卫之法也。故左转从子，能外行诸阳，右转从午，能内行诸阴，人身则阳气受于四末，阴气受于五脏，亦外阳而内阴电。左转从外则象天，右转扶内则象地，中提从中则象人，一左一右一提，则能使阴阳内外之弋，出入与上下相参往来，而荣卫自流通矣。男子生于寅。寅，阳也，以阳为主，故左转顺阳为之补，右转逆阳为之泻。女子生于申。申，阴也，以阴为主，故右转顺阴为之补，左转逆阴为之泻，此常法也。然病有阴阳寒热之不同，则转针取用出入，当适其所宜。假令病热，则刺阳之经，以右为泻，以左为补；病寒则刺阴之经，以右为补，左为泻 。此盖用阴和阳，用阳和阴，通变之法也。大凡转针逆顺之道，当明于斯。

子（合）穴：尺盛补之，顺其入也。午（荥）穴：寸盛泻之，顺其出也。

问：针头补泻何如？

答曰：此乃补泻之常法也。非呼吸而在手指，当刺之时，必先以左手压按其所针荥俞之处，弹而努之，爪而下之，其气之来，如动脉之状，顺针而刺之，得气推而内之，是谓补。动而伸之，是谓泻。夫实者，气入也，虚者，气出也。以阳生于外故入，阴生于内故出，此乃阴阳水火出入之气所不同也，宜详察之。

此外有补针导气之法，所谓扪而循之者，是于所刺经络部分，上下循之，故令气血舒缓，易得往来也。切而散之者，是用大指爪甲，左右于穴切之，腠理开舒，然后针也。推而按之者，是用右指捻针按住，近气不失，则远气乃来也。弹而努之者，是用指甲弹针，令脉气膜满，而得疾行至于病所也。爪而下之者，是用左手指瓜连甲，按定针穴，乃使气散而刺荣，使血散而刺卫，则置针各有准也。通而取之者，是持针进退，或转或停，以使血气往来，远近相通，而后病可取也。外引其门以闭其神者，是先用左指收合针孔，乃放针，刚经气不泄也。故曰：知为针者信其左。

问：候气之法何如？

答曰：用针之法，候气为先，须用左指，闭其穴门，心无内慕，如待贵人，伏如横弩，起若发机；若气不至，或虽至如慢，然后转针取之。转针之法，令患人吸气，先左转针，不至，左右一提也。更不至者，用男内女外之法，男即轻手按穴，谨守勿内；女则重手按穴，坚拒勿出，所以然者，持针居内是阴部，持针居外是阳部，浅深不同，左手按穴，是要分明。只以得气为度，如此而终不至者，不可治也。若针下气至，当察其邪正，分其虚实。经言：邪气来者紧而疾，谷气来者徐而和，但濡虚者即是虚，但牢实者即是实。此其诀也。

问：呼吸之理。

答曰：此乃调和阴阳法也。故经言：呼者因阳出，吸者随阴入。虽此呼吸分阴阳，实由一气而为体，其气内历于五脏，外随于三焦，周布一身，循环经络，流注孔穴，顺其形气之方圆，然后为用不同耳。是故五脏之出入，以应四时。三焦之升降，而为荣卫。经脉之循环，以合天度。然则呼吸出入，乃造化之枢纽，人身之关楗[①]，针家所必用也。诸阳浅在经络，诸阴深在脏腑，补泻皆取呼吸，出内其针。盖呼则出其气，吸则入其气。欲补之时，气出针入，气入针出。欲泻之时，气入入针，气出出针。呼而不过三口，是外随三焦之阳。吸而不过五口，是内迎五脏之阴。先呼而后吸者，为阳中之阴；先吸而后呼者，为阴中之阳，乃各随其病气，阴阳寒热而用之，是为活法，不可误用也。

三阴之经：先吸后呼：三阳之经：先呼后吸。

问：迎随之理何如？

答曰：此乃针下予夺之机也。

第一要知荣卫之流行。所谓诸阳之经，行于脉外；诸阳之络，行于脉内；诸阴之经，行于脉内；诸阴之络，行于脉外，各有浅深。立针以一分为荣，二分为卫，交互停针，以候其气，见气方至，速便退针引之，即是迎。见气已过，然后进针追之，即是随。故《刺法》云：动退空歇，迎夺右而泻凉，推内进搓，随济左而补暖。

第二要知经脉之往来。所谓足之三阳，从头走呈；足之三阴，从足走腹；手之三阴，从胸走手；手之三阳，从手走头。得气以针头逆其经脉之所来，动而伸之即是迎。以针头顺其经脉之所往，推而内之即是随。故经云：实者，绝而止之，虚者，引而起之。

凡下针之法，先用左手，揣穴爪按，令血气开舒，乃可内针。若欲出血，勿以爪按。右手持针于穴上，令患人咳嗽一声，捻之，一左一右，透入于腠理，此即是阳部奇分。《刺要》云：一分为荣。又云：方刺之时，必在悬阳，然后用其呼吸，徐徐推之，至于肌肉，以及分寸，此二者，即是阴部偶分。《刺要》又云：二分为卫，方刺之时，必在悬阳，及与两卫，神属勿去，知病存亡。却以左手按穴令定，象地而不

①“楗”原作“捷”。据文义改。

动；右手持针，法天之运转。若得其气，左手按穴可重五两以来，右手存意捻针，而行补泻。惟血脉在俞横居，视之独满[①]；切之独坚。凡刺脉者，随其顺逆，不出血，则发针疾按之。凡刺浅深，惊针则止。凡行补泻谷气而已。

问：疾徐之理。

答曰：此乃持针出入之法也。故经言：刺虚实者，徐而疾则实，疾而徐则虚。然此经有两解：所谓徐而疾者，一作徐内而疾出；一作徐出针而疾按之。所谓疾而徐者，一作疾内而徐出；一作疾出针而徐按之（两说皆通）。盖疾徐二字，一解作缓急之义，一解作久速之义，若夫不虚不实，出针入针之法，则亦不疾不徐，配乎其中可也。

问：补泻得宜。

答曰：大略补泻无逾三法。

一则诊其脉之动静。假令脉急者。深内而久留之；脉缓者，浅内而疾发针；脉大者，微出其气；脉滑者，疾发针而浅内之；脉涩者，必得其脉，随其逆顺久留之，必先按而循之，已发针疾按其穴，勿出其血；脉小者，饮之以药。

二则随其病之寒热。假令恶寒者，先令得阳气入阴之分，次乃转针退到阳分，令患人鼻吸口呼，谨按生成气息数足，阴气隆至，针下觉寒，其人自清凉矣。又有病道远者，必先使气直到病所，寒即进针少许，热即退针少许，然后却用生成息数治之。

三则随其诊之虚实。假令形有肥有瘦，身有痛有麻痒，病所有盛有衰，穴下有牢有濡，皆虚实之诊也。若在病所，用别法取之，转针向上气自上，转针向下气自下，转针向左气自左，转针向右气自右，徐推其针气自往，微引其针气自来，所谓推之则前，引之则止，徐往微来以除之，是皆欲攻其邪气而已矣。

问：自取其经。

答曰：刺虚刺实，当用迎随，补其母而泻其子，若不虚不实者，则当以经取，谓其正经自得病，不中他邪，故自取其经也。其法有手存意持针，左手候其穴中之气，若气来至如动脉状，乃内针，要继续而入，徐徐而撞，入荣至卫，至若得气如鲔鱼食钩，即是病之气也．则随本经气血多少，酌量取之，略待少许，见气尽乃出针；如未尽，留针在门，然后出针。经曰：有见如入，有见如出，此之谓也。

问：补者从卫取气，泻者从荣置气?

答曰：十二经脉，皆以荣为根本，卫为枝叶，故欲治经脉，须调荣卫。欲调荣卫，须假呼吸。经曰：卫者阳也，荣者阴也。呼者阳也，吸者阴也。呼尽内针，静以久留，以气至为故者，即是取气于卫。吸则内针，以得气为故者，即是置气于荣也。

问：皮肉筋骨脉病。

①“满”原作“澄”。据《太素》卷二十一、《甲乙》卷五改。

答曰：百病所起，皆始于荣卫，然后淫于皮肉筋脉，故经言：是动[①]者，气也。所生病者，血也。先为是动，而后所生病也。由此推之，则知皮肉经脉，亦是后所生之病耳。是以刺法中但举荣卫，盖取荣卫逆顺，则皮骨肉筋之治在其中矣。以此思之，至于部分有浅深之不同，却要下针无过不及为妙也。

一曰皮肤，二曰肌肉，三曰筋骨。

问：刺有久速。

答曰：此乃量病轻重而行，轻者一补一泻足矣，重者至再、至三也？假令得病气而补泻之，其病未尽，仍复停针，候气再至，又行补泻。经言：刺虚须其实，刺实须其虚也。

问：诸家刺齐异同。

答曰：《灵枢》所言：始刺浅之，以逐邪气，而来血气（谓绝皮以出阳邪也）。后刺深之，以致阴气之邪（谓阴邪出者少，益深绝皮，致肌肉未入分肉间也）。最后取刺极深之，以下谷气（谓已入分肉之间，则谷气出矣），此其旨也。余读《难经》，常见针师丁德用所注，乃言人之肌肉，皆有厚薄之处，但皮肤之上，为必肺之部，阳气所行；肌肉之下，为肝肾之部，阴气所行也。是说所以发挥《灵枢》之旨，却甚详明。至于孙氏《千金方》所言：针入一分，则知天地之气（亦与卧刺浅之，而求[②]血气意合）。针入二分，则知呼吸出入，上下水火之气（亦与后刺深之，以致阴气意合）。针入三分，则知四时五行，五脏六腑逆顺之气（亦与最后极深，以下谷气意合，乃根本也）。《玄珠密语》言：入皮三分，心肺之部，阳气所行。入皮五分，肾肝之部，阴气所行（取象三天两地之数）。此说可谓详明矣。及夫后贤所著，则又有自一分，而累至于十分之说，此法益详且密矣。大抵博约不同，其理无异，互相发明，皆不必废。

问：阴阳居易之理。

答曰：此则阴阳相乘之意也。以其阳入阴分，阴出阳分，相易而居，成其病也。推原所由，或因荣气衰少，而卫气内伐；或因卫气衰少，而荣气外溢。故令血气不守其位，一方气聚，则为一方实，一方气散，则为一方虚。其实者为痛，其虚者为痒。痛者阴也，痛而以手按之不得者，亦阴也，法当深刺之。痒则阳也，法当浅刺之。病在上者阳也，在下者阴也。病先起于阴者，法当先治其阴，而后治其阳也。病先起于阳者，法当先治其阳，而后治其阴也。

问：顺逆相反之由。

答曰：此谓卫气独不得循于常道也，其名曰厥，为病不同，刺法当别。故经言：

---

① 原“动”后有“脉”字，误衍。删。

②“求”一作“来”。观文义“求”义长。

刺热厥者，若留针反为寒。刺寒厥者，若留针反为热。盖被逆气使然。由是言之，刺熟厥者，宜二[①]刺阴，一刺阳。刺寒厥者，宜二[②]刺阳，一刺阴。惟其久病之人，则邪气入深，却当深入而久留，须间日而复刺之，必先例其左右，去其血脉。

问：虚实寒热之治。

答曰：先诊人迎气口，以知阴阳有余不足，以审上下经络，循其部分之寒热，切其九候之变易，按其经络之所动，视其血脉之色状，无过则同，有过则异，脉急以行，脉大以弱，则欲要静，筋力无劳。凡气有余于上者，导而下之。不足于上者，推而扬之。经云：稽留不到者，因而迎之。下[③]气不足者，积而从之。大热在上者，推而下之。从下上[④]者，引而去之。大寒在外者，留而补之。入于中者，从合[⑤]泻之。上寒下热者，推而上之。上热下寒者，引而下之。寒与热争者，导而行之。菀陈而血结者，刺而去之。

问：补者从卫取气，泻者从荣置气。

答曰[⑥]：卫气者，浮气也，专主于装。荣气者，精气也，专主于里。故经言：荣者水符之精也，血气调和于五脏，洒陈于六腑，乃能入脉，循上下，贯五脏，络六腑也。卫者水谷之生也，悍疾滑利，不能入脉，故循皮肤之中，分肉之间，熏于肓膜，散于胸腹，逆其气则病，从其气则愈：如是则荣卫为中外之主，不亦大乎！安得不求其补泻焉。

问：刺阳者卧针而刺之，刺阴者按令阳散乃内针。

答曰：刺阳部者，从其浅也，系属心肺之分。刺阴部者，从其深也，系属肾肝之分。凡欲行阳，浅卧下针，循而扪之，令舒缓，弹而努之，令气隆盛而后转针，其气自张布矣，以阳部主动故也。凡欲行阴，必先按爪，令阳气散，直深内针，得气则伸提之，其气自调畅矣，以阴部主静故也。

问：能知迎随之气，可令调之。

答曰：迎随之法，因其中外上下、病道遥远而设也。是故当知荣卫内外之出入，经脉上下之往来，乃可行之。夫荣卫者阴阳也，经言：阳受气于四末，阴受气于五脏。故泻者先深而后浅，从内引持而出之。补者先浅而后深，从外推内而入之。乃是因其阴阳内外而进退针耳。至于经脉为流行之道，手三阳者，从手上头；手三阴经，从胸至手；足三阳经，从头下足；足三阴经，从足入腹。故手三阳泻者，针芒望外，

---

①“二”原作“三”。据《灵枢·终始》篇：“刺热歌者，二阴一阳”句改。
②“二”原作“三”。亦据上篇改。
③“下”字原无。据《灵枢·官能》篇补。
④“上”原作“止”。据《灵枢·官能》篇改。
⑤“合”原作“而”。据《灵枢·终始》篇改。
⑥“答曰”原无。据本节文例补。

逆而迎之；补者针芒望内，顺而追之，余皆仿此。乃是因其气血往来，而顺逆行针也。大率言荣卫者，是内外之气出入。言经脉者，是上下之气往来。各随所在顺逆而为刺也。故曰迎随耳。

问：补泻之时，与气开阖相应否？

答曰：此法非止推于十干之穴，但凡针入皮肤间，当阳气舒发之分谓之开。针至分肉①间，当阴气封同之分谓之阖。然开中有阖，阖中有开，一开一阖之机，不离孔中，交互停针，察其气以为补泻。故《千金》言：卫外为阳部，荣内力阴部。

问：方②刺之时，必在悬阳，及与两卫。神属勿去，知病存亡。

答曰：悬阳，谓当腠理间朝针之气也。两卫，谓迎随呼吸出入之气也。神属不去，知病存亡，谓左手占候，以为补泻也。此古人立法，言多妙处。

问：容针空豆许。

答曰③：此法正为迎随而设也。是以气至针下，必先提退空歇，容豆许，候气至然后迎之、随之。经言：近气不失，远气乃来。

问：刺有大小。

答曰：有平补平泻，谓其阴阳不平而后平也。阳下之曰补，阴上之曰泻。但得内外之气调则已。有大补大泻，准其阴阳俱有盛衰，内针于天地部内，俱补俱泻，必使经气内外相通，上下相接，盛气乃衰，此名：调阴换阳，一名：接气通经，一名：从本引末。审按其道以予之，徐往徐来以去之，其实一义也。

问：穴在骨所。

答曰：初下针入腠理，得穴之时，随吸内针，乃可深知之。不然，气与针忤，不能进。又凡肥人内虚，要先补后泻；瘦人内实，要先泻后补。

问：补泻得宜。

答曰：凡病在一方，中外相袭，用子午法补泻，左右转针是也。病在三阴三阳，用流注法补泻，荥俞、呼吸出纳是也。二者不同。至于弹爪提按之类，无不同者，要明气血何如耳。

问：迎夺随济，固言补泻，其义何如？

答曰：迎者，迎其气之方来，如寅时气来注于肺，卯时气来注于大肠，此时肺大肠气方盛，而夺泻之也。随者，随其气之方去，如卯时气去注大肠，辰时气去注于胃肺与大肠，此时正虚，而济补之也。余仿此。

问：针入几分，留几呼？

答曰：不如是之相拘。盖肌肉有浅深，病去有迟速，若肌肉厚实处，则可深；浅

---

①“分肉”原作“肉分”，误例矣。
②“方”原形误作“十”。据《灵枢·九针十二原》篇改。
③“答曰”原无。据本节文例补。

薄处，则宜浅。病去则速出针，病滞则久留针为可耳。

问：补泻有不在井、荥、俞、经、合者多，如何？

答曰：如睛明、瞳子髎治目疼；听宫、丝竹空、听会治耳聋；迎香治鼻；地仓治口㖞；风池、头维治头项，古人亦有不系井、荥、俞、经、合者如此。盖以其病在上，取之上也。

问：经穴流注，按时补泻，今病有各经络，按时能去病否？

答曰：病著于经，其经自有虚实耳。补虚泻实，亦自中病也：病有一针而愈，有数针始愈。盖病有新痼、浅深，而新、浅者，一针可愈，若深、痼者，必屡针可除。丹溪、东垣有一剂愈者，有至数十剂而愈者，今人用一针不愈，则不再针矣。且病非独出于一经一络者，其发必有六气之兼感，标本之差殊，或一针以愈其标，而本未尽除；或独取其本，而标复尚作，必数针方绝其病之邻也。

问：针形至微何能补泻？

答曰：如气球然，方其未有气也，则恹塌不堪蹴踢，及从窍吹之，则气满起胖，此虚则补之之义也。去其窍之所塞，则气从窍出，复恹塌矣，此实则泻之之义也。

问：《内经》治病，汤药少而针灸多，何也？

答曰：《内经》，上古书也。上古之人，劳不至倦，逸不至流，食不肥鲜，以戕其内，衣不蕴热，以伤其外，起居有节，寒暑知避，恬憺虚无，精神内守，病安从生？虽有贼风虚邪，莫能深入，不过凑于皮肤，经滞气郁而已。以针行气，以灸散郁，则病随已，何待于汤液耶？当今之世，道德日衰，以酒为浆，以妄为常，纵欲以竭其精，多虑以散其真，不知持满，不解御神，务快其心，过于逸乐，起居无节，寒暑不避，故病多从内生，外邪亦易中也。经曰：针刺治其外，汤液治其内，病既属内，非汤液又不能济也。此和缓以后，方药盛行，而针灸兼用，固由世不古，若人非昔比，亦业针法之不精，传授之不得其诀耳。非古用针灸之多，今用针灸之少，亦非汤液之宜于今，而不宜千古耶。学者当究心焉。

问：八法流注之要诀何如？

答曰：口诀固多，未能悉录，今先撮其最要者而言之：

上古流传真口诀，八法原行只八穴。口吸生数热变寒，口呼成数寒变热。

先呼后吸补自真，先吸后呼泻自捷。徐进疾退曰泻寒，疾进徐退曰补热。

紧提慢按似冰寒，慢提紧按如火热。脉外阳行是卫气，脉内阴行是荣血。

虚者徐而进之机，实者疾而退之说。补其母者随而济，泻其子者迎夺挈。

但分迎夺与济随，实泻虚补不妄说。天部皮肤肌肉人，地部筋骨分三截。

卫气逆行荣顺转，夏浅冬深肥瘦别。毋伤筋膜用意求，行针犹当辨骨节。

拇指前进左补虚，拇指后退右泻实。牢濡得失定浮沉，牢者为得濡为失。

泻用方而补为圆，自然荣卫相交接。右泻先吸退针呼，左补先呼出针吸。

莫将此法作寻常，弹努循扪指按切。分筋离骨陷中来，却将机关都漏泄。

行人载道欲宣扬，湍水风林没休歇。感谢三皇万世恩，阐尽针经真口诀。

禁针穴歌

脑户囟会及神庭，玉枕络却到承灵，颅息角孙承泣穴，神道灵台膻中明。
水分神阙会阴上，横骨气冲针莫行，箕门承筋手五里，三阳络穴到青灵。
孕妇不宜针合谷，三阴交内亦通论，石门针灸应须忌，女子终身孕不成。
外有云门并鸠尾，缺盆主客深晕生，肩井深时亦晕倒，急补三里人还平。
刺中五脏胆皆死，冲阳血出投幽冥，海泉颧髎乳头上，脊间中髓伛偻形。
手鱼腹陷阴股内，膝膑筋会及肾经，腋股之下各三寸，目眶关节皆通评。

禁灸穴歌

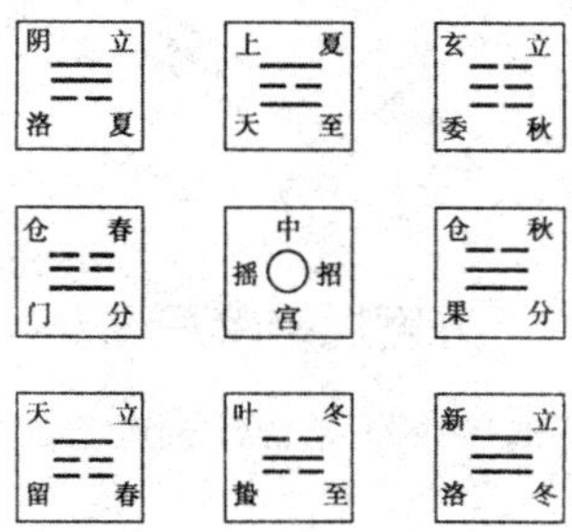

太乙九宫图

其法：从冬至、立春数起，至立冬、中宫止，复从冬至起。

哑门风府天柱擎，承光临泣头维平。丝竹攒竹睛明穴，素髎禾谬迎香程。
颧髎下关人迎去，天牖天府到周荣。渊液乳中鸠尾下，腹哀臂后寻肩贞。
阳池中冲少商穴，鱼际经渠一顺行。地五阳关脊中主，隐白漏谷通阴陵。
条口犊鼻上阴市，伏兔髀关申脉迎。委中殷门承扶上，白环心俞同一经。
灸而勿针针勿灸，针经为此尝叮咛，庸医针灸一齐用，徒施患者炮烙刑。

太乙歌

立春艮上起天留，戊寅己丑左足求，春分左胁仓门震，乙卯日见定为仇。立夏戊辰己巳巽，阴洛宫中左手愁，夏至上天丙午日，正直膺[①]喉离首头。立秋玄委宫右手，戊申己未坤上游，秋分仓果西方兑，辛酉还从右胁谋。立冬右足加新洛，戊戌已

①“膺”原形误作“应”。据《灵枢·九针论》改。

亥乾位收，冬至坎方临叶蛰，王子腰尻下窍流。五脏六腑并脐腹，招摇戊巳在中州，溃治痈疽当须避，犯其天忌疾难瘳。

按《难经》太乙日游，以冬至日居叶蛰宫，数所在从一处至九日复反，如是无已，终而复始。

九宫尻神禁忌歌①

坤踝震腨指牙上，巽属头兮乳口中，面背目乾手膊兑，项腰艮膝肋离从，坎肘脚肚轮流数，惟有肩尻在中宫。

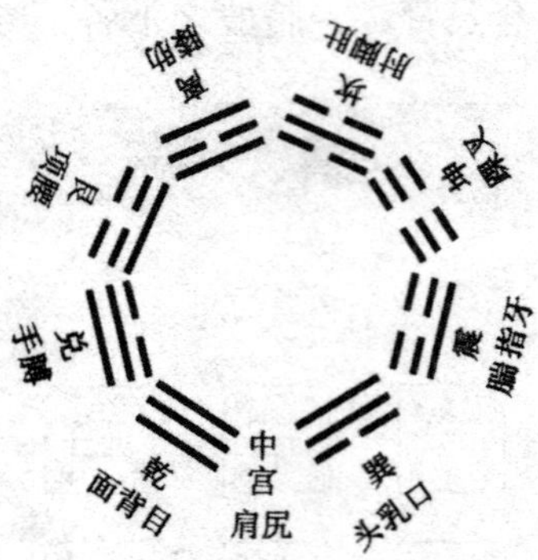

九宫尻神禁忌图

此神农所制。其法一岁起坤，二岁起震，逐年顺飞九宫，周而复始，行年到处，所主伤体，切忌针灸；若误犯之，轻发痈疽，重则丧命，戒之戒之！

九部人神禁忌歌

一脐二心三到肘，四咽五口六在首，七脊八膝九在足，轮流顺数忌针灸。

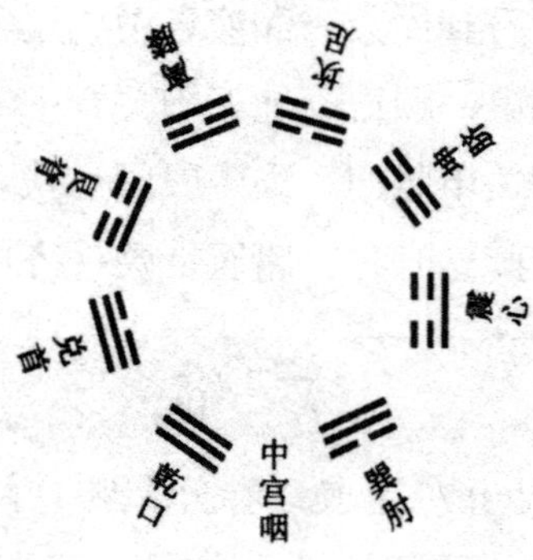

九部人神禁忌图

此法：一岁起脐，二岁起心，周而复始，顺数。

①“九宫尻神禁忌歌”原无。据文例补。

十干人神

甲不治头，乙喉①，丙肩②丁心③戊腹，己脾④，庚腰⑤，辛膝⑥，壬肾，癸足。

十二支人神

子目，丑耳，寅胸，卯齿，辰腰，巳手，午心，未足，申头，酉膝，戌阴，亥颈⑦。

十二部人神禁忌歌

一心二喉三到头，四肩五背六腰求，七腹八项九足十膝，十一阴十二股是一周。

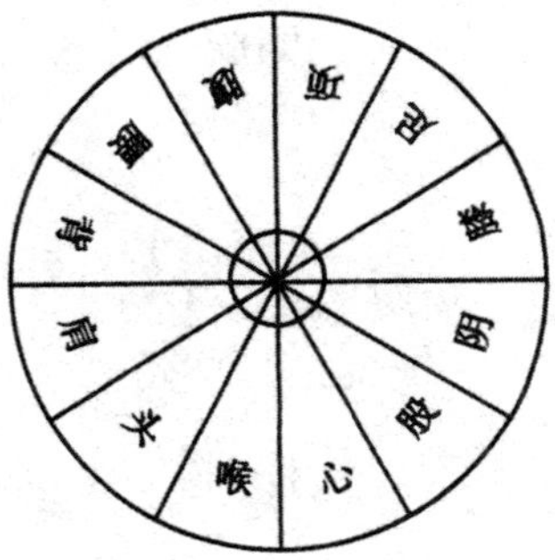

十二部人神禁忌图

其法：一岁起心，二岁起喉，周而复始，数之。

四季人神歌

春秋左右胁，冬夏在腰脐，四季人神处，针灸莫妄施。

逐日人神歌

初一十一廿一起，足拇鼻柱手小指；初二十二二十二，外踝发际外踝位；初三十三二十三，股内牙齿足及肝；初四十四廿四又，腰间胃脘阳明手；初五十五廿五并，口内遍身足阳明；初六十六廿六同，手掌胸前又在胸；初七十七二十七，内踝气冲及在膝；初八十八廿八辰，腕内股内又在阴；初九十九二十九，在尻在足膝胫后；初十二十三十日，腰背内踝足跗觅。

---

①“喉”，《千金》作“项”。
②“肩”，《千金》作“肩背”。
③“心”，《千金》作“胸胁”。
④“脾”，《千金》作“背”。
⑤“腰”，《千金》作“肺”。
⑥“膝”，《千金》作“脚”。
⑦“颈”原作“胫”。据《针灸聚英》改。

逐时人神

子时踝，丑时腰，寅时目，卯时面，辰时头，巳手；午时胸，未时腹，申时心，酉时背，戌时项，亥股。

逐月血忌歌

行针须要明血忌，正丑二寅三之未，四申五卯六酉宫，七辰八戌九居巳，十亥十一月午当，腊子更加逢日闭。

逐月血支歌

血支针灸仍须忌，正丑二寅三卯位，四辰五巳六午中，七未八申九酉部，十月在戌十一亥，十二月于子上议。

四季避忌日

春甲乙　夏丙丁　四季戊己　秋庚辛　冬壬癸

男避忌日

壬辰　甲辰　乙巳　丙午　丁未　辛未　除日　戊日

女避忌日

甲寅　乙卯　乙酉　乙巳　丁巳　辛未　破日　亥日

针灸服药吉日

丁卯　庚午　甲戌　丙子　壬午　甲申　丁亥　辛卯　壬辰　丙申　戊戌　己亥　己未　庚子　辛丑　甲辰　乙巳　丙午　戊申　壬子　癸丑　乙卯　丙辰　壬戌　丙戌　开日　天医　要安

针灸忌日

辛未　乃扁鹊死日　白虎　月厌　月杀　月刑

十干日不治病

甲不治头　乙不治喉　丙不治肩　丁不治心　戊巳日不治腹　庚不治腰　辛不治膝　壬不治胫　癸不治足

按：以上避忌俱不合《素问》，乃后世术家之说。惟四季避忌与《素问》相同。惟避此及尻神，逐日人神，可耳。若急病，人尻神亦不可避也。

针灸大成卷之五

十二经井穴 《杨氏》

手太阴井[①]

人病膨胀，喘咳，缺盆痛，心烦，掌热，肩背疼，咽痛喉肿。斯乃以脉循胃上膈入肺中[②]，横过腋关，穿过尺泽入少商，故邪客于手太阴之络，而生是病。

可刺手太阴肺经井穴少商也，手大指侧。刺同身寸之一分，行六阴之数各一痏，左取右，右取左，如食顷已。灸三壮。

手阳明井

人病气满，胸中紧痛，烦热，喘而不已息。斯乃以其脉自肩端入缺盆，络肺；其支别者从缺盆中直而上颈，故邪客于手阳明之络，而有是病。

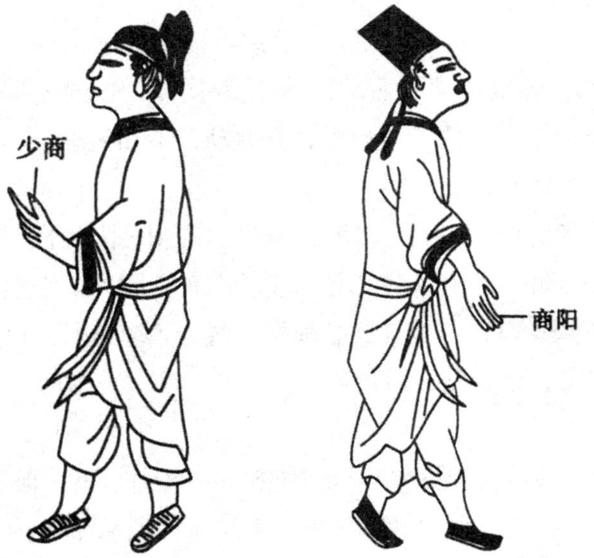

手太阴井　　手阳明井

① "手太阴井"、"手阳明井"及下十井小目原无。据本卷图文补。
② "循胃上膈入肺中"原脱"胃"、"入"二字。据《灵枢·经脉》篇补。

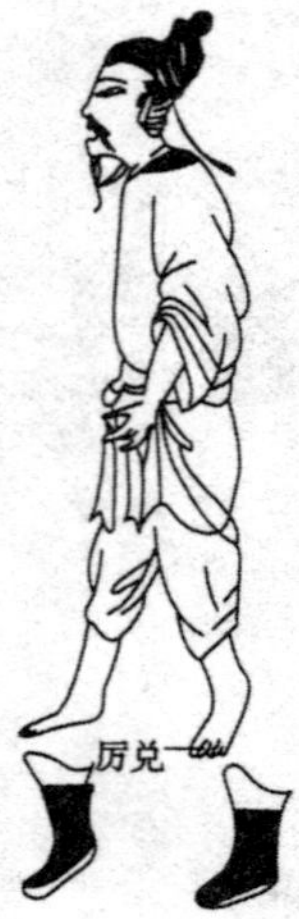

足阳明井

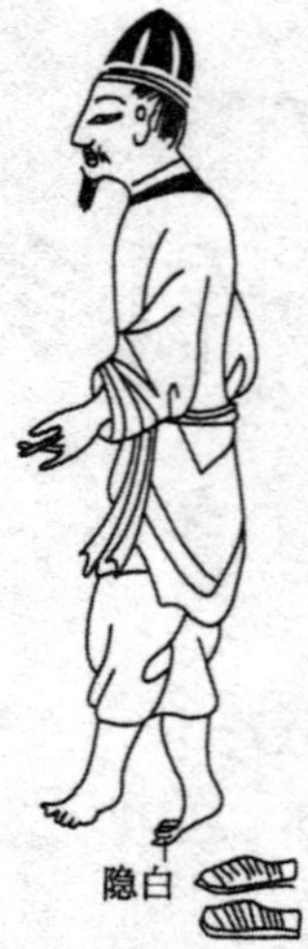

足太阴井

可刺手阳明大肠井穴商阳也，在手大指次指爪甲角。刺入一分，行六阴之数，左取右，右取左，如食顷已。灸三壮。

足阳明井

人病腹心闷，恶人火，闻响心惕，鼻衄唇㖞，疟狂，足痛，气蛊，疮疥，齿寒。乃脉起于鼻交頞中，下循鼻外，入上齿中，还出侠口环唇，下交承浆。却循颐后下廉，出大迎，循颊车，上耳前，故邪客于足阳明之络，而有是病。

可刺足阳明胃经井厉兑，足次指爪甲上与肉交者韭许。刺一分，行六阴数，左取右，食顷已。

足太阴井

人病尸厥暴死，脉犹如常人而动，然阴盛于上，则邪气重上，而邪气逆，阳气乱，五络闭塞，结而不通，故状若尸厥，身脉动，不知人事，邪客手足少阴、太阴、足阳明络，此五络，命所关。

可初刺足太阴脾隐白，二刺足少阴肾涌泉，三刺足阳明胃厉兑，四刺手太阴肺少商，五刺手少阴心少冲。五井穴各二分，左、右皆六阴数。不愈，刺神门；不愈，以竹管吹两耳，以指掩管口，勿泄气，必须极吹蹙，才脉络通，每极三度。甚者灸维会三壮。针前后各二分，泻二度，后再灸。

手少阴井

人病心痛烦渴，臂厥，胁肋疼，心中热闷，呆痴志事，颠狂。斯乃以其脉起于心，支从心系侠喉咙，出向后腕骨[①]之下，直从肺，行腋下臑内，循廉肘内通臂，循廉抵腕，直过神门脉，入少冲。

可刺手心经井少冲，手小指内侧交肉者如韭叶。刺一分，行六阴数，右取左。若灸三炷，如麦大，不已，复刺神门穴。

---

①“腕骨”疑当“蔽骨”。

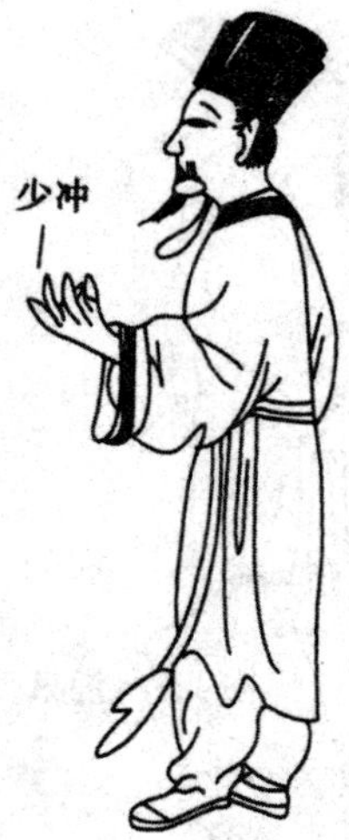

手少阴井

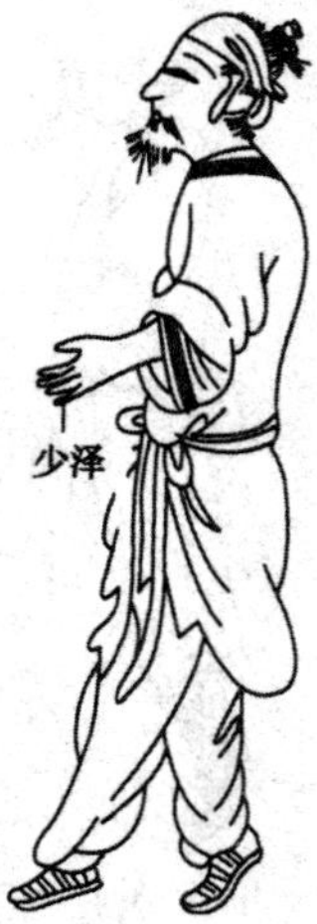

手太阳井

手太阳井

人病颔肿，项强难顾，肩似拔，臑似折，肘臂疼，外廉痛。斯乃以其脉起小指，自少泽过前谷，上循臂内至肩入缺盆，向腋，络心间，循咽下膈，抵胃；支从缺盆上颈颊，至目锐眦入耳，复循颊入鼻頞，斜贯于颧，故邪客于手[①]太阳络，生是病。

可刺手小肠井少泽，小指外侧与肉相交如韭叶。刺一分，六阴数各一痏，左病右取。若灸如小麦炷，三壮止。

足太阳井

人病头项肩背腰目疼，脊痛，痔疟，颠狂，目黄泪出，鼻流血。斯乃经之正者，从脑出，别下项；支别者，从膊内左右别下，又其络从上行，循眦上额，故邪客于足太阳络，而有是病。

可刺足太阳膀胱井至阴，小指外侧韭叶。行六阴数，不已，刺金门五分，灸三壮；不已，刺申脉三分[②]，如人行十里愈。有所坠，瘀血留腹内，满胀不得行，先以利药，次刺然骨前脉出血立已。不已，刺冲阳三分（胃之原）及大敦见血（肝之井）。

足少阴井

人病卒心痛，暴胀，胸胁支满。斯乃脉上贯肝膈，走于心内，故邪客于足少阴之络，而有是病。

可刺足少阴肾井涌泉，足心中。刺三分，行六阴数，见血出，令人立饥欲食，左取右，素有此病，新发，刺五曰愈，灸三壮。

手厥阴井

①“手”原无。据文例补。

②“三分”原作“一寸三分”。据《甲乙》改。

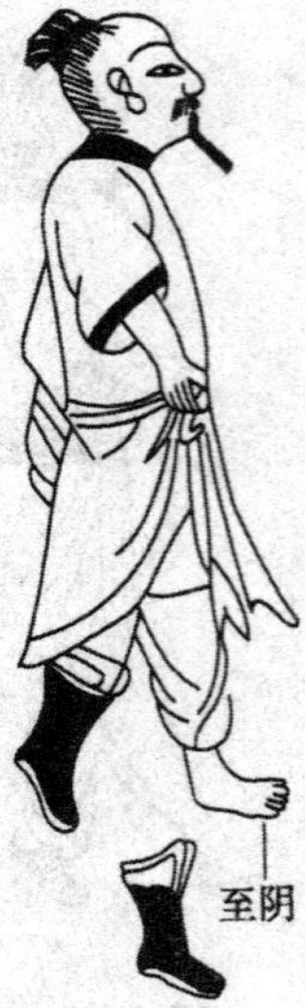

足太阳井

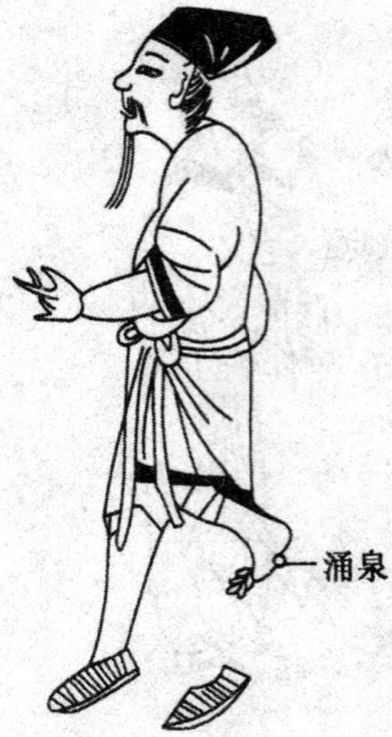

足少阴井

人病卒然心痛，掌中热，胸满膨，手挛臂痛，不能伸屈，腋下肿平，面赤目黄，善笑，心胸热，耳聋响。斯乃以其包络之脉，循胁过腋下，通臑内，至间使入劳宫，循经直入中冲；支别从掌循小指过次指关冲，故邪客于手厥阴络，生是病。

可刺手厥阴心包井中冲，中指内端去甲韭叶。刺一分，行六阴数，左取右，如食顷已。若灸可三壮，如小麦炷。

手少阳井

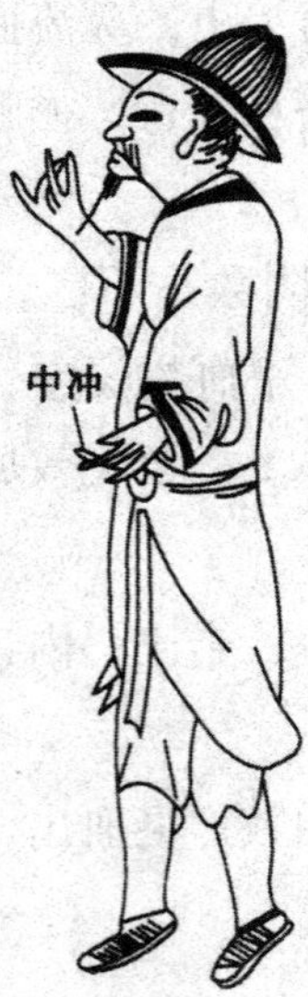

手厥阴井

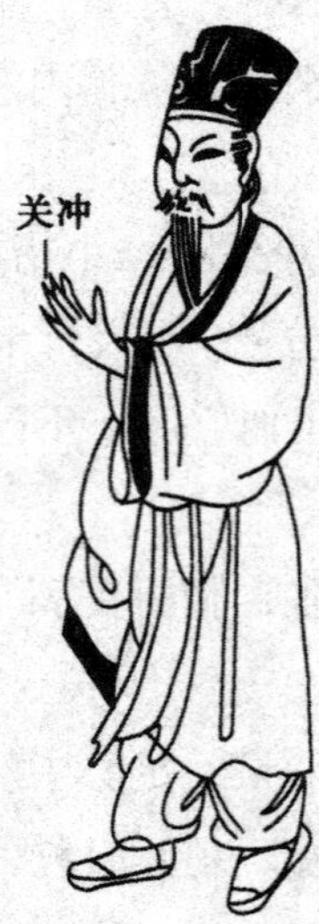

手少阳井

人病耳聋痛，浑浑目疼，肘痛，脊间心后疼甚。斯乃以其脉上臂，贯臑外循肩上，交出少阳缺盆，膻中、膈内；支出颈项耳后，直入耳中，循遍目内眦，故邪气客于手[1]少阳之络，生是病。

可刺手少阳三焦井穴关冲也，手小指次指去爪甲与肉交者如韭叶许。刺一分，各一痏，右取左，如食顷已。如灸三壮不已，复刺少阳俞中诸穴。

足少阳井

人病胸胁足痛，面滞，头目疼，缺盆腋肿汗多，颈项瘿瘤强硬，疟生寒热。乃脉支别者，从目锐下大迎，合手少阳抵项，下颊车，下颈合缺盆以下胸，交中贯膈，络肝胆，循胁，故邪客于足少阳之络，而有是病。

可刺足少阳胆井窍阴，在小指[2]次指与肉交者如韭叶许。刺一分，行六阴数，各一痏，左病右取，如食顷已。灸可三壮。

足厥阴井

人病卒疝暴痛，及腹绕脐上下急痛。斯乃肝络去内踝上五寸，别走少阳；其支别者，循胫上睾，结于茎，故邪客于足厥阴之络，而有是病。

可刺足厥阴肝经井穴大敦，大指端。行六阴数，左取右，素有此病，再发，刺之三日已。若灸者，可五壮止。

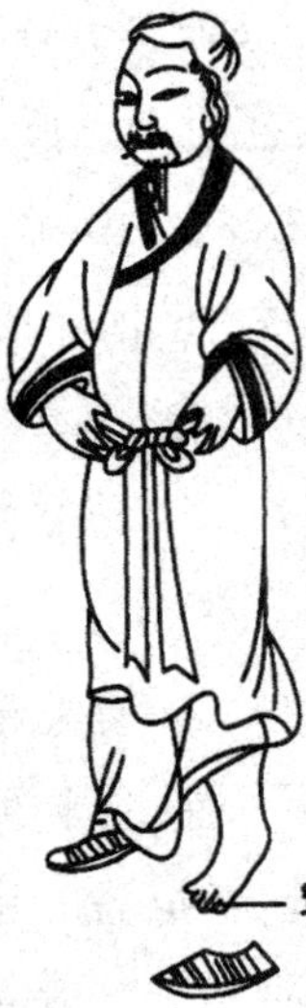

足少阳井

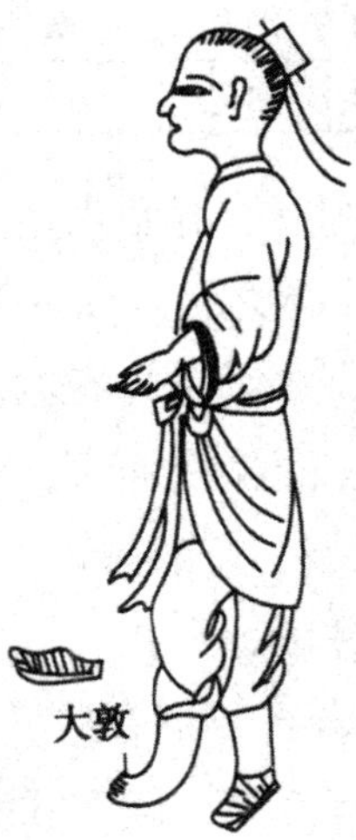

足厥阴井

井荥俞原经合歌 《医经小学》

少商鱼际与太渊，经渠尺泽肺相连，商阳二三间合谷，阳溪曲池大肠牵。

隐白大都太白脾，商丘阴陵泉要知，厉兑内庭陷谷胃，冲阳解溪三里随。

少冲少府属于心，神门灵道少海寻，少泽前谷后溪腕，阳谷小海小肠经。

---

① “手”原无。据文例补。

② “小指”原无。据《灵枢·本输》补。

涌泉然谷与太溪，复溜阴谷肾所宜，至阴通谷束京骨，昆仑委中膀胱知。

中冲劳宫心包络，大陵间使传曲泽，关冲液门中渚焦，阳池支沟天井索。

大敦行间太冲看，中封曲泉属于肝，窍阴侠溪临泣胆，丘墟阳辅阳陵泉。

井荥俞原经合横图

《聚英》

	肺	脾	心	肾	心包络	肝	
井(木)	少商	隐白	少冲	涌泉	中冲	大敦	春刺
荥(火)	鱼际	大都	少府	然谷	劳宫	行间	夏刺
输(土)	太渊	太白	神门	太溪	大陵	太冲	季夏刺
经(金)	经渠	商丘	灵道	复溜	间使	中封	秋刺
合(水)	尺泽	阴陵泉	少海	阴谷	曲泽	曲泉	冬刺
	大肠	胃	小肠	膀胱	三焦	胆	
井(金)	商阳	厉兑	少泽	至阴	关冲	窍阴	所出
荥(水)	二间	内庭	前谷	通谷	液门	侠溪	所溜
输(木)	三间	陷谷	后溪	束骨	中渚	临泣	所注
原	合谷	冲阳	腕骨	京骨	阳池	丘墟	所过
经(火)	阳溪	解溪	阳谷	昆仑	支沟	阳辅	所行
合(土)	曲池	二里	小海	委中	天井	阳陵泉	所入

项氏曰：所出为井，井象水之泉。所溜为荥，荥象水之陂。所注为俞，俞象水之窬。所行为经，经象水之流。所入为合，合象水之归。皆取水义也。

又曰：春刺井，井者东方春也，万物之始生，故言井。冬刺合，合者北方冬也，阳气入藏，故言合。举始终而言，荥、俞、经，在其中矣。又曰：诸井肌肉浅薄，泻井当泻荥。滑氏曰：补井当补合。

岐伯曰：春刺井者，邪在肝。夏刺荥者，邪在心。季夏刺俞者，邪在脾。秋刺经者，邪在肺。冬刺合者，邪在肾，故也。帝曰：五脏而系于四时，何以知之？岐伯曰：五脏一病，辄有五验，假如肝病，色青者肝也，臊臭者肝也，喜酸者肝也，喜呼者肝也，喜泣者肝也。其病众多，不可尽言也。四脏有验，并系于四时者也。针之要妙，在于秋毫。

四明陈氏曰：春气在毛，夏气在皮，秋气在分肉，冬气在骨髓，是浅深之应也。

徐氏子午流注逐日按时定穴歌

甲日戌时胆窍阴，丙子时中前谷荥，戊寅陷谷阳明俞，返本丘墟木在寅，

庚辰经注阳溪穴，壬午膀胱委中寻，甲申时纳三焦水，荥合天干取液门。

乙日酉时肝大敦，丁亥时荥少府心，己丑太白太冲穴，辛卯经渠是肺经，

癸巳肾宫阴谷合，乙未劳宫火穴荥。丙日申时少泽当，戊戌内庭治胀康，

庚子时在三间俞，本原腕骨可祛黄，壬寅经火昆仑上，甲辰阳陵泉合长，丙午时受三焦木，中渚之中仔细详。

丁日未时心少冲，己酉大都脾土逢，辛亥太渊神门穴，癸丑复溜肾水通，乙卯肝经曲泉合，丁巳包络大陵中。

戊日午时历兑先，庚申荥穴二间迁，壬戌膀胱寻束骨，冲阳土穴必还原，甲子胆经阳辅是，丙寅小海穴安然，戊辰气纳三焦脉，经穴支沟刺必痊。

己日巳时隐白始，辛未时中鱼际取，癸酉太溪太白原，乙亥中封内踝比，丁丑时合少海心，己卯间使包络止。

庚日辰时商阳居，壬午膀胱通谷之，甲申临泣为俞木，合谷金原返本归，丙戌小肠阳谷火，戊子时居三里宜，庚寅气纳三焦合，天井之中不用疑。

辛日卯时少商本，癸巳然谷何须忖，乙未太冲原太渊，丁酉心经灵道引，己亥脾合阴陵泉，辛丑曲泽包络准。壬日寅时起至阴，甲辰胆脉侠溪荥.丙午小肠后溪俞，返求京骨本原寻，三焦寄有阳池穴，返本还原似嫡[1]亲。戊申时注解溪胃，大肠庚戌曲池真，壬子气纳三焦寄，井穴关冲一片金，关冲属金壬属水，子母相生恩义深。

癸日亥时井涌泉，乙丑行间穴必然，丁卯俞穴神门是，本寻肾水太溪原，包络大陵原并过，己巳商丘内踝边，辛未肺经合尺泽，癸酉中冲包络连，子午截时安定穴，留传后学莫忘言。

十二经纳干支歌

十二经纳天干歌

甲胆乙肝丙小肠，丁心戊胃己脾乡，庚属大肠辛属肺，壬属膀胱癸肾藏，三焦亦向壬中寄，包络同归入癸方。

十二经纳地支歌

肺寅大卯胃辰宫，脾巳心午小未中，申胱酉肾心包戌，亥焦子胆丑肝通。

脚不过膝手不过肘歌

阳日阳时气在前，血在后兮脉在边，阴日阴时血在前，气在后兮脉归原，

①“嫡”原作“的”。据文理改。

阳日阳时针左转，先取阳经脉病看，阴日阴时针右转，行属阴经脏府痊。

流注图

足少阳胆之经，甲主，与已合，胆引气行。

甲日　甲戌时开胆为井金。

丙子时，小肠泵水。

戊寅时，胃俞木，并过胆原丘墟，木原在寅。

庚辰时，大肠经火。

壬午时，膀胱合土。

甲申时，气纳三焦之荥水，甲属木，是以水生木，子母相生。

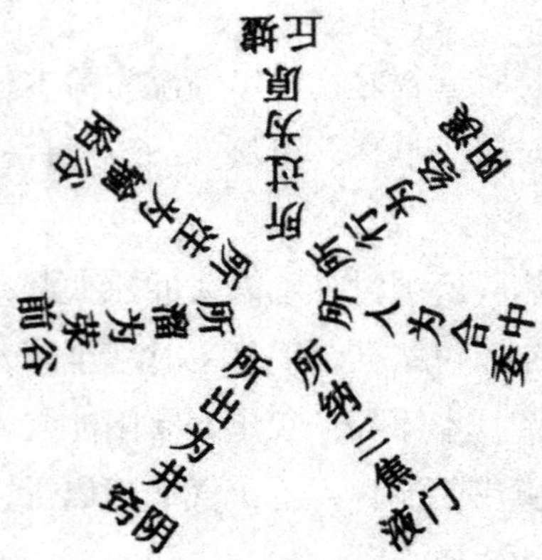

足蹶阴肝之经，乙主，与庚合，肝引血行。

乙日　乙酉时开肝为井木。

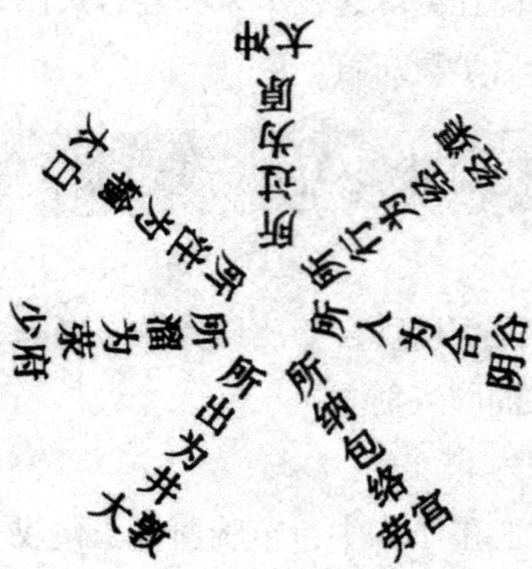

丁亥时，心荥火。

己丑时，脾俞土，并过肝原。

辛卯时，肺，经金。

癸已时，肾，合水。

乙未时，血纳包络之荥火，乙属木，是以木生火也。

手太阳小肠经，丙主，与辛合，小肠引气行。

丙日　丙申时开小肠井金。

戊戌时，胃荥水。

庚子时，大肠俞木，并过小肠原。

壬寅时，胱膀经火。

甲辰时，胆合土。

丙午时，气纳三焦之俞木，丙属火，是以木生火也。

手少阴心之经，丁主，与壬合，心引血行。

丁日　丁未时开心为井木。

已酉时，脾荥火。

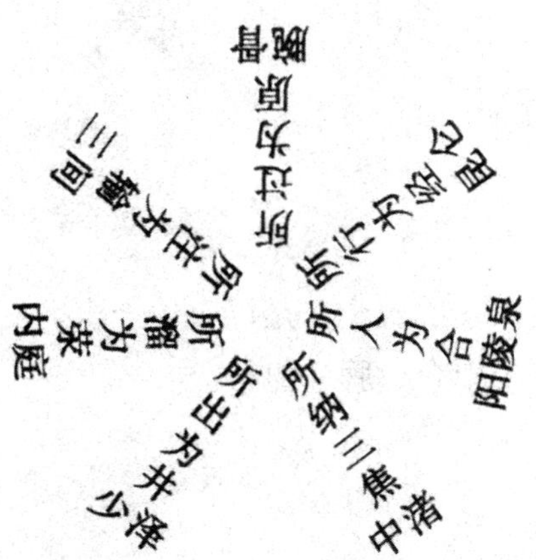

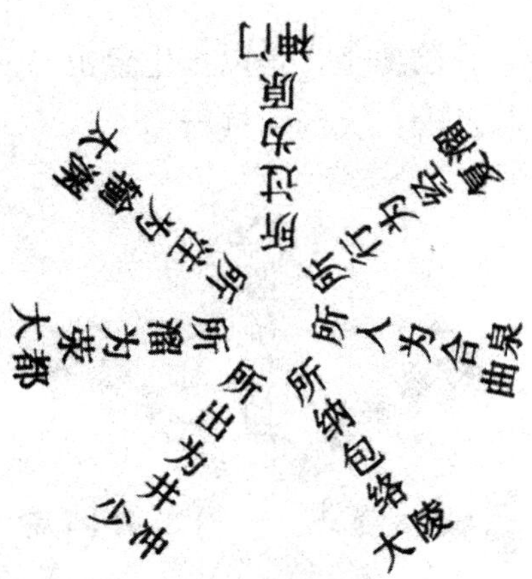

辛亥时，肺俞土，并过心原。

癸丑时，肾经金。

乙卯时，肝合水。

丁巳时，血纳包络之俞土，丁属火，是以火生土也。

足阳明胃之经，戊主，与癸合，胃引气行。

戊日 戊午时开胃为井金。

庚申时，大肠荥水。

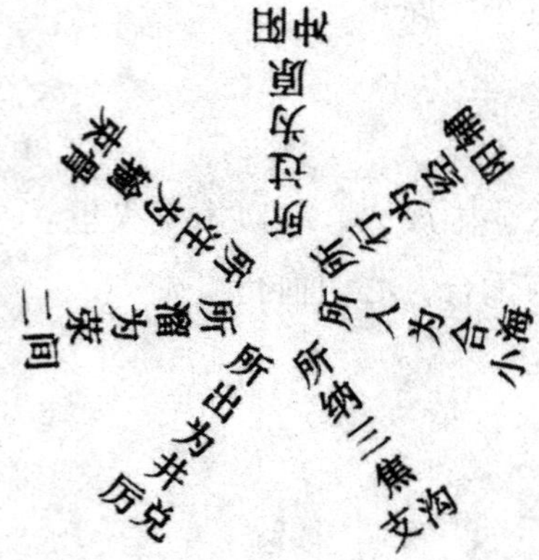

壬戌时，膀胱俞木，并过胃原。

甲子时，胆经火。

丙寅时，小肠合土。

戊辰时，气纳三焦之经火，戊属土，是以火生土也。

足太阴脾之经，己主，与甲合，脾引血行。

己日 己巳时开脾为井木。

辛未时，肺荥火。

癸酉时，肾俞土，并过脾原。

乙亥时，肝经金。

丁丑时，心合水。

己卯时，血纳包络之经金，己属土，是以土生金也。

手阳明大肠经，庚主，与乙合，大肠引气行。

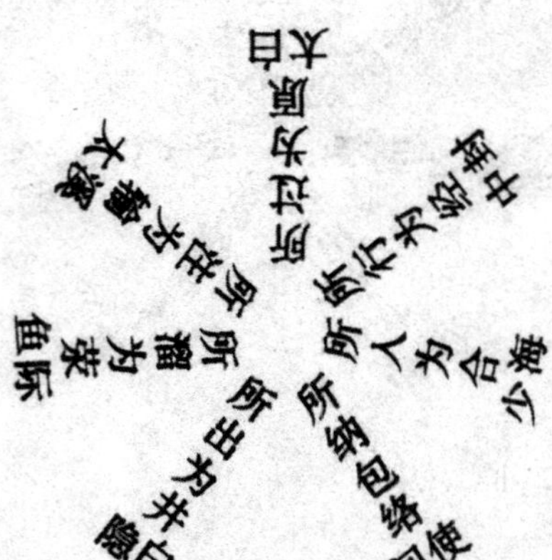

庚日　庚辰时开大肠井金。

壬午时，膀胱荥水。

甲申时，胆俞木，并过大肠原。

丙戌时，小肠经火。

戊子时，胃合土。

庚寅时，气纳三焦之合，土庚属金，是以土生金也。

手太阴肺之经，辛主，与丙合，肺引血行。

辛日　辛卯时开肺为井木。

癸巳时，肾荥火。

乙未时，肝俞土，并过肺原。

丁酉时，心经金。

己亥时，脾合水。

辛丑时，血纳包络之合水，辛属金，是以金生水也。

足太阳膀胱经，壬主，与丁合，膀胱引气行。

壬日　壬寅时开膀胱井金。

甲辰时，胆荥水。

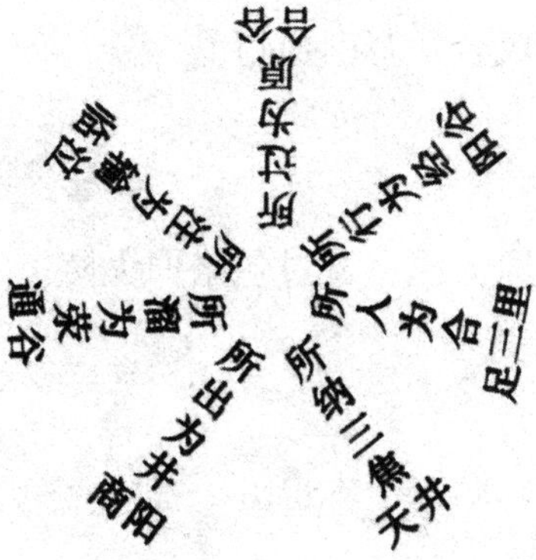

所过为原 合谷
所行为经 阳谷
所入为合 足三里
所寄三焦 天井
所出为井 窍阴
所溜为荥 通谷
所注为俞 临泣

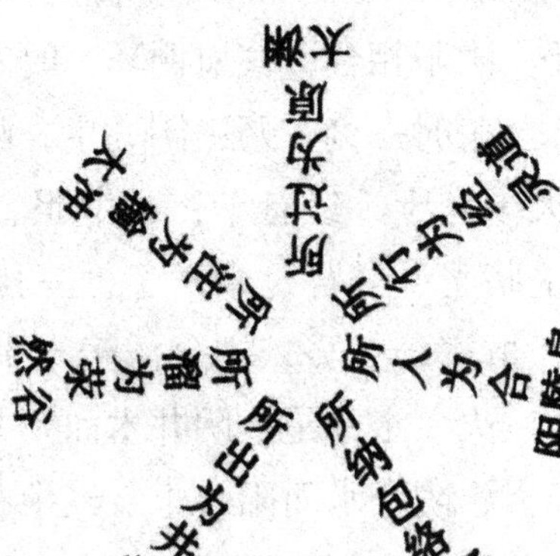

所过为原 太溪
所行为经 灵道
所入为合 阴陵泉
所寄包络 曲泽
所出为井 少冲
所溜为荥 然谷
所注为俞 太冲

丙午时，小肠俞木，所过本原京骨木原在午，水入火乡，故壬丙子午相交也，兼过三焦之原阳池。

戊申时，胃经火。

庚戌时，大肠合土。

壬子时，气纳三焦井金。

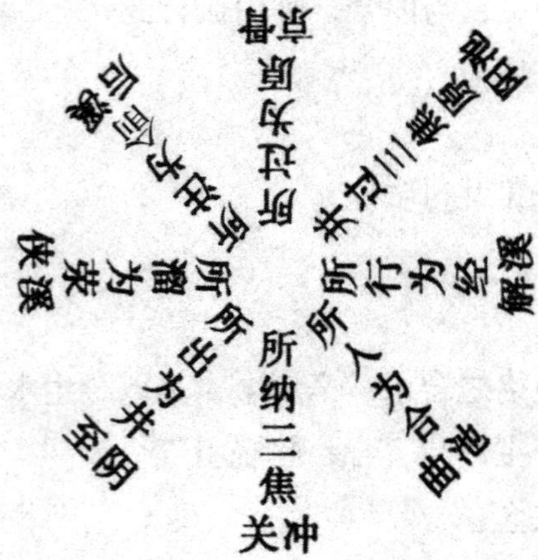
所纳三焦关冲
所出为井至阴
所溜为荥侠溪
所注为俞后溪
所过本原京骨
并过三焦原阳池
所行为经解溪
所入为合曲泉

足少阴肾之经，癸主，与戊合，肾引血行。

癸日　癸亥时开肾为井木。

乙丑时，肝荥火。

丁卯时，心俞土，并过肾原太溪，又过包络原大陵。

己巳时，脾经金。

辛未时，肺合水。

癸酉时，血纳包络之井木，谓水生木也。

论子午流注法 《徐氏》

子午流注者，谓刚柔相配，阴阳相合，气血循环，时穴开阖也。何以子午言之？曰：子时一刻，乃一阳之生；至午时一刻，乃一阴之生，故以子午分之而得乎中也。流者，往也。注者，住也。天干有十，经有十二：甲胆、乙肝、丙小肠、丁心、戊胃、己脾、庚大肠、辛肺、壬膀胱、癸肾，余两经，三焦、包络也。三焦乃阳气之父，包络乃阴血之母，此二经虽寄于壬癸，亦分派于十干，每经之中，有井、荥、俞、经、合，以配金、水、木、火、土，是故阴井木而阳井金，阴荥火而阳荥水，阴俞土而阳俞木，阴经金而阳经火，阴合水而阳合土。经中有返本还元者，乃十二经出入之门也。阳经有原，遇俞穴并过之，阴经无原，以俞穴即代之。是以甲出丘墟，乙太冲之例。又按《千金》云：六阴经亦有原穴，乙中都，丁通里，己公孙，辛列缺，癸水泉，包络内关是也。故阳日气先行，而血后随也。阴日血先行，而气后随也。得时为之开，失时为之阖，阳干注腑，甲、丙、戊、庚、壬而重见者气纳于三焦；阴干注脏，乙、丁、己、辛、癸而重见者，血纳包络。如甲日甲戌时，以开胆井，至戊寅时正当胃俞，而又并过胆原，重见甲申时，气纳三焦，荥穴属水，甲属木，是以水生木，谓甲合还元化本。又如乙日乙酉时，以开肝井，至己丑时当脾之俞，并过肝原，重见乙未时，血纳包络荥穴属火，乙属木，是以木生火也。余仿此。俱以子午相生，阴阳相济也。阳日无阴时，阴日无阳时，故甲与己合，乙与庚合，丙与辛合，丁与壬合，戊与癸合也。何谓甲与己合？曰：中央戊己属土，畏东方甲乙之木所克，戊乃阳为兄，己属阴为妹，戊兄遂将己妹，嫁与木家，与甲为妻，庶得阴阳和合，而不相伤，所以甲与己合。余皆然。子午之法，尽于此矣。

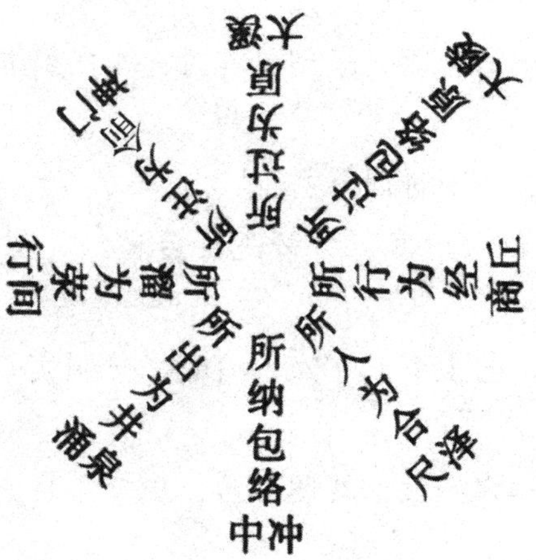

所出为井 涌泉
所溜为荥 行间
所过为原 太溪
所行为经 商丘
所入为合 尺泽
所纳包络 中冲

流注开阖

《医学入门》

人每日一身周流六十六穴，每时周流五穴（除六原穴，乃过经之所）。相生相合者为开，则刺之。相克者为阖，则不刺。阳生阴死，阴生阳死，如甲木死于午，生于亥。乙木死于亥，生于午。丙火生于寅，死于酉。丁火生于酉，死于寅。戊土生于寅，死于酉。己土生于酉，死于寅。庚金生于巳，死于子。辛金生于子，死于巳。壬水生于申，死于卯。癸水生于卯，死于申。凡值生我我生，及相合者，乃气血生旺之时，故可辨虚实刺之。克我我克，及阖闭时穴，气血正直衰绝，非气行未至，则气行已过，误刺妄引邪气，坏乱真气，实实虚虚，其害非小。

流注时日

阳日阳时阳穴，阴日阴时阴穴，阳以阴为阖，阴以阳为闻，阖者，闭也。闭则以本时天干，与某穴相合者针之。

阳日遇阴时，阴日遇阳时，则前穴已闭，取其合穴针之[①]。合者，甲与己合化土，乙与庚合化金，丙与辛合化水，丁与壬合化木，戊与癸合化火，五门十变，此之谓也。

其所以然者，阳日注腑，则气先至而血后行[②]。阴日注脏，则血先至而气后行。顺阴阳者，所以顺气血也。

阳日六腑值日者引气行，阴日六脏值日者引血。

或曰：阳日阳时已过，明日阴时已过，遇有急疾奈何？曰：夫妻子母互用，必适其病为贵耳。

妻闭则针其夫，夫闭则针其妻，子闭针其母，母闭针其子。必穴与病相宜，乃可针也。

噫！用穴则先主而后客，用时则弃主而从宾。

假如甲日胆经为主，他穴为客，针必先主后客，其甲戌等时主穴不开，则针客穴。

按日起时，循经寻穴，时上有穴，穴上有时，分明实落，不必数上衍数，此所以宁守子午，而舍尔灵龟也。

灵龟八法，专为奇经八穴而设，其图具后，但子午法，其理易明，其穴亦肘膝内穴，岂能逃子午之流注哉！

脏腑井荥俞经合主治

《聚英》

假令得弦脉，病人善洁（胆为清净之府故耳），面青善怒，此胆病也。若心下满，当刺窍阴（井），身热当刺侠溪（荥），体重节痛刺临泣（俞），喘嗽寒热刺阳辅（经），逆气而泄刺阳陵泉（合），又总刺丘墟（原）。

假令得弦脉，病人淋溲，便难，转筋，四肢满闭，脐左[③]有动气，此肝病也。若心下满刺大敦（井），身热刺行间（荥），体重节痛刺太冲（俞），喘嗽寒热刺中封（经），逆气而泄刺曲泉（合）。

假令得浮洪脉，病人面赤，口干喜笑，此小肠病也。若心下满刺少泽（井），身热

---

① “针之”后《医学入门》卷一句后又有“故又曰开合”五字。
② “而血后行”原作“后血行”。据《医学入门》卷一互乙。
③ “脐左”据《针灸聚英》卷二作“脐右”。按肝之气行左，似“左”为是。

刺前谷（荥），体重节痛刺后溪（俞），喘嗽寒热刺阳谷（经），逆气而泄刺小海（合），又总刺腕骨（原）。

假令得浮洪脉，病人烦心，心痛，掌中热而啘，脐上有动气，此心病也。若心下满刺少冲（井），身热刺少府（荥），体重节痛刺神门（俞），喘嗽寒热刺灵道（经），逆气而泄刺少海（合）。

假令得浮缓脉，病人面黄，善噫，善思，善沫[①]，此胃病也。若心下满刺厉兑（井），身热刺内庭（荥），体重节痛刺陷谷（俞），喘嗽寒热刺解溪（经），逆气而泄刺三里（合），又总刺冲阳（原）。

假令得浮缓脉，病人腹胀满，食不消，体重节痛，怠隋嗜卧，四肢不收，当脐有动气，按之牢若痛，此脾病也。若心下满刺隐白（井），身热刺大都（荥），体重节痛刺太白（俞），喘嗽寒热刺商丘（经），逆气而泄刺阴陵泉（合）。

假令得浮脉，病人面白，善嚏，悲愁不乐欲哭，此大肠病也。若心下满刺商阳（井），身热刺二间（荥），体重节痛刺三间（俞），喘嗽寒热刺阳溪（经），逆气而泄刺曲池（合），又总刺合谷（原）。

假令得浮脉，病人喘嗽，洒淅寒热、脐右有动气，按之牢若[②]痛，此肺病也。若心下满刺少商（井），身热刺鱼际（荥），体重节痛刺太渊（俞）。喘嗽寒热刺经渠（经），逆气而泄刺尺泽（合）。

假令得沉迟脉，病人面黑，善恐欠，此膀胱病也。若心下满刺至阴（井），身热刺通谷（荥），体重节痛刺束骨（俞），喘嗽寒热刺昆仑（经），逆气而泄刺委中（合），又总刺京骨（原）。

假令得沉迟脉，病人逆气，小腹急痛，泄如下重[③]足胫寒而逆，脐下有动气，按之牢若痛，此肾病也。若心下满刺涌泉（井），身热刺然谷（荥），体重节痛刺太溪（俞），喘嗽寒热刺复溜（经），逆气而泄刺阴谷（合）。

总论

纪氏曰：井之所治，不以五脏六腑，皆主心下满。荥之所治，不以五脏六腑，皆主身热。俞之所治，不以五脏六腑，皆主体重节痛。经之所治，不以五脏六腑，皆主喘嗽寒热。合之所治，不以五脏六腑，皆主逆气而泄。

十二经是动所生病补泻迎随 《聚英》

《内经》曰[④]：十二经病，盛则泻之，虚则补之，热则疾之，寒则留之，不盛不虚，以经取之。又曰：迎而夺之，随而济之。又曰：虚则补其母，实则泻其子。《难经》曰：经脉行血气，通阴阳，以荣于其身者也。其始（平旦）从中焦，注手太阴（肺

① “沫”原作“咏”。据《针灸聚英》改。
② “若”原无。据《针灸聚英》卷二补。
③ “重”疑当作“注”。
④ “《内经》曰”，按《针灸聚英》作“经曰”。

寅）、阳明（大肠卯），阳明注足阳明（胃辰）、太阴（脾巳），太阴注手太阴（心午）、太阳（小肠未），太阳注足太阳（膀胱申）、少阴（肾酉），少阴注手厥阴[①]（包络戌）、少阳（三焦亥），少阳注足少阳（胆子）、厥阴（肝丑）、厥阴复注于手太阴（明日寅时），如环无端，转相灌溉。又曰：迎随者，知荣卫流行，经脉往来，随其顺逆而取之也。

十二经之原歌

《聚英》

甲出丘墟乙太冲，丙居腕骨是原中，丁出神门原内过，戊胃冲阳气可通，

己出太白庚合谷，辛原本出太渊同，壬归京骨阳池穴，癸出太溪大陵中。

三焦行于诸阳，故置一俞曰原。又曰：三焦者，水谷之道路，原气之别使也。主通行三气，经历五脏六腑。原者三焦之尊号，故所止辄为原也。

按《难经》云：五脏六腑之有病者，皆取其原。王海藏曰：假令补肝经，于本经原穴补一针（太冲穴是），如泻肝经，于本经原穴亦泻一针。余仿此。

十二经病井荥俞经合补虚泻实

手太阴肺经，属辛金。起中府，经少商，多气少血，寅时注此。

是动病（邪在气，气留而不行，为是动病）：肺胀满[②]膨膨而喘咳，缺盆中痛，甚则交两手而瞀，是谓臂厥。

所生病（邪在血，血壅而不濡，为所生病）：咳嗽上气，喘喝[③]烦心，胸满，臑臂内前廉痛[④]，掌中热。气盛有余，则肩背痛，风寒（疑寒字衍）汗出中风，小便数而欠，寸口大三倍于人迎。虚则肩背痛寒，少气不足以息，溺色变，卒遗矢无度，寸口反小于人迎也。

补（虚则补之）用卯时（随而济之），太渊，为俞土，土生金，为母。经曰：虚则补其母。

泻（盛则泻之）用寅时（迎而夺之），尺泽，为合水，金生水，为子，实则泻其子。

手阳明大肠经，为庚金。起商阳，终迎香，气血俱多，卯时气血注此。

是动病：齿痛，颛肿。是主津[⑤]。

所生病：目黄，口干，鼽衄，喉痹，肩前臑痛，大指次指不用。气有余则当脉所过者热肿，人迎大三倍于寸口；虚则寒栗不复，人迎反小于寸口也。

补　用辰时，曲池，为合土。土生金，虚则补其母。

泻　用卯时，二间，为荥水。金生水，实则泻其子。

---

①“手厥阴”，《针灸聚英》作“手心主”。义同。

②“满”原无。据《灵枢·经脉》及《针灸聚英》卷二补。

③“喝”原作“渴”。据《针灸聚英》卷二改。《甲乙》、《脉经》、《铜人》亦作“喝”。

④ 按《灵枢·经脉》“痛”后有“厥”字。

⑤“主津”，《灵枢·经脉》篇作“主津液”，且句读连“所生病者”。《针灸聚英》亦作“主津”，句读同《大成》。

足阳明胃经，属戊土。起头维，终厉兑，气血俱多，辰时注此。

是动病：洒洒然振寒，善呻[①]数欠，颜黑。病至恶人与火，闻木音则惕然而惊，心欲动[②]，独闭户牖而处。甚则欲登高而歌，弃衣而走。贲响腹胀，是谓骭厥。主血。

所生病：狂疟温淫，汗出，鼽衄，口㖞唇胗[③]，喉痹[④]，大腹水肿，膝膑肿痛，循胸[⑤]乳气街[⑥]伏兔，胻外廉，足跗上皆痛，中指不用。气盛则身以前皆热，其有余于胃，则消谷善饥，溺色黄。人迎大三倍于寸口；气不足，则身已前皆寒栗，胃中寒则胀满，人迎反小于寸口也。

补　用巳时，解溪，为经火。火生土，虚则补其母。

泻　用辰时，厉兑，为井金。土生金，实则泻其子。

足太阴脾经，属己土。起隐白，终大包，多气少血，巳时注此。

是动病：舌本强，食则呕，胃脘痛，腹胀善噫，得后出与气则快[⑦]然如衰，身体皆重。是主脾[⑧]。

所生病：舌本痛，体不能动摇，食不下，烦心，心下急痛，寒疟，溏瘕泄，水闭[⑨]，黄疸不能卧，强立股膝内肿，厥，足大指不用。盛者，寸口大三倍于人迎；虚者，寸口小三倍于人迎也。

补　用午时，大都，为荥火。火生土，虚则补其母。

泻　用巳时，商丘，为经金。土生金，实则泻其子。

手少阴心经，属丁火。起极泉，终少冲。多气少血，午时注此。

是动病：咽干心痛，渴而欲饮，是为臂厥。主心。

所生病：目黄胁痛，臑臂内后廉痛，厥，掌中热[⑩]。盛者，寸口大再倍于人迎；虚者，寸口反小于人迎也。

补　用未时，少冲，为井木。木生火，虚则补其母。

泻　用午时，神门，为俞土。火生土，实则泻其子。

手太阳小肠经，属丙火。起少泽，终听官。多血少气，未时注此。

是动病：嗌痛、颔肿，不可回顾，肩似拔，臑似折。是主液。

所生病：耳聋目黄，颊肿、颈、颔、肩、臑、肘、臂外后廉痛。盛者，人迎大再

---

①“呻”，《针灸聚英》作“伸”，《甲乙》亦作“伸”。
②“心欲动”原作“心动欲”。据《灵枢·经脉》改。
③“胗”原作“裂”。据《灵枢·经脉》改。
④“喉痹”前《灵枢》有“颈肿”二字。
⑤《灵枢·经脉》“胸”作“膺”。
⑥“气街”原作“气膺”。据《灵枢·经脉》篇改。
⑦“快”原作“快”。据《灵枢·经脉》篇改。
⑧“脾”原作“痹”。据《灵枢·经脉》改。
⑨“闭”原作“身”。据《灵枢·经脉》改。
⑩《灵枢·经脉》篇“热”字后有“痛”字。

倍于寸口；虚者，人迎反小于寸口也。

补　用申时，后溪，为俞木。木生火，虚则补其母。

泻　用未时，小海，为合土。火生土，实则泻其子。

足太阳膀胱经，属壬水。起晴明，终至阴。多血少气，申时注此。

是动病：冲[①]头痛目[②]似脱，项似拔，脊痛，腰似折，髀不可以曲，腘如结，腨似裂，是为踝厥。是主筋。

所生病：痔疟，狂癫疾[③]头囟顶痛，目黄，泪出，鼽衄，项、背、腰、尻、腘腨、脚皆痛，小指不用。盛者，人迎大再倍于气口；虚者，人迎反小于气口也。

补　用酉时，至阴，为井金。金生水，虚则补其母。

泻　用申时，束骨，为俞水。水生木，实则泻其子。

足少阴肾经，属癸水。起涌泉，终俞府。多气少血，酉时注此。

是动病：饥不欲食，面黑如炭色，咳唾则有血，鸣鸣而喘[④]坐而欲起，目䀮䀮然如无所见，心悬如饥状，气不足，则善恐，心惕然如人将捕之，是谓骨厥。是主肾。

所生病：口热，舌干，咽肿，上气，嗌干及痛，烦心，心痛，黄疸，肠澼，脊股内后廉痛，痿厥，嗜卧，足下热而痛。盛者，寸口大再倍于人迎；虚者，寸口反小于人迎也。

补　用戌时，复溜，为经金，金生水，虚则补其母。

泻　用酉时，涌泉，为井木，水生木，实则泻其子。

手厥阴心包络经，配肾，属相火。起天池，终中冲。多血少气，戌时注此。

是动病：手心热，肘臂挛痛[⑤]，腋下肿[⑥]，甚则胸胁支满，心中澹澹，或[⑦]大动，面赤，目黄，善笑不休。是主心包络[⑧]。

所生病；烦心，心痛，掌中热。盛者，寸口大一倍[⑨]于人迎；虚者，寸口反小于人迎也。

补　用亥时，中冲，为井木。木生火，虚则补其母。

泻　用戌时，大陵，为俞土。火生土，实则泻其子。

手少阳三焦经，配心包络，属相火。起关冲，终耳门，多气少血，亥时注此。

是动病：耳聋，浑浑焞焞，咽肿，喉痹。是主气。

所生病：汗出，目锐眦痛，颊痛，耳后、肩、臑、肘，臂外皆痛，小指次指不

---

①“冲”字原无。据《灵枢·经脉》补。
②“目”字原无。据《灵枢·经脉》补。
③“疾”原无。据《灵枢·经脉》补。
④“鸣鸣而喘”，《灵枢·经脉》篇作“喝喝而喘”。为是。
⑤“痛”，《灵枢·经脉》篇作“急”。
⑥“腋下肿”，《灵枢·经脉》作“腋肿”。无“下”字。
⑦《灵枢·经脉》无“或”字。
⑧《灵枢·经脉》作“主脉”。《甲乙》注云“一作心包络”。是杨氏所本不同。
⑨“一倍”原作“三倍”。据《灵枢·经脉》、《甲乙》卷二改。

用。盛者，人迎大一倍于寸口；虚者，人迎反小于寸口也。

补　用子时，中渚，为俞木。木生火，虚则补其母。

泻　用亥时，天井，为合土。火生土，实则泻其子。

足少阳胆经，属甲木。起瞳子髎，终窍阴。多气少血，子时注此。

是动病：口苦，善太息，心胁痛，不能转侧，甚则面微有尘，身无膏泽，足外反热，是为阳厥。是主骨。

所生病：头角颔痛，目锐眦痛，缺盆中肿痛，腋下肿，马刀挟瘿，汗出振寒，疟，胸中[①]，胁肋，髀膝外，至胫绝骨外踝前，及诸节皆痛。小指次指不用。盛者，人迎大一倍[②]于寸口；虚者，人迎反小于寸口也。

补　用丑时，侠溪，为荥水。水生木，虚则补其母。

泻　用子时，阳辅，为经火。木生火，实则泻其子。

足厥阴肝经，属乙木。起大敦，终期门。多血少气，丑时注此。

是动病：腰痛不可俯仰，丈夫㿗疝。妇人、小腹肿，甚则咽干，面尘脱色。是主肝。

所生病：胸满，呕逆，洞泄，狐疝，遗溺，癃闭。盛者，寸口脉大一倍于人迎；虚者，寸口脉反小于人迎也。

补　用寅时，曲泉，为合水。水生木，虚则补其母。

泻　用丑时，行间，为荥火。木生火，实则泻其子。

十二经气血多少歌

多气多血经须记，大肠手经足经胃，
少血多气有六经，三焦胆肾心脾肺，
多血少气心包络，膀胱小肠肝所异。

十二经治症主客原络 《杨氏》

肺之主大肠客[③]

太阴多气而少血，心胸气胀掌发热，喘咳缺盆痛莫禁，咽肿喉干身汗越，
肩内前廉两乳疼，痰结膈中气如缺，所生病者何穴求，太渊偏历与君说。

可刺手太阴肺经原（原者，太渊穴，肺脉所过为原。掌后内侧横纹头，动脉相应寸口是），复刺手阳明大肠络（络者，偏历穴，去腕三寸，别走太阴）。

大肠主肺之客

阳明大肠侠鼻孔，面痛齿疼颛颊肿，生疾目黄口亦干，鼻流清涕及血涌，

① “胸中”，《灵枢·经脉》作“胸”。无“中”字。
② “一倍”原作“三倍”。据《灵枢经脉》篇改。
③ “肺之主大肠客”原无。据本节图文补。下同。

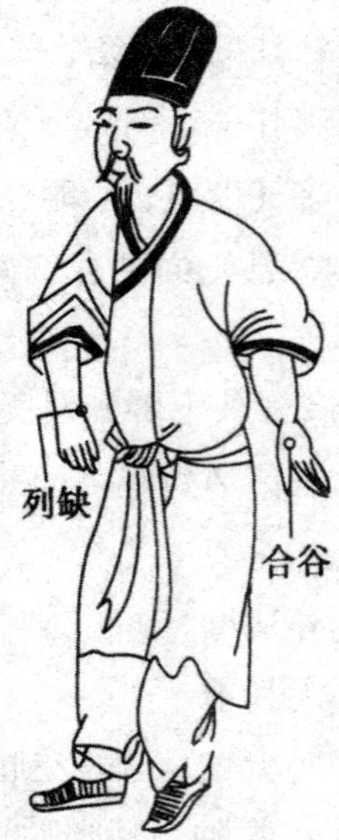

大肠主肺之客图

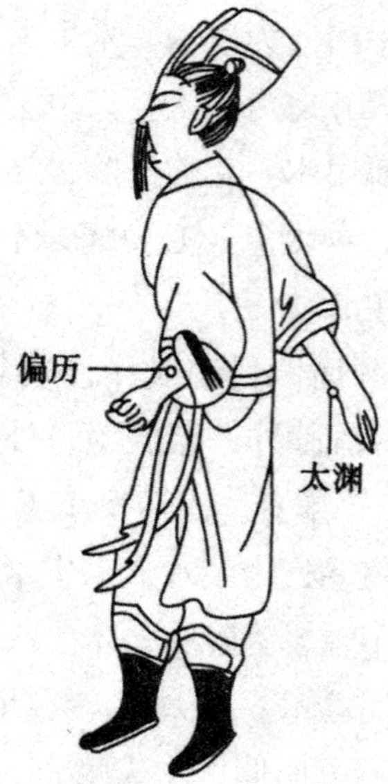

肺之主大肠客图

喉痹肩前痛莫当，大指次指为一统，合谷列缺取为奇，二穴针之居病总。

可刺手阳明大肠原（原者，合谷穴，大肠脉所过为原，岐骨间），复束手太阴肺经络（络者，列缺穴，去腕侧上寸半，交叉盐指尽是，别走阳明）。

脾主胃客

脾经为病舌本强，呕吐胃翻疼腹胀[①]，阴气上冲噫难瘳，体重不摇心事妄，
疟生振栗兼体羸，秘结疸黄手执杖，股膝内肿厥而疼，太白丰隆取为尚。

可刺足太阴脾经原（原者，太白穴，脾脉所过为原，足大指内踝前，核骨下陷中），复刺足阳明胃经络（络者，丰隆穴，去踝八寸，别走太阴）。

胃主脾客

腹䐜[②]心闷意凄怆，恶人恶火恶灯光，耳闻响动心中惕，鼻衄唇㖞疟又伤，
弃衣骤步身中热，痰多足痛与疮疡，气蛊胸腿疼难止，冲阳公孙一刺康。

可刺足阳明胃经原（原者，冲阳穴，胃脉所过为原，足跗上五寸骨间动脉），复刺足太阴脾经络（络者，公孙穴，去足大指本节后一寸，内踝前，别走阳明）。

---

①“胀”原作“脏”。据《灵枢·经脉》篇改。
②“䐜”原作“填”。据文理改。

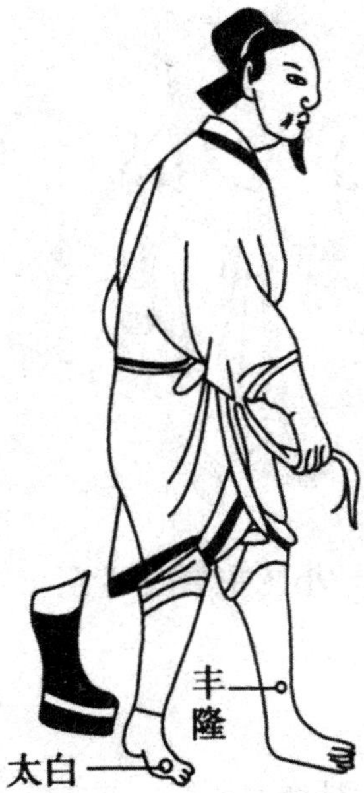

脾主胃客

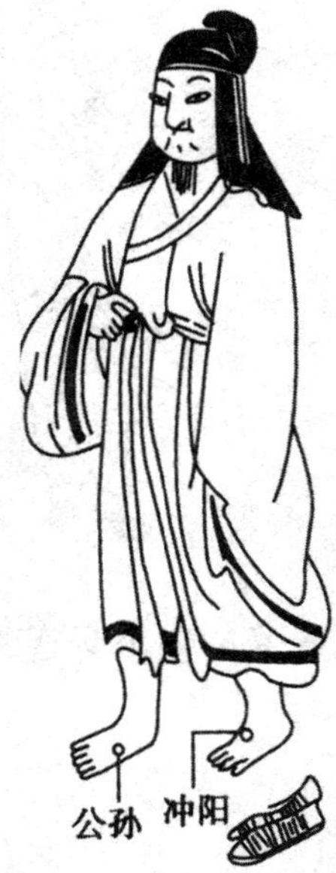

胃主脾客

真心主小肠客

少阴心痛并干嗌，渴欲饮兮为臂厥，生病目黄口亦干，胁臂疼兮掌发热，

若人欲治勿差求，专在医人心审察，惊悸呕血及怔忡，神门支正何堪缺。

可刺手少阴心经原（原者，神门穴，心脉所过为原，手掌后锐骨端陷中），复刺手太阳小肠络（络者，支正穴，腕上五寸，别走少阴）。

小肠主真心客

小肠之病岂为良，颊肿肩疼两臂旁，项颈强疼难转侧，嗌颔肿痛甚非常，

肩似拔兮臑似折，生病耳聋及目黄，臑肘臂外后廉痛，腕骨通里取为详。

可刺手太阳小肠原（原者，腕骨穴，小肠脉所过为原，手外侧腕前起骨下陷中），复刺手少阴心经络（络者，通里穴，去腕一寸，别走太阳）。

肾之主膀胱客

脸黑嗜卧不欲粮，目不明兮发热狂，腰痛足疼步难履，若人捕获难躲藏，

心胆战兢气不足，更兼胸结与身黄，若欲除之无更法，太溪飞扬取最良。

可刺足少阴肾经原（原者，太溪穴，肾脉所过为原，内踝下后跟骨上，动脉陷中，屈五指乃得穴），复刺足太阳膀胱络（络者，飞扬穴，外踝上七寸，别走少阴）。

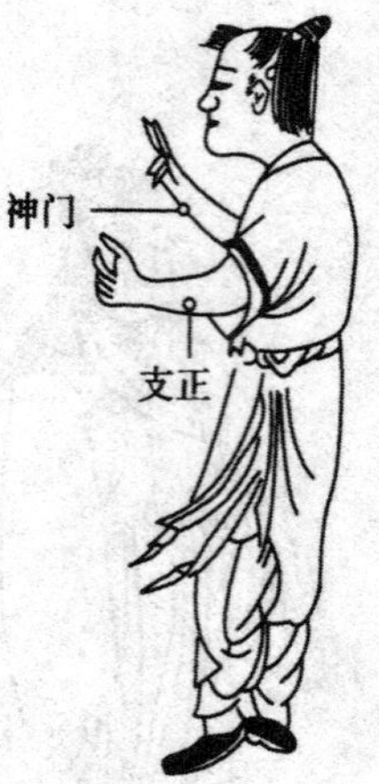

真心主小肠客图

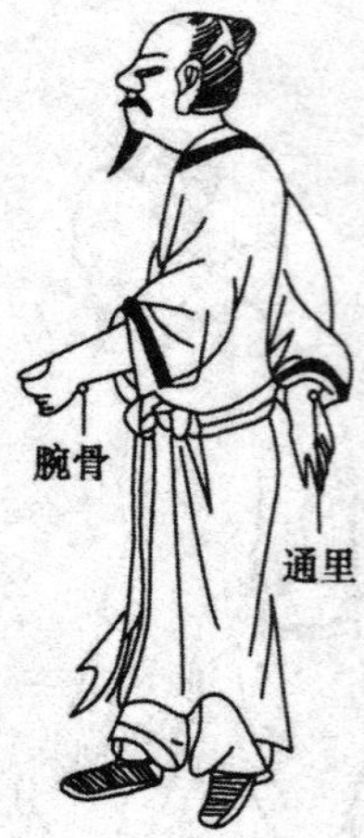

小肠主真心客

膀胱主肾之客

膀胱颈病目中疼，项腰足腿痛难行，痢疟狂颠心胆热，背弓反手额眉棱，鼻衄目黄筋骨缩，脱肛痔漏腹心膨，若要除之无别法，京骨大钟任显能。

可刺足太阳膀胱原（原者，京骨穴，膀胱脉所过为原，足小指大骨下，赤白肉际陷中），复刺足少阴肾经络（络者，大钟穴，当踝后绕跟，别走太阳）。

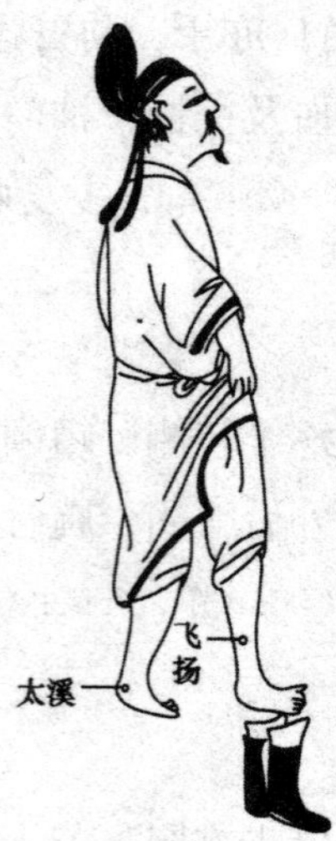

肾之主膀胱客

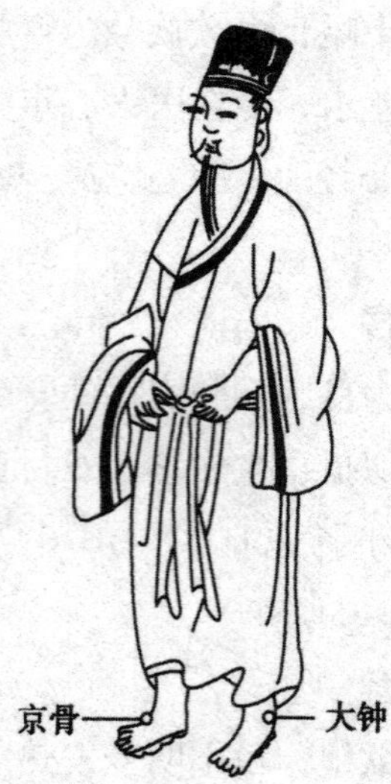

膀胱主肾之客

三焦主包络客

三焦为病耳中聋，喉痹咽干目肿红，耳后肘疼并出汗，脊间心后痛相从。

肩背风生连膊肘，大便坚闭及遗癃，前病治之何穴愈，阳池内关法理同。

可刺手少阳三焦经原（原者，阳池穴，三焦脉所过为原，手表腕上横断处陷中），复刺手厥阴心包经络（络者，内关穴，去掌二寸两筋间）。

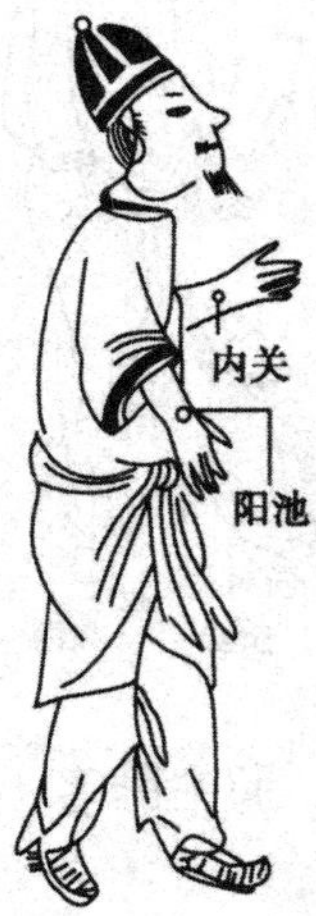

三焦主包络客

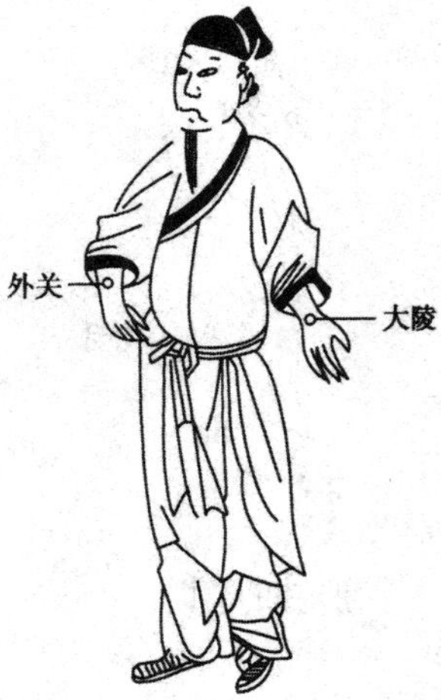

包络主三焦客

包络主三焦客

包络为病手挛急，臂不能伸痛如屈，胸膺胁满腋肿平，心中澹澹面色赤，

目黄善笑不肯休，心烦心痛掌热极，良医达士细推详，大陵外关病消释。

可刺手厥阴心包经原（原者，大陵穴，包络脉所过为原，掌后横纹中），复刺手少阳三焦经络（络者，外关穴，去腕二寸，别走厥阴）。

肝主胆客

气少血多肝之经，丈夫㿉疝苦腰疼，妇人腹膨小腹肿，甚则嗌干面脱尘，

所生病者胸满呕，腹中泄泻痛无停，癃闭遗溺疝瘕痛，太光二穴即安宁。

可刺足厥阴肝经原（原者，太冲穴，肝脉所过为原，足大指节后二寸，动脉陷是），复刺足少阳胆经络（络者，光明穴，去外踝五寸，别走厥阴）。

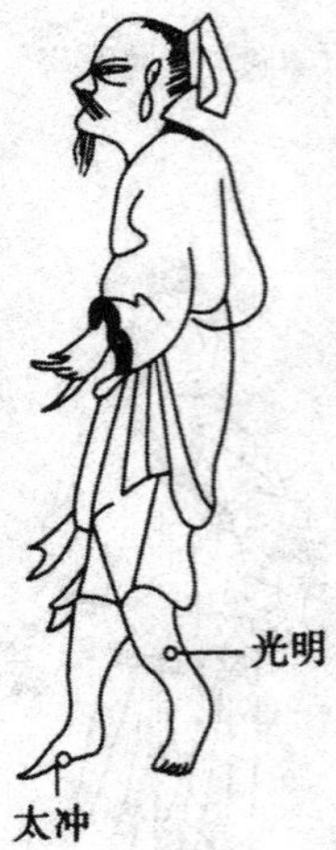

肝主胆客

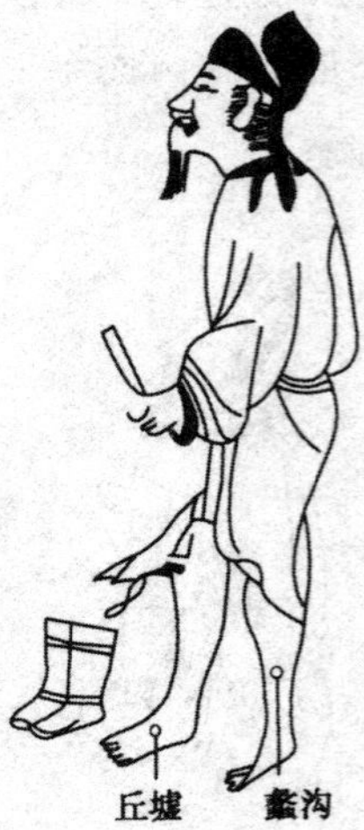

胆主肝客

胆主肝客

胆经之穴何病主？胸胁肋疼足不举，面体不泽头目疼，缺盆腋肿汗如雨，
颈项瘿瘤坚似铁，疟生寒热连骨髓，以上病症欲除之，须向丘墟蠡沟取。

可刺足少阳胆经原（原者，丘墟穴，胆脉所过为原，足外踝下如①前陷中，去临泣三寸），复刺足厥阴肝经络（络者，蠡沟穴，去内踝五寸，别走少阳）。

灵龟取法飞腾针图 《徐氏》

九宫歌

戴九履一，左三右七，二四为肩，八六为足，五十居中，寄于坤局。

八法歌

坎一联申脉，照海坤二五，震三属外关，巽四临泣数，
乾六是公孙，兑七后溪府，艮八系内关，离九列缺主。

按：灵龟飞腾图有二，人莫适从，今取其效验者，录之耳。

① “如”原作“从”。据《针灸聚英》改。

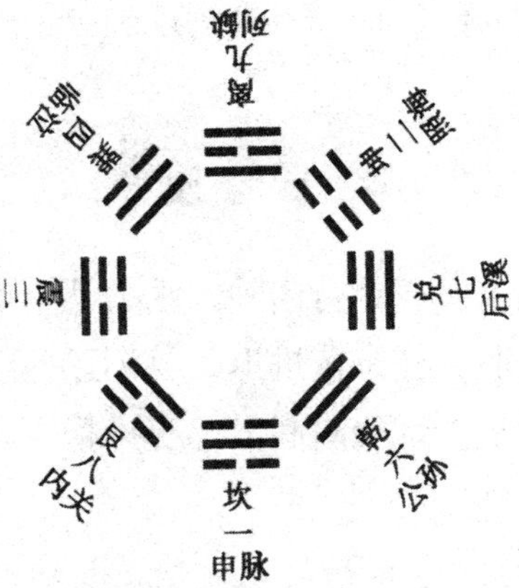

灵龟取法飞腾针图

八法交会八脉

公孙二穴，父，通冲脉
内关二穴，母，通阴维脉
合于心、胸、胃，

后溪二穴，夫，通督脉
申脉二穴，妻，通阳跷脉
合于目内眦、颈项，耳、肩膊、小肠、膀胱。

临泣二穴，男，通带脉
外关二穴，女，通阳维脉
合于目锐眦、耳后、颊、颈、肩。

列缺二穴，主，通任脉
照海二穴，客，通阴跷脉
合于肺系、咽喉、胸膈。

八法交会歌

内关相应是公孙，外关临泣总相同，列缺交经通照海，后溪申脉亦相从。

八法交会八穴歌

公孙冲脉胃心胸，内关阴维下总同，临泣胆经连带脉，阳维目锐外关逢，后溪督脉内眦颈，申脉阳跷络亦通，列缺任脉行肺系，阴跷照海膈喉咙。

八脉配八卦歌

乾属公孙艮内关，巽临震位外关还，离居列缺坤照海，后溪兑坎申脉联。补泻浮沉分逆顺，随时呼吸不为难，仙传秘诀神针法，万病如拈立便安。

八脉配合歌

公孙偏与内关合，列缺能消照海痾，临泣外关分主客，后溪申脉正相和。

左针右病知高下，以意通经广按摩，补泻迎随分逆顺，五门八法是真科。

刺法启玄歌

八法神针妙，飞腾法最奇，砭针行内外，水火就中推。

上下交经走，疾如应手驱，往来依进退，补泻逐迎随。

用似船推舵，应如弩发机。气聚时间散，身疼指下移。

这般玄妙诀，料得少人知。

八法五虎建元日时歌

甲己之辰起丙寅，乙庚之日戊寅行，丙辛便起庚寅始，丁卯壬寅亦顺寻，

戊癸甲寅定时候，五门得合是亢因。

八法逐日干支歌

甲己辰戌丑未十，乙庚申酉九为期，丁壬寅卯八成数，戊癸巳午七相宜，

丙辛亥子亦七数，逐日支干即得知。

八法临时干支歌

甲己子午九宜用，乙庚丑未八无疑，丙辛寅申七作数，丁壬卯酉六顺知，

戊癸辰戌各有五，巳亥单加四共齐，阳日除九阴除六，不及零余穴下推。

其法如甲丙戊庚壬，为阳日；乙丁己辛癸，为阴日，以日时干支算计何数，阳日除九数，阴日除六数，阳日多，或一九、二九、三九、四九；阴日多，或二六、三六、四六、五六，剩下若干，同配卦数，日时得何卦，即知何穴开矣。

假如甲子日，戊辰时，以日上甲得十数，子得七数，以时上戊得五数，辰得五数，共成二十七数，此是阳日。以九除去，二九一十八，余有九数，合离卦，即列缺穴开也。假如乙丑日，壬午时，以日上乙为九，丑为十，以时上壬为六，午为九，共成三十四数，此是阴日。是六除去，五六三十数，零下四数，合巽四，即临泣穴开也。余仿此。

推定六十甲子日时穴开图列

甲子日	丙寅临卯照 戊辰列巳外 庚午后未照 壬申外酉申	乙丑日	戊寅申卯临 庚辰照巳公 壬午临未照 甲申照酉外	丙寅日	庚寅外卯申 壬辰内巳公 甲午公未临 丙申照酉列	丁卯日	壬寅照卯外 甲辰公巳临 丙午照未公 戊申临酉申
戊辰日	甲申公卯临 丙辰照巳列 戊午临未后 庚申照酉外	己巳日	丙寅申卯照 戊辰外巳公 庚午临未照 壬申公酉临	庚午日	戊寅申卯临 庚辰照巳列 壬午临未照 甲申照酉外	辛未日	庚寅照卯公 壬辰临巳照 甲午照未外 丙申申酉照
壬申日	壬寅外卯申 甲辰临巳照 丙午公未临 戊申照酉照	癸酉日	甲寅照卯公 丙辰临巳照 戊午公未外 庚申申酉照	甲戌日	丙寅后卯照 戊辰外巳公 庚午申未内 壬申公酉临	乙亥日	戊寅临卯申 庚辰照巳外 壬午申未照 甲申照酉公
丙子日	庚寅照卯列 壬辰后巳照 甲午照未外 丙申申酉内	丁丑日	壬寅申卯照 甲辰照巳公 丙午临未照 戊申公酉外	戊寅日	甲寅临卯照 丙辰列巳后 戊午照未照 庚申外酉申	己卯日	丙寅照卯公 戊辰临巳申 庚午照未外 壬申申酉照
庚辰日	戊寅临卯后 庚辰照巳外 壬午后未照 甲申内酉公	辛巳日	庚寅照卯外 壬辰申巳照 甲午照未公 丙申照酉照	壬午日	壬寅申卯内 甲辰照巳列 丙午临未照 戊申列酉外	癸未日	甲寅外卯申 丙辰照巳外 戊午申未临 庚申照酉公
甲申日	丙寅公卯临 戊辰照巳照 庚午列未后 壬申照酉外	乙酉日	戊寅公卯外 庚辰申巳照 壬午外未申 甲申临酉照	丙戌日	庚寅照卯外 壬辰申巳后 甲午内未公 丙申临酉照	丁亥日	壬寅临卯照 甲辰照巳外 丙午申未照 戊申外酉公
戊子日	甲寅外卯申 丙辰内巳公 戊午申未临 庚甲照酉列	己丑日	丙寅临卯照 戊辰公巳外 庚午临未照 壬申外酉申	庚寅日	戊寅照卯照 庚辰外巳申 壬午照未外 甲申公酉临	辛卯日	庚寅公卯临 壬辰照巳公 甲午外未申 丙申照酉外
壬辰日	壬寅临卯照 甲辰照巳外 丙午后未照 戊申甲酉公	癸巳日	甲寅公卯临 丙辰照巳公 戊午临未申 庚申照酉外	甲午日	丙寅临卯照 戊辰列巳外 庚午照未临 壬申外酉申	乙未日	戊寅申卯临 庚辰照巳公 壬午临未照 甲申照酉外

日	时穴	日	时穴	日	时穴	日	时穴
丙申日	庚寅临卯照	丁酉日	壬寅公卯临	戊戌日	甲寅公卯临	己亥日	丙寅申卯照
	壬辰列巳后		甲辰申巳照		丙辰照巳列		戊辰外巳公
	甲午后未照		丙午外未申		戊午临未后		庚午临未照
	丙申外酉申		戊申照酉照		庚申照酉外		壬申公酉临
庚子日	戊寅申卯临	辛丑日	庚寅照卯公	壬寅日	壬寅照卯列	癸卯日	甲寅申卯照
	庚辰照巳列		壬辰临巳照		甲辰外巳申		丙辰外巳申
	壬午临未照		甲午照未外		丙午照未外		戊午照未照
	甲申照酉外		丙申申酉照		戊申申酉临		庚申公酉临
甲辰日	丙寅后卯照	乙巳日	戊寅临卯申	丙午日	庚寅照卯列	丁未日	壬寅申卯照
	戊辰外巳公		庚辰照巳外		壬辰后巳照		甲辰照巳公
	庚午申未内		壬午申未照		甲午照未外		丙午临未照
	壬申公酉临		甲申照酉公		丙申申酉内		戊申公酉外
戊申日	甲寅照卯外	己酉日	丙寅外卯申	庚戌日	戊寅临卯后	辛亥日	庚寅照卯外
	丙辰申巳内		戊辰照巳照		庚辰照巳外		壬辰申巳照
	戊午外未公		庚午公未临		壬午后未照		甲午照未公
	庚申临酉照		壬申照酉公		甲申内酉公		丙申临酉照
壬子日	壬寅申卯内	癸丑日	甲寅外卯申	甲寅日	丙寅照卯外	乙卯日	戊寅照卯照
	甲辰照巳列		丙辰照巳外		戊辰申巳临		庚辰公巳临
	丙午临未照		戊午申未临		庚午内未公		壬午照未公
	戊申列酉外		庚申照酉公		壬申临酉照		甲申外酉申
丙辰日	庚寅照卯外	丁巳日	壬寅临卯照	戊午日	甲寅外卯申	己未日	丙寅临卯照
	壬辰申巳内		甲辰照巳外		丙辰内巳公		戊辰公巳外
	甲午内未公		丙午申未照		戊午申未临		庚午后未照
	丙申临酉照		戊申外酉公		庚申照酉列		壬申外酉申
庚申日	戊寅外卯公	辛酉日	庚寅申卯照	壬戌日	壬寅临卯照	癸亥日	甲寅公卯临
	庚辰临巳照		壬辰外巳申		甲辰照巳外		丙辰照巳公
	壬午公未临		甲午临未照		丙午后未照		戊午临未申
	甲申后酉照		丙申公酉临		戊申外酉公		庚申照酉外

上图乃预先推定六十甲子，逐日逐时某穴所开，以便用针，庶临时仓卒之际，不致有差讹之失也。

八脉图并治症穴[①]

冲脉[②]

考穴：公孙二穴，脾经。足大指内侧，本节后一寸陷中，举足，两足掌相对取之。针一寸。主心腹五脏病，与内关主客相应。

治病：〔西江月〕九种心疼延闷，结胸翻胃难停，酒食积聚胃肠鸣，水食气疾膈病。脐痛腹疼胁胀，肠风疟疾心疼，胎衣不下血迷心，泄泻公孙立应。

凡治后症，必先取公孙为主，次取各穴应之（徐氏）：

九种心疼，一切冷气：大陵　中脘　隐白

痰膈涎闷，胸中隐痛：劳宫　膻中　间使

气膈五噎，饮食不下：膻中　三里　太白

脐腹胀满，食不消化：天枢　水分　内庭

胁肋下痛，起止艰难：支沟　章门　阳陵泉

泄泻不止，里急后重：下脘　天枢　照海

胸中刺痛，隐隐不乐：内关　大陵　彧中

两胁胀满，气攻疼痛：绝骨　章门　阳陵泉

中满不快，翻胃吐食：中脘　太白　中魁

胃脘停痰，口吐清水：巨阙　中脘　厉兑

胃脘停食，疼刺不已：中脘　三里　解溪

呕吐痰涎，眩晕不已：膻中　中魁　丰隆

心疟，令人心内怔忡：神门　心俞　百劳

脾疟，令人怕寒腹痛：商丘　脾俞　三里

肝疟，令人气色苍，恶寒发热：中封　肝俞　绝骨

肺疟，令人心寒怕惊：列缺　肺俞　合谷

肾疟，令人洒热，腰脊强痛：大钟　肾俞　申脉

疟疾大热不退：间使　百劳　绝骨

疟疾先寒后热：后溪　曲池　劳宫

疟疾先热后寒：曲池　百劳　绝骨

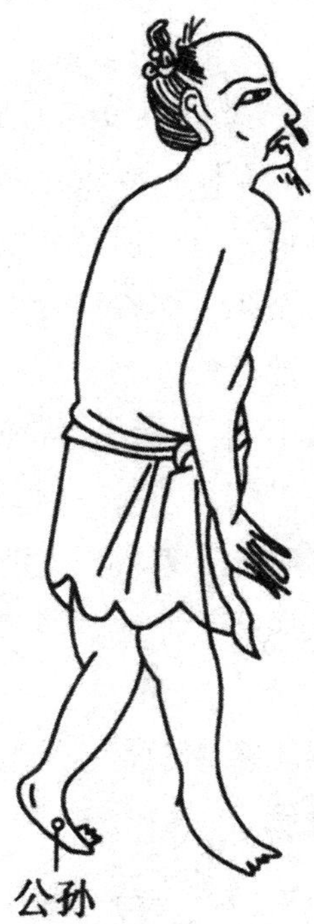

冲脉

① "八脉图并治症穴"原无。据本书目录补。
② "冲脉"目原无。据本节图文补。下同。

疟疾心胸疼痛：内关　上脘　大陵

疟疾头痛眩晕，吐痰不已：合谷　中脘　列缺

疟疾骨节酸痛：魄户　百劳　然谷

疟疾口渴不已：关冲　人中　间使

胃疟，令人善饥，不能食：厉兑　胃俞　大都

胆疟，令人恶寒怕惊，睡卧不安：临泣　胆俞　期门

黄疸，四肢俱肿，汗出染衣：至阳　百劳　腕骨　中腕　三里

黄疸，遍身皮肤、面目、小便俱黄：脾俞　隐白　百劳　至阳　三里　腕骨

谷疸，食毕则心眩，心中拂郁，遍体发黄：胃俞　内庭　至阳　三里　腕骨　阴谷

酒疸，身目俱黄，心中痛，面发赤斑，小便赤黄：胆俞　至阳　委中　腕骨

女痨疸，身目俱黄，发热恶寒，小便不利：关元　肾俞　至阳　然谷

杨氏治症：

月事不调：关元　气海　天枢　三阴交

胸中满痛：劳宫　通里　大陵　膻中

痰热结胸：列缺　大陵　涌泉

四肢风痛：曲池　风市　外关　阳陵泉　三阴交　手三里

咽喉闭塞：少商　风池　照海　颊车

阴维脉

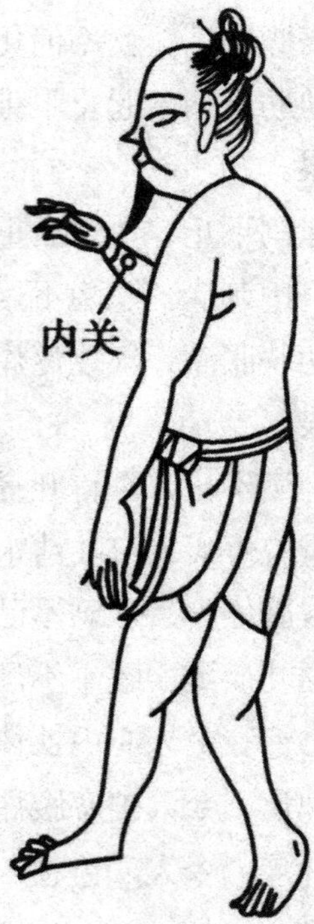

阴维脉

考穴：内关二穴，心包经。去掌二寸两筋间，紧握拳取之。针一寸二分，主心胆脾胃之病，与公孙二穴，主客相应。

治病：〔西江月〕中满心胸痞胀，肠鸣泄泻脱肛，食难下膈酒来伤，积块坚横胁抢。妇女胁疼心痛，结胸里急难当，伤寒不解结胸膛，疟疾内关独当。

凡治后症，必先取内关为主，次取各穴应之（徐氏）：

中满不快，胃脘伤寒：中脘　大陵　三里　膻中

中焦痞满，两胁刺痛：支沟　章门　膻中

脾胃虚冷，呕吐不已：内庭　中脘　气海　公孙

脾胃气虚，心腹胀满：太白　三里　气海　水分

胁肋下疼，心脘刺痛：气海　行间　阳陵泉

痞块不散，心中闷痛：大陵　中脘　三阴交

食症不散，人渐羸瘦：腕骨　脾俞　公孙

食积血瘕，腹中隐痛：胃俞　行间　气海

五积气块，血积血澼：膈俞　肝俞　大敦　照海

脏腑虚冷，两胁痛疼：支沟　建里[1]　章门　阳陵泉

风壅气滞，心腹刺痛：风门　膻中　劳宫　三里

大肠虚冷，脱肛不收：百会　命门　长强　承山

大便艰难，用力脱肛：照海　百会　支沟

脏毒肿痛，便血不止：承山　肝俞　膈俞　长强

五种痔疾，攻痛不已：合阳　长强　承山

五痫等症，口中吐沫：后溪　神门　心俞　鬼眼

心性呆痴，悲泣不已：通里　后溪　神门　大钟

心惊发狂，不识亲□：少冲　心俞　中脘　十宣

健忘易失，言语不纪：心俞　通里 少冲

心气虚损，或歌或笑：灵道　心俞　通里

心中惊悸，言语错乱：少海　少府　心俞　后溪

心中虚惕，神思不安：乳根　通里　胆俞　心俞

心惊中风，不省人事：中冲　百会　大敦

心脏诸虚，怔忡惊悸：阴郄　心俞　通里

心虚胆寒，四体颤掉：胆俞　通里　临泣

督脉

考穴：后溪二穴，小肠经。小指本节后外侧骨缝中，紧握拳尖上。针一寸，主心面项颈病，与申脉主客相应。

治病：〔西江月〕手足拘挛战掉，中风不语痫癫，头疼眼肿泪涟涟，腿膝背腰痛遍。项强伤寒不解，牙齿颐肿喉咽，手麻足麻破伤牵，盗汗后溪先砭。

凡治后症，必先取后溪为主，次取各穴应之（徐氏）：

手足挛急，屈伸艰难：三里　曲池　尺泽　合谷　行间阳陵泉

手足俱颤，不能行步握物：阳溪　曲池　腕骨　太冲　绝骨　公孙　阳陵泉

颈项强痛，不能回顾：承浆 风池 风府

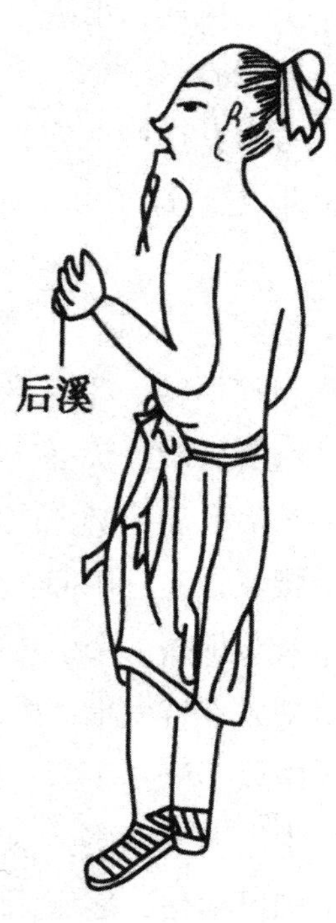

督脉

① “建里”原作“通里”。据《针灸大全》卷四改。

两颞颊痛红肿：大迎 颊车 合谷

咽喉闭塞，水粒不下：天突 商阳 照海 十宣

双蛾风，喉闭不通：少商 金津 玉液 十宣

单蛾风，喉中肿痛：关冲 天突 合谷

偏正头风及两额角痛：列缺 合谷 太阳紫脉 头临泣 丝竹空

两眉角痛不已：攒竹 阳白 印堂 合谷 头维

头目昏沉，太阳痛：合谷 太阳紫脉 头维

头项拘急，引肩背痛：承浆 百会 肩井 中渚

醉头风，呕吐不止，恶闻人言：涌泉 列缺 百劳 合谷

眼赤肿，冲风泪下不已：攒竹 合谷 小骨空 临泣

破伤风，因他事搐发，浑身发热颠强：大敦 合谷 行间十宣 太阳紫脉（宜锋针出血）

杨氏治症：

咳嗽寒痰：列缺 涌泉 申脉 肺俞 天突 丝竹空

头目眩晕：风池 命门 合谷

头项强硬：承浆 风府 风池 合谷

牙齿疼痛：列缺 人中 颊车 吕细 太渊 合谷

耳不闻声：听会 商阳 少冲 中冲

破伤风症：承浆 合谷 八邪 后溪 外关 四关

阳跷脉

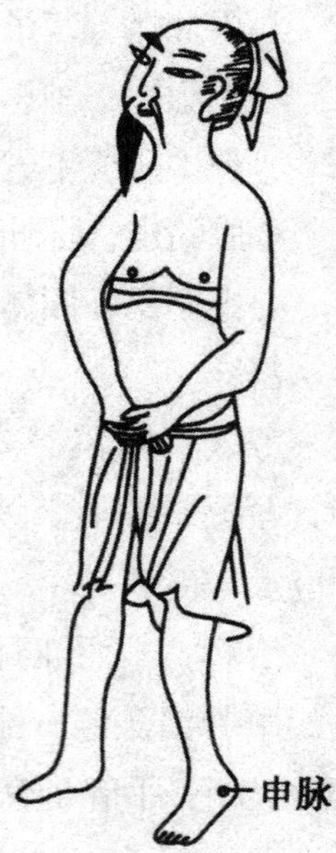

阳跷脉

考穴：申脉二穴，膀胱经。足外踝下陷中，赤白肉际，直立取之。针一寸，主四肢风邪及痈毒病，与后溪主客相应。

治病：〔西江月〕腰背屈强腿肿，恶风自汗头疼，雷头赤目痛眉棱，手足麻挛臂冷。吹乳耳聋鼻衄，痫癫肢节烦憎，遍身肿满汗头淋，申脉先针有应。

凡治后症，必先取申脉为主，次取各穴应之（徐氏）：

腰背强不可俯仰：腰俞 膏肓 委中（刺紫脉出血）

肢节烦痛、牵引腰脚疼：肩髃 曲池 昆仑 阳陵

中风不省人事：中冲 百会 大敦 印堂 合谷

中风不语：少商 前顶 人中 膻中 合谷 哑门

中风半身瘫痪：手三里 腕骨 合谷 绝骨 行间 风市 三阴交

中风偏枯，疼痛无时：绝骨 太渊 曲池 肩髃 三里 昆仑

中风四肢麻痹不仁：肘髎 上廉 鱼际 风市 膝关 三阴交

中风手足瘙痒，不能握物：臑会 腕骨 合谷 行间 风市 阳陵泉

中风口眼㖞斜，牵连不已：人中 合谷 太渊 十宣 瞳子髎 颊车（此穴针入一分，

沿皮向下透地仓穴。㖞左泻右，㖞右泻左，灸可二七壮）

中风角弓反张，眼目盲视：百会　百劳　合谷　曲池　行间　十宣　阳陵泉

中风口噤不开，言语蹇涩：地仓（宜针透）颊车　人中　合谷

腰脊项背疼痛：肾俞　人中　肩井　委中

腰痛，起止艰难：然谷　膏肓　委中　肾俞

足背生毒，名曰发背：内庭　侠溪　行间　委中

手背生毒，名附筋发背：液门　中渚　合谷　外关

手臂背生毒，名曰附骨疽：天府　曲池　委中

杨氏治症：

背胛生痈：委中　侠溪　十宣　曲池　液门　内关　外关

遍体疼痛：太渊　三里　曲池

鬓髭发毒：太阳　申脉　太溪　合谷　外关

项脑攻疮：百劳　合谷　申脉　强间　委中

头痛难低：申脉　金门　承浆

颈项难转：后溪　合谷　承浆

带脉

考穴：临泣二穴，胆经。足小指次指外侧，本节中筋骨缝内，去一寸是。针五分，放水随皮过一寸，主四肢病，与外关主客相应。

治病：〔西江月〕手足中风不举，痛麻发热拘挛，头风痛肿项腮连，眼肿赤疼头旋。齿痛耳聋咽肿，浮风瘙痒筋牵，腿疼胁胀肋肢偏，临泣针时有验。

凡治后症，必先取临泣为主，次取各穴应之（徐氏）：

足跗肿痛，久不能消：行间　申脉

手足麻痹，不知痒痛：太冲　曲池　大陵　合谷　三里　中渚

两足颤掉，不能移步：太冲　昆仑　阳陵泉

两手颤掉，不能握物：曲泽　腕骨　合谷　中渚

足指拘挛，筋紧不开：足十指节（握拳指尖，小麦炷，灸五壮）丘墟　公孙　阳陵泉

手指拘挛，伸缩疼痛：手十指节（握拳指尖，小麦炷，灸五壮）

尺泽　阳溪　中渚　五虎[①]

足底发热，名曰湿热：涌泉　京骨　合谷

足外踝红肿，名曰穿踝风：昆仑　丘墟　照海

足跗发热，五指节痛：冲阳　侠溪　足十宣

两手发热，五指疼痛：阳池　液门　合谷

①“五虎”，据《针灸大全》卷四作“五处”。按五虎穴亦治五指拘挛。

两膝红肿疼痛，名曰鹤膝风：膝关　行间　风市　阳陵泉

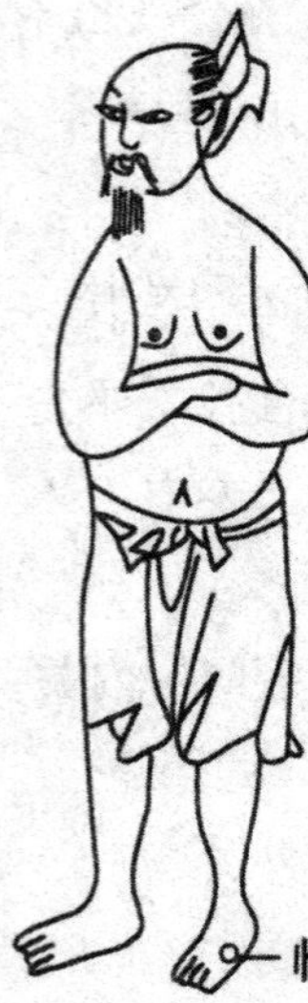

带脉

手腕起骨痛，名曰遶踝风：太渊　腕骨　大陵

腰胯疼痛，名曰寒疝：五枢　委中　三阴交

臂膊痛连肩背：肩井　曲池　中渚

腿胯疼痛，名曰腿叉风：环跳　委中　阳陵泉

白虎历节风疼痛：肩井　三里　曲池　委中　合谷　行间　天应（遇痛处针，强针出血）

走注风，游走，四肢疼痛：天应　曲池　三里　委中

浮风，浑身瘙痒：百会　百劳　命门　太阳紫脉　风市　绝骨　水分　气海　血海　委中　曲池

头项红肿强痛：承浆　风池　肩井　风府

肾虚腰痛，举[①]动艰难：肾俞　脊中　委中

闭挫腰痛，起止艰难：脊中　腰俞　肾俞　委中

虚损湿滞，腰痛行动无力：脊中　腰俞　肾俞　委中

诸虚百损，四肢无力：百劳　心俞　三里　关元　膏肓

胁下肝积，气块刺痛：章门　支沟　中脘　大陵　阳陵泉

杨氏治症：

手足拘挛：中渚　尺泽　绝骨　八邪　阳溪　阳陵泉

四肢走注：三里　委中　命门　天应　曲池　外关

①“举”原作“兴”。据《针灸大全》卷四改。

膝胫酸痛：行间　绝骨　太冲　膝眼　三里　阳陵泉

腿寒痹痛：四关　绝骨　风市　环跳　三阴交

臂冷痹痛：肩井　曲池　外关　三里

百节酸痛：魂门　绝骨　命门　外关

阳维脉

考穴：外关二穴，三焦经。掌背去腕二寸，骨缝两筋陷中，伏手取之。针一寸二分，主风寒经络皮肤病，与临泣主客相应。

治病：〔西江月〕肢节肿疼膝冷，四肢不遂头风，背胯内外骨筋攻，头项眉棱皆痛。手足热麻盗汗，破伤眼肿睛红[①]，伤寒自汗表烘烘，独会外关为重。

凡治后症，必先取外关为主，次取各穴应之（徐氏）：

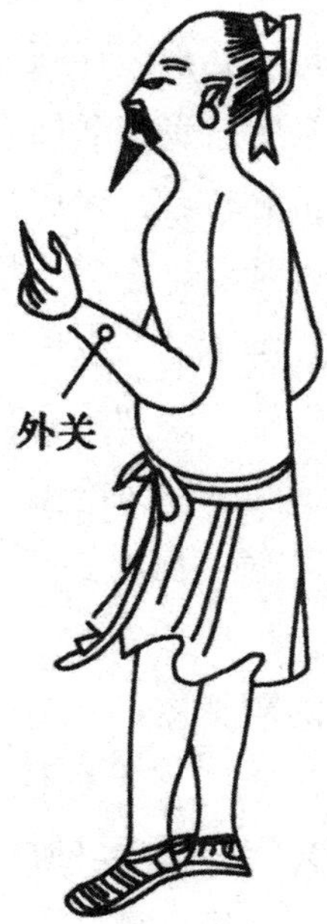

阳维脉

臂膊红肿，肢节疼痛：肘髎　肩颙　腕骨

足内踝红肿痛，名曰绕踝风：太溪　丘墟　临泣　昆仑

手指节痛，不能伸屈：阳谷　五虎[②]　腕骨　合谷

足指节痛，不能行步：内庭　太冲　昆仑

五脏结热，吐血不已，取五脏俞穴，并血会治之：心俞　肺俞　脾俞　肝俞　肾俞　膈俞

六腑结热，血妄行不已，取六腑俞，并血会治之：胆腧　胃俞　小肠俞　大肠俞　膀胱俞　三焦俞膈俞

鼻衄不止，名血妄行：少泽　心俞　膈俞　涌泉

吐血昏晕，不省人事：肝俞　膈俞　通里　大敦

虚损气逆，吐血不已：膏肓　膈俞　丹田　肝俞

吐血衄血，阳乘于阴，血热妄行：中冲　肝俞　膈俞　三里　三阴交

血寒亦吐，阴乘于阳，名心肺二经呕血：少商　心俞　神门　肺俞　膈俞　三阴交

舌强难言，及生白胎：关冲　中冲　承浆　聚泉

---

①“眼肿睛红”原作“跟肿眼红”。据人卫本、《校释》改。

②“五虎”，《针灸大全》作“五处”。按：五虎穴在手食指及无名指第二节骨尖，握拳取之，治五指拘挛。与前文同。

重舌肿胀，热极难言：十宣　海泉　金津　玉液

口内生疮，名枯槽风：兑端　支沟　承浆　十宣

舌吐不收，名曰阳强：涌泉　兑端　少冲　神门

舌缩难言，名曰阴强：心俞　膻中　海泉

唇吻裂破，血出乾痛：承浆　少商　关冲

项生瘰疬，绕颈起核，名曰蟠蛇疬：天井　风池　肘尖　缺盆　十宣

瘰疬延生胸前，连腋下者，名曰瓜藤疬：肩井　膻中　大陵　支沟　阳陵泉

左耳根肿核者，名曰惠袋疬：翳风　后溪　肘尖

右耳根肿核者，名曰蜂窝疬：翳风　颊车　后溪 合谷

耳根红肿痛：合谷　翳风　颊车

颈项红肿不消，名曰项疽：风府　肩井　承浆

目生翳膜，隐涩难开：睛明　合谷　肝俞　鱼尾

风沿烂眼，迎风冷泪：攒竹　丝竹　二间　小骨空

目风肿痛，努肉攀睛：和髎　睛明　攒竹　肝俞　委中　合谷　肘尖　照海　列缺　十宣

牙齿两颔肿痛：人中　合谷　吕细

上片牙痛，及牙关不开：太渊　颊车　合谷　吕细

下片牙疼，颊项红肿痛：阳溪　承浆　颊车　太溪

耳聋，气痞疼痛：听会　肾俞　三里　翳风

耳内或鸣，或痒，或痛：客主人　合谷　听会

雷头风晕，呕吐痰涎：百会　中脘　太渊　风门

肾虚头痛，头重不举：肾俞　百会　太溪　列缺

痰厥头晕，头目昏沉：大敦　肝俞　百会

头顶痛，名曰正头风：上星　百会　脑空　涌泉　合谷

目暴赤肿，疼痛：攒竹　合谷　迎香

杨氏治症：

中风拘挛：中渚　阳池　曲池　八邪

任脉

考穴：列缺二穴，肺经。手腕内侧一寸五分，手交叉盐指尽处骨间是。针八分，主心腹胁肋五脏病，与照海主客相应。

治病：〔西江月〕痔疟便肿泄痢，唾红溺血咳痰，牙疼喉肿小便难，心胸腹疼噎咽。产后发强不语，腰痛血疾脐寒，死胎不下膈中寒，列缺乳痈多散。

凡治后症，必先取列缺为主，次取各穴应之（徐氏）：

鼻流涕臭，名曰鼻渊：曲差　上星　百会　风门　迎香

鼻生息肉，闭塞不通：印堂　迎香　上星　风门

伤风面赤，发热头痛：通里　曲池　绝谷　合谷

伤风感寒，咳嗽胀①满：膻中　风门　合谷　风府

伤风，四肢烦热，头痛：经渠　曲池　合谷　委中

腹中肠痛，下利不已：内庭　天枢　三阴交

赤白痢疾，腹中冷痛：水道　气海　外陵　天枢　三阴交　三里

胸前两乳红肿痛：少泽　大陵　膻中

乳痈肿痛，小儿吹乳：中府　膻中　少泽　大敦

腹中寒痛，泄泻不止：天枢　中脘　关元　三阴交

妇人②血积痛，败血不止：肝俞　肾俞　膈俞　三阴交

咳嗽寒痰，胸膈闭痛：肺俞　膻中　三里

久嗽不愈，咳唾血痰：风门　太渊　膻中

哮喘气促，痰气壅盛：丰隆　俞府　膻中　三里

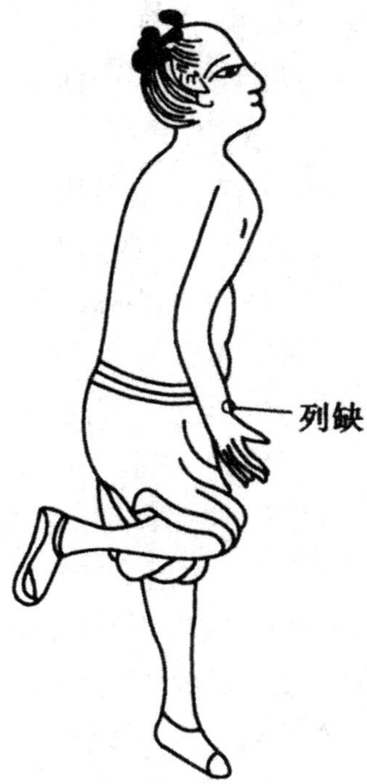

任脉

吼喘胸膈急痛：彧中　天突　肺俞　三里

吼喘气满，肺胀不得卧：俞府　风门　太渊　中府　三里　膻中

鼻塞不知香臭：迎香　上星　风门

鼻流清涕，腠理不密，喷嚏不止：神庭　肺俞　太渊　三里

妇人血沥，乳汁不通：少泽　大陵　膻中　关冲

乳头生疮，名曰妒乳：乳根　少泽　肩井　膻中

胸中噎塞痛：大陵　内关　膻中　三里

五瘿等症，项瘿之症有五：一曰石瘿，如石之硬；二曰气瘿，如绵之软；三曰血瘿，如赤脉细丝；四曰筋瘿，如③无骨；

五曰肉瘿，如袋之状，此乃五瘿之形也。

扶突　天突　天窗　缺盆　俞府　膺俞（喉上）　膻中　合谷　十宣（出血）

口内生疮，臭秽不可近：十宣　人中　金津　玉液　承浆　合谷

三焦极热，舌上生疮：关冲　外关　人中　迎香　金津　玉液　地仓

口气冲人，臭不可近：少冲　通里　人中　十宣　金津　玉液

---

①“胀”原作“咳”。据《针灸大全》卷四改。
②“人”字原无。据《针灸大全》卷四补。
③“如”原作“乃”。据《针灸大全》卷四改。

冒暑大热，霍乱吐泻：委中　百劳　中脘　曲池　十宣　三里　合谷

中暑自热，小便不利：阴谷　百劳　中脘　委中　气海　阴陵泉

小儿急惊风，手足搐搦：印堂　百会　人中　中冲　大敦　太冲　合谷

小儿慢脾风，目直视，手足搐，口吐沫：大敦　脾俞　百会　上星 人中

消渴等症。三消其症不同，消痹、消中、消肾。《素问》云胃府虚，食斗不能充饥。肾脏渴，饮百杯不能止渴；及房劳不称心意，此为三消也。乃土燥承渴，不能克化，故成此病。

人中　公孙　脾俞　中脘　关冲　照海（治饮不止渴）　太溪（治房不称心）　三里（治食不充饥）

黑痧，腹痛头疼，发热恶寒，腰背强痛，不得睡卧：百劳　天府　委中　十宣

白痧，腹痛吐泻，四肢厥令，十指甲黑，不得睡卧：大陵　百劳　大敦　十宣

黑白痧，头疼发汗，口渴，大肠泄泻，恶寒，四肢厥冷，不得睡卧，各曰绞肠痧。或肠鸣腹响：委中　膻中　百会　丹田　大敦　窍阴　十宣

杨氏治症：

血迷血晕：人中

胸膈痞结：涌泉　少商　膻中　内关

脐腹疼痛：膻中　大敦　中府　少泽　太渊　三阴交

心中烦闷：阴陵　内关

耳中蝉鸣：少冲　听会　中冲　商阳

鼻流浊污：上星　内关　列缺　曲池　合谷

伤寒发热：曲差　内关　列缺　经渠　合谷

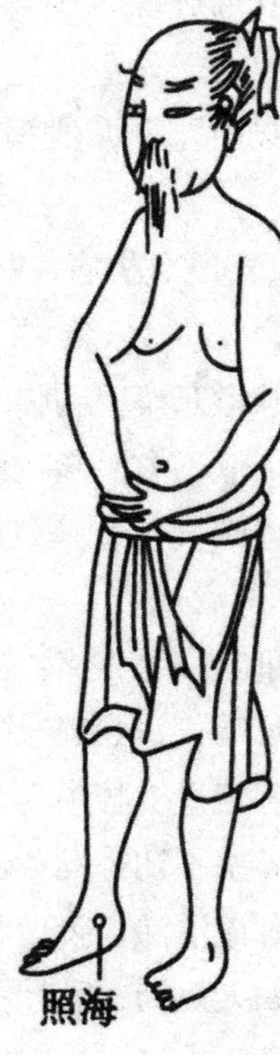

阴跷脉

阴跷脉

考穴：照海二穴，肾经。足内踝下陷中，令人稳坐，两足底相合取之。针一寸二分，主脏腑病，与列缺主客相应。

治病：〔西江月〕喉塞小便淋涩，膀胱气痛肠鸣，食黄酒积腹脐并，呕泻胃番便紧。难产昏迷积块，肠风下血常频，膈中快气气核侵，照海有功必定。

凡治后症，必先取照海为主，次取各穴应之（徐氏）：

小便淋涩不通：阴陵泉 三阴交 关冲 合谷

小腹冷痛，小便频数：气海 关元 肾俞 三阴交

膀胱七疝，奔豚等症：大敦 兰门 丹田 三阴交 涌泉 章门 大陵

偏坠水肾，肿大如升：大敦 曲泉 然谷 三阴交 归来 兰门 膀胱俞 肾俞（横纹可灸七壮）

乳痃疝气，发时冲心痛：带脉 涌泉 太溪 大敦

小便淋血不止，阴器痛：阴谷 涌泉 三阴交

遗精白浊，小便频数：关元 白环俞 太溪 三阴交

夜梦鬼交，遗精不禁：中极 膏肓 心俞 然谷 肾俞

妇人难产，子掬母心，不能下，胎衣不去：巨阙 合谷 三阴交 至阴（灸效）

女人大便不通：申脉 阴陵泉 三阴交 太溪

妇人产后脐腹痛，恶露不已：水分 关元 膏肓 三阴交

妇人脾气，血蛊，水蛊，气蛊，石蛊：膻中 水分（治水） 关元 气海 三里 行间（治血） 公孙（治气） 内庭（治石） 支沟 三阴交

女人血分，单腹气喘：下脘 膻中 气海 三里 行间

女人血气劳倦，五心烦热，肢体皆痛，头目昏沉：肾俞 百会 膏肓 曲池 合谷 绝骨

老人虚损，手足转筋，不能举动：承山 阳陵泉 临泣 太冲 尺泽 合谷

霍乱吐泻，手足转筋：京骨 三里 承山 曲池 腕骨 尺泽 阳陵泉

寒湿脚气，发热大痛：太冲 委中 三阴交

肾虚，脚气红肿，大热不退：气冲 太溪 公孙 三阴交 血海 委中

干脚气，膝头并内踝及五指疼痛：膝关 昆仑 绝骨 委中 阳陵泉 三阴交

浑身胀满，浮肿生水：气海 三里 曲池 合谷 内庭 行间 三阴交

单腹蛊胀，气喘不息：膻中 气海 水分 三里 行间 三阴交

心腹胀大如盆：中脘 膻中 水分 三阴交

四肢、面目浮肿大热[1]不退：人中 合谷 三里 临泣 曲池 三阴交

妇人虚损形瘦，赤白带下：百劳 肾俞 关元 三阴交

女人子宫久冷，不受胎孕：中极 三阴交 子宫

女人经水正行，头晕，小腹痛：阴交[2] 内庭 合谷

室女月水不调，脐腹疼痛：肾俞 三阴交 关元

妇人产难，不能分娩：合谷 三阴交 独阴

杨氏治症：

气血两蛊：行间 关元 水分 公孙 气海 临泣

---

①“热”原无。据《针灸大全》卷四补。

②“阴交”原作“阳交”。据《针灸大全》改。

五心烦热：内关　涌泉　十宣　大陵　合谷　四花

气攻胸痛：通里　大陵

心内怔忡：心俞　内关　神门

咽喉闭塞：少商　风池　照海

虚阳自脱：心俞　然谷　肾俞　中极　三阴交

上八法，先刺主症之穴，随病左右上下所在，取诸应穴，仍循扪导引，按法祛除。如病未已，必求合穴，须要停针待气，使上下相接，快然无所苦，而后出针。或用艾灸亦可。在乎临时机变，不可专拘于针也。

八法手诀歌

《聚英》

春夏先深而后浅，秋冬先浅而后深，随处按之呼吸轻，迎而吸之寻内关，
补虚泻实公孙是，列缺次当照海深，临泣外关和上下，后溪申脉用金针。
先深后浅行阴数，前三后二却是阴，先浅后深阳数法，前二后三阳数定。
临泣公孙肠中病，脊头腰背申脉攻，照海咽喉并小腹，内关行处治心疼。
后溪前上外肩背，列缺针时脉气通。急按慢提阴气升，急提慢按阳气降，
取阳取阴皆六数，达人刺处有奇功。

针灸大成卷之六

五脏六腑

五脏：脏者，藏也。心藏神，肾肺藏魄，肝藏魂，脾藏意与智，肾藏精与志，故为五脏。

六腑：腑者，府也。胆、胃、大肠、小肠、三焦、膀胱，受五脏浊气，名传化为府，故为六腑。

五脏藏精而不泻，故满而不实。六腑输泻而小臧，故实而不满。如水谷入口，则胃实而肠虚，食下，则肠实而胃虚，故曰：实而不满。

肺重三斤三两，六叶两耳，四垂如盖，附脊第三椎，中有二十四孔，行列，分布诸脏清浊之气，为五脏华盖云。

心重十二两，七孔三毛，形如未敷莲花，居肺下鬲上，附脊第五椎。

心包络，在心下横膜之上，竖膜之下，与横膜相粘而黄脂幔裹者，心也。外有细筋膜如丝，与心肺相连者，包络也。

三焦者，水谷之道路，气之所终始也。上焦在心下、胃上，其治在膻中，直两乳间陷中者。中焦在胃中脘，当脐上四寸，其治在脐旁。下焦当膀胱上际，其治在脐下一寸。

肝重二斤四两[①]，左三叶，右四叶，其治

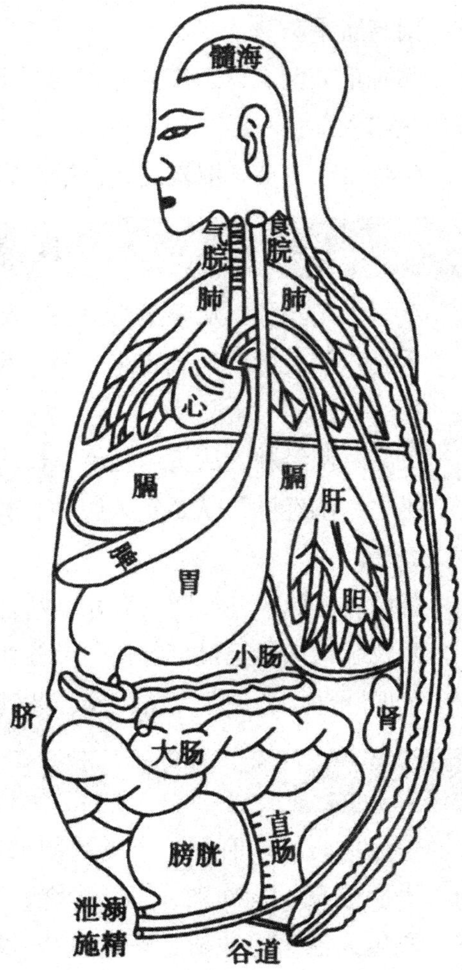

脏腑之图

① "肝重二斤四两"，据《千金》卷十一"肝脏脉论第一"，"二"作"四"。

在左，其脏在右胁。右肾之前，并胃，附脊第九椎。

胆在肝之短叶间，重三两三铢，包精汁三合。

膈膜，前齐鸠尾，后齐十一椎，周围着脊，以遮隔浊气，不使上熏心肺也。

脾重二斤三两，广三寸，长五寸，掩乎太仓，附脊十一椎。

胃重二斤一两，大一尺五寸，径五寸，纡曲屈伸，长二尺六寸。

小肠重二斤十四两，长三丈二尺，左回叠积十六曲，小肠上口，即胃之下口，在脐上二寸；复下一寸水分穴，为小肠下口。至是而泌别清浊，水液入膀胱，滓秽入大肠。

大肠重二斤十二两，长二丈一尺，广四寸，右回叠十六曲，当脐中心，大肠上口，即小肠下口也：

肾有两枚，重一斤一两，状如石卵，色黄紫，当肾[①]下两旁，入脊膂，附脊十四椎，前与脐平。

膀胱重九两二铢，广九寸，居肾下之前，大肠之侧，膀胱上际，即小肠下口，水液由是渗入焉：

脊骨二十一节，取穴之法，以平肩为大椎，即百劳穴也。

十四经脉长短尺寸[②]

手之六阳经脉，从手至头、长五尺，共计五六合三丈。

手之六阴经脉，从胸走手，长三尺五寸，共计三六一丈八尺，五六合三尺，合二丈一尺。

足之六阳经脉，从头走至足，长八尺，共汁六八四丈八尺。

足之六阴经脉，从足走入腹中，长六尺五寸，共计六六三十六，五六当三尺，合三丈九尺。

督脉、任脉，各长四尺五寸，共合九尺。

两跷脉，从足至目，各长七尺五寸，共合一丈五尺。

十四脉部，合一十六丈二尺，此气之大经遂也。

脏腑十二经穴起止歌

手肺少商、中府起，大肠商阳、迎香二，足胃头维、厉兑三，脾部隐白、大包四，手心极泉、少冲来，小肠少泽、听宫去，膀胱睛明、至阴间，肾经涌泉、俞府位，心包天池。中冲随，三焦关冲、耳门继，胆家瞳子髎、窍阴，厥肝大敦、期门至，十二经穴始终歌，学者铭于肺腑记。

---

①“肾”当作“胃”，形近而误。

②“十四经脉长短尺寸”原在本书第七卷首，揣其义，移于此较合其序。人卫等本亦多移此。

手太阴经穴主治[①]

《内经》曰：肺者，相傅之官，治节出焉。

肺者，气之本，魄之处也。其华在毛，其充在皮，为阴中之太阴[②]，通于秋气。

西方白色[③]，入通于肺，开窍于鼻，藏精与肺，故病在背。其味辛，其类金，其畜马，其谷稻，其应四时，上为太白星，是以知病之在皮毛也。其音商，其数九，其臭腥，其液涕。

西方生燥，燥生金，金生辛，辛生肺，肺生皮毛，皮毛生肾。肺主鼻，其在天为燥，在地为金，在体为皮毛，在脏为肺，在声为哭，在[④]变动为咳，在志为忧，忧伤肺，喜胜忧，热伤皮毛，寒胜热，辛伤皮毛，苦胜辛。

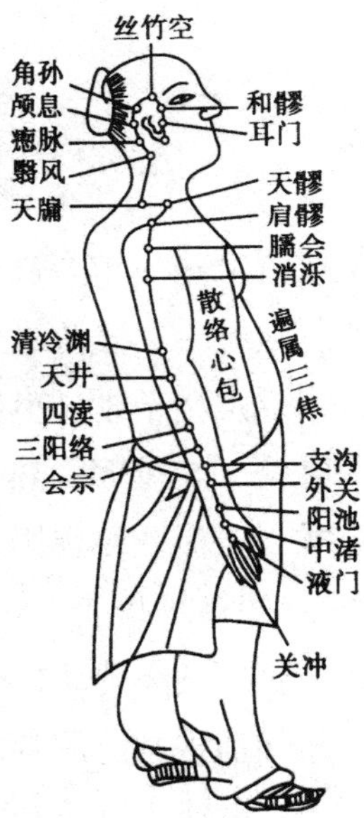

手太阴肺经穴歌

《医学入门》

手太阴肺十一穴，中府云门天府诀，侠白尺泽孔最存，列缺经渠太渊涉，鱼际少商如韭叶（左右二十二穴）。

此一经起于中府，终于少商，取少商、鱼际、太渊、经渠、尺泽与井荥俞经合也。

脉起中焦，下络大肠，还循胃口，上膈属肺，从肺系。横出腋下，循臑内行少阴心主之前，下肘中，循臂内上骨下廉，入寸口，上鱼，循鱼际出大指端。其支者，从

① “手太阴经穴主治”原无。据目录补。余经同。
② “阴中之太阴”原作“阴中之少阴”。据《素问·六节脏象论》改。
③ “色”原作“气”。据②篇补。
④ “在”原作“为”。据《素问·阴阳应象大论》改。

腕后列缺穴，直出次指内廉出其端。交手阳明也。多气少血，寅时注此。

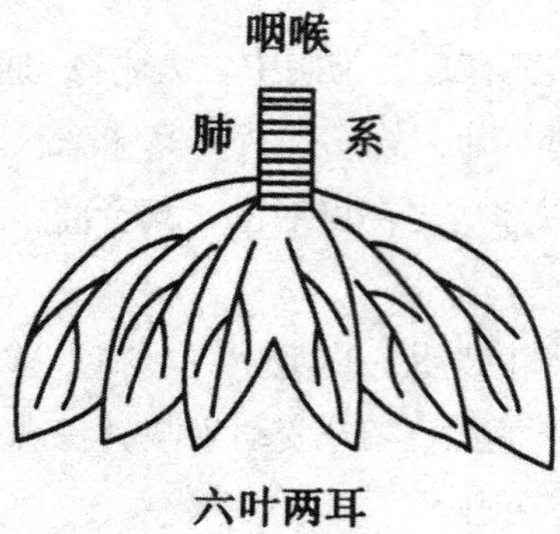

肺脏图

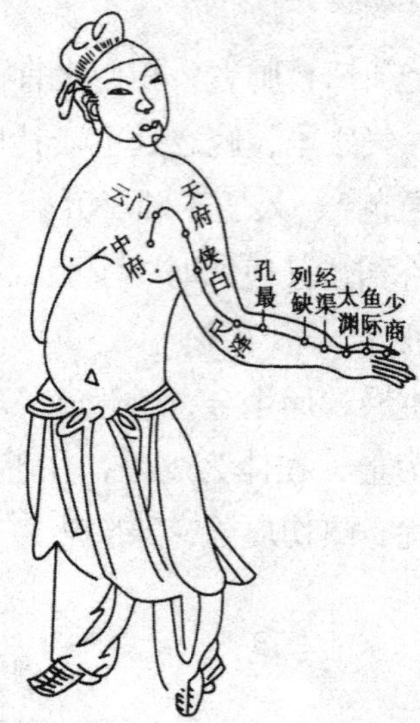

手太阴肺经

辛金之脏，脉居右寸，实则脉实，上热气粗兼鼻壅，泻必辛凉。虚则脉虚，少气不足息低微，补须酸热。橘甘下痰气之神方，姜陈去气嗽之圣药。七情郁结因而喘，沉香乌药参槟；胸痞喘急彻而痛，半夏瓜蒌桔梗。鼻塞不通，丸荆穗澄茄薄荷；鼻渊不止，末龙脑苍芷辛夷：百花却去红痰，二母偏除热嗽。黄连赤茯阿胶，抑心火而清肺脏；诃子杏仁通草，利久嗽以出喉音？流注疼痛因痰饮，半夏倍于朴硝；瘾疹痒痛为风热，苦参少于皂荚。哮嗽齁齁，兜铃蝉蜕杏（除尖）砒霜（少人），热壅咽喉，鸡苏荆芥桔防风。参牛甘草消酒疸，轻粉硫黄去鼻痔。白矾甘遂白砒霜性情实重，入豆豉偏治呴喘；百草霜气味虽轻，和海盐却消舌肿。甜葶苈良治肺痈，苦雄胆寒涂肠痔。琼玉膏理嗽调元，流金丹清痰降火。人参非大剂不补，少则凝滞，大则流通；黄芩非枯薄不泻，细则凉肠，枯则清金：升麻白芷，东垣曾云报使；葱白麻黄，仲景常用引经。紫菀五味能补敛，桑白防风实开通。寒热温凉，名方选辨，轻重缓急，指下详明。更参一字之秘，价值千金之重，会得其中旨，草木总皆空。

《导引本经》：肺为五脏之华盖，声音之所从出，皮肤赖之而润泽者也。人惟内伤七情，外感六淫，而呼吸出入不定，肺金于是乎不清矣。然欲清金，必先调息，息调则动患不生，而心火自静，一者下着安心，二者宽中体，三者想气通毛孔出入，通用无障，而细其心，令息微微，此为真息也。盖息从心起，心静息调，息息归根，金丹之母。《心印经》曰：回风混合，百日通灵。《内经》曰：秋三月，此谓容平，天气以急，地气以明，早[①]卧早起，与鸡俱兴，使志安宁，以缓秋刑，收敛神气，使秋气平。无外其志，使肺气清。逆之则伤肺。若过食瓜果，宜微利一行，静息二日，以薤白粥加羊肾空心补之；如无羊肾，以猪腰代之。胜服补剂。秋当温足凉头，其时清

① “早”原作“夜”。据《素问·四气调神大论》改。

肃之气，与体收敛也。自夏至以来，阴气渐旺，当薄衽席，以培寿基。其或夏伤于暑，至秋发为痎疟，阳上阴下，交争为寒，阳下阴上，交争为热。寒热交争，皆肺之受病。如二少阳脉微弦，即是夏食生冷，积滞留中，至秋变为痢疾。如足阳明、太阴微弦濡而紧，乃反时之脉，病恐危急。然秋脉当如毫毛，治法详后与前也。《素问》云：秋伤于湿，冬生咳嗽，纯阳归空。《秘法》云：行住坐卧常噤口。呼吸调息定音声，甘津玉液频频咽，无非润肺，使邪火下降，而清肺金也。

考正穴法

中府（一名膺俞）：云门下一寸六分，乳上三肋间，动脉应手陷中，去胸中行各六寸。肺之募（募犹结募也，言经气聚此），手足太阴二脉之会。针三分，留五呼，灸五壮。

主腹胀，四肢肿，食不下，喘气胸满，肩背痛，呕啘，咳逆上气，肺系急，肺寒热，胸悚悚，胆热呕逆，咳唾浊涕，风汗出，皮痛面肿，少气不得卧，伤寒胸巾热，飞尸遁疰，瘿瘤。

云门：巨骨下，侠气户旁二寸陷中，动脉应手，举臂取之，去胸中行各六寸。《素注》针七分，《铜人》针三分，灸五壮。

主伤寒四肢热不已，咳逆，喘不得息，胸胁短气，气上冲心，胸中烦满，胁彻背痛，喉痹，肩痛臂不举，瘿气。

天府：腋下三寸，肘腕上五寸，动脉中，用鼻尖点墨，到处是穴。禁灸，针四分，留七呼。

主暴痹，口鼻衄血，中风邪，泣出，喜忘，飞尸恶疰，鬼语，喘息，寒热疟，目眩，远视䀮䀮，瘿气。

侠白：天府下，去肘五寸动脉中。针三分，灸五壮。

主心痛，短气，干呕逆，烦满。

尺泽：肘中约纹上，动脉中，屈肘横纹，筋骨罅陷中。手太阴肺脉所入为合水，肺实泻之。针三分，留三呼，灸五壮。

主肩臂痛，汗出中风，小便数，善嚏，悲哭，寒热风痹，臑肘挛，手臂不举，喉痹，上气呕吐，口干，咳嗽唾浊，痎疟，四肢暴①肿，心疼臂寒，短气，肺膨胀，心烦闷，少气，劳热，喘满，腰脊强痛，小儿慢惊风。

孔最：去腕上七寸，侧取之。灸五壮，针三分。

主热病汗不出，咳逆，肘臂厥痛屈伸难，手不及头，指不握，吐血，失音，咽肿头痛。

列缺：手太阴络，别走阳明，去腕侧上一寸五分，以两手交叉，食指尽处，两筋骨罅中。针二分，留五呼，泻五吸，灸七壮。

主偏风口面㖞斜，手腕无力，半身不遂，掌中热，口噤不开，寒热疟，呕沫，咳

① “暴”原作“腹”。据《铜人》改。

嗽，善笑，纵唇口，健忘，溺血精出，阴茎痛，小便热，痫惊妄见，面目四肢臃肿，肩痹，胸背寒栗，少气不足以息，尸厥寒热，交两手而瞀。实则胸背热，汗出，四肢暴肿。虚则胸背寒栗，少气不足以息。

《素问》曰：实则手锐掌热，泻之。虚则欠㰦，则便遗数，补之。直行者谓之经，旁出者谓之络，手太阴之支，从腕后直出次指内廉出其端，是列缺为太阴别走阳明之路。人或有寸、关、尺三部脉不见，自列缺至阳溪脉见者，俗谓之反关脉。此经脉虚而络脉满。《千金翼》谓阳脉逆，反大于寸口三倍，惜叔和尚未之及，而况高阳生哉。

经渠：寸口动脉陷中。肺脉所行为经金。针入二分，留三呼，禁灸，灸伤神明。

主疟寒热，胸背拘急，胸满膨，喉痹，掌中热，咳逆上气，伤寒，热病汗不出，暴痹喘促，心痛呕吐。

太渊（一名太泉，避唐祖讳）：掌后内侧横纹头，动脉中。肺脉所注为俞土，肺虚补之。《难经》曰：脉会太渊。疏曰：脉病治此。平旦寅时，气血从此始，故曰寸口者，脉之大要会，手太阴之动脉也。灸三壮，针二分，留三呼。

主胸痹逆气，善哕，呕饮食[①]咳嗽，烦闷不得眠，肺胀膨，臂内廉痛，目生白翳，眼痛赤，乍寒乍热，缺盆中引痛，掌中热，数欠，肩背痛寒，喘不得息，噫气上逆，心痛，脉涩，咳血呕血，振寒，咽干，狂言口噼，溺色变，卒遗矢无度。

鱼际：大指本节后，内侧白肉际陷中。又云：散脉中。肺脉所溜为荥火。针二分，留二呼，禁灸。

主酒病，恶风寒，虚热，舌上黄，身热头痛，咳嗽哕，伤寒汗不出，痹走胸背痛不得息，目眩，心烦少气，腹痛不下食，肘挛肢满，喉中干燥，寒栗鼓颔，咳引尻痛，溺血[②]呕血，心痹悲恐，乳痈。东垣曰：胃气下溜，五脏气乱，皆在于肺者，取之手太阴鱼际，足少阴俞。

少商：大指内侧，去爪甲角如韭叶。肺脉所出为井木。宜以三棱针刺之，微出血，泄诸脏热，凑不宜灸。

主颔肿喉闭，烦心善哕，心下满，汗出而寒，咳逆，痃疟振寒，腹满，唾沫，唇干引饮，食不下，膨膨，手挛指痛，掌热，寒栗鼓颔，喉中鸣，小儿乳鹅。

唐刺史成君绰，忽颔肿，大如升，喉中闭塞，水粒不下三日。甄权以三棱针刺之，微出血，立愈。泻脏热也。《素注》留一呼，《明堂》灸三壮，《甲乙》灸一壮。

---

①“饮食”原作“饮水”。据《针灸聚英》改。
②“血”原作“出”。据《针灸聚英》改。

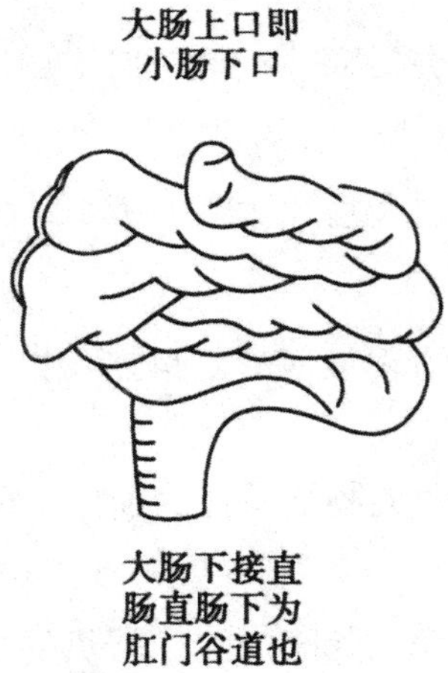

大肠俯图

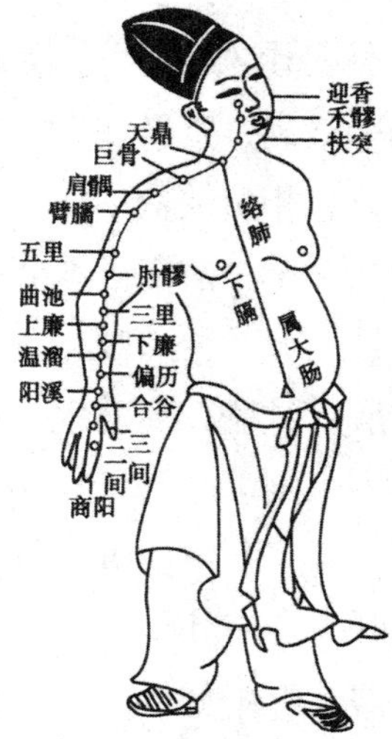

手阳明大肠经

手阳明经穴主治

《内经》曰：大肠者，传道之宫，变化出焉。又云：大肠为白肠。

手阳明大肠经穴歌

手阳明穴起商阳，二间、三间、合谷藏，阳溪、偏历、温溜长，下廉、上廉、手三里，曲池，肘髎，五里近，臂臑、肩髃、巨骨当，天鼎、扶突、禾髎接，鼻旁五分号迎香（左右四十穴）。

此一经起于商阳，终于迎香。取商阳、二间、三间、合谷、阳溪、曲池，与井荥俞原经合也。

其脉起于大指次指之端，循指上廉出合谷两骨之间，上入两筋之中，循臂上廉，入肘外廉，上循臑外前廉，上肩，出髃骨之前廉，上出柱骨之会上，下入缺盆，络肺，下膈，属大肠；其支者，从缺盆上颈贯颊，入下齿缝中，还出挟口，交人中左之右，右之左上挟鼻孔，循禾髎，迎香而终，以交于足阳明也。是经气血俱多，卯时气血注此，受手太阴之交。

庚金之腑，脉详右寸。实则脉实，伤热而肠满不通，辛温可泻。虚则脉虚，伤寒而肠鸣泄痛，补必酸凉。蒸黄连而解酒毒，炒厚朴而止便红。肠风妙川乌荆芥，脏毒寄卷柏黄芪。痢中六神丸，宜调则调；带下百中散，可止则止。润肠通秘，麻仁丸果有神效；行滞推坚，六磨汤岂无奇功。痔疮热痛，脑麝研入蜗牛，胆冰磨敷井水；痢疾腹疼，姜茶煎治出坡仙，梅蜜饮方书登父。肠内生痈，返魂汤而加减随宜，十宣散去增适可。尝闻食石饮水，可作充肠之馔；饵松食柏，亦成清腑之方。是以疗饥者不在珍馐，调肠者何烦异术，能穷针里阴阳，自获殊常效验。

商阳（一名绝阳）：手大指次指内侧，去爪甲角如韭叶。手阳明大肠脉所出为井金。《铜人》灸三壮，针一分，留一呼。

主胸中气满，喘咳支肿，热病汗不出，耳鸣聋，寒热痎疟，口干颐颔肿，齿痛，恶寒，肩背急相引缺盆中痛，目青盲。灸三壮，左取右，右取左，如食顷立已。

二间（一名间谷）：食指本节前内侧陷中。手阳明大肠脉所溜为荥水，大肠实泻之。《铜人》针三分，留六呼，灸三壮。

主喉痹，颔肿，肩背痛，振寒，鼻鼽衄血，多惊，齿痛，目黄，口干口㖞，急食不通，伤寒水结。

三间（一名少谷）：食指本节后内侧陷中。手阳明大肠脉所注为俞木。《铜人》针三分，留三呼，灸三壮。

主喉痹，咽中如梗，下齿龋痛，嗜卧，胸腹满，肠鸣洞泄，寒热疟，唇焦口干，气喘，目眦急痛，吐舌，戾颈，喜惊多唾，急食不通，伤寒气热，身寒结水。

东垣曰：气在于臂足①取之，先去血脉，后深取手阳明之荥俞二间、三间。

合谷（一名虎口）：手大指次指岐骨间陷中。手阳明大肠脉所过为原，虚实皆拔之。《铜人》针三分，留六呼，灸三壮。

主伤寒大渴，脉浮在表，发热恶寒，头痛脊强，无汗，寒热疟，鼻衄不止，热病汗不出，目视不明，生白翳，头痛，齿龋，耳聋，喉痹，面肿，唇吻不收，喑不能言，口噤不开，偏风，风疹，痂疥，偏正头痛，腰脊内引痛，小儿单乳鹅。

按：合谷，妇人妊娠可泻不可补，补即堕胎，详见足太阴脾经三阴交下。

阳溪（一名中魁）：腕中上侧两筋间陷中。手阳明大肠脉所行为经火。《铜人》针三分，留七呼，灸三壮。

主狂言喜笑见鬼，热病烦心，目风赤烂有翳，厥逆头痛，胸满不得息，寒热疟疾，寒嗽呕沫，喉痹，耳鸣，耳聋，惊掣肘臂不举，痂疥。

偏历：腕中后三寸。手阳明络脉，别走太阴。《铜人》针三分，留七呼，灸三壮。《明下》②灸五壮。

主肩膊肘腕酸疼，䀮目𥇍𥇍，齿痛，鼻衄，寒热疟，癫疾多言，咽喉干，喉痹，耳鸣，风汗不出，利小便。实则龋聋，泻之；虚则齿寒痹膈，补之。

温溜（一名逆注，一名池头）：腕后大士五寸，小士六寸，《明堂》在腕后五寸、六寸间。《铜人》针三分，灸三壮。

主肠鸣腹痛，伤寒哕逆噫，膈中气闭，寒热头痛，喜笑狂言见鬼，吐涎沫，风逆四肢肿，吐舌口舌痛，喉痹。

下廉：辅骨下，去上廉一寸，辅脱肉分外。《铜人》斜针五分，留五呼，灸三

① “足”原无。据《针灸聚英》补。
②《明下》原作《明丁》。据《针灸聚英》卷一上改。

壮。

主飧泄，劳瘵，小腹满，小便黄，便血，狂言，偏风热风，冷痹不遂，风湿痹，小肠气不足，面无颜色，痃癖，腹痛若刀刺不可忍，腹胁痛满，狂走，侠脐痛，食不化，喘息不能行，唇干涎出，乳痈。

上廉：三里下一寸，其分独抵阳明之会外。《铜人》斜针五分，灸五壮。

主小便难黄赤，肠鸣，胸痛，偏风半身不遂，骨髓冷，手足不仁，喘息，大肠气，脑风头痛。

三里（一名手三里）：池池下二寸，按之肉起，锐肉之端。《铜人》灸三壮，针二分。

主霍乱遗矢，失音[①]齿痛，颊颔肿，瘰疬，手臂不仁，肘挛不伸，中风口噼，手足不随。

曲池：肘外辅骨，屈肘横纹头陷中，以手拱胸取之。手阳明大肠脉所入为合土。《素注》针五分，留七呼。《铜人》针七分，得气先泻后补，灸三壮。《明堂》日灸七壮，至二百壮，且停十余日，更灸止二百壮。

主绕踝风，手臂红肿，肘中痛，偏风半身不遂，恶风邪气，泣出喜忘，风瘾疹，喉痹不能言，胸中烦满，臂膊疼痛，筋缓捉物不得，挽弓不开，屈伸难，风痹，肘细无力，伤寒余热不尽，皮肤干燥，瘈疭癫疾，举体痛痒如虫啮，皮脱作疮，皮肤痂疥，妇人经脉不通。

肘髎：肘[②]大骨外廉陷中。《铜人》灸三壮，针三分。

主风劳嗜卧，肘节风痹，臂痛不举，屈仲挛急，肘臂[③]麻木不仁。

五里：肘上三寸，行向里大脉中央。《铜人》灸十壮。《素问》大[④]禁针。

主风劳惊恐，吐血咳嗽，肘臂痛，嗜卧，四肢不得动，心下胀满，上气，身黄，时有微热，瘰疬，目视䀮䀮，痎疟。

臂臑：肘上七寸，䐃[⑤]肉端，肩髃下一寸，两筋两骨罅陷宛宛中，举臂取之。手阳明络，手足太阳、阳维之会。《铜人》灸三壮，针三分。《明堂》宜灸不宜针，日灸七壮，至二百壮。若针，不得过三、五分。

主寒热臂痛，不得举，瘰疬，颈项拘急。

肩□（一名中肩井，一名偏肩）：膊骨头肩端上，两骨罅间陷者宛宛中，举臂取之有空。手阳明、阳跷之会[⑥]。《铜人》灸七壮，至二七壮，以瘥为度。若灸偏风，灸七七壮，不宜多，恐手臂细。若风病，筋骨无力，久不瘥，灸不畏细。刺即泄肩臂

① “失音”后原有“气”字。据《针灸聚英》卷一上删。
② “肘”字原无。据《针灸聚英》卷一上补。
③ “肘臂”原无。据《针灸聚英》卷一上补。
④ “大”疑衍。义不通。
⑤ “䐃”原作“胭”。据《针灸聚英》卷一上改。
⑥《针灸聚英》卷一作“足少阳、阳跻之会”。

热气。《明堂》针八分，留三呼，泻五吸；灸不及针。以平手取其穴，灸七壮，增至二七壮。《素注》针一寸，灸五壮，又云：针六分，留六呼。

主中风手足不随，偏风，风痪，风痿，风病，半身不遂，热风肩中热，头不可回顾，肩臂疼痛臂无力，手不能向头，挛急，风热瘾疹，颜色枯焦，劳气泄精，伤寒热不已，四肢热，诸瘿气。

唐鲁州刺史库狄嵚风痹，不能挽弓，甄权针肩髃，针进即可射。

巨骨：肩尖端上行，两叉骨罅间陷中。手阳明、阳跷之会。《铜人》灸五壮，针一寸半。《明堂》灸三壮至七壮。《素注》禁针。针则倒悬，一食顷，乃得下针，针四分，泻之勿补，针出始得正卧。《明堂》灸三壮。

主惊痫，破心吐血，臂膊痛，胸中有瘀血，肩臂不得屈伸。

天鼎：颈缺盆上，直扶突后一寸。《素注》针四分。《铜人》灸三壮，针三分。《鸣堂》灸七壮。

主暴暗气哽，喉痹嗌肿，不得息，饮食不下，喉中鸣。

扶突（一名水穴）：气舍上一寸五分，在颈当曲颊下一寸，人迎后一寸五分，仰而取之。《铜人》灸三壮，针三分。《素注》针四分。

主[①]咳嗽多唾，上气，咽引喘息，喉中如水鸡声，暴暗气哽。

禾髎（一名长频）：鼻孔下，挟水沟旁五分。手阳明脉气所发。《铜人》针三分，禁灸。

主尸厥及口不可开，鼻疮息肉，鼻塞不闻香臭，鼽衄不止。

迎香：禾髎上一寸，鼻下孔旁五分。手足阳明之会。针三分，留三呼，禁灸。

主鼻塞不闻香臭，偏风口㖞，面痒浮肿，风动叶叶[②]，状如虫行，唇肿痛，喘息不利，鼻㖞多涕，鼽衄有[③]疮，鼻有息肉。

足阳明经穴主治[④]

《内经》曰：胃者，仓廪之官，五味出焉。又曰：胃为黄肠。

五味入口藏于胃，以养五脏气。胃者，水谷之海，六腑之大原[⑤]也。是以五脏六腑之气味，皆出于胃。

足阳明胃经穴歌

四十五穴足阳明，头维下关颊车停，承泣四白巨髎经，地仓大迎对人迎，水突气舍连缺盆，气户库房屋翳屯，膺窗乳中延乳根，不容承满梁门起，关门太乙滑肉门，天枢外陵大巨存，水道归来气冲次，髀关伏兔走阴市，梁丘犊鼻足三里，上巨虚连条

①“主”原无。据《针灸聚英》卷一补。
②“风动叶叶”原作“风动叶落”。据《针灸聚英》卷一改。
③“有”原作“骨”。据《针灸聚英》卷一改。
④“足阳明经穴主治”原无。据目录补。
⑤“原”，《素问·五脏别论》作“源”。义通。

口位，下巨虚跳上丰隆，解溪冲阳陷谷中，内庭历兑经穴终（左右九十穴）。

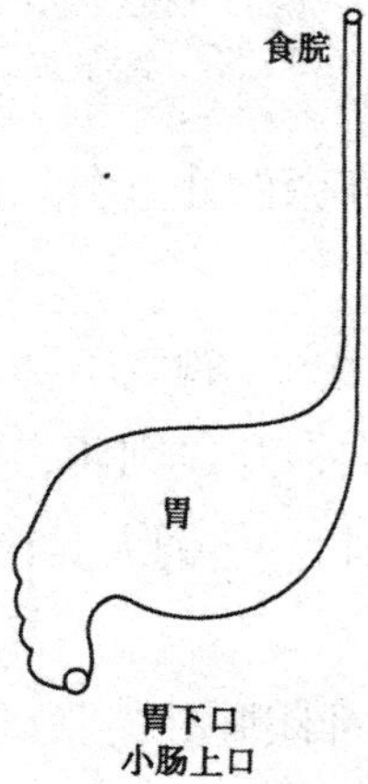

胃腑图

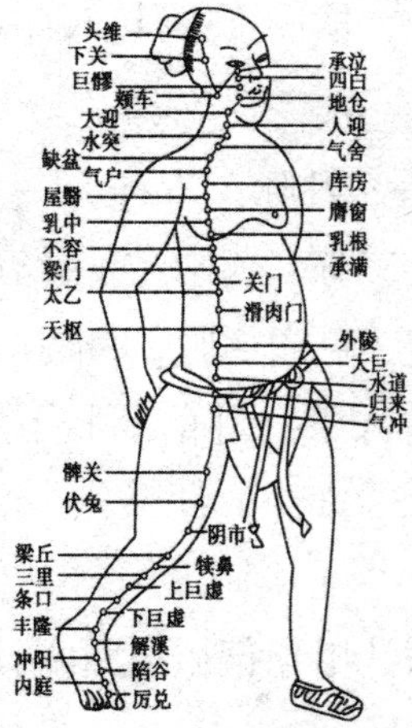

足阳明胃经

此一经起于头维，终于历兑。取历兑、内庭、陷谷、冲阳、解溪、三里，与井荥俞原经合也。

脉起于鼻交頞中，旁约太阳之脉，下循鼻外，上入齿中，还出挟口，环唇，下交承浆，郃循颐后下廉，出大迎，循颊车、上耳前，过客主人，循发际至额颅；其支别者，从大迎前下人迎，循喉咙入缺盆，下膈，属胃，络脾；其直行者，从缺盆下乳内廉，挟脐入气冲中；其支者，起胃下口，循腹里，下至气冲而合，以下髀关，抵伏兔，下入膝膑中，下循胻外廉，下足跗，入中指外间；其支者，下膝三寸而别，以下入中指内[①]间；其支者，别跗上，入大指间，出其端，以交于太阴也。多血多气，辰[②]时气血注此。

戊土之腑，脉，右关部。胃气平调，五脏安堵。实则脉实，唇口干而腋下肿疼，宜泻胃土；虚则脉虚，腹痛鸣而面目虚浮，药行温补。验实热兮，必口内壅干，泻黄散而得效；审虚寒兮，须骨节皆痛，人参散而最奇。橘皮竹茹汤，治热渴而频频呕哕；乌药沉香散，疗寒痛而日日攒眉。人参治翻胃之良，豆蔻消积气之冷。粥药不停，藿叶人参橘皮；心脾刺痛，砂仁香附乌沉。胃冷生痰，半夏姜煎生附子；中寒停水，曲丸苍术久陈皮。芫花消症癖，丸共朱砂；黄芪治消渴，煎同甘草。硫汞结成砂子，吐逆立痊；参茱煎用枣姜，酸咽即可。霍乱转筋肢逆冷，木瓜盐炒吴茱萸；食瘕酒癖胁胸疼，蓬术芫棱同醋煮。胃虚咳逆，人参甘草倍陈皮；胃实痰喘，藿叶丁皮增半夏。补虚降火，竹茹甘草橘红皮，或加枳术；扶弱驱寒，橘皮良姜丁半夏，参草姜苓。抑闻上部有脉，下部无脉者为食寒，点盐汤探吐宽舒；倘或三部俱急，人迎带数者号内壅，服灵丸泻利便宜。调脾助胃之药最难，热则消于肌肉，须用中和饮子；变

①“内”原作“外”。据《灵枢·经脉》篇改。
②“辰”原作“巳”。据《针灸聚英》卷一改。

通加减之法不易，寒则减于饮食，要施仁义丹头。如心不在焉，食而不知其味，正心为剂；口不谨兮，饮而不中其节，缄口良方。须知病后能服药，孰若病前能自防。

考正穴法

头维：额角入发际，本神旁一寸五分，神庭旁四寸五分。足阳明、少阳二脉之会。《铜人》针三分。《素注》针五分，禁灸。

主头痛如破，目痛如脱，目眴，目风泪出，偏风，视物不明。

下关：客主人下，耳前动脉下廉，合口有空，开口则闭，侧卧闭口取之。足阳明、少阳之会。《素注》针三分，留七呼，灸三壮。《铜人》针四分，得气即泻，禁灸。

主聤耳有脓汁出，偏风口目㖞，牙车脱臼。牙龈肿处，张口以三棱针出脓血，多含盐汤，即不畏风。

颊车（一名机关，一名曲牙）：耳下八分，曲颊端近前陷中，侧卧开口有空取之。《铜人》针四分，得气即泻，日灸七壮，止七七壮，炷如麦大。《明堂》灸三壮。《素注》针三分。

主中风牙关不开，口噤不语，失音，牙车疼痛，颔颊肿，牙不可嚼物，颈强不得回顾，口眼㖞。

承泣：目下七分，直瞳子陷中。足阳明、阳跷脉、任脉之会。《铜人》灸三壮，禁针，针之令人目乌色。《明堂》针四分半，不宜灸，灸后令人目下大如拳。息肉日加如桃，至三十日定不见物。《资生》云：当不灸不针。

东垣曰：魏邦彦夫人目翳绿色，从下侵上者，自阳明来也。

主目冷泪出，上观，瞳子痒，远视䀮䀮，昏夜无见，目眴动与项[①]口相引，口眼㖞斜，口不能言，面叶叶牵动. 眼赤痛，耳鸣耳聋。

四白：目下一寸，直瞳子，令病人正视取之。《素注》针四分。《甲乙》、《铜人》针三分，灸七壮，凡用针稳当，方可下针，刺太深，令人目乌色。

主头痛，目眩，目赤痛，僻泪不明，目痒目肤翳，口眼㖞噼不能言。

巨髎：侠鼻孔旁八分，直瞳子，平水沟。手足阳明、阳跷脉之会。《铜人》针三分，得气即泻，灸七壮。《明堂》[②]灸七七壮。

主瘈疭，唇颊肿痛，口㖞噼，目障无见，青盲无见，远视䀮䀮，淫肤白膜，翳复瞳子，面风鼻顄肿，痈痛，招摇视瞻，脚气膝肿。

地仓：侠口吻旁四分外，如近下有脉微动。手足阳明、阳跷脉之会[③]。《铜人》针三分。《明堂》针三分半，留五呼，得气即泻。日可灸二七壮，重者七七壮，炷如粗钗股脚大，艾炷若大，口转㖞，却灸承浆七七壮，即愈。

---

① “项”疑当作“颊”。如面肌痉挛，即颊口相引病状，观下文可证。
② “《明堂》”，按《针灸聚英》作“《明下》”。
③ 按《针灸聚英》作“手足阳明、任、跻脉之会”。

主偏风口㖞，目不得闭，脚肿，失音不语，饮水不收，水浆漏落，眼瞤动不止，瞳子痒，远视䀮䀮，昏夜无见。病左治右，病右治左，宜频针灸，以取尽风气。口眼㖞斜者，以正为度。

大迎：曲颔前一寸二分①骨陷中动脉。又以口下当两肩是穴。《素注》针三分，留七呼，灸三壮。

主风痉，口噤不开，唇吻瞤动，颊肿牙疼，寒热，颈痛瘰疬，口㖞，齿龋痛，数欠气，恶寒，舌强不能言，风壅面浮肿，目痛不得闭。

人迎（一名五会）：颈大脉动应手，侠结喉两旁一寸五分，仰而取之，以候五脏气。足阳明、少阳之会。滑氏曰：古以侠喉两旁为气口，人迎，至晋王叔和直以左右手寸口为人迎，气口。《铜人》禁针。《明堂》针四分。《素注》刺过深杀人。

主吐逆霍乱，胸中满，喘呼不得息，咽喉痈肿，瘰疬。

水突（一名水门）：颈大筋前，直人迎下，气舍上。《铜人》针三分，灸三壮。

主咳逆上气，咽喉痈肿，呼吸短气，喘息不得卧。

气舍：颈直人迎下，侠天突陷中。《铜人》灸三壮，针三分。

主咳逆上气，颈项强不得回顾，喉痹哽噎，咽肿不消，瘿瘤。

缺盆（一名天盖）：肩下横骨陷中。《铜人》灸三壮，针三分。《素注》针二分②，留七呼，不宜太深，深则使人逆息。《素问》：刺缺盆③中内陷，气泄令人喘咳。

主息奔，胸满，喘急，水肿，瘰疬，喉痹，汗出寒热，缺盆中肿，外溃则生，胸中热满，伤寒胸热不已。

气户：巨骨下，俞府两旁各二寸陷中，去中行各四寸，仰而取之。《铜人》针三分，灸五壮。

主咳逆上气，胸背痛，咳不得息，不知味，胸胁支满，喘急。

库房：气户下一寸六分陷中，去中行④各四寸。《铜人》灸五壮，针三分。

主胸胁满，咳逆上气，呼吸不至息，唾脓血浊沫。

屋翳：库房下一寸六分陷中，去中行⑤各四寸，仰而取之。《素注》针四分。《铜人》灸五壮，针三分。

主咳逆上气，唾血多浊沫脓血，痰饮，身体肿，皮肤痛不可近衣，淫泺，瘈疭不仁。

膺窗：屋翳下一寸六分陷中，去中行⑥各四寸。《铜人》针四分，灸五壮。

主胸满短气，唇肿，肠鸣注泄，乳痈寒热，卧不安。

乳中：当乳中是。《铜人》微刺三分，禁灸，灸则生蚀疮，疮中有脓血清汁可

---

①按《针灸聚英》作“一寸三分”。
②“二分”原作“三分”。据《针灸聚英》改。
③“盆”原缺。据《素问·刺禁论》补。
④、⑤、⑥“行”原无。据《针灸聚英》卷一补。

治；疮中有息肉若蚀疮者死。《素问》云：刺乳上，中乳房为肿根蚀。

丹溪曰：乳房，阳明胃所经，乳头，厥阴肝所属。乳（去声）子之母，不知调养，忿忿所逆，郁闷所遏，厚味所酿，以致厥阴之气不行，窍不得通，汗不得出，阳明之血沸腾，热甚似脓。亦有所乳之子，膈有滞痰，口气□热，含乳而睡，热气所吹，遂生结核。初起时，便须忍痛，揉令稍软，吮令汁透，自可消散。失此不治，必成痈疖，若加以艾火两、三壮，其效尤捷。粗工便用针刀，卒若拙病，若不得夫与舅姑忧怒郁闷，脾气消阻[①]，肝气横逆，遂成结核如棋子，不痛不痒，十数年后为疮陷，名曰奶岩。以疮形如嵌凹，似岩穴也。不可治矣。若于始生之际，能消息病根，使心清神安，然后医治，庶有可安之理。

乳根：乳中下一寸六分陷中，去中行[②]各四寸，仰而取之。《铜人》灸五壮，针三分。《素注》针四分，灸三壮。

主胸下满闷，胸痛膈气。不下食，噎病，臂痛肿，乳痛，乳痈，悽惨寒热[③]痛不可按[④]，咳逆，霍乱转筋，四厥。

不容：幽门旁相去各一寸五分，去中行各二寸[⑤]。《铜人》灸五壮。《明堂》灸三壮，针五分。《素注》针八分。

主腹满痃癖，吐血，肩胁痛，口干，心痛，胸背相引痛，喘咳，不嗜食，腹虚鸣，呕吐，痰癖，疝瘕。

承满：不容下一寸，去中行各三寸。《铜人》针三分，灸五壮。《明堂》三壮。

主肠鸣腹胀，上气喘逆，食饮不下，肩息唾血。

梁门：承满下一寸，去中行各三寸。《铜人》针三分，灸五壮。

主胁下积气，食饮不思，大肠滑泄，完谷不化。

关门：梁门下一寸，去中行各三寸。《铜人》针八分，灸五壮。

主善满积气，肠鸣卒痛，泄利，不欲食，腹中气走，侠脐急痛，身肿，痰疟振寒，遗溺。

太乙：关门下一寸，去中行各三寸。《铜人》灸五壮，针八分。

主癫疾狂走，心烦吐舌。

滑肉门：太乙下一寸，去中行各三寸。《铜人》灸五壮，针八分。

主癫狂，呕逆，吐舌，舌强。

天枢（一名长溪，一名谷门）：去肓俞一寸[⑥]侠脐中两旁各二寸陷中。乃大肠之募。《铜

---

①"阻"原作"沮"。据《丹溪心法》卷五改。

②"行"原无。据《针灸聚英》卷一补。

③"寒热"原作"寒痛"。据《针灸聚英》卷一改。

④"痛不可按"原作"不可按抑"。据《针灸聚英》卷上改。

⑤《针灸聚英》作："去中行任脉各三寸"与各书取法不同。自本穴（不容）至滑肉门穴均曰"去中行各三寸"。考四卷腹部穴图，也宗此说，故存此，供参阅。

⑥"一寸"，据《针灸聚英》作"寸半"。查本书卷四当作"一寸二"。

人》灸百壮[1]，针五分，留十呼。《千金》云：魂魄之舍不可针。《素注》针五分，留一呼。

主奔豚，泄泻，胀疝，赤白痢，水痢不止，食不下，水肿腹胀肠鸣，上气冲胸，不能久立，久积冷气，绕脐切痛，时上冲心，烦满呕吐，霍乱，冬月感寒泄利，疟寒热狂言，伤寒饮水过多，腹胀气喘，妇人女子□瘕，血结成块，漏下赤白月事不时。

外陵：天枢下一寸，去中行各二寸。《铜人》灸五壮，针三分。

主腹痛，心下如悬，下引脐痛。

大巨：外陵下一寸，去中行各二寸。《铜人》针五分，灸五壮。《素注》针八分。

主小腹胀满，烦渴，小便难，㿉疝，偏枯，四肢不收，惊悸不眠。

水道：大巨下三寸[2]，去中行各二寸。《铜人》灸五壮，针三分半。《素注》针二分半。

主腰骨强急，膀胱有寒，三焦结热，妇人小腹胀满，痛引阴中，胞中瘕，子门寒，大小便不通。

归来：水道下二寸，去中行各二寸。《铜人》灸五壮，针五分。《素注》针八分。

主小腹奔豚，卵上入腹，引茎中痛，七疝，妇人血脏积冷。

气冲（一名气街）：归来下一寸，去中行各二寸，动脉应手宛宛中，冲脉所起。《铜人》灸七壮，炷如大麦，禁针。《素问》：刺中脉，血不出，为肿鼠仆。《明堂》针三分，留七呼，气至即泻，灸三壮。

主腹满不得正卧，㿗疝，大肠中热，身热腹痛，大气石水，阴痿茎痛，两丸骞痛，小腹奔豚，腹有逆气上攻心，腹胀满，上抢心，痛不得息，腰痛不得俯仰，淫泺，伤寒胃中热，妇人无子，小腹[3]痛，月水不利，妊娠子上冲心，产[4]难胞衣不出。

东垣曰：脾胃虚弱，感湿成痿，汗大泄，妨食，三里、气街以三棱针出血。又曰：吐血多不愈，以三棱针于气街出血，立愈。

髀关：伏兔后交叉中。《铜人》针六分，灸三壮。

主腰痛，足麻木，膝寒不仁，痿痹，股内筋络急，不屈伸，小腹引喉痛。

伏兔：膝上六寸起肉，正跪坐而取之。以左右各三指按捺，上有肉起如兔之状，因以此名。《此事难知》：定痈疽死地分有九，伏兔居一，刘宗厚曰：脉络所会也。主膝冷不得温，风劳痹逆，狂邪，手挛缩，身瘾疹，腹胀少气，头重脚气，妇人八部诸疾，《铜人》针五分，禁灸。

---

①《针灸聚英》作"《铜人》灸五壮，《济生拔萃》灸百壮"。
②《针灸聚英》作"大巨下二寸"。今又有载云大巨下一寸者。应以《经穴部位》为准。
③"小腹"原作"小肠"。据《针灸聚英》卷一改。
④"产"原作"生"。据《针灸聚英》卷一改。

阴市（一名阴鼎）：膝上三寸，伏兔下陷中，拜而取之。《铜人》针三分，禁灸。

主腰脚如冷水，膝寒，痿痹不仁，不屈伸，卒寒疝，力痿少气，小腹痛，胀满，脚气；脚以下伏兔上寒，消渴。

梁丘：膝上二寸两筋间。《铜人》灸三壮，针三分。《明堂》针五分。

主膝脚腰痛，冷痹不仁，跪难屈伸，足寒，大惊，乳肿痛。

犊鼻：膝膑下，胻骨上，侠解大筋陷中，形如牛鼻，放名。《素注》针六分。《铜人》针三分，灸三壮。《素问》刺犊鼻出液为跛。

主膝中痛不仁，难跪起，脚气，膝膑肿溃者不可治，不溃者可治。若犊鼻坚硬，勿便攻，先洗熨，微刺之愈。

三里：膝下三寸，胻骨外廉大筋内宛宛中，两筋肉分间，举足取之，极重按之，则跗上动脉止矣。足阳明胃脉所入为合土。《素注》刺一寸，灸三壮。《铜人》灸三壮,针五分。《明堂》针八分，留十呼，泻七吸，日灸七壮，止百壮。《千金》灸五百壮，少亦一、二百壮。

主胃中寒，心腹胀满，肠鸣，脏气虚惫，真气不足，腹痛食不下，大便不通，心闷不已，卒心痛，腹有逆气上攻，腰痛不得俯仰，小肠气，水气蛊毒，鬼击，痃癖，四肢满，膝胻酸痛，目不明，产妇血晕。

秦承祖云：诸病皆治。华佗云：主五劳羸瘦，七伤虚乏，胸中瘀血，乳痈。《千金翼》云：主腹中寒胀满，肠中雷鸣，气上冲胸，喘不能久立，腹痛，胸腹中瘀血，小腹[①]胀，皮肿，阴气不足，小腹坚，伤寒热不已，热病汗不出，喜呕口苦，壮热，身反折，口噤鼓颔，肿痛不可回顾，口噼，乳肿，喉痹不能言，胃气不足，久泄利，食不化，胁下支满，不能久立，膝痿寒热，中消谷苦饥，腹热身烦，狂言，乳痈，喜吃，恶闻食臭，狂歌妄笑，恐怒大骂，霍乱，遗尿[②]失气，阳厥，悽悽恶寒；头眩，小便不利，喜哕，脚气。《外台秘要》云：人年三十已上，若不灸三里，令人气上冲目。东垣曰：饮食失节及劳役形质，阴火乘于坤土之中，致谷气、荣气、清气、胃气、元气不得上升，滋于六腑之阳气，是五阳之气，先绝于外。外者天也，下流伏[③]于坤土[④]阴火之中，皆先[⑤]由喜怒悲忧恐为五贼所伤，而后胃气不行，劳役饮食不节，继之则元气乃伤，当从胃合[⑥]三里穴中推而扬之，以伸元气。又曰：气在于肠胃者，取之足太阴、阳明，不下者取之三里。又曰：气逆上[⑦]霍乱者取三里，气下乃止，不下复治。又曰：胃脘当心而痛，上支两胁，膈噎不通，饮食不下，取三里以补之。

---

①“小腹”原作“小肠”。据《针灸聚英》卷一改。
②“遗尿”，《针灸聚英》作“遗矢”。
③“伏”原作“入”。据《脾胃论》卷中改。
④“土”原作“上”。据《脾胃论》卷中改。
⑤“先”原无。据《脾胃论》卷中补。
⑥“当”后原有“于”字，无“胃合”二字。据《脾胃论》删、补。
⑦“上”原无。据《脾胃论》补。

又曰：六淫客邪及上热下寒，筋骨皮肉血脉之病，错取于胃之合（三里穴），大危。又曰：有人年少气弱，常于三里、气海灸之，节次约五七十壮，至年老热厥头痛，虽大寒犹喜风寒，痛愈恶暖处及烟火，皆灸之过也。

上廉（一名上巨虚）：三里下三寸，两筋骨罅中，举足取之。《铜人》灸三壮，针三分。甄权随年为壮。《明堂》针八分，得气即泻，灸日七壮。

主脏气不足，偏风脚气，腰腿手足不仁。脚胫酸痛屈伸难，不能[①]久立。风水膝肿，骨髓冷疼，大肠冷，食不化，飧泄，劳瘵，夹脐腹两胁痛，肠中切痛，雷鸣，气上冲胸。喘息不能行，不能久立，伤寒胃中热。

东垣曰：脾胃虚弱，湿痿，汗泄，妨食，三里、气街出血，不愈，于上廉出血。

条口：下廉上一寸，举足取之。《铜人》针五分。《明堂》针八分，灸三壮。

主足麻木，风气，足下热，不能久立，足寒膝痛，胫寒湿痹，脚痛胻肿，转筋，足缓不收。

下廉（一名下巨虚）：上廉下三寸，两筋骨罅中，蹲地举足取之。《铜人》针八分，灸三壮。《素注》针三分。《明堂》针六分，得气即泻。《甲乙》灸日七七壮。

主小肠气不足，面无颜色，偏风腿痿，足不履地，热风冷痹不遂，风湿痹，喉痹，脚气不足，沉重，唇干，涎出不觉，不得汗出，毛发焦，肉脱，伤寒胃中热，不嗜食，泄脓血，胸胁小腹控睾而痛，时窘之后，当耳前热。若寒甚，若独肩上热甚及小指次指间热痛，暴惊狂，言语非常，女子乳痈，足跗不收，跟痛。

丰隆：外踝上八寸，下胻外廉陷中，足阳明络别走太阴。《铜人》针三分，灸三壮。《明堂》灸七壮。

主厥逆，大小便难，怠惰，腿膝酸，屈伸难，胸痛如刺，腹若刀切痛，风痰头痛，风逆四肢[②]肿，足青身寒湿，喉痹不能言，登高而歌，弃衣而走，见鬼好笑。气逆则喉痹卒喑，实则癫狂，泻之。虚则足不收，胫枯，补之。

解溪：冲阳后一寸五分，腕上陷中，足大指次指直上跗上陷者宛宛中。足阳明胃脉所行为经火，胃虚补之。《铜人》灸三壮，针五分，留三呼。

主风面浮肿，颜黑，厥气上冲，腹胀，大便下重，瘈惊，膝股胻肿，转筋，目眩，头痛，癫疾，烦心悲泣，霍乱，头风面赤，目赤，眉攒疼不可忍。

冲阳：足跗上五寸，去陷谷二寸[③]，骨间动脉。足阳明胃脉所过为原，胃虚实皆拔之。《素注》针三分，留十呼。《素问》刺足跗上动脉，血出不止死。《铜人》针五分，灸三壮。

主偏风口眼㖞，跗肿，齿龋，发寒热，腹坚大，不嗜食，伤寒病振寒而欠，久狂，登高而歌，弃衣而走，足缓履不收，身前痛。

---

①“能”原无。据《针灸聚英》卷一补。
②“肢”原作“指”。据《针灸聚英》卷一改。
③《针灸聚英》卷一作“去陷骨三寸”。

陷谷：足大指次指外间，本节后陷中，去内庭二寸。足阳明胃脉所注为俞木。《铜人》针三分。《素注》针五分，留七呼，灸三壮。

主面目浮肿及水病善叱，肠鸣腹痛，热病无度，汗不出，振寒疟疾。

东垣曰：气在于足，取之先去血脉，后深取足阳明之荥俞：内庭、陷谷。

内庭：足大指次指外间陷中。足阳明胃脉所溜为荥水。《铜人》灸三壮，针三分，留十呼。

主四肢厥逆，腹胀满，数欠，恶闻人声，振寒，咽中引痛，口㖞，上齿龋，疟不嗜食，脑皮肤痛，鼻衄不止。伤寒，手足逆冷，汗不出。赤白痢。

厉兑：足大指次指之端，去爪甲角如韭叶。足阳明胃脉所出为井金，胃实泻之。《铜人》针一分，灸一壮。

主尸厥，口噤气绝，状如中恶，心腹胀满，水肿，热病汗不出，寒疟不嗜食，面肿，足胻寒，喉痹，上齿龋。恶寒鼻不利。多惊好卧，狂欲登高而歌，弃衣而走，黄疸，鼽衄，口㖞唇裂，颈肿，膝膑肿痛，循胸、乳、气街[①]，伏兔、胻外廉、足跗上皆痛，消谷善饥，溺黄。

足太阴经穴主治[②]

《内经》曰：脾者，谏议之官，智周出焉。[③]

脾者，仓廪之本，荣之居也。其华在唇四白，其充在肌，至阴之类，通于土气，孤藏以灌四旁。脾主四肢，为胃行津液。

中央黄色，入通于脾，开窍于口，藏精于脾，故病在舌本。其味甘，其类土，其畜牛，其谷稷，其应四时，上为镇星，是以知病之在肉也。其音宫，其数五，其臭香，其液涎。

中央生湿，湿生土，土生甘，甘生脾，脾生肉，肉生肺，脾[④]主口。其在天为湿，在地为土，在体为肉，在脏为脾，在声为歌，在变动为哕，在志为思。思伤脾，怒胜思，湿伤肉，风胜湿，甘伤肉，酸胜甘。

足太阴脾经穴歌

二十一穴脾中州，隐白在足大指头，大都太白公孙盛，商丘三阴交可求，漏谷地机阴陵穴，血海箕门冲门开，府舍腹结大横排，腹哀食窦连天溪，胸乡周荣大包随（左右四十二穴）。

此一经起于隐白，终于大包。取隐白、大都、太白、商丘、阴陵泉，与井荥俞经合也。

---

① “街”原作“膺”。据《针灸聚英》卷一改。
② “足太阴经穴主治”原无。据目录补。
③ 今本《内经》无此语云。
④ “脾”原作“肺”，误矣。

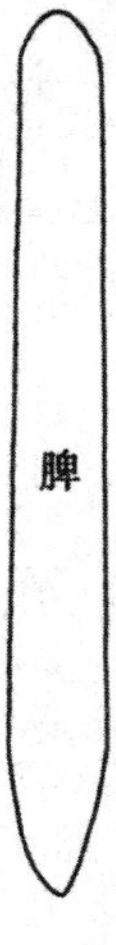

脾

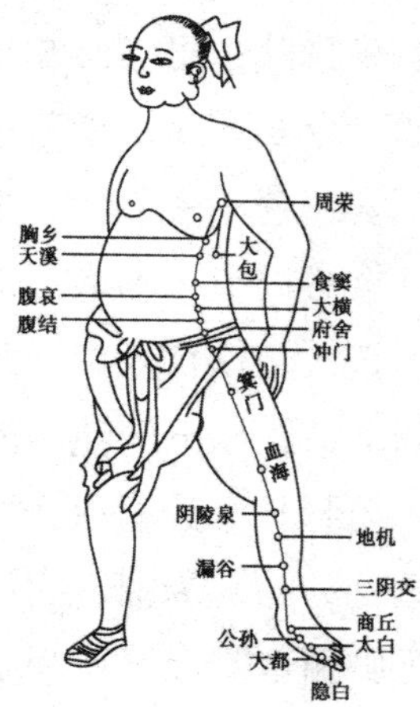

足太阴脾经

脉起大指之端，循指内侧白肉际，过核骨[①]后，上内踝前廉，上腨内，循胻骨后，交出厥阴之前，上循膝股内前廉，入腹，属脾络胃，上膈，侠咽，连舌本，散舌下；其支别者，复从胃别上膈，注心中。少血多气，巳时气血注此。

己土之脏，脉在右关，实则饮食消而肌肤滑泽，虚则身体瘦而四肢不举。脐凸肢浮生之难，口青唇黑死之易。去病安生，理宜调摄，戒满意之食，省爽口之味，因饮食劳倦之灾，修温多辛少之剂，饮食审寒热之伤，汤药兼补泻之置。气别寒热温凉，用适其宜；味辨甘补苦泻，行当熟记。如白术健脾消食，必青皮枳实；人参缓土和气，须半夏橘红。柴胡除不足之热，佐之甘草升麻；黄芪去有汗之火，辅之芍药川芎。气虚呕而人参茱萸，脾寒吐而丁香半夏。泄泻手足冷而不渴兮，附子干姜；霍乱吐泻兼而不药兮，胡椒绿豆。脾冷而食不磨兮，平胃宜加砂蔻；胃寒而饮不消兮，本方更人参苓。香附微寒，与缩砂消食化气，更妙安胎；沉香少温，共霍香助土调中，奇消水肿。破血消症兮，三棱蓬术；去瘀除疼兮，蒲黄五灵。茴香治霍乱转筋，共济木瓜乌药；辣桂主中焦气滞，相扶枳壳生姜。心腹疼痛兮，延胡索入胡椒；胸满咳逆兮，良姜炒同香附。肚实胀兮，大黄滑石朴牵牛，木香苓泻；腹虚胀兮，参苓朴木橘辰砂，曲蘗附子。大抵物滞气伤，补益兼行乎消导，橘皮枳术丸，加减随宜；食多胃壅，推陈并贵乎和中，巴豆备急丸，荡涤何伤。四君子平善，与人处也，使人道德进而功名轻，忽不知其入于圣贤之域；二陈汤纯和，能消痰也，致令脾胃健而中气顺，自不觉其进于仁寿之乡。抑又闻东垣悯生民夭枉，凡治疾必先扶植脾胃，诚不刊之妙典；王安道发前贤未发，辨内伤不足中有有余，实得传之秘旨。万物从土而归出，补肾又不若补脾。

《导引本经》：脾居五脏之中，寄旺四时之内，五味藏之而滋长，五神因之而彰著，四肢百骸，赖之而运动也。人惟饮食不节，劳倦过甚，则脾气受伤矣。脾胃一

---

①“核骨”原作“窍骨”。据《灵枢·经脉》篇改。

伤，则饮食不化，口不知味，四肢困倦，心腹痞满，为吐泄，为肠澼，此其见之《内经》诸书，盖班班具载，可考而知者。然不饥强食则脾劳；不渴强饮则胃胀；食若过饱，则气脉不通，令心塞闭；食若过少，则身羸心悬，意虑不固。食秽浊之物，则心识昏迷，坐念不安；食不宜之物，则四大违反，而动宿疾，皆非卫生之道也。举要言之，食必以时，饮必以节，不饱不饥是也。人能饮食如是，不惟脾胃清纯，而五脏六腑，亦调和矣。盖人之饮食入口，由胃脘入于胃中，其滋味渗入五脏，其质入于小肠乃化之。至小肠下口，始分清浊，浊者为渣滓，入于大肠；清者为津液，入于膀胱，乃津液之府也。至膀胱又分清浊，浊者入于溺中，清者入于胆，胆引入于脾，散于五脏。为涎，为唾，为涕，为泪，为汗，其滋味渗入五脏，乃成五汗，同归于脾。脾和乃化血，复归于脏腑也。经曰：脾土旺能生万物，衰生百病。昔东坡调脾土，饮食不过一爵一肉。有召饮者，预以此告：一曰安分以养福，二曰宽胃以养气，三曰省费以养财。善卫生者养内，不善卫生者养外；养内者安恬脏腑，调顺血脉，养外者极滋味之美，穷饮食之乐，虽肌体充腴，而酷烈之气，内蚀脏腑矣。

考正穴法

隐白：足大指端内侧，去爪甲角如韭叶。脾脉所出为井木。《素注》针一分，留三呼。《铜人》针三分，灸三壮。

主腹胀，喘满不得安卧，呕吐食不下，胸中热，暴泄，衄血，尸厥不识人，足寒不能温，妇人月事过时不止，小儿客忤，慢惊风。

大都：足大指本节后，内侧陷中，骨缝赤白肉际。脾脉所溜为荥火，脾虚补之。《铜人》针三分，灸三壮。

主热病汗不出，不得卧，身重骨疼，伤寒手足逆冷，腹满善呕，烦热闷乱，吐逆，目眩，腰痛不可俯仰，绕踝风，胃心痛，腹胀胸满，心蛔痛，小儿客忤。

太白：足大指内侧，内踝前核骨下陷中。脾脉所注为俞土。《铜人》针三分，灸三壮。

主身热烦满，腹胀食不化，呕吐，泄泻脓血，腰痛大便难，气逆，霍乱，腹中切痛，肠鸣，膝股胻酸转筋，身重骨痛，胃心痛，腹胀胸满，心痛脉缓。

公孙：足大指本节后一寸，内踝前。足太阴络脉，别走阳明胃经。《铜人》针四分，灸三壮。

主寒疟，不嗜食，痫气，好太息，多寒热汗出，病至则喜呕，呕已乃衰。头面肿起，烦心狂言，多饮，胆虚。厥气上逆则霍乱，实则肠中切痛泻之，虚则鼓胀补之。

商丘：足内踝骨下微前陷中，前有中封，后有照海，其穴居中。脾脉所行为经金，脾实泻之。《铜人》灸三壮，针三分。

主腹胀，肠中鸣，不便，脾虚令人不乐，身寒善太息，心悲，骨痹，气逆，痔疾，骨疽蚀，痫瘈，痫瘼，寒热好呕，阴股内痛。气壅，狐疝走上下，引小腹痛，不可俯仰。脾积痞气，黄疸，舌本强痛，腹胀，寒疟，溏，瘕泄水，面黄，善思善味，食不消，体重节痛，怠惰嗜卧，妇人绝子，小儿慢风。

三阴交：内踝上三寸，骨下陷中。足太阴少阴厥阴之会。《铜人》针三分，灸三壮。

主脾胃虚弱，心腹胀满，不思饮食，脾痛身重，四肢不举，腹胀肠鸣，溏泄食不化，痃癖，腹寒，膝内廉痛，小便不利，阴茎痛，足痿不能行，疝气，小便遗，胆虚，食后吐水，梦遗失精，霍乱，手足逆冷，呵欠。颊车蹉开，张口不合。男子阴茎痛，元脏发动，脐下痛不可忍。小儿客忤。妇人临经行房，羸瘦，癥瘕，漏血不止，月水不止。妊娠胎动，横生，产后恶露不行，去血过多，血崩晕，不省人事。如经脉塞闭不通，泻之立通。经脉虚耗不行者，补之，经脉益盛则通。

按宋太子出苑，逢妊妇，诊曰：女。徐文伯曰：一男一女。太子性急欲视，文伯泻三阴交，补合谷，胎应针而下，果如文伯之诊。后世遂以三阴交、合谷为妊妇禁针。然文伯泻三阴交，补合谷而堕胎，今独不可补三阴交，泻合谷，而安胎乎？盖三阴交、肾肝脾三脉之交会，主阴血，血当补不当泻；合谷为大肠之原，大肠为肺之腑，主气，当泻不当补。文伯泻三阴交，以补合谷，是血衰气旺也。今补三阴交，泻合谷，是血旺气衰矣。故刘元宾亦曰：血衰气旺定无妊，血旺气衰应有体。

漏谷（一名太阴络）：内踝上六寸，胻骨下陷中。《铜人》针三分，禁灸。

主肠鸣，强欠，心悲逆气，腹胀满急，痃癖冷气，食饮不为肌肤，膝痹足不能行。

地机（一名脾舍）：膝下五寸，膝内侧辅骨下陷中，伸足取之。足太阴郄，别走上一寸有空。《铜人》灸三壮，针三分。

主腰痛不可俯仰，溏泄，腹胁胀，水肿腹坚，不嗜食，小便不利，精不足。女子癥瘕，按之如汤沃股内至膝。

阴陵泉：膝下内侧辅骨下陷中，伸足取之；或屈膝取之。在膝横纹头下，与阳陵泉穴相对，稍高一寸。足太阴脾脉所入为合水。《铜人》针五分。

主腹中寒不嗜食，胁下满，水胀腹坚，喘逆不得卧，腰痛不可俯仰，霍乱，疝瘕，遗精，尿失禁不自知，小便不利，气淋，寒热不节，阴痛，胸中热，暴泄，飧泄。

血海：膝膑上内廉，白肉际二寸半。《铜人》针五分，灸三壮。

主气逆腹胀，女子漏下恶血，月事不调。

东垣曰：女子漏下恶血，月事不调，暴崩不止，多下水浆之物，皆由饮食不节，或劳伤形体，或素有气不足，灸太阴脾经七壮。

箕门：鱼腹上越筋间，阴股内动脉应手。一云：股上起筋间。《铜人》灸三壮。主淋小便不通，遗溺，鼠鼷肿痛。

冲门（一名上慈宫）：府舍下一寸，横骨两端约纹[1]中动脉，去腹中行各四寸半。《铜

① “纹”原无。据《针灸聚英》卷一补。

人》针七分，灸五壮。

主腹寒气满，腹中积聚疼，瘛，淫泺，阴疝，妇人乳难[1]，妊娠子冲心，不得息。

府舍：腹结下二寸[2]，去腹中行各四寸半，足太阴、厥阴、阴维之会。三脉上下一一入腹，络脾肝，结心肺，从胁上至肩，此太阴郄，三阴、阳明之别。《铜人》灸五壮，针七分。

主疝瘕，痹中急疼，循胁上下抢心，腹满积聚，厥气霍乱。

腹结（一名肠窟）：大横下一寸三分，去腹中行各四寸半。《铜人》针七分，灸五壮。主咳逆，绕脐痛，腹寒泻利，上抢心，咳逆。

大横：腹哀下三寸五分，去腹中行各四寸半。足太阴、阴维之会。《铜人》针七分，灸五壮。

主大风逆气，多寒善悲，四肢不可举动，多汗，洞痢[3]。

腹哀：日月下一寸五分，去腹中行各四寸半，足太阴、阴维之会。《铜人》针三分。

主寒中食不化，大便脓血，腹中痛。

食窦：天溪下一寸六分，去胸中行各六寸，举臂取之。《铜人》针四分，灸五壮。

主胸胁交满，膈间雷鸣，常有水声，膈痛。

天溪：胸乡下一寸六分陷中，去胸中行各六寸，仰而取之。《铜人》针四分，灸五壮。

主胸中满痛，贲膺，咳逆上气，喉中作声，妇人乳肿，㿉痈。

胸乡：周荣下一寸六分，去胸中行各六寸，仰而取之。《铜人》针四分，灸五壮。

主胸胁支满，引胸背痛不得卧，转侧难。

周荣：中府下一寸六分，去胸中行各六寸，仰而取之。《铜人》针四分。

主胸胁满不得俯仰，食不下，喜饮，咳唾秽脓，咳逆，多淫。

大包：渊液下三寸，布胸胁中出九肋间。脾之大络，总统阴阳诸络，由脾灌溉五脏。《铜人》灸三壮，针三分。

主胸胁中痛，喘气。实则身尽痛，泻之；虚则百节尽皆纵，补之。

---

①“乳难”原作“难乳“。据《针灸聚英》互乙。
② 按《针灸聚英》作“腹结下三寸”。
③“洞痢”疑当作“洞泻”。

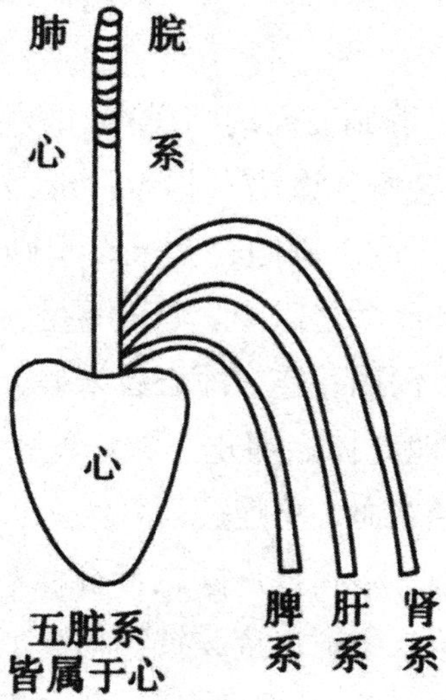

心脏图

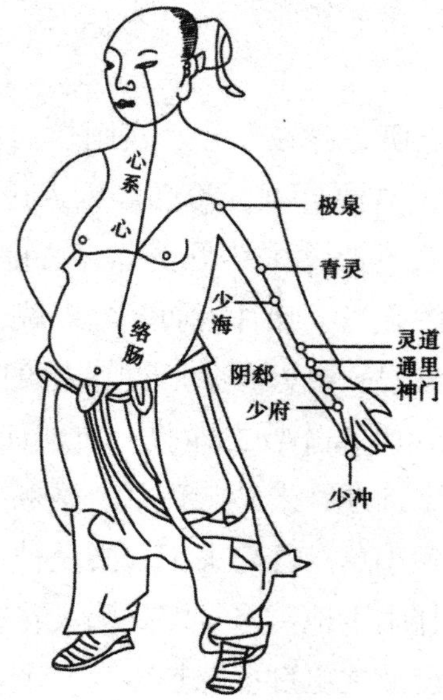

手少阴心经

手少阴经穴主治[①]

《内经》曰：心者，君主之官，神明出焉。

心者，生之本，神之变也。其华在面，其充在血脉，为阳中之太阳，通于夏气。

南方赤色，入通于心，开窍于舌，藏精于心。故病在五脏。其味苦，其类火，其畜羊，其谷黍，其应四时，上为荧惑星，是以知病之在脉也。其音徵，其数七，其臭焦，其液汗。

南方生热，热生火，火生苦，苦生心，心生血，血生脾，心主舌。其在天为热，在地为火，在体为脉，在脏为心，在声为笑，在变动为忧，在志为喜。喜伤心，恐胜喜；热伤气，寒胜热；苦伤气，咸胜苦。

手少阴心经穴歌

九穴午时手少阴，极泉青灵少海深，灵道通里阴郄邃，神门少府少冲寻（左右一十八穴）。

此一经起于极泉，终于少冲。取少冲、少府、神门、灵道、少海，与井荥俞经合也。

脉起心中，出属心系，下膈络小肠；其支者，从心系，上侠咽，系目系[②]；其直者，复从心系却上肺，出腋下，下循臑内后廉，行太阴心主之后，下肘内廉[③]，循臂

---

①“手少阴经穴主治”原无。据目录补。
②“系”原无。据《灵枢·经脉》篇补。
③“廉”，按《灵枢·经脉》篇无此字。

内后廉，抵掌后锐骨之端，入掌内后[1]，廉循小指之内，出其端。多气少血，午时气血注此。

丁火之脏，脉在左寸。实则热而虚则寒，静则安而动则躁[2]。虚寒者怯怕多惊，健忘恍惚，清便自可，诊必濡细迟虚；实热者癫狂谵语，腮赤舌干，二腑涩黄，脉须数洪沉实。心盛则热见乎标，心虚则热收于内。虚则补其母，实则泻其子，虚实既知，补泻必当。味甘泻而补之以咸，气热补而泻之以冷。心阳不足，桂心代赭紫石英，补须参附；离火有余，竹叶大黄山栀子，泻用芩连。凉心者朱砂，壮心者琥珀。舌长过寸，研冰片敷之即收；血衄如泉，炒槐花掺之即止。除疮琥珀膏，犀角与辰砂；定志宁神丸，朱砂共莲草。蔓荆子凉诸经之血，草连翘泻六经之火。惊悸不安，须龙脑沙参小草；健忘失记，必茯神远志当归。多睡饮卢同之苦茶，不眠服雷公之酸枣。凉血补阴生地黄，行津止渴天花粉，文蛤末敷愈口疮，铁锈粉噙消舌肿。中风不语，烧竹沥凉之更良；感热多言，飞朱砂镇之又善。胸间痞痛，开之枳实瓜蒌；心内懊侬，治之栀子豆豉。热心痛，炒菖蒲川楝，栀子宜焦；冷心痛，须木香肉桂，玄胡可炒。心京盗汗，飞辰砂与六黄；鼻衄流血，煮黄芩炒芍药。惊热独妙珍珠，癫狂独加铁粉。安镇灵台，琥珀丹砂和玉屑；开清神府，茯神远志共菖蒲。大哉离兮，应物无迹。倘真血之有亏，觅真铅而补实。至灵心也，操存有要，或元气之有损，求真汞而填完。用药固可言传，上达必由心悟。

《导引本经》：夫心乃一身之主宰，生死之路头也。是故心生则种种欲生，而神不入气；心静则种种欲静，而神气相抱也。《内经》曰："夏月人身，阳气发外，伏阴在内，是脱精神之时，忌疏通以泄精气[3]。夏三月，此谓蕃秀，天地气交，万物华实，夜卧早起。无厌于日，使志无怒，使[4]英华成秀，此夏气之应，养长之道也。逆之则伤心，秋为痎疟。"故人常宜燕居静坐，调心息气，食热戒冷，常要两目垂帘，迈光内照，降心火于丹田，使神气相抱。故太玄养初曰：藏心于渊，美厥灵根，神不外也。心牵于事，则火动于中矣。心火夏令正旺，脉本洪大，若缓是伤暑，至晚少飧饮食，睡勿挥扇，风邪易入。昔邝子元有心疾，或曰：有僧不用符药，能治心疾。元叩其僧曰：贵恙起于烦恼，烦恼生于妄想，夫妄想之来，其机有三：或追忆数十年前荣辱恩仇，悲欢离合，及种种闲情，此是过去妄想也。或事到眼前，可以顺应，却又畏首畏尾，三番四复，犹豫不决，此是现在妄想也。或期望日后富贵皆如愿，或期望功成名遂，告老归田；或期望子孙登庸，以继书香，与夫一切不可必成，不可必得之事，此是未来妄想也。三者妄想，忽然而生，忽然而灭，禅家谓之幻心。能照见其妄，而斩断念头，禅家谓之觉心。故曰：不患念起，惟患觉迟，此心若同太

---

① "后"原无。据《灵枢·经脉》篇补。
② "躁"原作"燥"。据文义改。
③ 按此节文字未见诸今本《内经》。
④ "使"原无。据《素问·四气调神大论》补。

虚，烦恼何处安脚？又曰：贵恙亦原于水火不交，凡溺爱冶容，而作色荒，禅家谓之外感之欲。夜深枕上，思得冶容，或成宵寐之变，禅家谓之内生之欲。二者之欲，绸缪染着，消耗元精。若能离之，则肾水自然滋生，可以上交于心。至若思索文字，忘其寝食，禅家谓之理障。经纶职业，不顾劬劳，禅家谓之事障。二者虽非人欲，亦损性灵，若能遣之，则火不至上炎，可下交于肾。故曰：尘不相缘，根无所偶，返流全一，六用不行。又曰：苦海无边，回头是岸。子元如其言，刀独处一室，扫空万缘，坐静月余，心疾如失。

考正穴法

极泉：臂内腋下筋间，动脉入胸。《铜人》针三分，灸七壮。

主臂肘厥寒，四肢不收，心痛干呕，烦渴，目黄，胁满痛，悲愁不乐。

青灵：肘上三寸，伸肘举臂取之。《铜人》灸七壮。《明堂》灸三壮。

主目黄头痛，振寒胁痛，肩臂不举，不能带衣。

少海（一名曲节）：肘内廉节后，大骨外，去肘端五分，屈肘向头得之。手少阴心脉所入为合水。《铜人》针三分，灸三壮。甄权云：不宜灸，针五分。《甲乙》针二分，留三呼，泻五吸，不宜灸。《素注》灸五壮。《资生》云：数说不同，要之非大急不灸。

主寒热齿龋痛，目眩发狂，呕吐涎沫，项不得回顾，肘挛腋胁下痛，四肢不得举，齿寒，脑风头痛，气逆噫哕，瘰疬，心疼，手颤健忘。

灵道：掌后一寸五分，手少阴心脉所行为经金。《铜人》针三分，灸三壮。

主心痛，干呕，悲恐，相引瘛疭，肘挛，暴喑不能言。

通里：掌后一寸陷中。手少阴心脉之络，别走太阳小肠经。《铜人》针三分，灸三壮。《明堂》灸七壮。

主目眩头痛，热病先不乐，数日懊侬，数欠频呻悲，面热无汗，头风，暴喑不言，目痛心悸，肘臂臑痛，苦呕喉痹，少气遗溺，妇人经血过多崩中。实则支满膈肿，泻之。虚则不能言，补之。

阴郄：掌后脉中，去腕五分。《铜人》针三分，灸七壮。

主鼻衄吐血，洒淅畏寒，厥逆气惊，心痛霍乱，胸中满。

神门（一名锐中，一名中都）：掌后锐骨端陷中。手少阴心脉所注为俞土。心实泻之。《铜人》针三分，留七呼，灸七壮。

主疟心烦，甚欲得冷饮，恶寒则欲处温中。咽干不嗜食，心痛数噫，恐悸，少气不足，手臂寒，面赤喜笑，掌中热而啘，目黄胁痛，喘逆身热，狂悲狂笑，呕血吐血，振寒上气，遗溺失音，心性痴呆，健忘，心积伏梁，大小人五痫。

东垣曰：胃气下溜五脏气皆乱，其为病互相出见，气在于心者，取之手少阴之俞神门，同精导气以复其本位。《灵枢经》曰：少阴无俞，心不病乎，其外经病而脏不病，故独取其经于掌后锐骨之端。心者五脏六腑之大主，精神之所舍，其脏坚固，邪不能容，容邪则身死，故诸邪皆在心之包络。包络者，心主之脉也。

少府：手小指本节后，骨缝陷中，直劳宫。手少阴心脉所溜为荥火。《铜人》针二分，灸七壮。《明堂》灸三壮。

主烦满少气，悲恐畏人，掌中热，臂酸，肘腋挛急，胸中痛，手踡不伸。痎疟久不愈，振寒。阴挺出，阴痒阴痛。遗尿偏坠，小便不利。太息。

少冲（一名经始）：手小指内侧，去爪甲角如韭叶。手少阴心脉所出为井水。心虚补之。《铜人》针一分，灸三壮。《明堂》灸一壮。

主热病烦满，上气嗌干渴，目黄，臑臂内后廉痛，胸心痛，痰气，悲惊寒热。肘痛不伸。

张洁古治前阴臊臭，泻肝行间，后于此穴，以治其标。

手太阳经穴主治①

《内经》曰：小肠者，受盛之宫，化物出焉。又云：小肠为赤肠。

胃之下口，小肠之上口也，在脐上二寸，水谷于是分焉。大肠上口，小肠之下口也。至是而泌别清浊，水液渗入膀胱，滓秽流入大肠。

手太阳小肠经穴歌

手太阳穴一十九，少泽前谷后溪薮，腕骨阳谷养老绳，支正小海外辅肘，肩贞臑俞接天宗，髎外秉风曲垣首，肩外俞连肩中俞，天窗乃与天容偶，锐骨之端上颧髎，听宫耳前珠上走（左右三十八穴）。

此一经起于少泽，终于听宫。取少泽、前谷、后溪、腕骨、阳谷、少海，与井荥俞原经合也。

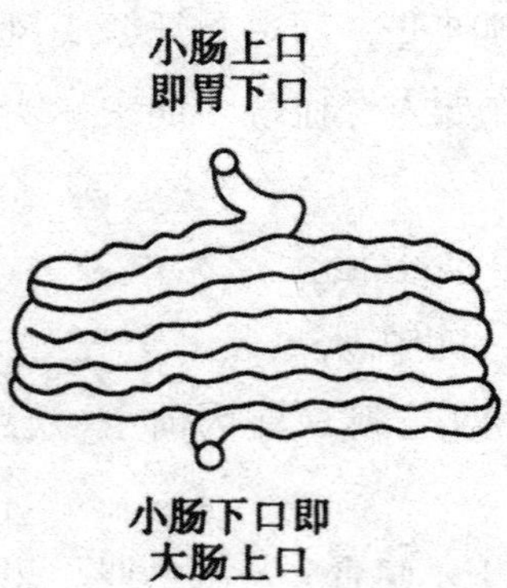

小肠腑图

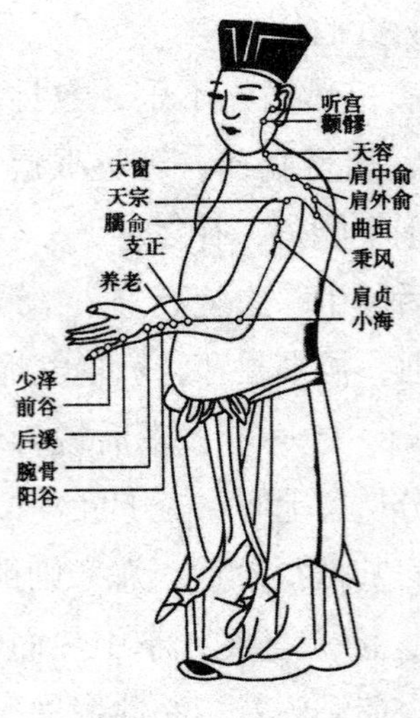

手太阳小肠经

① “手太阳经穴主治”原无。据目录补。

脉起小指之端，循手外[①]侧上腕，出踝中直上，循臂骨下廉，出肘内侧两骨[②]之间，上循臑外后廉，出肩解，绕肩胛，交肩上，入缺盆，络心，循咽下膈抵胃，属小肠；其支者，从缺盆贯[③]颈上颊，至目锐眦，却入耳中；其支别者，别循颊上䪼（䪼音拙）抵鼻，至目内眦也。多血少气，未时气血注此。

丙火之腑。脉详左寸。是经之为病也，面白耳前热，苦寒，肩臂廉内外肿痛。沉诊为心，实则脉实，烦满而口舌生疮；浮取小肠，虚则脉虚，懊侬而唇青下白。颔肿不可转，清痰降火；腰折难动履，渗湿利热。倘小便数频，乌药益智丸，用酒煮山药；若精气不固，白茯猪苓和，须蜡化津液。小肠疝气，茴香姜浸入青盐；肾官精冷，川楝炒成加木破。滑石寒而能治诸淋；沉香温而能行诸气。尿血煮苦苋菜根，血淋煎车前子叶。清泉旋汲饮发灰，薄荷时煎调琥珀。热入小肠为赤带，茴香苦楝当归；邪归大腑变膏淋，滑石金砂甘草。尝考牡蛎石斛补，续随金砂泻。巴戟乌药茴香温，黄芩通草花粉凉。羌活藁本引于上，黄柏二苓行于下。细阅本草之旨，略为理治之阶，毋执己见，妙在言传。

考正穴法

少泽（一名小吉）：手小指端外侧，去爪甲角下一分陷中。手太阳小肠脉所出为井金。《素注》灸三壮。《铜人》灸一壮，针一分，留二呼。

主疟寒热，汗不出，喉痹舌强，口干心烦，臂痛，瘈疭，咳嗽，口中涎唾，颈项急不得回顾，目生肤翳复瞳子，头痛。

前谷：手小指外侧本节前陷中。手太阳小肠脉所溜为荥水。《铜人》针一分，留三呼，灸一壮。《明堂》灸三壮。

主热病汗不出，痎疟癫疾，耳鸣，颈项肿，喉痹，颊肿引耳后，鼻塞不利，咳嗽吐衄，臂痛不得举，妇人产后无乳。

后溪：手小指外侧本节后陷中，握拳取之。手太阳小肠脉所注为俞木。小肠虚补之。《铜人》针一分，留二呼，灸一壮。

主疟寒热，目赤生翳，鼻衄，耳聋，胸满，颈项强，不得回顾，癫疾，臂肘挛急，痂疥。

腕骨：手外侧腕前起骨下陷中。手太阳小肠脉所过为原。小肠虚实皆拔之。《铜人》针二分，留三呼，灸三壮。

主热病汗不出，胁下痛不得息，颈颔肿，寒热，耳鸣，目冷泪生翳，狂惕，偏枯，肘不得屈伸，痎疟头痛，烦闷，惊风，瘈疭，五指掣，头痛。

阳谷：手外侧腕中，锐骨下陷中。手太阳小肠脉所行为经火。《素注》灸三壮，针二分，留三呼。《甲乙》留二呼。

---

①“外”原作“大”。据《灵枢·经脉》篇改。
②“两骨”，《灵枢·经脉》篇作“两筋”。
③“贯”，按《灵枢·经脉》篇作“循”。

主癫疾狂走，热病汗不出，胁痛。颈颔肿，寒热，耳聋耳鸣，齿龋痛，臂外侧痛不举，吐舌，戾颈，妄言，左右顾，目眩，小儿瘈疭，舌强不嗍乳。

养老：手踝骨前上，一云：腕骨后一寸陷中。手太阳郄。《铜人》针三分，灸三壮。

主肩臂酸疼，肩欲折，臂如拔，手不能自上下，目视不明。

支正：腕后五寸，手太阳络脉，别走少阴。《铜人》针三分，灸三壮。《明堂》灸五壮。

主风虚，惊恐悲愁，癫狂，五劳，四肢虚弱，肘臂挛难屈伸，

手不握，十指尽痛，热痛[①]先腰颈酸，喜渴，强项，疣目。实则节弛肘废，泻之；虚则生疣小如指，痂疥，补之。

小海：肘内[②]大骨外，去肘端五分陷中，屈手向头取之。手太阳小肠脉所入为合土。小肠实泻之。《素注》针二分，留七呼，灸三壮。

主颈颔、肩臑、肘臂外后廉痛，寒热齿龈肿，风眩颈项痛，疡肿振寒，肘腋痛肿，小腹痛，痫发羊鸣，戾项，瘈疭狂走，颔肿不可回顾，肩似拔，臑似折，耳聋，目黄，颊肿。

肩贞：曲胛下两骨解间，肩髃后陷中。《铜人》针五分。《素注》针八分，灸三壮。

主伤寒寒热，耳鸣耳聋，缺盆肩中热痛，风痹，手足麻木不举。

臑俞：侠骨髃（手阳明穴）[③]后大骨下，胛上廉陷中，举臂取之。手太阳、阳维、阳跷三脉之会。《铜人》针八分，灸三壮。

主臂酸无力，肩痛引胛，寒热气肿颈[④]痛。

天宗：秉风后大骨下陷中。《铜人》灸三壮，针五分，留六呼。

主肩臂酸疼，肘外后廉痛，颊颔肿。

秉风：天髎外肩上小髃后，举臂有空。手太阳、阳明、手足少阳四脉之会。《铜人》灸五壮，针五分。

主肩痛不能举。

曲垣：肩中央曲胛陷中，按之应手痛。《铜人》灸三壮，针五分。《明堂》针九分。

主肩痹热痛，气注肩胛，拘急痛闷。

肩外俞：肩胛上廉，去脊三寸陷中。《铜人》针六分，灸三壮。《明堂》灸一壮。

---

①“热痛”疑当作“热病”。观下文义。

②“肘内”原作“肘外”。据《针灸聚英》卷上改。

③“侠骨髃（手阳明穴）”，按《针灸聚英》卷一、《甲乙》卷三，皆作“挟肩髎（手少阳穴）”。可参。

④“颈”原作“胫”。据《针灸聚英》卷一改。

主肩胛痛，周痹寒至肘。

肩中俞：肩胛内廉，去脊二寸陷中。《素注》针六分，灸三壮。《铜人》针三分，留七呼，灸十壮。

主咳嗽，上气唾血，寒热，目视不明。

天空（一名窗笼）：颈大筋间前曲颊下，扶突后动脉应手陷中。《铜人》灸三壮，针三分。《素注》针六分。

主痔瘘，颈痛，肩痛引项不得回顾，耳聋颊肿，喉中痛，暴喑不能言，齿噤中风。

天容：耳下曲颊后。针一寸，灸三壮。

主喉痹寒热，咽中如梗，瘿颈，项痈，不可回顾，不能言，胸痛，胸满不得息，呕逆吐沫，齿噤，耳聋耳鸣。

颧髎：面頄骨下廉锐骨端陷中。手少阳、太阳之会。《素注》针三分。《铜人》针二分。

主口㖞，面赤目黄，眼瞤动不止，䪼肿齿痛。

听宫（一名多所闻）：耳中珠，大如赤小豆。手足少阳、手太阳三脉之会。《铜人》针三分，灸三壮。《明堂》针一分。《甲乙》针三分。

主失音，癫疾，心腹满，聤耳，耳聋如物填塞无闻，耳中嘈嘈侬侬蝉鸣。

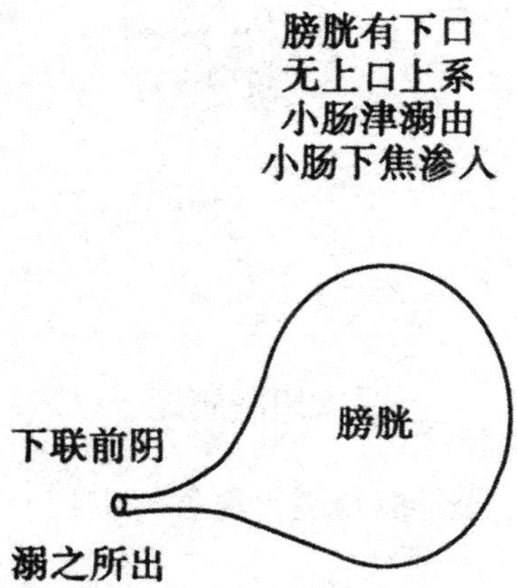

膀胱腑图

足太阳经穴主治[1]

《内经》曰：膀胱者，州都之官，津液藏焉。气化则能出矣。又曰：膀胱为黑肠[2]。

① "足太阳经穴主治"原无。据目录补。

② "膀胱为黑肠"句，今本《内经》无。

诸书辨膀胱不一，有云：有上口，无下口；有云：上下皆有口；或曰：有小窍注泄，皆非也。惟有下窍以出溺，上皆由泌别渗入膀胱，其所以入也、出也。由于气之施也。在上之气不施，则注入大肠而为泄；在下之气不施，则急胀濇涩，苦不出而为淋。

足太阳膀胱经穴歌

足太阳经六十七，晴明目内红肉藏，攒竹眉冲与曲差，五处上寸半承光，通天络却玉枕昂，天柱后际大筋外，大杼背部第二行，风门肺俞厥阴四，心俞督俞膈俞强，肝胆脾胃俱挨次，三焦肾气海大肠，关元小肠到膀胱，中膂白环仔细量，自从大杼至白环，各各节外寸半长。上髎次髎中复下，一空二空腰髁当，会阳阴尾骨外取。附分侠脊第三行，魄户膏肓与神堂，譩譆膈关魂门九，阳纲意舍仍胃仓，肓门志室胞肓续，二十椎下秩边场。承扶臀横纹中央，殷门浮郄到委阳，委中合阳承筋是，承山飞扬踝跗阳，昆仑仆参连申脉，金门京骨束骨忙，通谷至阴小指旁（一百三十四穴）。

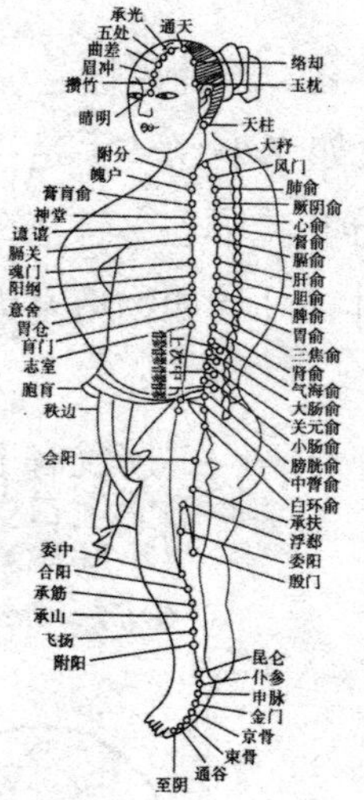

足太阳膀胱经

此一经起于睛明，终于至阴，取至阴，通谷、束骨、京骨、昆仑、委中，与井荥俞原经合也。

脉起目内眦，上额交巅上：其支者，从巅至耳上角；其直行者，从巅入络脑，还出别下项，循肩膊内侠脊抵腰中，入循膂，络肾属膀胱；其支别者，从腰中下贯臀，入腘中；其支别者，从膊内左右别，下贯胛，侠脊内，过髀枢，循髀外后廉，下合腘中，以下贯□内，出外踝之后，循京骨至小指外侧端。多血少气，申时气血注此。

壬水之腑，脉居左寸是。膀胱实则脉实，病胞转不得小便，苦烦满难于俯仰。药用寒凉通利窍，石膏栀子密同煎。虚则脉虚，肠痛引腰难屈伸，脚筋紧急耳重听，补磁石五味黄芪，配苓术石英杜仲。大腑热蒸肠内涩，木通生地黄芩；小便不利茎中痛，葶苈茯苓通草。肾大如斗，青支荔核小茴香；胞转如塞，葵子滑石寒水石。冷热熨可利便难，屈伸导能和腰痛。风热相乘囊肿，服三白而立消；虫蚁吹着，阳胯敷蝉蜕而即散。羌活藁本行于上，黄柏法制走于下。补用橘核益智仁，泻须滑石车前子。加茴香乌药能温，添黄柏生地清凉也。

考正穴法

睛明（一名泪孔）：目内眦。《明堂》云：内眦头外一分，宛宛中。手足太阳、足阳明、阴跷、阳跷五脉之会。针一分半，留三呼。雀目者，可久留针，然后速出针，禁灸。

主目远视不明，恶风泪出，憎寒头痛，目眩内眦赤痛，𥆨𥆨无见，眦痒，淫肤白翳，大眦攀睛努肉，侵睛雀目，瞳子生瘴，小儿疳眼，大人气眼冷泪。

按东垣曰：刺太阳、阳明出血，则目愈明。盖此轻多血少气，故目翳与赤痛从内眦起者，刺睛明、攒竹，以宣泄太阳之热。然睛明刺一分半，攒竹刺一分三分，为适浅深之宜。今医家刺攒竹，卧针直抵睛明，不补不泻，而又久留针，非古人意也。

攒竹（一名始光，一名员柱，一名光明）：两眉头陷中。《素注》针二分、留六呼，灸三壮。《铜人》禁灸，针一分，留三呼，泻三吸，徐徐出针。宜以细三棱针刺之，宣泄热气，三度刺，目大明。《明堂》宜细三棱针三分，出血，灸一壮。

主目𥆨𥆨，视物不明，泪出目眩，瞳子痒，目瞢，眼中赤痛及睑瞤动不得卧，颊痛，面痛，尸厥癫邪，神狂鬼魅，风眩，嚏。

眉冲：直眉头上神庭、曲差之间。针三分，禁灸。

主五痫，头痛，鼻塞。

曲差：神庭旁一寸五分，入发际。《铜人》针二分，灸三壮。

主目不明，鼽衄，鼻塞，鼻疮，心烦满，汗不出，头顶痛，项肿，身体烦热。

五处：侠上星旁一寸五分。《铜人》针三分，留七呼，灸三壮。《明堂》灸五壮。

主脊强反折，瘈疭癫疾，头风热，目眩，目不明，目上戴不识人。

承光：五处后一寸五分。《铜人》针三分，禁灸。

主风眩头痛，呕吐心烦，鼻塞不闻香臭，口㖞，鼻多清涕，目生白翳。

通天：承光后一寸五分。《铜人》针三分，留七呼，灸三壮。

主颈项转侧难，瘿气，鼻衄，鼻疮，鼻窒，鼻多清涕，头旋，尸厥，口㖞，喘息，头重，暂起僵仆．瘿瘤。

络却（一名强阳，一名脑盖）：通天后一寸五分。《素注》刺三分，留五呼。《铜人》灸三壮。

主头旋耳鸣，狂走瘈疭，恍惚不乐，腹胀，青盲内障，目无所见。

玉枕：络却后一寸五分，侠脑户旁一寸三分，起肉枕骨上，入发际二寸。《铜人》灸三壮，针三分，留三呼。

主目痛如脱，不能远视，内连系急，头风痛不可忍，鼻窒不闻。

天柱：侠项后发际，大筋外廉陷中。《铜人》针五分，得气即泻。《明堂》针二分，留三呼，泻五吸。灸不及针。日七壮至百壮，《下经》灸三壮。《素注》针二分，留六呼。

主足不任身体，肩背痛欲折，目瞑视，头头旋脑痛，头风，鼻不知香臭，脑重，目[①]如脱，项[②]如拔，项强不可回顾。

大杼：项后第一椎下，两旁相去脊各一寸五分陷中，正坐取之。督脉别络，手足太阳，少阳之会。《难经》曰：骨会大杼。疏曰：骨病治此。袁氏曰：肩能负重，以骨会大杼也。《铜人》针五分，灸七壮。《明堂》禁灸。《下经》《素注》针三分，留七呼，灸七壮。《资生》云：非大急不灸。

主膝痛不可屈伸，伤寒汗不出，腰脊痛，胸中郁郁，热甚不已，头风振寒，项强不可俯仰，痎疟，头旋，劳气咳嗽，身热目眩，腹痛，僵仆不能久立，烦满里急，身不安，筋挛癫疾，身踡挛急脉大[③]。

东垣曰：五脏气乱，在于头，取之天柱，大杼，不补不泻，以导气而已。

风门（一名热府）：二椎下两旁相去脊各一寸五分，正坐取之。《铜人》针五分。《素注》针三分，留七呼。《明堂》灸五壮。若频刺，泄诸阳热气，背永不发痈疽，灸五壮。

主发背痈疽，身热，上气喘气，咳逆胸背痛，风劳呕吐，多嚏，鼻鼽出清涕，伤寒头项强，目瞑，胸中热，卧不安。

肺俞：第三椎下两旁相去脊各一寸五分。《千金》对乳引绳度之。甄权以搭手，左取右，右取左，当中指末是，正坐取之。《甲乙》针三分，留七呼，得气即泻。甄权灸百壮。《明下》灸三壮。《素问》刺中肺三日死，其动为咳。

主瘿气，黄疸，劳瘵，口舌干，劳热上气，腰脊强痛，寒热喘满，虚烦，传尸骨蒸，肺痿咳嗽，肉痛皮痒，呕吐，支满不嗜食，狂走欲自杀，背偻，肺中风，偃卧，胸满短气，瞀闷汗出，百毒病，食后吐水，小儿龟背。

仲景曰：太阳与少阳并病，头项强痛或眩冒，时如结胸，心下痞硬者，当刺太阳肺俞、肝俞。

厥阴俞（一名厥俞）：四椎下两旁相去脊各一寸五分，正坐取之。《铜人》针三分，灸七壮。

主咳逆牙痛，心痛，胸满呕吐，留结烦闷。或曰：脏腑皆有俞在背，独心包络无俞，何也？曰：厥阴俞即心包络俞也。

心俞：五椎下两旁相去脊各一寸五分。正坐取之。《铜人》针三分，留七呼，得气即泻，不可灸。《明堂》灸三壮。《资生》云：刺中心一日死，其动为噫，岂可妄

① “目”原无。据《灵枢·经脉》篇足太阳膀胱经是动病“目似脱”义改。
② “项”原作“顶”。据①篇“项如拔”义改。《针灸聚英》卷一也作“项”。
③ “身踡挛急脉大”原作“身踡急大”。据《甲乙》卷十一第二改。

针。《千金》言：中风心急，灸心俞百壮，当权其缓急可也。

主偏风半身不遂，心气乱恍惚，心中风，偃卧不得倾侧，汗出唇赤，狂走发痫，语悲泣，心胸闷乱，咳吐血，黄疸，鼻衄，目瞤目，呕吐不下食，健忘。小儿心气不足，数岁不语。

督俞：六椎下两旁相去脊各一寸五分，正坐取之。灸三壮。

主寒热心痛，腹痛，雷鸣气逆。

鬲俞：七椎下两旁相去脊各一寸五分，正坐取之。《难经》曰：血会鬲俞。疏曰：血病治此。盖上则心俞，心生血，下则肝俞，肝藏血，故鬲俞为血会。又足太阳多血，血乃水之象也。《铜人》针三分，留七呼，灸三壮。《素问》刺中鬲，皆为伤肝，其病难愈，不过一岁必死。①

主心痛，周痹，吐食翻胃，骨蒸，四肢怠惰，嗜卧，痃癖，咳逆，呕吐，鬲胃寒痰，食饮不下，热病汗不出，身重常温，不能食，食则心痛，身痛肿胀，胁腹满，自汗盗汗。

肝俞：九椎下两旁相去脊各一寸五分，正坐取之。经曰：东风伤于春，病在肝。《铜人》针三分，留六呼，灸三壮。《明堂》灸七壮。《素问》刺中肝五日死，其动为欠。

主多怒，黄疸，鼻酸，热病后目暗泪出，目眩，气短咳血，目上视，咳逆，口干，寒疝，筋寒，热痉②筋急相引，转筋入腹将死。

《千金》云：咳引两胁急痛不得息，转侧难，撅肋下与脊相引而反折，目戴上，目眩循眉头痛③，惊狂，鼽衄，起则目䀮䀮，生白翳，咳引胸中痛，寒疝小腹痛，唾血短气，热病差后，食五辛目暗，肝中风，踞坐不得低头，绕两目连额上色微青。积聚痞痛。

胆俞：十椎下两旁相去脊各一寸五分，正坐取之。《铜人》针五分，留七呼，灸三壮。《明堂》针三分。《下经》灸五壮。《素问》刺中胆一日半死，其动为呕。

主头痛，振寒汗不出，腋下肿胀④，口苦舌干，咽痛干呕吐，骨蒸劳热食不下，目黄。

按《资生经》所载，崔知悌平取四花穴，上二穴是鬲俞，下二穴是胆俞，四穴主血，故取此以治劳瘵。后世误以四花为斜取，非也。

脾俞：十一椎下两旁相去脊各一寸五分，正坐取之。《铜人》针三分，留七呼，灸三壮。《明堂》灸五壮。《素问》刺中脾，十日死，其动为吞。

主腹胀，引胸背痛，多食身瘦，痃癖积聚，胁下满，泄利，痰疟寒热，水肿气胀

---

①《素问·诊要经络论》云："中鬲者，皆为伤中，其病虽愈，不过一岁必死。"
②"痉"原作"胫"。据《针灸聚英》改。
③"痛"原无。据《针灸聚英》卷一补。
④《针灸聚英》作"腋下肿，心腹胀"。

引脊痛，黄疸，善欠，不嗜食。

胃俞：十二椎下两旁相去脊各一寸五分，正坐取之。《铜人》针三分，留七呼，灸随年为壮。《明堂》灸三壮。《下经》灸七壮。

主霍乱，胃寒，腹胀而鸣，翻胃呕吐，不嗜食，多食羸瘦，目不明，腹痛，胸胁支满，脊痛筋挛。小儿羸瘦，不生肌肤。

东垣曰：中湿者，治在胃俞。

三焦俞：十三椎下两旁相去脊各一寸五分，正坐取之。《铜人》针五分，留七呼，灸三壮。《明堂》针三分，灸五壮。

主脏腑积聚，胀满羸瘦，不能饮食，伤寒头痛，饮食吐逆，肩背急，腰脊强不得俯仰，水谷不化，泄注下利，腹胀肠鸣，目眩头痛。

肾俞：十四椎下两旁相去脊各一寸五分，前与脐平，正坐取之。《铜人》针三分，留七呼，灸以年为壮。《明堂》灸三壮。《素问》刺中肾，六日死，其动力嚏。

主虚劳羸瘦，耳聋肾虚，水脏久冷，心腹膜满胀急，两胁满引小腹急痛，胀热，小便淋，目视䀮䀮，少气，溺血，小便浊，出精梦泄，肾中风，踞坐而腰痛，消渴，五劳七伤，虚惫，脚膝拘急，腰寒如冰，头重身热，振栗，食多羸瘦，面黄黑，肠鸣，腰[①]中四肢淫泺，洞泄食不化，身肿如水。女人积冷气成劳，乘经交接羸瘦，寒热往来。

气海俞：十五椎下两旁相去脊各一寸五分，主腰痛，痔漏。针三分，灸五壮。

大肠俞：十六椎下两旁相去脊各一寸五分，伏而取之。《铜人》针三分，留六呼，灸三壮。

主脊强不得俯仰，腰痛，腹中气胀，绕脐切痛，多食身瘦，肠鸣，大小便不利，洞泄食不化，小腹绞痛。

东垣云：中燥治在大肠俞。

关元俞：十七椎下两旁相去脊各一寸五分，伏而取之。

主风劳腰痛，泄痢，虚胀，小便难，妇人瘕聚诸疾。

小肠俞：十八椎下两旁相去脊各一寸五分，伏而取之。《铜人》针三分，留六呼，灸三壮。

主膀胱、三焦津液少，大小肠寒热，小便赤不利，淋沥遗溺，小腹胀满，㽲痛，泄利脓血，五色赤痢，下重，肿痛，脚肿，五痔，头痛，虚乏，消渴，口干不可忍。妇人带下。

膀胱俞：十九椎下两旁相去脊各一寸五分，伏而取之。

《铜人》针三分，留六呼，灸三壮。《明堂》灸七壮。

主风劳脊急强，小便赤黄，遗溺，阴生疮，少气，胫寒拘急，不得屈伸。腹满，

---

①“腰”原作“膝”。据《千金方》卷三十第五改。

大便难，泄利腹痛，脚膝无力。女子瘕聚。

中膂俞（一名脊内俞）：二十椎下两旁相去脊各一寸五分，侠脊胂[①]起肉，伏而取之。《铜人》针三分，留十呼，灸三壮。《明堂》云：腰痛侠脊里痛，上下按之应者，从项至此穴痛，皆宜灸。

主肾虚消渴，腰脊强不得俯仰，肠冷赤白痢，疝痛，汗不出，腹胀胁痛。

白环俞：二十一椎下两旁相去脊各一寸五分，伏而取之。一云：挺伏地，端身，两手相重支额，纵息令皮肤俱缓，乃取其穴。《素注》针五分，得气则先泻，泻讫多补之，不宜灸。《明堂》云：灸三壮。

主手足不仁，腰脊痛，疝痛，大小便不利，腰髋疼，脚膝不遂，温疟，腰脊冷痛，不得久卧，劳损虚风，腰背不便，筋挛痹[②]缩，虚热闭塞。

上髎：第一空腰髁下一寸，侠脊陷中。足太阳、少阳之络。《铜人》针三分，灸七壮。

主大小便不利，呕逆，膝冷痛，鼻衄，寒热疟。阴挺出，妇人白沥，绝嗣。

大理赵卿患偏风，不能起跪，甄权针上髎、环跳、阳陵泉、巨虚下廉，即能起跪。

八髎总治腰痛。

次髎：第二空侠脊陷中。《铜人》针三分，灸七壮。

主小便赤淋，腰痛不得转摇，急引阴器痛不可忍，腰以下至足不仁，背膜寒，小便赤，心下坚胀，疝气下坠，足清气痛，肠鸣注泻，偏风。妇人赤白带下。

中髎：三空侠脊陷中。足厥阴、少阳所结之会。《铜人》针二分，留十呼，灸三壮。

主大小便不利、腹胀下利，五劳七伤六极，大便难，小便淋沥，飧泄。妇人绝子带下，月事不调。

下髎：四空侠脊陷中。《铜人》针二分，留十呼，灸三壮。

主大小便不利，肠鸣注泻，寒湿内伤，大便下血，腰不得转，痛引卯。女子下苍汁不禁，中痛引小腹急痛。

会阳（一名利机）：阴尾尻骨两旁。《铜人》针八分，灸五壮。

主腹寒，热气冷气，泄泻，肠癖下血，阳气虚乏，阴汗湿，久痔。

附分：二椎下，附项内廉，两旁相去脊各三寸，正坐取之。手足太阳之会。《铜人》针三分。《素注》刺八分，灸五壮。

主肘不仁，肩背拘急，风冷客于腠理，颈痛不得回顾。

魄户：直附分下，三椎下两旁相去脊各三寸，正坐取之。《铜人》针五分，得气即泻，又宜久留针，日灸七壮至百壮。《素注》五壮。

---

①“胂”原作“伸”。据《针灸聚英》改。
②“痹”原作“臂”。据《针灸聚英》卷一改。

主背膊痛，虚劳肺痿，三尸走疰，项强急不得回顾，喘息咳逆，呕吐烦满。

膏肓俞：四椎下一分，五椎上二分，两旁相去脊各三寸，四肋三间，正坐屈脊，伸两手，以臂着膝前令端直，手大指与膝头齐，以物支肘，毋令摇动取之。《铜人》灸百壮，多至五百壮。当觉砻砻然似水流之状，亦当有所下，若无停痰宿饮，则无所下也。如病人已困，不能正坐，当令侧卧，挽上臂，令取穴灸之。又当灸脐下气海、丹田、关元、中极，四穴中取一穴。又灸足三里，以引火气实下。

主无所不疗。羸瘦，虚损，传尸骨蒸，梦中失精，上气咳逆，发狂，健忘，痰病。

《左传》成公十年，晋侯疾病，求医于秦，秦使医缓（秦医名缓）为之，未至。公梦疾为二竖子曰：彼良医也，惧伤我，焉逃之？其一曰：居肓之上，膏之下，若我何？医至曰：疾不可为也，在肓之上，膏之下，攻之不可，达之不及，药不至焉，不可为也。公曰：良医也。厚为之礼而归之。

孙思邈曰：时[①]人拙，不能得此穴，所以宿疴难遣，若能用心方便，求得灸之，疾无不愈矣。

按此二穴，世皆以为起死回生之妙穴，殊不知病有浅深，而医有难易，浅者针灸，可保十全，深者亦可未易为力。扁鹊云：病有六不治。经云：色脉不顺而莫针也。肓，鬲也，心下为膏。又曰：凝者为脂，释者为膏。又曰：膏，连心脂膏也。人年二旬后，方可灸此二穴，仍灸三里二穴，引火气下行，以固其本。若未出幼而灸之，恐火气盛，上焦作热。每见医家不分老少，又多不针泻三里，以致虚火上炎，是不经口授而妄作也。岂能瘳其疾哉！患者灸此，必针三里或气海，更清心绝欲，参阅前后各经调摄，何患乎疾之不瘳也！

神堂：五椎下两旁相去脊各三寸陷中，正坐取之。《铜人》针三分，灸五壮。《明堂》灸三壮。《素注》针五分。

主腰背脊强急不可俯仰，洒淅寒热，胸满气逆上攻，时噎。

譩譆：肩膊内廉，侠六椎下两旁相去脊各三寸，正坐取之。以手重按，病人言："譩譆"譩譆应手。《素注》针七分。《铜人》针六分，留三呼，泻五吸。灸二七壮，止百壮。《明堂》灸五壮。

主大风汗不出，劳损不得卧，温疟寒疟，背闷气满，腹胀气眩，胸中痛引腰背，腋拘胁痛，目眩，目痛，鼻衄，喘逆，臂膊内廉痛，不得俯仰，小儿食时头痛，五心热。

鬲关：七椎下两旁相去脊各三寸陷中，正坐开肩取之。《铜人》针五分，灸三壮。

主背痛恶寒，脊强俯仰难，食饮不下，呕哕多涎唾，胸中噎闷，大便不节，小便

①"时"原作"特"。据《针灸聚英》卷一改。

黄。

魂门：九椎下两旁相去脊各三寸陷中，正坐取之。《铜人》针五分，灸三壮。

主尸厥走疰，胸背连心痛，食饮不下，腹中雷鸣，大便不节，小便赤黄。

阳纲：十椎下两旁相去脊各三寸，正坐阔肩取之。《铜人》针五分，灸三壮。《下经》灸七壮。

主肠鸣腹痛，饮食不下，小便赤涩，腹胀身热，大便不节，泄痢赤黄，不嗜食，怠惰。

意舍：十一椎下两旁相去脊各三寸，正坐取之。《铜人》针五分，灸五十壮至百壮。《明堂》灸五十壮。《下经》灸七壮。《素注》灸二壮。《甲乙》灸三壮，针五分。

主腹满虚胀，大便滑泄，小便赤黄，背痛，恶风寒，食饮不下，呕吐消渴，身热目黄。

胃仓：十二椎下两旁相去脊各三寸，正坐取之。《铜人》针五分，灸五十壮。《甲乙》灸三壮。

主腹满虚张，水肿，食饮不下，恶寒，背脊痛不得俯仰。

肓门：十三椎下两旁相去脊各三寸陷中，正坐取之。《铜人》灸三十壮，针五分。

主心下痛，大便坚，妇人乳疾。

志室：十四椎下两旁相去脊各三寸陷中，正坐取之。《铜人》针九分①，灸三壮。《明堂》灸七壮。

主阴肿，阴痛，背痛，腰脊强直，俯仰不得，饮食不消，腹强直，梦遗失精，淋沥，吐逆，两胁急痛，霍乱。

胞肓：十九椎下两旁相去脊各三寸陷中，伏而取之。《铜人》针五分，灸五七壮。《明堂》灸三七壮②。《甲乙》灸三壮。

主腰脊急痛，食不消，腹坚急，肠鸣，淋沥，不得大小便，癃闭下肿。

秩边：二十椎下两旁相去脊各三寸陷中，伏取之。《铜人》针五分。《明堂》灸三壮。针三分。

主五痔发肿，小便赤，腰痛。

承扶（一名肉郄，一名阴关，一名皮部）：尻臀下阴股上纹中。又曰：尻臀下陷纹中。《铜人》针七分，灸三壮。

主腰脊相引如解，久痔尻臀肿，大便难，阴胞有寒，小便不利。

殷门：肉郄下六寸③。《铜人》针七分。

---

①“九分”，据《针灸聚英》卷一作“五分”。

②《针灸聚英》作“灸五十壮”。

③“肉郄下六寸”原作“浮郄下三寸”。据《针灸聚英》改。

主腰脊不可俯仰，举重，恶血，泄注，外股肿。

浮郄：委阳上一寸，展膝得之。《铜人》针五分，灸三壮。

主霍乱转筋，小肠热，大肠结，胫外筋急，髀枢不仁，小便热，大便硬

委阳：承扶下一尺六寸①，穴在足太阳之前，少阳之后，出于腘中外廉两筋间，三焦下输俞，足太阳之别络。《素注》针七分，留五呼，灸三壮。

主腋下肿痛，胸满膨膨，筋急身热，飞尸遁疰，痿厥不仁，小便淋沥。②

委中（一名血郄）：腘中央约纹动脉陷中，令人面挺伏地，卧取之。足太阳膀胱脉所人为合土。《素注》针五分，留七呼。《铜人》针八分，留三呼，泻七吸。《甲乙》针五分，禁灸。《素问》刺委中大脉，令人仆脱色。

主膝痛及拇指，腰侠脊沉沉然，遗溺，腰重不能举，小腹坚满，体风痹，髀枢痛，可出血，痼疹皆愈。伤寒四肢热，热病汗不出，取其经血立愈。

委中者，血郄也。大风发眉堕落，刺之出血。

合阳：膝③约纹下三寸。《铜人》针六分，灸五壮。

主腰脊强引腹痛，阴股热，胻酸肿，步履难。寒疝阴偏痛。女子崩中带下。

承筋（一名腨肠，一名直肠）：腨肠中央陷中，胫后从脚跟上七寸。《铜人》灸三壮，禁针。

主腰背拘急，大便秘，腋肿，痔疮，胫痹不仁，腨酸，脚急跟痛，腰痛，鼻鼽衄，霍乱转筋。

承山（一名鱼腹，一名肉柱，一名肠山）：锐腨肠下分肉间陷中，一云：腿肚下分肉间。《针经》云：取穴须用两手高托，按壁 上，两足指离地，用足大指尖竖起，上看足锐腨肠下分肉间。《铜人》灸五壮，针七分。《明堂》针八分，得气即泻，速出针，灸不及针，止六七壮。《下经》灸五壮。

主大便不通，转筋，痔肿，战栗不能立，脚气膝肿，胫酸脚跟痛，筋急痛，霍乱，急食不通，伤寒水结。

飞扬（一名厥阳）：外踝骨上七寸。足太阳络脉，别走少阴。《铜人》针三分，灸三壮。《明堂》灸五壮。

主痔肿痛，体重起坐不能，步履不收，脚腨酸肿。战栗不能久立久坐，足指不能屈伸，目眩目④痛，历节风，逆气，癫疾，寒疟。实则鼽窒，头背痛，泻之；虚则鼽衄，补之。

附阳：外踝上三寸，太阳前，少阳后，筋骨之间。阳跷脉郄。《铜人》针五分，

---

①“承扶下一尺六寸”原作“承扶下六寸”。据《针灸聚英》卷一改。

②本穴主病疑误。按《针灸聚英》作“主腰脊痛不可俯仰，引阴中不得小便，瘈疭癫疾，小腹坚，伤寒热甚”。

③“膝”原无。据《针灸聚英》卷一补。

④“目”原脱。据《针灸聚英》卷一补

灸三壮，留七呼。《素注》针六分，留七呼，灸三壮。《明堂》灸五壮。

主霍乱转筋，腰痛不能久立，坐不能起，脾枢股胻痛，痿厥，风痹不仁，头重頄痛，时有寒热，四肢不举。

昆仑：足外踝后五分，跟骨上陷中，细脉动应手。足太阳膀胱脉所行为经火。《素注》针五分，留十呼。《铜人》针三分，灸三壮。妊妇刺之落胎。

主腰尻脚气，足腨肿不得履地，鼽衄。腘如结，踝如裂。头痛，肩背拘急，咳喘满，腰脊内引痛，伛偻，阴肿痛，目眩目[1]痛如脱，疟多汗，心痛与背相接，妇人孕难，胞衣不出，小儿发痫，瘈疭。

仆参（一名安邪）：足跟骨下陷中，拱足取之。阳跷之本。《铜人》针三分，灸七壮。《明堂》灸三壮。

主足痿，失履不收，足跟痛不得履地，霍乱转筋，吐逆，尸厥癫痫，狂言见鬼，脚气膝肿。

申脉（即阳跷）：外踝下五分陷中，容爪甲白肉际，前后有筋，上有踝骨，下有软骨，其穴居中。阳跷脉所生。《铜人》针三分，留七呼，灸三壮。

主风眩。腰脚痛，胻酸不能久立，如在舟中。劳极。冷气逆气，腰髋冷痹，脚膝屈伸难。妇人血气痛。

洁古曰：痫病昼发，灸阳跷。

金门（一名梁关）：外踝下少后，丘墟后，申脉前，足太阳郄，阳维别属。《铜人》针一分，灸三壮。

主霍乱转筋，尸厥癫痫，暴疝，膝胻酸，身战不能久立，小儿张口摇头，身反折。炷如小麦大。

京骨：足外侧大骨下，赤白肉际陷中，按而得之，小指本节后大骨名京骨，其穴在骨下。足太阳脉所过为原。膀胱虚实皆拔之。《铜人》针三分，留七呼，灸七壮。《明堂》五壮。《素注》三壮。

主头痛如破，腰痛不可屈伸，身后侧痛，目内眦赤烂，白翳侠内眦起，目[2]反白，目眩，发疟寒热，喜惊，不欲[3]食，筋挛，足胻，髀枢痛，颈项强，腰背不可俯仰，伛偻，鼻鼽不止，心痛[4]。

束骨：足小指外侧本节后，赤白肉际陷中。足太阳脉所注为俞木。膀胱实泻之。《铜人》灸三壮，针三分，留三呼。

主腰脊痛如折，髀不可曲，腘如结，腨如裂。耳聋，恶风寒，头囟项痛，目眩身热。目黄泪出，肌肉动，项强不可回顾，目内眦赤烂，肠澼，泄，痔，疟，癫狂。发

---

① “目”原无。据《针灸聚英》卷一补。
② “内眦”后原无“起，目”二字。据《针灸聚英》卷一补。
③ “欲”原作“饮”。据《针灸聚英》卷一改。
④ “心痛”后原有“目眩”，与前文重。据《针灸聚英》卷一删。

背痈疽，背生疔疮。

通谷：足小指外侧本节前陷中。足太阳脉所溜为荥水。《铜人》针二分，留三呼，灸三壮。

主头重目眩，善惊，引鼽衄，项痛，目䀮䀮，留饮胸满，食不化，失矢。

东垣曰：胃气下溜，五脏气乱，在于头，取天柱、大杼；不足，深取通谷、束骨。

至阴：足小指外侧，去爪甲角如韭叶。足太阳脉所出为井金。膀胱虚补之。《铜人》针二分，灸三壮。《素注》针一分，留五呼。

主目生翳，鼻塞头重，风寒从足小指起，脉痹上下带胸胁痛无常处，转筋，寒疟，汗不出，烦心，足下热，小便不利，失精，目痛，大眦痛。

根结篇云：太阳根于至阴，结于命门；命门者，目也。

足少阴经穴主治[1]

《内经》曰：肾者，作强之官，伎巧出焉。

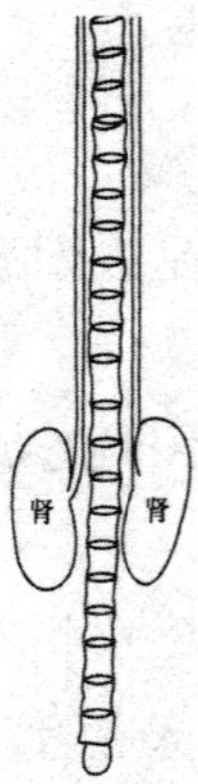

肾脏图

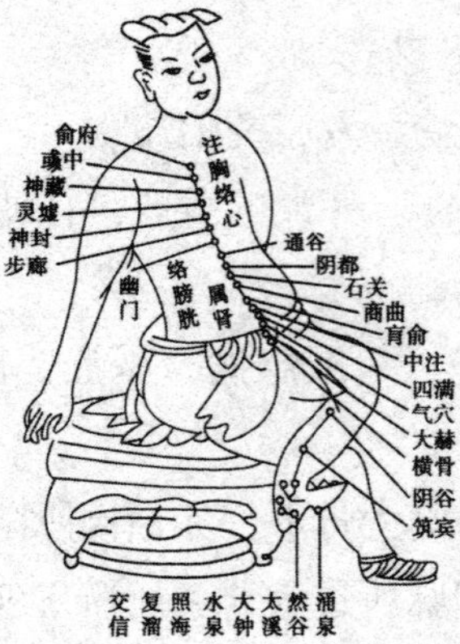

足少阴肾经

肾者，主蛰，封藏之本，精之处也。其华在发，其充在骨，为阴中之太阴，通于冬气。

北方黑色，入通于肾，开窍于二阴[2]，藏精于肾。故病在溪。其味成，其类水，其畜彘，其谷豆，其应四时，上为辰星，是以知病之在骨也。其音羽，其数六，其臭腐，其液唾。

北方生寒，寒生水，水生成，咸生肾，肾生骨髓。髓生肝，肾主耳，其在天为寒，在地为水，在体为骨，在脏为肾。在声为呻，在变动为栗，在志为恐。恐伤肾，

①“足少阴经穴主治”原无。据目录补。
②“开窍于二阴”，按《素问·真匮真言论》云：“开窍于耳。”

思胜恐。寒伤血，燥胜寒，咸伤血，甘胜咸。

足少阴肾经穴歌

足少阴穴二十七，涌泉然谷太溪溢，大钟水泉通照海，复溜交信筑宾实，阴谷膝内跗骨后，以上从足走至膝。横骨大赫联气穴，四满中注肓俞脐，商曲石关阴都密，通谷幽门寸半辟。折量腹上分十一，步廊神封膺灵墟，神藏彧中俞府毕（左右五十四穴）。

此一经起于涌泉，终于俞府。取涌泉、然谷、太溪、复溜、阴谷，与井荥俞经合也。

脉起小指之下，斜趋足心，出然谷之下，循内踝之后，别入跟中，上腨内，出腘内廉，上股内后廉，贯脊、属肾，络膀胱；其直行者，从肾上贯肝膈，入肺中，循喉咙侠舌本；其支者，从肺出络心，注胸中，多气少血，酉时气血注此。

癸水之脏，脉居左尺。一脏而二形，左为肾，男子以藏精；右名命门，女子以系胞。元气之根，精神之舍。受病同归于膀胱，诊候两分于水火。实则脉实，小腹胀满而腰背急强，便黄舌燥者，泻肾汤可以广推；虚则脉虚，气寒阳痿而言音混浊，胫弱脉代者，苁蓉散宜加寻讨。肾气不和腰胁痛，散号异香；阳经郁滞背肩疼，汤名通气。腰痛散八角茴香，精泄末一升韭子。气滞腰间堪顺气，血凝臂痛可舒经。五味能交心肾，须茯神远志川归，山药苁蓉枸杞；龙骨安养精神，与益智茴香故纸，鹿茸牛膝黄芪。地黄补肾益阴，加当归而补髓；附子驱寒去湿，倍人参而壮阳。龙骨治骨虚酸痛，猪肾济肾弱腰亏。大抵咸能走肾，秋石须明配合；寒能败命，春茗要别陈新。渗淡泻水之剂宜慎，烧炼助火之丹勿飧，东垣曾谓肉桂独活报使，钱氏独用地黄枸杞引经 抑又闻竹破须将竹补，胞鸡还要卵为。谁知人人本有长年药，自是迷徒枉摆抛；甘露降时天地合，黄芽生处坎离交？井蛙应谓无龙窟，篱鹤争知有风巢。丹熟自然金满屋，何须寻草学烧茅。

《导引本经》：人禀天地之气以有生，而太极之精寓焉，比吾之所固有，而充塞乎两间者也。人惟志以情诱，念以物牵，以有限之天真，纵无穷之逸欲，消耗日甚，中无所主，则群邪乘之，而百病作。是洞开四门以纳盗，几何不至于败哉！然自古圣人率多令考，岂其浑蒙沕穆，得于天者独厚，嘘吸偃仰，成于人者有异术耶。亦以志宁道一，神爽不漓，俾吾同有之真，常为一身之主，则荣卫周流，邪无自入。彼风寒暑湿，譬之坚城，外盗虽踵至迭窥，其何以得其隙而肆之虐哉？呜医者家，辨症循方，按脉施剂，倏忽收功，固所不废。然盗至而遏之，孰若无盗之可遏也；病至而疗之，孰若无病之可疗也。与其求金石之饵，而常患其不足，孰若求吾身之精，而恒自有余也。故黄帝、岐伯问答曰：百体从令，惟于保太和而泰天君得之。盖此意也。先贤云：天地之大宝珠玉，人身之大宝精神。《内经》曰：男女人之大欲存焉。诚能以理制欲，以义驭情，虽美色在前，不过悦目畅志而已，奚可恣情丧精，所谓油尽灯灭，髓竭人亡；添油灯壮，补髓人强也。又曰：冬月天地闭，血气藏，伏阳在内，心膈多热，切忌发汗，以泄阳气，此谓之闭藏：水冰地坼，无扰乎阳，早卧晚①起，必待日光，使志若伏若匿，若有私意，若已有得，去寒就温，勿泄皮肤，使气亟夺，此冬气之应，养藏之道也。逆之则伤肾，春为痿厥。人宜服固本益肾酒，以迎阳气耳。不可过暖致伤目，而亦不可大②醉冒寒。如冬伤于寒，春必病温，故先王于是月闭关，俾寒热适中可也。尝闻之曰：湛然诚一守精玄，得象忘言辨道看，好把牝门凭理顾，子前午后用神占。是则以元精炼交感之精，三物混合，与道合真，自然元精固，而交感之精不漏，卫生之法，先此而已。前贤所谓精全不思欲，气全不思食，神全不思睡，斯言尽矣。

考正穴法

涌泉（一名地冲）：足心陷中，屈足卷指宛宛中，白肉际，跪取之。足少阴肾脉所出为井木。实则泻之。《铜人》针五分，无令出血，灸三壮。《明堂》灸不及针。《素注》针三分，留三呼。

主尸厥，面黑如炭色，咳吐有血，渴而喘，坐欲起，目䀮䀮无所见，善恐，惕惕如人将捕之，舌干咽肿，上气嗌干，烦心，心痛，黄疸，肠澼，股内后廉痛，痿厥，嗜卧，善悲欠，小腹急痛，泄而下重，足胫寒而逆，腰痛，大便难，心中结热，风疹，风痫，心病饥不嗜食，咳嗽身热，喉闭舌急失音，卒心痛，喉痹，胸胁满闷，头痛③目眩，五指端尽痛，足不践地，足下热，男子如蛊，女子如娠，妇人无子，转胞不得尿。

《千金翼》云：主喜喘，脊胁相引，忽忽喜忘，阴痹，腹胀，腰痛，不欲食，喘逆，足下冷至膝，咽中痛不可纳食，喑不能言，小便不利，小腹痛，风入肠中，癫病，侠脐痛，鼻衄不止，五疝，热病先腰酸、喜渴数引饮、身项痛而寒且酸，足热不欲言，头痛癫癫然，少气寒厥，霍乱转筋，肾积贲豚。

汉，济北王阿母，病患热厥，足热，淳于意刺足心，立愈。

然谷（一名龙渊）：足内踝前起大骨下陷中。一云内踝前在下一寸。别于足太阴之郄，足少阴肾脉所溜为荥火，《铜人》灸三壮，针三分，留三呼④，不宜见血，令人立饥欲食。刺足下布络，中脉，血不出为肿。

主咽内肿，不能内唾，时不能出唾，心恐惧如人将捕，涎出喘呼少气，足跗肿不得履地，寒疝，小腹胀，上抢胸胁，咳唾血，喉痹，淋沥白浊，胻酸不能久立，足一寒一热，舌纵，烦满，消渴，自汗，盗汗出，痿厥，洞泄，心痛如锥刺，坠堕恶血留内腹中，男子精泄，妇人无子，阴挺出，月事不调，阴痒，初生小儿脐风口噤。

太溪（一名吕细）：足内踝后五分，跟骨上动脉陷中。男子、妇人病，有此脉则生，

① “晚”原作“晏”。据《素问·四气词神大论》改。
② “大”原作“太”，形近而误。
③ “头痛”原作“颈痛”。据《针灸聚英》卷一改。
④ “留三呼”原作“留五呼”。据《针灸聚英》卷一改。

无则死。足少阴肾脉所注为俞土。《素注》针三分，留七呼，灸三壮。

主久疟咳逆。心痛如锥刺，心脉沉，手足寒至节，喘息者死[①]，呕吐，痰实，口中如胶，善噫，寒疝，热病汗不出，默默嗜卧，溺黄，消瘅，大便难，咽肿唾血，痃癖寒热，咳嗽不嗜食，腹胁痛，瘦脊，伤寒手足厥冷。

东垣曰：东痿者，以导湿热，引胃气出行阳道，不令湿土克肾水，其穴在太溪。《流注赋》云：牙齿痛堪治。

大钟：足跟后踵中，大骨上两筋间。足少阴络，别走太阳。《铜人》灸三壮，针二分，留七呼。《素注》留三呼。

主呕吐，胸胀喘息，腹满便难，腰脊痛，少气，淋沥洒淅，腹脊强，嗜卧，口中热，多寒，欲闭户而处，少气不足，舌干，咽中食噎不得下，善惊恐不乐，喉中鸣，咳唾气逆，烦闷。实则闭癃泻之，虚则腰痛补之。

水泉：太溪下一寸，内踝下。少阴郄。《铜人》灸五壮，针四分。

主目䀮䀮不能远视，女子月事不来，来即心下多闷痛，阴挺出，小便淋沥，腹中痛。

照海：足内踝下四分，前后有筋，上有踝骨，下有软骨，其穴居中。阴跷脉所生。《素注》针四分，留六呼，灸三壮。《铜人》针三分，灸七壮。《明堂》灸三壮。

主咽干，心悲不乐，四肢懈惰，久疟，卒疝，呕吐嗜卧，大风默默不知所痛，视如见星，小腹痛，妇女经逆，四肢淫泺，阴暴跳起或痒，漉清汁，小腹偏痛，淋，阴挺出，月水不调。

洁古曰：痫病夜发灸阴跷，照海穴也。

复溜（一名昌阳，一名伏白）：足内踝上二寸，筋骨陷中，前傍骨是复溜，后傍筋是交信，二穴止隔一条筋。足少阴肾脉所行为经金。肾虚补之。《素注》针三分，留七呼，灸五壮。《明堂》灸七壮。

主肠澼，腰脊内引痛，不得俯仰起坐，目视䀮䀮，善怒多言，舌干，胃热，虫动涎出，足痿不收履，胻寒不自温，腹中雷鸣，腹胀如鼓，四肢肿，五种水病（青、赤、黄、白、黑、青取井，赤取荥，黄取俞，白取经，黑取合）。血痔，泄后肿，五淋，血淋，小便如散火，骨寒热，盗汗，汗注不止，齿龋，脉微细不见，或时无脉。

交信：足内踝骨上二寸，少阴前，太阴后廉筋骨间。阴跷脉之郄。《铜人》针四分，留十呼，灸三壮。《素注》留五呼。

主气淋，㿗疝，阴急，阴汗，泻痢赤白，气热癃，股枢内痛，大小便难，淋，女子漏血不止，阴挺出，月水不来，小腹偏痛，四肢淫泺，盗汗出。

筑宾：内踝上□分中。阴维之郄。《铜人》针三分，留五呼，灸五壮。《素注》

---

①按《针灸聚英》作“喘息”，无“者死”二字。然，结合临床出现真心痛、手足厥冷、脉沉而喘息者，确属危症。

针三分，灸五壮。

主癫疝，小儿胎疝，痛不得乳，癫疾狂易，妄言怒骂，吐舌，呕吐涎沫，足□痛。

阴谷：膝下①内辅骨后，大筋下、小筋上，按之应手，屈膝乃得之，足少阴肾脉所入为合水。《铜人》针四分，留七呼，灸三壮。

主膝痛如锥，不得屈伸，舌纵涎下，烦逆，溺难，小便急引阴痛，阴痿，股内廉痛，妇人漏下不止，腹胀满不得息，小便黄，男子如蛊，女子如娠。

横骨：大赫下一寸，阴上横骨中，宛曲如仰月中央，去腹中行各一寸。足少阴、冲脉之会。《铜人》灸三壮，禁针。

主五淋，小便不通，阴器下纵引痛，小腹满，目赤痛从内眦始，五脏虚竭，失精（自肓俞至横骨六穴，《铜人》去腹中行各一十五分，录之以备参考）。

大赫（一名阴维，一名阴关）：气穴下一寸，去腹中行各一寸。足少阴，冲脉之会。《铜人》灸五壮，针三分。《素注》针一寸，灸三壮。

主虚劳失精，男子阴器结缩，茎中痛，目赤痛从内眦始，妇人赤带。

气穴（一名胞门，一名子户）：四满下一寸，去腹中行各一寸。足少阴、冲脉之会。《铜人》灸五壮，针三分。《素注》针一寸，灸五壮。

主贲豚，气上下引腰脊痛，泄利不止，目赤痛内眦始，妇人月事不调。

四满（一名髓府）：中注下一寸，去腹中行各一寸。足少阴，冲脉之会。《铜人》针三分，灸三壮。

主积聚疝瘕，肠澼，大肠有水，脐下切痛，振寒，目内眦赤痛，妇人月水不调，恶血疗痛，奔豚上下，无子。

中注：肓俞下一寸，去腹中行各一寸。足少阴、冲脉之会。《铜人》针一寸，灸五壮。

主小腹有热，大便坚燥不利，泄气，上下引腰脊痛，目内眦赤痛，女子月事不调。

肓俞：商曲下一寸，去腹中行各一寸。足少阴、冲脉之会。《铜人》针一寸，灸五壮。

主腹切痛，寒疝，大便燥，腹满响响然不便，心下有寒，目赤痛从内眦始。

按诸家俱以疝主于肾，故足少阴经穷穴灸兼治疝。丹溪以疝本肝经，与肾绝无相干，足以正千古之讹。

商曲：石关下一寸，去腹中行各一寸五分。足少阴、冲脉之会。《铜人》针一寸，灸五壮。

主腹痛，腹中积聚，时切痛，肠中痛不嗜食，目赤痛从内眦始（自幽门至商曲，《铜

① “膝下”原无。据《针灸聚英》卷一补。

人》去腹中行五分，《素注》一寸）。

石关：阴都下一寸，去腹中行各一寸五分。足少阴，冲脉之会。《铜人》针一寸，灸三壮。

主哕噫呕逆，腹痛气淋，小便黄，大便不通，心下坚满，脊强不利，多唾，目赤痛从内眦始，妇人无子，脏有恶血[①]，血上冲腹，痛不可忍。

阴都（一名食宫）：通谷下一寸，去腹中行各一寸五分。足少阴、冲脉之会。《铜人》针三分，灸三壮。

主身寒热疟病，心下烦满，逆气，肠鸣，肺胀气抢，胁下热痛，目赤痛从内眦始。

通谷：幽门下一寸，去腹中行各一寸五分。足少明、冲脉之会。《铜人》针五分，灸五壮。《明堂》灸三壮。

主失欠口㖞，食饮善呕，暴暗不能言，结积留饮，痃癖胸满，食不化，心恍惚，喜呕，目赤痛从内眦始。

幽门：侠巨阙两旁各一寸五分陷中。足少阴、冲脉之会。《铜人》针五分，灸五壮。

主小腹胀满，呕吐涎沫，喜唾，心下烦闷，胸中引痛，满不嗜食，里急数咳，健忘，泄利脓血，目赤痛从内眦始，女子心痛，逆气，善吐食不下。

步廊：神封下一寸六分陷中，去胸中行各二寸，仰而取之。《素注》针四分。《铜人》针三分，灸五壮。

主胸胁支满，痛引胸，鼻塞不通，呼吸少气，咳逆呕吐，不嗜食，喘息不得举臂。

神封：灵墟下一寸六分陷中，去胸中行各二寸，仰而取之。《素注》针四分。《铜人》针三分，灸五壮。

主胸满不得息，咳逆，乳痈，呕吐，洒淅恶寒，不嗜食。灵墟：

神藏下一寸六分陷中，去胸中行各二寸，仰而取之。《素注》针四分。《铜人》针三分，灸五壮。

主胸胁支满，痛引胸不得息，咳逆呕吐，不嗜食。

神藏：彧中下一寸六分陷中，去胸中行各二寸，仰而取之。《铜人》灸五壮，针三分。《素注》针四分。

主呕吐，咳逆喘不得息，胸满不嗜食。

彧中：俞府下一寸六分，去胸中行各二寸，仰而取之。《铜人》针四分，灸五壮。《明堂》灸三壮。

主咳逆喘息不能食，胸胁支满，涎出多唾。

---

①《针灸聚英》卷一作“妇人子脏有恶血”。按无“无”字。

俞府：气舍下，璇玑旁，各二寸陷中，仰而取之。《素注》针四分，灸三壮。《铜人》针三分，灸五壮。

主咳逆上气，呕吐，喘嗽；腹胀不下食饮，胸中痛久喘，灸七壮效。

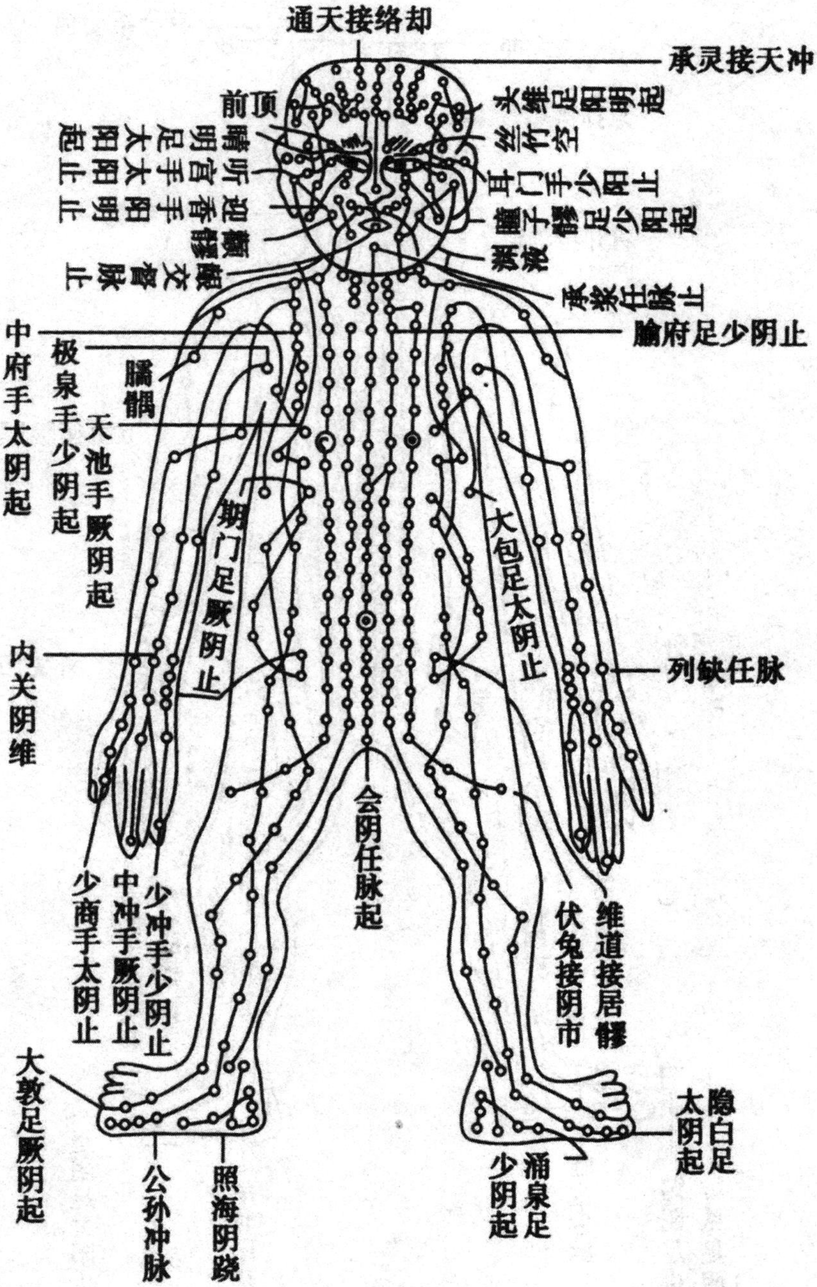
通天接络却
承灵接天冲
前顶
中府手太阴起
极泉手少阴起
天池手厥阴起
腧府足少阴止
期门足厥阴止
大包足太阴止
内关阴维
列缺任脉
会阴任脉起
少商手太阴止
中冲手厥阴止
少冲手少阴止
维道接居髎
伏兔接阴市
大敦足厥阴起
公孙冲脉
照海阴跷
涌泉足少阴起
隐白足太阴起

仰人经穴图

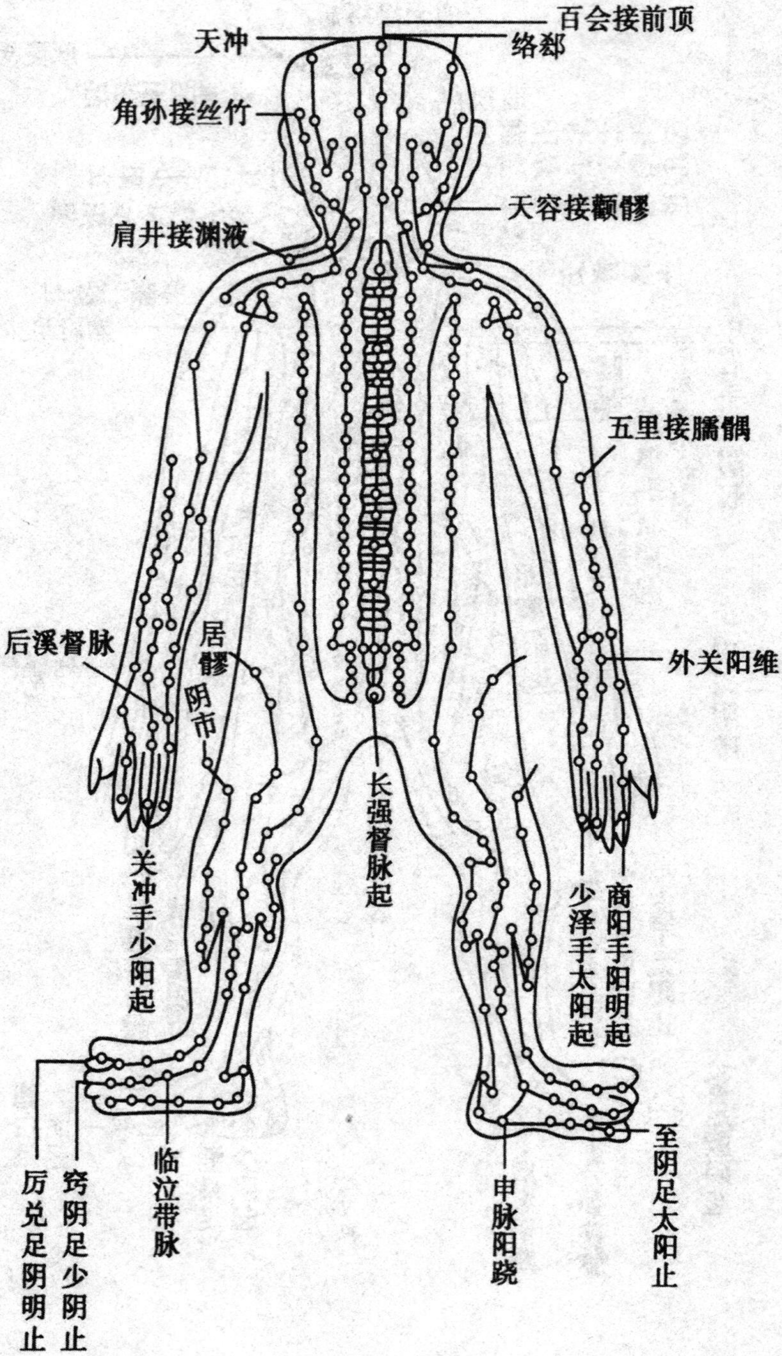
百会接前顶
天冲
络郄
角孙接丝竹
天容接颧髎
肩井接渊液
五里接臑髃
后溪督脉
居髎
阴市
外关阳维
关冲手少阳起
长强督脉起
少泽手太阳起
商阳手阳明起
厉兑足阴明止
窍阴足少阴止
临泣带脉
申脉阳跷
至阴足太阳止

伏人经穴图

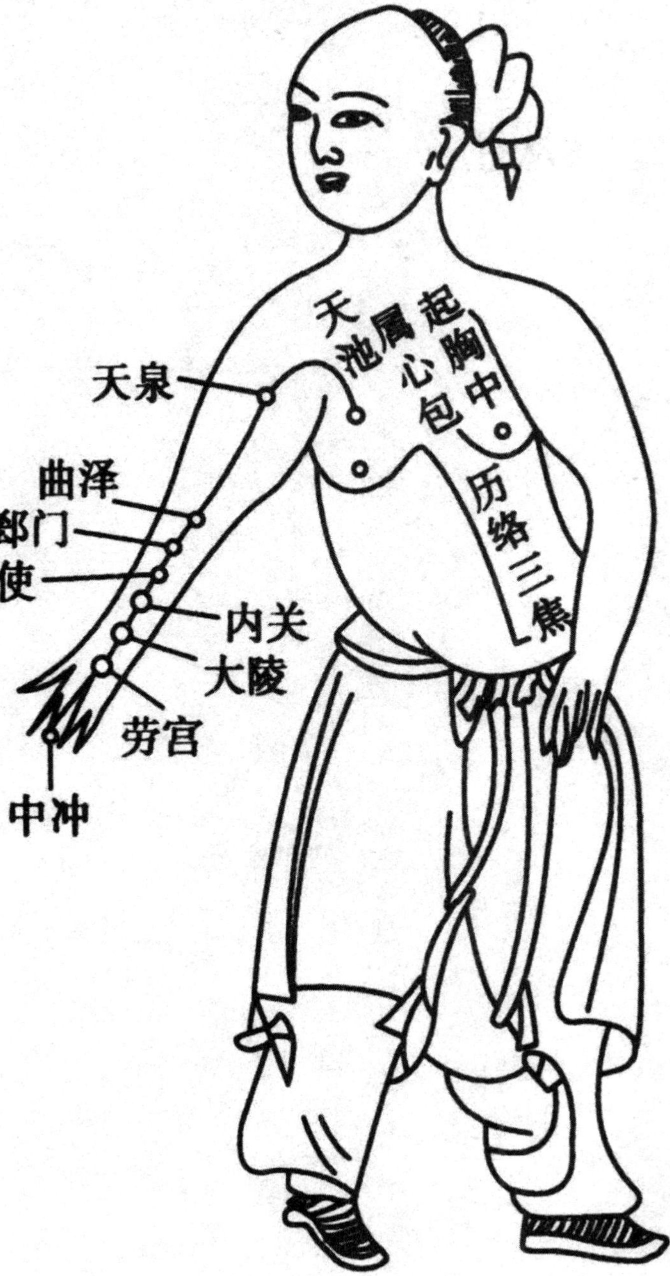

心包络图

针灸大成卷之七

手厥阴经穴主治[1]

滑氏曰：手厥阴心主，又曰心包络，何也？曰：君火以名，相火以位，手厥阴代君火行事，以用而言，故曰手心主；以经而言，曰心包络，一经而二名，实相火也。

手厥阴心包络经穴歌

九穴心包手厥阴，天池天泉曲泽深，郄门间使内关对，大陵劳宫中冲侵（左右一十八穴）

此一经起于天池，终于中冲，取中冲、劳宫、大陵、间使、曲泽，与井荥俞经合也。

脉起胸中，出属心包，下膈，历络三焦；其支者，循胸出胁，下腋三寸，上抵腋下，下循臑内，行太阴、少阴之间，入肘中，下臂，行两筋之间，入掌中，循中指出其端；其支别者，从掌中循小指次指出其端。多血少气，戌时气血注此。

受足少阴之交，其系与三焦之系连属，故指相火之脏，实乃裹心之膜，此实安身立命之地，尤宜详察，默会其真。其调剂也，莫执一方；其针灸也，必循其道。达者慎焉，几于神矣。

考正穴法

天池（一名天会）：腋下三寸，乳后一寸，着胁直腋撅肋间。手足厥阴、少阳之会。《铜人》灸三壮，针二分。《甲乙》针七分。

主胸中有声，胸膈烦满，热病汗不出，头痛，四肢不举，腋下肿，上气，寒热，痎疟，臂痛，目䀮䀮不明。

天泉（一名天湿）：曲腋下二寸，举臂取之。《铜人》针六分，灸三壮。

主目䀮䀮不明，恶风寒，心病；胸胁支满，咳逆，膺背胛间[2]臂内廉痛。

曲泽：肘内廉陷中，大筋内侧横纹中，动脉是。心包络脉所入为合水。《铜人》灸三壮，针三分，留七呼。

主心痛善惊，身热烦渴口干。逆气呕涎血，心下澹澹，身热，风疹，臂肘手腕不

---

①“手厥阴经穴主治”原无。据本书卷七目录补。

② 按《针灸聚英》无“间”字。

时动摇，头、渍汗出不过肩，伤寒，逆气呕吐。

郄门：掌后去腕五寸，手厥阴心包络脉郄。《铜人》针三分，灸五壮。

主呕血，衄血，心痛呕哕，惊恐畏人，神气不足。

间使：掌后三寸，两筋间陷中。心包络脉所行为经金。《素注》针六分，留七呼。《铜人》针三分，灸五壮。《明堂》灸七壮。《甲乙》灸三壮。

主伤寒结胸，心悬如饥，卒狂，胸中澹澹，恶风寒，呕沫，怵惕，寒中少气，掌中热，腋肿肘挛，卒心痛，多惊，中风气塞，涎上昏危，喑不得语，咽中如梗，鬼邪，霍乱干呕，妇人月水不调，血结成块，小儿客忤。

内关：掌后去腕二寸两筋间，与外关相抵[①]。手心主之络，别走少阳。《铜人》针五分，灸三壮。

主手中风热，失志，心痛，目赤，支满肘挛。实则心暴痛，泻之。虚则头强，补之。

大陵：掌后骨下，两筋间陷中。手厥阴心包络脉所注为俞土。心包络实泻之。《铜人》针五分。《素注》针六分，留七呼，灸三壮。

主热病汗不出，手心热，肘臂挛痛，腋肿，善笑不休。烦心，心悬若饥，心痛掌热。喜悲泣惊恐，目赤目黄，小便如血，呕啘无度，狂言不乐。喉痹，口干，身热，头痛。短气，胸胁痛。病疮疥癣。

劳宫（一名五里，一名掌中）：掌中央动脉。《铜人》屈无名指取之。《资生》屈中指取之。滑氏云：以今观之，屈中指、无名指两者之间取之为允。心包络脉所溜为荥火。《素注》针三分，留六呼。《铜人》灸三壮。《明堂》针二分，得气即泻，只一度；针过两度，令人虚。禁灸，灸令人息肉日加。

主中风，善怒，悲笑不休，手痹。热病数日汗不出，怵惕，胁痛不可转侧。大小便血，衄血不止，气逆呕哕。烦渴，食欲不中焦如沤，下焦如渎。人心湛寂，欲想不兴，则精气散在三焦，荣华百脉。及其想念一起，欲火炽然，翕摄三焦，精气流溢，并与命门输泻而出，故号此府为三焦。

手少阳经穴主治[②]

《内经》曰：三焦者，决渎之官，水道出焉。又云：上焦如雾，中焦如沤，下焦如渎。人心湛寂，欲想不兴，则精气散在三焦，荣华百脉。及其想念一起，欲火炽然，翕摄三焦，精气流溢，并与命门输泻而出，故号此府为三焦。

手少阳三焦经穴歌

二十三穴手少阳，关冲液门中渚旁，
阳池外关支沟正，会宗三阳四渎长，

① 按《针灸聚英》卷一云“相对”。
②“手少阳经穴主治”原无。据本书卷七目录补。

天井清冷渊消泺，臑会肩髎天髎堂。

天牖翳风瘈脉青，颅息角孙丝竹张。

禾髎耳门听有常（左右四十六穴）。

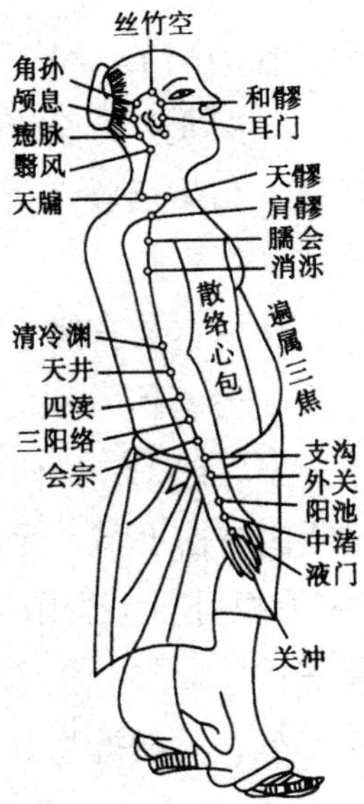

三焦腑图

此一经起于关冲，终于耳门，取关冲，液门、中渚、阳池、支沟、天井，与井荥俞原经合也。

脉起手小指次指之端，上出两①指之间，循手表腕，出臂外两骨之间，上贯肘，循臑外，上肩，交出足少阳之后②，入缺盆布③膻中，散络心包，下膈，遍④属三焦。其支者，从膻中上出缺盆，上项，侠耳后直上，出耳上角，以屈下颊至頔；其支者，从耳后入耳中，至目锐眦。多气少血，亥时气血注此。

受手厥阴之交，中渎之府，引道阴阳，开通闭塞，用药动似盘珠，毋使刻舟求剑，聊著述于前篇，俟同志之再辨。

考正穴法

关冲：手小指次指外侧，去爪甲角如韭叶。手太阳三焦脉所出为井金。《铜人》针一分，留三呼，灸一壮。《素注》灸三壮。

主喉痹喉闭，舌卷口干，头痛，霍乱，胸中气噎，不嗜食，臂肘痛不可举，目生翳膜，视物不明。

---

①“两”原作“次”。据《灵枢·经脉》篇改。
②“后”原作“穴”。据《针灸聚英》卷一和《灵枢·经脉》改。
③“布”原作“交”。据《灵枢·经脉》篇改。
④“遍”，按《针灸聚英》卷一、《灵枢·经脉》均作“循”。

液门：手[①]小指[②]次指岐骨间陷中，握拳取之。手少阳三焦脉所溜为荥水。《素注》、《铜人》针二分，留二呼，灸三壮。

主惊悸妄言，咽外肿，寒厥，手臂痛不能自上下，痃疟寒热，目赤涩，头痛，暴得耳聋，齿龈痛。

中渚：手小指次指本节后陷中。在液门下一寸，手少阳三焦脉所注为俞木。三焦虚补之。《素注》针二分，留三呼。《铜人》灸三壮，针三分。《明堂》灸二壮。

主热病汗不出，目眩头痛，耳聋，目生翳膜。久疟，咽肿，肘臂痛，手五指不得屈伸。

阳池（一名别阳）：手表腕上陷中，从指本节直摸下至腕中心。手少阳三焦脉所过为原。三焦虚、实皆拔之。《素注》针二分，留六呼，灸三壮。《铜人》禁灸。《指微赋》云：针透抵大陵穴，不可破皮，不可摇手，恐伤针转曲。

主消渴，口干烦闷。寒热疟。或因折伤手腕，捉物不得，肩臂痛不得举。

外关：腕后二寸两骨间，与内关相对。手少阳络，别走手心主。《铜人》针三分，留七呼，灸二壮。《明堂》灸三壮。

主耳聋，浑浑焞焞无闻，五指尽痛，不能握物。实则肘挛，泻之；虚则不收，补之。又治手臂不得屈伸。

支沟（一名飞虎）：腕后臂外三寸，两骨间陷中。手少阳脉所行为经火。《铜人》针三分[③]，灸二七壮。《明堂》灸五壮。《素注》针二分，留七呼，灸三壮。

主热病汗不出，肩臂酸重，胁腋痛，四肢不举。霍乱呕吐，口噤不开，暴喑不能言。心闷不已，卒心痛。鬼击，伤寒结胸，病疮疥癣。妇人妊脉不通，产后血晕，不省人事。

会宗：腕后三寸空中[④]。《铜人》灸七壮。《明堂》灸五壮，禁针。

主五痫，肌肤痛，耳聋。

三阳络（一名过门）：臂上大交脉，支沟上一寸。《铜人》灸七壮。《明堂》灸五壮。禁针。

主暴喑哑，耳聋，嗜卧，四肢不欲动摇。

四渎：在肘前五寸，外廉陷中。《铜人》灸三壮，针六分，留七呼。

主暴气耳聋，下齿龋痛。

天井：肘外大骨后，肘上一寸，辅骨上两筋叉骨罅中，屈肘拱胸取之。甄权云：曲肘后一寸，叉手按膝头取之。手少阳三焦脉所入为合土。三焦实泻之。《素注》针一寸，留七呼。《铜人》灸三壮。《明堂》灸五壮，针二分。

主心胸痛，咳嗽上气，短气不得语，唾脓，不嗜食，寒热凄凄不得卧。惊悸，瘈

---

①“手”原无。据《针灸聚英》卷一补。
②“指”原无。据《针灸聚英》卷一补。
③“针三分”原作“针二分”。据《针灸聚英》卷一及《铜人》改。
④“空中”后原有“一寸”二字。据《甲乙》卷三删。

疢，癫疾，五痫。风痹，耳聋嗌肿，喉痹汗出。目锐眦痛，颊肿痛，耳后臑臂肘痛，捉物不得，嗜卧。扑伤腰髋疼。振寒颈项痛。大风默默不知所痛，悲伤不乐。脚气上攻。

清冷渊：肘上二寸，伸肘举臂取之。《铜人》针三[①]分，灸三壮。

主肩痹痛，臂臑不能举，不能带衣。

消泺：肩下臂外间，腋斜肘分下。《铜人》针六[②]分，灸三壮。《明堂》针六分。《素注》针五分。

主风痹，颈项强急，肿痛寒热，头痛，癫疾。

臑会（一名臑交[③]）：肩前廉，去肩头三寸宛宛中。手少阳。阳维之会。《素注》针五分，灸五壮。《铜人》针七分，留十呼，得气即泻，灸七壮。

主臂痛酸无力，痛不能举，寒热，肩肿引胛中痛，项瘿气瘤。

肩髎：肩端臑上陷中，斜举臂取之。《铜人》针七分，灸三壮。《明堂》灸五壮。

主臂痛，肩重不能举。

天髎：肩缺盆中，上毖骨际陷中央，须缺盆陷处，上有空，起肉上是穴。手足少阳、阳维之会。《铜人》针八分，灸三壮。当缺盆陷上突起肉上针之，若误针陷处，伤人五脏气，令人卒死。

主胸中烦闷，肩臂酸疼，缺盆中痛，汗不出，胸中烦满，颈项急，寒热。

天牖：颈大筋外缺盆上，天容后，天柱前，完骨下，发际上。《铜人》针一寸，留七呼，不宜补，不宜灸。灸即令人面肿眼合，先取谚譆，后取天容、天池，即瘥；若不针谚譆，即难疗。《明堂》针五分，得气即泻，泻尽更留三呼，泻三吸，不宜补。《素注》、《下经》灸三壮。《资生》云：宜灸一壮至[④]三壮。

主暴聋[⑤]目不明，耳不聪，夜梦颠倒，面青黄无颜色，头风面肿，项强不得回顾，目中痛。

翳风：耳后尖角陷中，按之引耳中痛。《针经》先以铜钱二十文，令患人咬之，寻取穴中。手足少阳之会。《素注》针三分。《铜人》针七分，灸七壮。《明堂》灸三壮。针灸俱令人咬钱，令口开。

主耳鸣，耳聋，口眼㖞斜，脱颔颊肿，口噤不开，不能言，口吃，牙车急，小儿喜欠。

瘈脉（一名资脉）：耳本后鸡足青络脉。《铜人》刺出血如豆汁，不宜多出。针一分，灸三壮。

---

①“三”原作“二”。据《铜人》卷五改。
②“六”原作“一”。据《铜人》卷五改。
③“臑交”，据《甲乙》卷三、《铜人》卷四作“臑髎”。
④“至”原无。据《资生经》补。
⑤“聋”后原有“气”字，衍文。删。

主头风耳鸣。小儿惊痫瘈疭。呕吐，泄利无时，惊恐。眵瞢目睛不明。

颅息：耳后间青络脉中。《铜人》灸七壮，禁针。《明堂》灸三壮，针一分，不得多出血，多出血杀人。

主耳鸣痛，喘息，小儿呕吐涎沫，瘈疭发痫，胸胁相引，身热头痛，不得卧，耳肿及脓汁。

角孙：耳廓中间上[①]开口有空。手太阳、手足少阳之会。《铜人》灸三壮。《明堂》针八分。

主目生翳肤，齿龈肿，唇吻强，齿牙不能嚼物，龋齿，头项强。

丝竹空（一名目髎）：眉后陷中，手足少阳脉气所发。《素注》针三分，留六呼。《铜人》禁灸，灸之不幸，使人目小及盲。针三分，留三呼，宜泻不宜补。

主目眩头痛，目赤，视物䀮䀮不明。恶风寒，风痫，目戴上不识人。眼睫毛倒。发狂吐涎沫，发即无时，偏正头痛。

和髎：耳前锐发下横动脉中是穴。手足少阳、手太阳三脉之会。《铜人》针七分，灸三壮。

主头重痛，牙车引急，颈颔肿，耳中嘈嘈，鼻涕，面风寒，鼻准上肿，痈痛，招摇视瞻，瘈疭，口噼。

耳门：耳前起肉；当耳缺者陷中。《铜人》针三分，留三呼，灸三壮。《下经》禁灸，病宜灸者，不过三壮。

主耳鸣如蝉声，聤耳脓汁出，耳生疮，重听无所闻，齿龋，唇吻强。

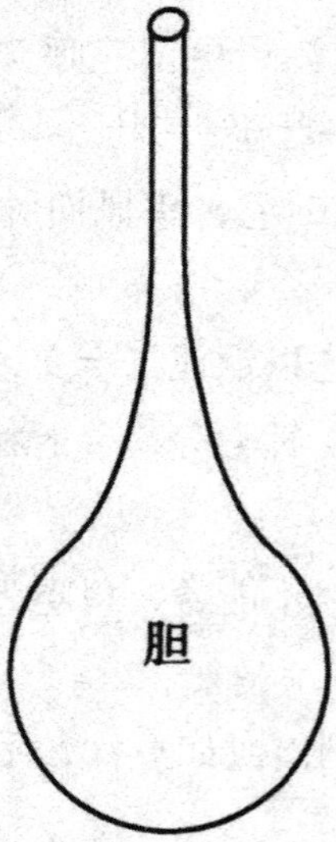

胆腑图

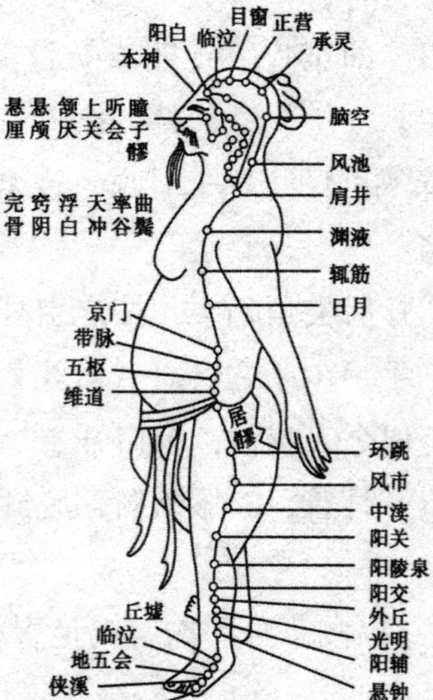

足少阳胆经

① “上”原无。据《针灸聚英》卷一补。

足少阳经穴主治[1]

《内经》曰：胆者，中正之官，决断出焉。凡十一脏，皆取决胆也。胆为青肠。又曰：胆为清净之府。诸腑皆传秽浊，独胆无所传道，故曰清净。虚则目昏，若吐伤，胆倒，则视物倒植。

足少阳胆经穴歌

少阳足经瞳子髎，四十四穴行迢迢，
听会上关颔厌集，悬颅悬厘曲鬓翅，
率谷天冲浮白次，窍阴完骨本神邀，
阳白临泣目窗辟，正营承灵脑空摇。
风池肩井渊液部，辄筋日月京门标。
带脉五枢维道续，居髎环跳风市招，
中渎阳关阳陵穴，阳交外丘光明宵，
阳辅悬钟丘墟外，足临泣地五侠溪，
第四指端窍阴毕。（左右八十八穴。）

此一经起于瞳子髎，终于窍阴，取窍阴、侠溪、临泣、丘墟、阳辅、阳陵泉，与井荥俞原经合也。

脉起目锐眦，上抵角，下耳后，循颈，行手少阳之前，至肩上，却交出手少阳之后，入缺盆；其支者，从耳后入耳中，走耳前，至目锐眦后；其支者，别目锐眦下大迎，合手少阳，抵䪼下．加颊车，下颈、合缺盆，下胸中，贯膈，络肝属胆，循胁里，出气冲、绕毛际，横入髀厌中；其直者，从缺盆下腋，循胸，过季胁，下合髀厌中，以下循髀阳，出膝外廉，下外辅骨之前，直下抵绝骨之端，下出外踝之前，循足跗上，入小指次指之间；其支者，别跗上，入大指，循岐骨内出其端，还贯入爪甲，出三毛。多气少血，子时气血注此。

甲木之腑，在关脉候。是胆病则眉颦口苦，而呕宿汁，善太息恐如人捕。实则脉实，而精神不守，半夏汤泻之最良；虚则脉虚，而烦扰不眠，温胆汤补之却善。火不下降心胆跳，茯神沉香蜜和丸，送入人参汤；中风癫狂心恐悸，铅汞朱乳共结成，吞下井花水。咽痛膈壅，硝蚕黛勃蒲脑子，加麝以收功；胆虚卧惊，参柏枸神枳熟地，用酒而有力。清热宽咽，薄荷宿砂芎片脑；惊心怖胆，人参酸枣乳辰砂。惊神昏乱，记学士之良方；风引痫生，修真人之秘散。胆虚寒而不眠，炒酸枣调煎竹叶；胆实热而多睡，生枣仁末和姜茶。补用薏苡炒枣仁，泻须青连柴前胡。温则姜夏橘红，凉加竹茹甘菊。柴胡川芎，报使上行而不悖；青皮车前，引经下走以无疑。药有生熟，贵按脉而取用；剂宜多寡，当随症以权衡。或厥疾之未瘳，仗针灸以收功。

---

① “足少阳经穴主治”原无。据本书目录补。

瞳子髎（一名太阳，一名前关）：目外去眦五分，手太阳、手足少阳三脉之会。《素注》灸三壮，针三分。

主目痒，翳膜白，青盲无见，远视䀮䀮，赤痛泪出多眵䁾，内眦痒。头痛。喉闭。

听会：耳微前陷中，上关下一寸，动脉宛宛中，张口得之。《铜人》针三分，留三呼，得气即泻，不须补。日灸五壮，止三七壮，十日后依前数灸。《明堂》针三分，灸三壮。

主耳鸣耳聋，牙车臼脱，相离一、二寸①，牙车急不得嚼物，齿痛恶寒物，狂走瘈疭，恍惚不乐，中风口㖞斜，手足不随。

客主人（一名上关）：耳前骨上，开口有空，张口取之。手足少阳、阳明之会，《铜人》灸七壮，禁针。《明堂》针一分，得气即泻，日灸七壮，至二百壮。《下经》灸十壮。《素注》针三分，留七呼，灸三壮。《素问》禁深刺，深则交脉破，为内漏耳聋，欠而不得故。

主唇吻强上，口眼偏斜，青盲，瞇目䀮䀮，恶风寒，牙齿龋，口噤嚼物鸣痛，耳鸣耳聋，瘈疭沫出，寒热，痉引骨痛。

颔厌：曲周下，颞颥上廉。手足少阳、阳明之会。《铜人》灸三壮，针七分，留七呼，深刺令人耳聋。

主偏头痛，头风目眩，惊痫，手绻，手腕痛，耳鸣，目无见，目外眦急，好嚏，颈痛，历节风汗出。

悬颅：曲周上②，颞颥上③廉。手足少阳、阳明之会。《铜人》灸三壮，针三分，留三呼。《明堂》针二分。《素注》针七分，留七呼，刺深令人耳无所闻。

主头痛，牙齿痛，面肤赤肿，热病烦满，汗不出。头偏痛引目外眦赤。身热，鼻洞浊下不止，传为䶊，瞢瞑目。

悬厘：曲周上，颞颥下廉。手足少阳、阳明之会。《铜人》针三分，灸三壮。《素注》针三分，留七呼。

主面皮赤肿，头偏痛，烦心不欲食，中焦客热，热病汗不出，目锐眦赤痛。

曲鬓（一名曲发）：在耳上发际曲隅陷中，鼓颔有空。足少阳、太阳之会。《铜人》针三分，灸七壮。《明下》灸三壮。

主颔颊肿，引牙车不得开，急痛，口噤不能言，颈项不得回顾，脑两角痛为巅风，引目眇。

率谷：耳上入发际寸半陷者宛宛中，嚼而取之。足少阳、太阳之会。《铜人》针

---

①“一、二寸”原作“三寸”。据《针灸聚英》卷一改。《铜人》亦作“一、二寸”
②“上”原作“下”。据《针灸聚英》卷一改。
③“上”原作“中”。据《针灸聚英》卷一改。

三分，灸三壮。

主痰气膈痛，脑两角强痛，头重，醉后酒风，皮肤肿，胃寒，饮食烦满，呕吐不止。

天冲：耳后发际二寸，耳上如前三分。足少阳、太阳之会。《铜人》灸七壮。《素注》针三分，灸三壮。

主癫疾风痉，牙龈肿，善惊恐，头痛。

浮白：耳后入发际一寸。足少阳、太阳之会。《铜人》针三分，灸七壮。《明堂》灸三壮。

主足不能行，耳聋耳鸣，齿痛，胸满不得息，胸痛，颈项瘿，痈肿不能言，肩臂不举，发寒热，喉痹，咳逆痰沫，耳鸣嘈嘈无所闻。

窍阴（一名枕骨）：完骨上，枕骨下，动摇有空。足太阳、手足少阳之会。《铜人》针三分，灸七壮。《甲乙》针四分，灸五壮。《素注》针三分，灸三壮。

主四肢转筋，目痛，头项颔痛，引耳嘈嘈，耳鸣无所闻。舌本出血。骨劳。痈疽发厉，手足烦热，汗不出，舌强胁痛，咳逆喉痹，口中恶苦[①]。

完骨，耳后入发际四分。足少阳、太阳之会。《铜人》针三分，灸七壮。《素注》留七呼，灸三壮。《明堂》针二分，灸以年为壮。

主足痿失履不收，牙车急，颊肿，头面肿，颈项痛，头风耳后痛，烦心，小便赤黄，喉痹，齿龋，口眼喎斜，癫疾。

本神：曲差旁一寸五分，直耳上入发际四分。足少阳、阳维之会。《铜人》针三分，灸七壮。

主惊痫吐涎沫，颈项强急痛[②]，目眩，胸胁[③]相引不得转侧，癫疾呕吐涎沫，偏风。

阳白：眉上一寸，直瞳子，手足阳明、少阳、阳维五脉之会。《素注》针三分。《铜人》针二分，灸三壮。

主瞳子痒痛，目上视，远视䀮䀮，昏夜无见，目痛目眵，背腠寒栗，重衣不得温。

临泣：目上，直入发际五分陷中，令患人正睛取穴。足少阳、太阳、阳维之会。《铜人》针三分，留七呼。

主目眩，目生白翳，目泪，枕骨合颅痛，恶寒鼻塞，惊痫反视，大风，目外眦痛，卒中风不识人。

目窗：临泣后寸半。足少阳、阳维之会。《铜人》针三分，灸五壮，三度刺，令人目大明。

---

① “苦”后原有“之”字。据《针灸聚英》删。
② 按《甲乙经》卷七第一“急痛”作“头痛”。
③ “胁”字原无。据《甲乙》卷七补。

主目赤痛，忽头旋，目䀮䀮远视不明，头面浮肿，头痛，寒热汗不出，恶寒。

正营：目窗后寸半①足少阳、阳维之会。《铜人》针三分，灸五壮。

主目眩瞑，头项偏痛，牙齿痛，唇吻急强，齿龋痛。

承灵：正营后一寸五分。足少阳、阳维之会。

头脑风头痛，恶风寒，鼽衄鼻室，喘息不利，灸三壮，禁针。

脑空（一名颞颥）：承灵后一寸五分，侠玉枕骨下陷中。足少阳、阳维之会。《素注》针四分。《铜人》针五分，得气即泻，灸三壮。

主劳疾羸瘦，体热，颈项强不可回顾，头重痛不可忍，目瞑心悸，发即为癫风，引目眇，鼻痛。

魏武帝患头风，发即心乱目眩，华陀针脑空立愈。

风池：耳后颞颥后，脑空下，发际陷中，按之引于耳中。手足少阳、阳维之会。《素注》针四分。《明堂》针三分。《铜人》针七分，留七呼，灸七壮，《甲乙》针一寸二分。患大风者，先补后泻。少可患者，以经取之，留五呼，泻七吸。灸不及针，日七壮至百壮。

主洒淅寒热，伤寒温病汗不出，目眩，苦偏正头痛，痻疟，颈项如拔，痛不得回顾，目泪出，欠气多，鼻鼽衄，目内眦赤痛，气发耳塞，目不明，腰背俱疼，腰伛偻，引颈筋无力不收，大风中风，气塞涎上不语，昏危，瘿气。

肩井（一名膊井）：肩上陷中，缺盆上，大骨前一寸半，以三指按取，当中指下陷中。手足少阳、足阳明、阳维之会，连入五脏。针五分，灸五壮，先补后泻。

主中风，气塞，涎上不语，气逆，妇人难产，堕胎后手足厥逆，针肩井立愈。头项痛，五劳七伤，臂痛，两手不得向头。若针深闷倒，急补足三里。

渊液（一名泉液）：腋下三寸宛宛中，举臂得之。《铜人》禁灸。《明堂》针三分。

主寒热、马刀疡，胸满无力，臂不举。不宜灸，灸之令人生 肿蚀，马疡，内溃者死，寒热者生。

辄筋（一名神光，一名胆募）：腋下三寸复前一寸三肋端，横直蔽骨旁七寸五分，平直两乳，侧卧屈上足取之。胆之募，足太阳、少阳之会。《铜人》灸三壮，针六分。《素注》针七分。

主胸中暴满不得卧，太息善悲，小腹热，欲走，多唾，言语不正，四肢不收，呕吐宿汁，吞酸。

日月：期门下五分，足太阴、少阳、阳维之会。针七分，灸五壮。

主太息善悲，小腹热欲走，多唾，言语不正，四肢不收。

京门（一名气俞，一名气府）：监骨下，腰中季肋本侠脊。肾之募。《铜人》灸三壮，针三分，留七呼。

---

①“寸半”，据《针灸聚英》作“一寸”。

主肠鸣，小肠痛，肩背寒，痉，肩胛内廉痛，腰痛不得俯仰久立，寒热腹胀引背不得息，水道不利，溺黄，小腹急肿，肠鸣洞泄，髀枢引痛。

带脉：季肋下一寸八分陷中，脐上二分，两旁各七寸半。足少阳、带脉二脉之会。《铜人》针六分，灸五壮。《明堂》灸七壮。

主腰腹纵，溶溶如囊水之壮，妇人小腹痛，里急后重，瘈疭，月事不调，赤白带下。

五枢：带脉下三寸，水道旁五寸五分。足少阳、带脉之会。《铜人》针一寸，灸五壮。《明堂》三壮。

主痃癖，大肠膀胱肾余[①]，男子寒疝，阴卵上入小腹痛，妇人赤白带下，里急瘈疭。

维道：章门下五寸三分。足少阳、带脉之会。《铜人》针八分，留六呼，灸三壮。

主呕逆不止，水肿，三焦不调，不嗜食。

居髎：章门下八寸三分，监骨上陷中。《素注》章门下四寸三分。足少阳、阳跷之会[②]。《铜人》针八分，留六呼，灸三壮。

主腰引小腹痛，肩引胸臂挛急，手臂不得举以至肩。

环跳：髀枢中，侧卧伸下足，屈上足，以右手摸穴，左摇撼取之。足少阳、太阳之会。《铜人》灸五十壮。《素注》针一寸，留二呼，灸三壮。《指微》云：已刺不可摇，恐伤针。

主冷风湿痹不仁，风疹遍身，半身不遂，腰胯痛蹇，膝不得转侧伸缩。

仁寿宫患脚气偏风，甄权奉勒针环跳、阳陵泉、阳辅、巨虚、下廉而能起行。

环跳穴痛，恐生附骨疽。

风市：膝上外廉两筋中，以手着退，中指尽处是。针五分，灸五壮。

主中风腿膝无力，脚气，浑身搔痒，麻痹，历风疮。

中渎：髀外膝上五寸分肉间陷中。足少阳络，别走厥阴。《铜人》灸五壮，针五分，留七呼。

主寒气客于分肉间，攻痛上下，筋痹不仁。

阳关（一名阳陵）：阳陵泉上三寸，犊鼻外陷中。《铜人》针五分，禁灸。

主风痹不仁，膝痛不可屈伸。

阳陵泉：膝下一寸，胻外廉陷中，蹲坐取之。足少阳所入为合土。《难经》曰：筋会阳陵泉。疏曰：筋病治此。《铜人》针六分，留十呼，得气即泻。又宜久留针，日灸七壮，至七七壮。《素注》灸三壮。《明下》灸一壮。

主膝伸不得屈，髀枢膝骨冷痹，脚气，膝股内外廉不仁，偏风半身不遂，脚冷无

①“余”字前疑脱“有”字。三者中有余之证可出现后述之症。

②《针灸聚英》作“足少阳、阳维之会”，《甲乙经》作“阳跻、少阳之会”。

血色，苦嗌中介然，头面肿，足筋挛。

阳交（一名别阳，一名足窌）：足外踝上七寸，斜属三阳分肉之间，阳维之郄。《铜人》针六分，留七呼，灸三壮。

主胸满肿，膝痛，足不收，寒厥、惊狂，喉痹，面肿。寒痹，膝胻不收。

外丘：外踝上七寸。少阳所生。《铜人》针三分，灸三壮。

主胸胀满，肤痛。痿痹，颈项痛，恶风寒。猘犬伤毒不出，发寒热，速以三壮艾[①]，灸所啮处，及足少阳络。癫疾，小儿龟胸。

光明：外踝上五寸。足少阳之络，别走厥阴。《铜人》针六分，留七呼，灸五壮。《明下》灸七壮。

主淫泺，胫酸胻疼，不能久立，热病汗不出，卒狂。与阳辅疗法同，虚则痿躄，坐不能起，补之；实则足胻热膝痛，身体不仁，善啮颊，泻之。

阳辅（一名分肉）：足外踝上四寸，辅骨前，绝骨端三分，去丘墟七寸。足少阳所行为经火。胆实泻之。《素注》针三分。又曰：针七分，留十呼。《铜人》灸三壮，针五分，留七呼。

主腰溶溶如坐水中，膝下浮肿，筋挛。百节酸痛，实无所知。诸节尽痛，痛无常处。腋下肿痿，喉痹，马刀挟瘿。膝胻酸，风痹不仁，厥逆，口苦太息，心胁痛，面尘。头角颔痛，目锐眦痛，缺盆中肿痛，汗出振寒，疟。胸中、胁、肋、髀、膝外至绝骨外踝前痛。善洁面青。

悬钟（一名绝骨）：足外踝上三寸动脉中，寻摸尖骨者是。足三阳之大络。按之阳明脉绝，乃取之。《难经》曰：髓会绝骨。疏曰：髓病治此。袁氏曰：足能健步，以髓会绝骨也。《铜人》针六分，留七呼，灸五壮。《指微》云：斜入针二寸许，灸七壮，或五壮。

主心腹胀满，胃中热，不嗜食。脚气，膝胻痛，筋骨挛痛，足不收。逆气，虚劳寒损，忧恚，心中咳逆。泄注，喉痹，颈项强。肠痔瘀血，阴急，鼻衄，脑疽，大小便涩，鼻中干，烦满狂易，中风手足不随。

丘墟：足外踝下如[②]前陷中骨缝中，去临泣三寸。又侠溪穴中量上外踝骨前五寸。足少阳所过为原。胆虚实皆拔之。《铜人》灸三壮。《素注》针五分，留七呼。

主胸胁满痛不得息，久疟振寒，腋下肿，痿厥，坐不能起，髀枢中痛。目生翳膜。腿胻酸，转筋。卒疝，小腹坚。寒热颈肿，腰胯痛，太息。

临泣：足小指次指本节后陷中，去侠溪一寸五分。足少阳所注为俞木。《甲乙》针二分，留五呼，灸三壮。

主胸中满，缺盆中及腋下马刀疡瘘，善啮颊，天牖中肿，淫泺，胻酸，目眩，枕骨合颅痛，洒淅振寒，心痛。周痹，痛无常处。厥逆，气喘不能行。痞疟日发。妇人

---

① “三壮艾”原作“三姓人可”。据《资生经》卷七、《铜人》卷五改。
② “如”原作“从”。据《针灸聚英》改。

月事不利，季胁支满，乳痈。

地五会：足小指次指本节后陷中，去侠溪一寸。《铜人》针一分，禁灸。

主腋痛，内损唾血，不[①]足，外无膏泽，乳痈。

侠溪：足小指次指岐骨间，本节前陷中。足少阳所溜为荥水。胆实则泻之。《素注》针三分，留三呼，灸三壮。

主胸胁支满，寒热伤寒，热病汗不出，目外眦赤，目眩，颊颔肿，耳聋，胸中痛不可转侧，痛无常处。

窍阴：足小指次指外侧，去爪甲角如韭叶。足少阳所出为井金。《素注》针一分，留一呼。《甲乙》留三呼，灸三壮。

主胁痛，咳逆不得息，手足烦热，汗不出，转筋，痈疽，头痛心烦，喉痹，舌强口干，肘不可举，卒聋，魇梦，目痛，小眦痛。

足厥阴经穴主治[②]

《内经》曰：肝者，将军之官，谋虑出焉。

肝者，罢极之本，魂之居也。其华在爪，其充在筋，以生血气，为阴中[③]之少阳，通于春气。

东方青色，入通于肝，开窍于目，藏精于肝，故病发惊骇。其味酸，其类草木，其畜鸡，其谷麦，其应四时，上为岁星，是以知病之在筋也。其音角，其数八，其臭

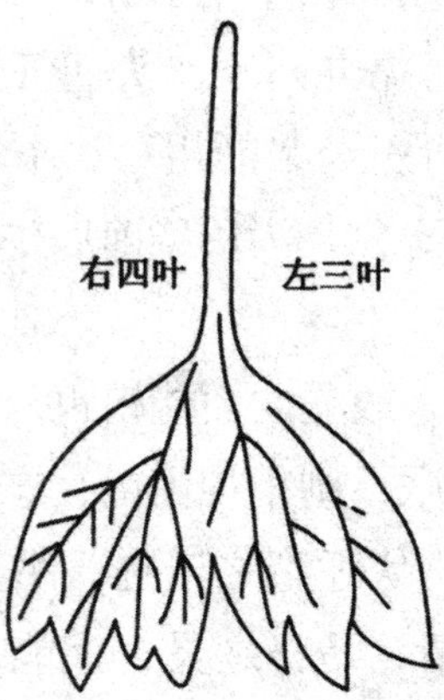

肝脏图

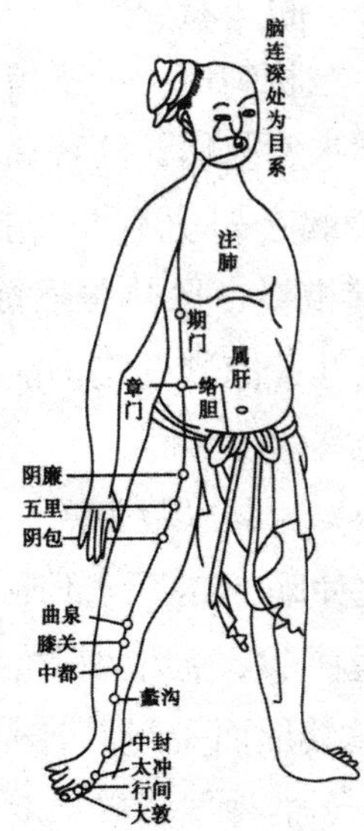

足厥阴肝经

①“不”字原无。据《甲乙经》卷十一、《千金方》卷三十补。
②“足厥阴经穴主治”原无。据本书目录补。
③“阴中”原作“阳中”。据新校正云：按全元起本并《甲乙经》、《太素》“阴中之少阳……为是”。故改。

臊，其液泣。

东方生风，风生木，木生酸，酸生肝。肝主筋，筋生心，肝主目。其在天为玄，在人为道，在地为化，化生五味。道生知，玄生神，在天为风，在地为木，在体为筋，在脏为肝。在色为苍，在声为呼，在变动为握，在志为怒。怒伤肝，悲胜怒，风伤筋，燥胜风，酸伤筋，辛胜酸。

足厥阴肝经穴歌

一十三穴足厥阴，大敦行间太冲侵，

中封蠡沟中都近，膝关曲泉阴包临，

五里阴廉羊矢穴，章门常对期门深。（二十六穴。）

此一经起于大敦，终于期门。取大敦、行间、太冲、中封、曲泉，与井荥俞经合也。

脉起大指聚毛之际，上循足跗上廉，去内踝一寸，上踝八寸，交出太阴之后，上腘内廉，循股，入阴中，环阴器，抵小腹，侠胃，属肝，络胆，上贯膈，布胁肋，循喉咙之后，上入颃颡，连目系，上出额，与督脉会于巅；其支者，从目系下颊里，环唇内；其支者，复从肝，别贯膈，上注肺。多血少气，丑时气血注此。

乙木之脏，脉在左关。是肝实则脉实，两胁痛而目眦[①]肿疼；虚则脉虚，七叶薄而汪汪昏泪。资心火以补肝虚，抑阳光而泻本实。故味辛补而酸泻，气凉泻而温补。姜橘细辛补之宜，芎芍大黄泻之可。目胜离娄，君神曲而佐磁石；手开瞽盲，捣羊肝以丸连末。气疼两胁，君枳实芍药参芎；痰攻双臂，施术草橘半附苓。右胁胀痛，桂心枳壳草姜黄；左胁刺痛，粉草川芎和枳实。悲怒伤肝双胁痛，芎辛枳梗，防风干葛草姜煎；风寒撼水囊茎痛，茴香乌药，青橘良姜调酒饮。疝本肝经，何药可疗？附子山栀力最高，全蝎玄胡功不小。上燥下寒，梅膏捣丸归鹿；头痛气厥，乌药末细川芎。寒湿脚痹踏椒囊，风热膝痛煎柏术。欲上行引经柴胡川芎，下行须要去穰青皮也。温则木香肉桂，凉则菊花车前。补用阿胶酸枣仁，泻用柴前犀牛角。勿胶柱而鼓瑟，当加减以随宜。

《导引本经》：肝以眼为穴，人眠则血归肝，眼受之而能视也。夫眠乃无名惑复之火，不可纵之使眠，亦不可不眠。若胆虚寒不眠，则精神困倦，志虚不安；肝实热眠过多，则慧镜生尖，善根埋灭，皆非调肝胆，伏睡魔之道也。举其要而言，勿嗔怒，勿昼寝，睡其形而不睡其神是也。盖睡之精，乃身之灵，人能少睡，则主翁惺惺，智识明净，不惟神气清爽，梦寐亦安也。若贪眠则心中血潮，元神离舍，不惟云掩性天，神亦随境昏迷。三丰有云：捉取梦中之梦，搜求玄上之玄，自从识得娘生面，笑指蓬莱在目前。此之谓也。《内经》曰：春三月，此谓发陈，天地俱生，万物以荣，夜卧早起，广步于庭，披发缓形，以使志生，此春气之应，养生之道也。逆之

① “眦”原作“目”。详文义改。

则伤肝，此又不可不知。

考正穴法

大敦：足大指端，去爪甲如韭叶，及三毛中。足厥阴肝脉所出为井木。《铜人》针三分，留十呼，灸三壮。

主五淋，卒疝七疝。小便数遗不禁。阴头中痛，汗出，阴上入小腹，阴偏大腹，脐中痛，悒悒不乐，病左取右，病右取左。腹胀肿病，小腹痛，中热喜寐，尸厥状如死人，妇人血崩不止，阴挺出，阴中痛。

行间：足大指缝间，动脉应手陷中。足厥阴肝脉所溜为荥火。肝实则泻之。《素注》针三分。《铜人》灸三壮，针六分，留十呼。

主呕逆，洞泄，遗溺癃闭，消渴嗜饮，善怒，四肢满，转筋，胸胁痛，小腹肿，咳逆呕血，茎中痛，腰疼不可俯仰，腹中胀，小肠气，肝心痛，色苍苍如死状，终日不得息，口㖞，癫疾，短气，四肢逆冷，嗌干烦渴，瞑不欲视，目中泪出，太息，便溺难，七疝寒疝，中风，肝积肥气，发痎疟，妇人小腹肿，面尘脱色，经血过多不止，崩中，小儿急惊风。

太冲：足大指本节后二寸。或云：一寸半内间动脉应手陷中。足厥阴肝脉所注为俞土。《素问》女子二七，太冲脉盛，月事以时下，故能有子。又诊病人太冲脉有无可以决死生。《铜人》针三分，留十呼，灸三壮。

主心痛脉弦，马黄，瘟疫，唇[①]肿吻伤，虚劳浮肿，腰引小腹痛，两丸骞缩，溏泄，遗溺，阴痛，面目苍色，胸胁支满，足寒，肝心痛，苍然如死状，终日不得[②]息，大便难，便血，个便淋，小肠疝气痛，㿉疝，小便不利，呕血呕逆，发寒，嗌干善渴，肘肿，内踝前痛，淫泺，胻酸，腋下马刀疡瘘，唇肿。女人漏下不止。小儿卒疝。

中封（一名悬泉）：足内踝骨前一寸，筋里宛宛中。《素注》一寸半，仰足取陷中，伸足乃得之。足厥阴肝脉所行为经金。《铜人》针四分，留七呼，灸三壮。

主痎疟，色苍苍，发振寒，小腹肿痛，食怏怏绕脐痛。五淋不得小便，足厥冷，身黄有微热，不嗜食，身体不仁，寒疝，腰中痛，或身微热，痿厥失精，筋挛，阴缩入腹相引痛。

蠡沟（一名交仪）：内踝上五寸。足厥阴络，别走少阳。《铜人》针二分，留三呼，灸三壮。《下经》灸七壮。

主疝痛，小腹胀满，暴痛如癃闭，数噫恐悸，少气十足，悒悒不乐，咽中闷如有息肉，背拘急不可俯仰，小便不利，脐下积气如石，足胫寒酸，屈伸难，女子赤白带下，月水不调，气逆则睾丸卒痛，实则挺长，泻之；虚则暴痒，补之。

中都（一名中郄）：内踝上七寸，胻骨中，与少阴相直。《铜人》针三分，灸五壮。

---

①“唇”原作“肩”。据《铜人》卷五改。
②“得”原作“体”。据《甲乙》卷九改。

主肠噼，瘭疝，小腹痛不能行立，胫寒，妇人崩中，产后恶露不绝。

膝关：犊鼻下二寸旁陷中。《铜人》针四分，灸五壮。

主风痹，膝内廉痛引膑不可屈伸。咽喉中痛。

曲泉：膝股上内侧，辅骨下，大筋上，小筋下陷中，屈膝横纹头取之。足厥阴肝脉所入为合水。肝虚则补之。《铜人》针六分，留十呼，灸三壮。

主瘭疝，阴股痛，小便难，腹胁支满，癃闭，少气，泄利，四肢不举，实则身痛目眩[①]，汗不出，目䀮䀮，膝关痛，筋挛不可屈伸，发狂，衄血下血，喘呼，小腹痛引咽喉，房劳失精，身体极痛，泄水下痢脓血，阴肿，阴茎痛，胻肿，膝胫冷疼，女子血瘕，按之如汤浸股内，小腹肿，阴挺出，阴痒。

阴包：膝上四寸，股内廉两筋间，卷足取之。看膝内侧，必有槽中《铜人》针六分，灸三壮。《下经》针七分。

主腰尻引小腹痛，小便难，遗溺，妇人月水不调。

五里：气冲下三寸，阴股中动脉应手。《铜人》针六分，灸五壮。

主腹[②]中满，热闭不得溺，风劳嗜卧。

阴廉：羊矢下，去气冲二寸动脉中。《铜人》针八分，留七呼，灸三壮。

主妇人绝产，若未经生产者，灸三壮，即有子。

章门（一名长平，一名胁髎）大横外，直季胁肋端，当[③]脐上二寸，两旁六寸，侧卧，屈上足，伸下足，举臂取之。又云：肘尖尽处是穴。脾之募。足少阳厥阴之会。《难经》曰：脏会章门。疏曰：脏病治此。《铜人》针六分，灸百壮。《明堂》日七壮，止五百壮。《素注》针八分，留六呼，灸三壮。

主肠鸣盈盈然，食不化，胁痛不得卧，烦热口干，不嗜食，胸胁痛支满，喘息，

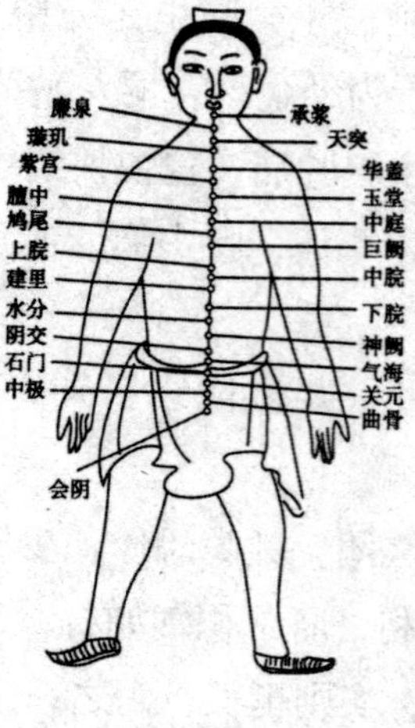

任脉图

① “身痛目眩” 原作 “身目眩痛”。据文理改。亦合下文。
② “腹” 原作 “肠”。据《甲乙》卷九、《针灸聚英》卷一改。
③ “当” 原作 “腨”。据《针灸聚英》卷一改。

心痛而呕，吐逆，饮食却出，腰痛不得转侧，腰脊冷疼，溺多白浊，伤饱身黄瘦，贲豚积聚，腹肿如鼓，脊强，四肢懈惰，善恐，少气厥逆，肩臂不举。

东垣曰：气在于肠胃者，取之足[①]太阴，阳明，不下，取三里、章门、中脘。

魏士琏妻徐，病疝，自脐下上至于心皆胀满，呕吐烦闷，不进饮食，滑伯仁曰：此寒在下焦，为灸章门、气海。

期门：直乳二肋端，不容旁一寸五分。又曰：乳旁一寸半，直下又一寸半。肝之募。足厥阴、太阴、阴维之会。《铜人》针四分，灸五壮。

主胸中烦热，贲豚上下，目青而呕。霍乱泄利，腹坚硬，大喘不得安卧，胁下积气，伤寒心切痛，喜呕酸，食饮不下，食后吐水，胸胁痛支满。男子妇人血结胸满，面赤火燥，口干消渴，胸中痛不可忍。伤寒过经不解，热入血室，男子则由阳明而伤，下血谵语，妇人月水适来，邪乘虚而入，及产后余疾。

一妇人患热入血室。许学士云：小柴胡已迟，当刺期门。针之，如言而愈。

太阳与少阳并病，头项强痛，或眩冒时[②]如结胸，心下痞硬者，当刺大椎第二行肺俞、肝俞，慎不可发汗，发汗则谵语，五六日谵语不止，当刺期门。

任脉经穴主治[③]

任脉经穴歌

任脉三八起阴会，曲骨中极关元锐，石门气海阴交仍，神阙水分下脘配。

建里中上脘相连，巨阙鸠尾蔽骨下，中庭膻中慕玉堂，紫宫华盖璇玑夜，

天突结喉是廉泉，唇下宛宛承浆舍（二十四穴）。

此经不取井荥俞合也。

脉起中极之下，以上毛际，循腹里上关元，至喉咙，属阴脉之海，以人之脉络，周流于诸阴之分，譬犹水也，而任脉则为之总会，故名曰阴脉之海焉。用药当分男女，月事多主冲任，是任之为言妊也。乃夫人生养之本，调摄之源。督则由会阴而行背，任则由会阴而行腹。人身之有任督，犹天地之有子午也。人身之任督，以腹背言，天地之子午；以南北言，可以分，可以合者也。分之以见阴阳之不杂，合之以见浑沦之无间，一而二，二而一也。但在僧道，不明此脉，各执所尚，禁食、禁足、禁语、断臂、燃指、烧身，枯坐而亡，良可悲夫！间有存中黄一事，而待神气凝聚者，有运三华五气之精，而洗骨伐毛者；有搬运周天火候者；有日运脐，夜运泥丸炼体者；有呼九灵、注三精而归灵府者；有倒斗柄而运化机者；有默朝上帝者；有服气吞霞者；有闭息存神者；有采炼日精月华者；有吐纳导引者，有单运气行火候者；有投胎夺舍者；有旁门九品渐法三乘者，种种不同，岂离任督。盖明任督以保其身，亦

① “足”原无。据《脾胃论》卷中补。
② “冒时”原无。据《针灸聚英》卷一补。
③ “任脉经穴主治”原无。据本书目录补。

犹明君能爱民以安其国也。民毙国亡，任衰身谢，是以上人哲士，先依前注，导引各经，调养纯熟，即仙家之能筑基是也。然后扫除妄念，以静定为基本，而收视返听，含光默默，调息绵绵，握固内守，注意玄关，顷刻水中火发，雪里花开，两肾如汤煎，膀胱似火热，任督犹车轮，四肢若山石，一饭之间，天机自动，于是轻轻然运，默默然举，微以意定，则金水自然混融，水火自然升降，如桔槔之呼水，稻花之凝露，忽然一粒大如黍米，落于黄庭之中。此采铅投汞之真秘，予不揣鄙陋，扫却旁蹊曲径，指出一条大路，使人人可行也。到此之时，意不可散，意散则丹不成矣。紫阳真人曰：真汞生于离，其用却在坎，姹女过南园，手持玉橄榄。正此谓也。日月行之无间断，无毫发之差，如是炼之一刻，则一刻之周天；炼之一时，则一时之周天；炼之一日，则一日之周天；炼之百日，则百日之周天，谓之立基。炼之十月，谓之胎仙。功夫至此，身心混沌，与虚空等，不知身之为我，我之为身，亦不知神之为气，气之为神，不规中而自规中，不胎息而自胎息，水不求而自生，火不求而自出，虚室生白，黑地引针，不知其所以然而然，亦不知任之为督，督之为任也，至于六害不除，十少不存，五要不调，虽为小节之常，终为大道之累。何名六害？一曰薄名利，二曰禁声色，三曰廉货财，四曰损滋味，五曰屏虚妄，六曰除嫉妬，六者有一，卫生之道远，而未见其有得也。虽心希妙理，口念真经，咀嚼英华，呼吸景象，不能补其失也。何名十少？一曰少思，二曰少念，三曰少笑，四曰少言，五曰少饮，六曰少怒，七曰少乐，八曰少愁，九曰少好。十曰少机。夫多思则神散，多念则心劳，多笑则肺腑上翻，多言则气血虚耗，多饮则伤神损寿，多怒则腠理奔浮，多乐则心神邪荡，多愁则头面焦枯，多好则志气溃[①]散，多机则志虚沉迷。兹乃伐人之生，甚于斤斧，蚀人之性，猛于豺狼也。卫生者，戒之哉！

考正穴法

会阴（一名屏翳）：两阴间，任、督、冲三脉所起。督由会阴而行背，任由会阴而行腹；冲由会阴而行足少阴。《铜人》灸三壮。《指微》禁针。

主阴汗，阴头痛，阴中诸病，前后相引痛，不得大小便。男子阴端寒冲心，窍中热，实则腹[②]皮疼痛，虚则痒搔[③]，久痔相通。女子经水不通，阴门肿痛。卒死者，针一寸补之。溺死者，令人倒拖出水，针补，尿屎出则活，余不可针。

曲骨：横骨上，中极下一寸，毛际陷中，动脉应手。足厥阴、任脉之会。《铜人》灸七壮，至七七壮，针二寸。《素注》针六分，留七呼。又云：针一寸。

主失精，五脏虚弱，虚乏冷极，小腹胀满，小便淋涩不通，㿉疝，小腹痛，妇人赤白带下。

---

①“溃”原作“遗”。据文理改。
②“实则腹”三字原无。据《甲乙》卷九补。
③“虚则痒搔”原作“谷道搔痒”。据《甲乙》卷九改。按《针灸聚英》也作“寒冲心，窍中热，谷道搔痒”。与本节改前同。可参。

中极（一名玉泉，一名气原）：关元下一寸，脐下四寸。膀胱之募。足三阴、任脉之会。《铜人》八分，留十呼，得气即泻，灸百壮，至三百壮止。《明堂》灸不及针，日三七壮。《下经》灸五壮。

主冷气积聚，时上冲心，腹中热，脐下结块，贲豚抢心，阴汗水肿，阳气虚惫，小便频数，失精绝子，疝瘕。妇人产后恶露不行，胎衣不下，月事不调，血结成块，子门肿痛不端，小腹苦寒，阴痒而热，阴痛。恍惚尸厥，饥不能食，临经行房，羸瘦寒热，转脬不得尿。妇人断绪，四度针即有子。

关元：脐下三寸。小肠之募。足三阴、任脉之会。下纪者，关元也。《素注》针一寸二分，留七呼，灸七壮。又云：针二寸。《铜人》针八分，留三呼，泻五吸，灸百壮，止三百壮。《明堂》娠妇禁针，若针而落胎，胎多不出，针外昆仑立出。

主积冷虚乏，脐下绞痛，渐[1]入阴中，发作无时，冷气结块痛；寒气入腹痛，失精白浊。溺血七疝[2]，风眩头痛，转脬闭塞，小便不通，黄赤，劳热，石淋、五淋，泄利。奔豚抢心，脐下结血，状如复杯。妇人带下，月经不通，绝嗣不生，胞门闭塞，胎漏下血，产后恶露不止。

石门（一名利机、一名精露、一名丹田、一名命门）：脐下二寸。三焦募也。《铜人》灸二七壮，止一百壮[3]。《甲乙》针八分，留三呼，得气即泻。《千金》针五分。《下经》灸七壮。《素注》针六分，留七呼，妇人禁针，禁灸，犯之绝子。

主伤寒，小便不利，泄利不禁，小腹绞痛，阴囊人小腹，贲豚抢心，腹痛坚硬，卒疝绕脐，气淋血淋，小便黄，呕吐血，不食谷，谷不化。水肿，水气行皮肤，小腹皮敦敦然，气满。妇人因产恶露不止，结成块，崩中漏下。

气海（一名脖胦，一名下肓）：脐下一寸半宛宛中。男子生气之海。《铜人》针八分，得气即泻，泻后宜补之。可灸百壮。《明下》灸七壮。

主伤寒，饮水过多，腹胀肿，气喘，心下痛。冷病面赤，脏虚气惫，真气不足，一切气疾久不瘥，肌体羸瘦，四肢力弱，贲豚七疝，小肠膀胱肾余，癥瘕结块，状如复杯，腹暴胀，按之不下，脐下冷气痛，中恶，脱阳欲死，阴症卵缩，四肢厥冷。大便不通，小便赤，卒心痛。妇人临经行房羸瘦，崩中，赤白带下，月事不调，产后恶露不止，绕脐疞痛，闪着腰疼。小儿遗尿。

浦江郑义宗患滞下昏仆，目上视，溲注汗泄，脉大，此阴虚阳暴绝，得之病后酒色。丹溪为灸气海渐苏，服人参膏数斤愈。

阴交（一名横户）：脐下一寸，当膀胱上际。三焦之募。任脉、少阴、冲脉之会。《铜人》针八分，得气即泻，泻后宜补，灸百壮。《明堂》灸不及针，日三七壮，止百壮。

---

①“渐”原作“流”。据《针灸聚英》卷一改。
②《针灸聚英》作“暴疝”。
③《针灸聚英》作“止二百壮”。

主气痛如刀搅，腹䐜坚痛，下引阴中，不得小便，两丸骞，疝痛，阴汗湿痒，腰膝拘挛，脐下热，鬼击，鼻出血。妇人血崩，月事不绝，带下，产后恶露不止，绕脐冷痛，绝子，阴痒，贲豚上腹。小儿陷囟。

神阙（一名气舍）：当脐中。《素注》禁针，针之使人脐中恶疡溃，屎出者死。灸三壮。《铜人》灸百壮。

主中风不省人事，腹中虚冷。伤败[①]脏腑，泄利不止，水肿鼓胀，肠鸣状如流水声，腹痛绕脐。小儿奶利不绝，脱肛，风痫，角弓反张。

徐平[②]中风不苏，桃源簿为灸脐中百壮始苏，不起，再灸百壮。

水分（一名分水）：下脘下一寸，脐上一寸，穴当小肠下口。至是而泌别清浊，水液入膀胱，渣滓入大肠，故曰水分。《素注》针一寸。《铜人》针八分，留三呼，泻五吸。水病灸大良。又云：禁针，针之水尽即死。《明堂》水病灸七七壮，止四百壮，针五分，留三呼。《资生》云：不针为是。

主水病，腹坚肿如鼓，转筋，不嗜食，肠胃虚胀，绕脐痛冲心，腰脊急强，肠鸣状如雷声，上冲心，鬼击，鼻出血，小儿陷囟。

下脘：建里下一寸，脐上二寸，穴当胃下口，小肠上口，水谷于是入焉。足太阴，任脉之会。《铜人》针八分，留三呼，泻五吸，灸二七壮，止二百壮。

主脐下[③]厥气动，腹坚硬，胃胀，羸瘦，腹痛，六腑气寒，谷不转化，不嗜食，小便赤，痞块连脐上厥气动，日渐瘦，脉厥动，翻胃。

建里：中脘下一寸，脐上三寸。《铜人》针五分，留十呼，灸五壮。《明堂》针一寸二分。

主腹胀，身肿，心痛，上气，肠中疼，呕逆，不嗜食。

中脘（一名太仓）：上脘下一寸，脐上四寸，居心蔽骨与脐之中。手太阳、少阳、足阳明、任脉之会。上纪者，中脘也。胃之募也。《难经》曰：腑会中脘。疏曰：腑病治此。《铜人》针八分，留七呼，泻五吸，疾出针。灸二七壮，止二百壮。《明堂》曰灸二七壮，止四百壮。《素注》针一寸二分，灸七壮。

主五膈，喘息不止，腹暴胀。中恶。脾疼，饮食不进，翻胃，赤白痢，寒癖，气心疼。伏梁，心下如复杯，心膨胀，面色痿黄。天行伤寒热不已，温疟先腹痛，先泻。霍乱，泻出不知，食饮不化，心痛，身寒，不可俯仰，气发噎。

东垣曰：气在于肠胃者，取之足太阴、阳明，不下，取三里、章门、中脘。又曰：胃虚而致太阴无所禀者，于足阳明募穴中引导之。

上脘（一名胃脘）：巨阙下一寸，脐上五寸。上脘、中脘属胃、络脾。足阳明、手太阳、任脉之会。《素注》、《铜人》针八分，先补后泻。风痫热病，先泻后补，立

---

① “伤败”二字原无。据《针灸聚英》卷一补。
② 原“平”后有“仲”字。据《针灸聚英》卷一删。
③ 据《铜人》卷四、《资生经》卷四均作“脐上”。

愈。日灸二七壮，至百壮，未愈倍之。《明下》灸三壮。

主腹中雷鸣相逐，食不化，腹疠刺痛，霍乱吐利，腹痛，身热，汗不出，翻胃呕吐食不下，腹胀气满，心松惊悸，时呕血，痰多吐涎，奔豚，伏梁，三虫[①]，卒心痛，风痫，热病，马黄，黄疸，积聚坚大如盘，虚劳吐血，五毒痓不能食。

巨阙：鸠尾下一寸。心之募。《铜人》针六分，留七呼，得气即泻。灸七壮，止七七壮。

主上气咳逆，胸满短气，背痛胸痛，痞塞，数种心痛，冷痛，蛔虫痛，蛊毒猫鬼，胸中痰饮，先心痛，先吐。霍乱不识人，惊悸，腹胀暴痛，恍惚不止，吐逆不食，伤寒烦心，喜呕发狂，少气腹痛。黄疸，急疸，急疫，咳嗽，狐疝，小腹胀满[②]，烦热，膈中不利，五脏气相干，卒心痛，尸厥。妊娠子上冲心昏闷，刺巨阙，下针令人立苏不闷；次补[③]合谷，泻三阴交，胎应针而落，如子手掬心，生下手有针痕，顶母心向前，人中有针痕，向后枕骨有针痕，是验。

按《十四经发挥》云：凡人心下有膈膜，前齐鸠尾，后齐十一椎，周围着脊，所以遮隔浊气，不使上熏心肺，是心在膈上也。难产之妇，若子上冲，至膈则止。况儿腹中又有衣胞裹之，岂能破膈掬心哉？心为一身之主，神明出焉。不容小有所犯，岂有被冲掬而不死哉？盖以其上冲近心，故云尔。如胃脘痛，曰心痛之类是也。学者，不可以辞害意。

鸠尾（一名尾翳，一名髑骭）：在两岐骨下一寸。曰鸠尾者，言其骨垂下如鸠尾形。任[④]脉之别。《铜人》禁灸，灸之令人少心力，大妙手方针，不然针取气多，令人夭。针三分，留三呼，泻五吸，肥人倍之。《明堂》灸三壮。《素注》不可刺灸。

主息贲，热病，偏头痛引目外眦，噫喘，喉鸣，胸满咳呕，喉痹咽肿，水浆不下，癫痫狂走，不择言语，心中气闷，不喜闻人语，咳唾血，心惊悸，精神耗散，少年房劳，短气少气。

又《灵枢经》云：膏之原，出于鸠尾。

中庭：膻中下一寸六分陷中。《铜人》灸五壮，针三分。《明堂》灸三壮。

主胸胁支满，噎塞，食饮不下，呕吐食出。小儿吐奶。

膻中（一名元儿[⑤]）：玉堂下一寸六分，横量两乳间陷中，仰而取之。足太阴、少阴、手太阳、少阳、任脉之会。《难经》曰：气会膻中。疏曰：气病治此。灸五壮。《明堂》灸七壮，止二七壮，禁针。

主上气短气，咳逆，噎气，鬲气，喉鸣喘嗽，不下食，胸中如塞，心胸痛，风痛，咳嗽。肺痈，唾脓，呕吐涎沫。妇人乳汁少。

---

①“三虫”原作“二虫”。据《针灸聚英》卷一改。
②“满”原作“噫”。据《针灸聚英》卷一改。
③“补”原作“辅”。据《针灸聚英》改。
④“任”字原无。据《针灸聚英》补。
⑤“元儿”原作“元见”。据《针灸聚英》卷一改。

玉堂（一名玉英）：紫官下一寸六分陷中。《铜人》灸五壮，针三分。

主胸膺疼痛，心烦咳逆，上气，胸满不得息，喘急，呕吐寒痰。

紫官：华盖下一寸六分陷中，仰而取之。《铜人》灸五壮，针三分。《明下》灸七壮。

主胸胁支满，胸膺骨痛，饮食不下，呕逆上气，烦心，咳逆，吐血，唾如白胶。

华盖：璇玑下一寸六分陷中，仰而取之。《铜人》针三分，灸五壮。《明下》灸三壮。

主喘急上气，咳逆哮嗽，喉痹咽肿，水浆不下，胸胁支满痛。

璇玑：天突下一寸六分陷中，仰头取之。《铜人》灸五壮，针三分。

主胸胁支满痛，咳逆上气，喉鸣喘不能言，喉痹咽痈，水浆不下，胃中有积。

天突（一名天瞿）：在颈结喉下四寸宛宛中。阴维、任脉之会。《铜人》针五分，留三呼，得气即泻，灸亦得，不及针。若下针当直下，不得低手即[①]五脏之气，伤人短寿。《明堂》灸五壮，针一分。《素注》针一分，留七呼，灸三壮。

主面皮热，上气咳逆，气暴喘，咽肿咽冷，声破，喉中生疮，喉偆偆喀脓血，喑不能言。身寒热，颈肿，哮喘，喉中翕翕如水鸡声，胸中气梗梗。侠舌缝青脉，舌下急，心与背相控而痛，五噎，黄疸，醋心，多唾，呕吐，瘿瘤。

许氏曰：此穴一针四效。凡下针后良久，先脾磨食，觉针动为一效；次针破病根，腹中作声为二效；次觉流入膀胱为三效；然后觉气流行，入腰后肾堂间为四效矣。

廉泉（一名舌本）：颈下结喉上中央，仰而取之。阴维、任脉之会。《素注》低针取之，针一寸，留七呼。《铜人》灸三壮，针三分，得气即泻。《明堂》低针二分。

主咳嗽上气，喘息，呕沫，舌下肿难言，舌根缩急不食，舌纵涎出，口疮。

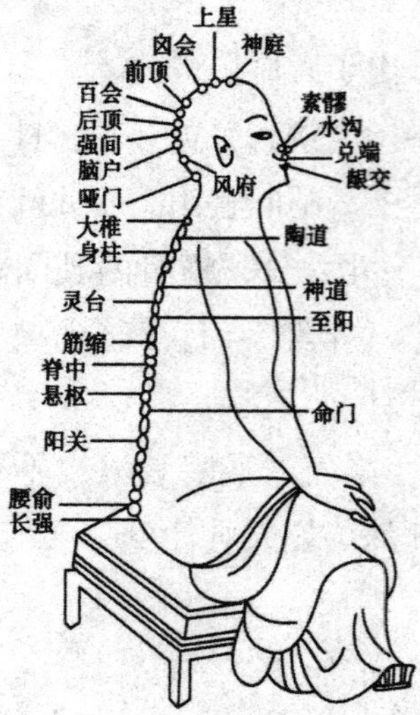

督脉图

①"即"疑为"及"，即伤及。

承浆（一名悬浆）：唇棱下陷中，开口取之。大肠脉、胃脉、督脉、任脉之会。《素注》针二分，留五呼，灸三壮。《铜人》灸七壮，止七七壮。《明堂》针三分，得气即泻，留三呼，徐徐引气而出。日灸七壮，过七七停四五日后，灸七七壮。若一向[①]灸，恐足阳明脉断，其病不愈。停息复灸，令血脉通宣，其病立愈。

主偏风，半身不遂，口眼㖞斜，面肿消渴，口齿疳蚀生疮，暴喑不能言。

督脉经穴主治

督脉经穴歌

督脉中行二十七，长强腰俞阳关密，命门悬枢接脊中，筋缩至阳灵台逸。

神道身柱陶道长，大椎平肩二十一，哑门风府脑户深，强间后顶百会率，

前顶囟会上星圆，神庭素髎水沟窟，兑端开口唇中央，龈交齿内任督毕（二十七穴）。

此经不取井荥俞合也。

脉起下极之腧，并于脊里，上至风府，入脑上巅，循额至鼻柱，属阳脉之海。以人之脉络，周流于诸阳之分，譬犹水也，而督脉则为之都纲，故名曰海焉。用药难拘定法，灸贵察病源。

要知任、督二脉一功，先将四门外闭，两目内观。默想黍米之珠，权作黄庭之主。却乃徐徐咽气一口，缓缓纳入丹田。冲起命门，引督脉过尾闾，而上升泥丸；追动性元，引任脉降重楼，而下返气海。二脉上下，旋转如圆；前降后升，络绎不绝。心如止水，身似空壶，即将谷道轻提，鼻息渐闭。倘或气急，徐徐咽之；若仍神昏，勤加注想。意倦放参，久而行之，关窍自开，脉络流通，百病不作。广成子曰：丹灶河车休矻矻。此之谓也。督任原是通真路，丹经设作许多言，予今指出玄机理，但愿人人寿万年！

考正穴法

长强（一名气之阴郄，一名橛骨）：脊骶骨端计三分，伏地取之。足少阴、少阳之会。督脉络，别走任脉。《铜人》针三分，转针以大痛为度。灸不及针，日灸三十壮，止二百壮，此痔根本。《甲乙》针二分，留七呼。《阴堂》灸五壮。

主肠风下血，久痔瘘，腰脊痛，狂病，大小便难，头重，洞泄，五淋，疳蚀下部，小儿囟陷，惊痫，瘈疭，呕血，惊恐失精，瞻视不正。慎冷食，房劳。

腰腧（一名背解，一名髓孔，一名腰柱，一名腰户）：二十一椎下宛宛中，以挺身伏地舒身，两手相重支额，纵四体后，乃取其穴。《铜人》针八分，留三呼，泻五吸。灸七壮，至七七壮。慎房劳、举重强力。《明堂》灸三壮。

主腰髋腰脊痛，不得俯仰，温疟汗不出，足痹不仁，伤寒四肢热不已，妇人月水

① “向”后原有“不”字。据《针灸聚英》卷一删。

闭，溺赤。

阳关：十六椎下，坐而取之。《铜人》针五分，灸三壮。

主膝外不可屈伸，风痹不仁，筋挛不行。

命门（一名属累）：十四椎下，伏而取之。《铜人》针五分，灸三壮。

主头痛如破，身热如火，汗不出，寒热痎疟。腰脊相引，骨蒸五脏热。小儿发痫，张口摇头，身反折角弓。

悬枢：十三椎下，伏而取之。《铜人》针三分，灸三壮。

主腰脊强不得屈神，积气上下行，水谷不化，下利，腹中留积①。

脊中（一名神宗，一名脊俞）：十一椎下，俯而取之。《铜人》针五分，得气即泻。禁灸，灸之令人腰伛偻。

主风痫癫邪。黄疸，腹满，不嗜食。五痔便血，温病，积聚，下利。小儿脱肛。

筋缩：九椎下，俯而取之。《铜人》针五分，灸三壮。《明下》灸七壮。

主癫疾狂走，脊急强，目转反戴，上视，目瞪。痫病多言，心痛。

至阳：七椎下，俯而取之。《铜人》针五分，灸三壮。《明下》灸七壮。

主腰脊痛，胃中寒气，不能食，胸胁支满，身羸瘦，背中气上下行，腹中鸣，寒热解亦，淫泺胫酸，四肢重痛，少气难言，卒疰忤，攻心痛。

灵台：六椎下，俯而取之。《铜人》缺治病。②见《素问》。今俗灸之，以治气喘不能卧，火到便愈。禁针。

神道：五椎下，俯而取之。《铜》灸七七壮，止百壮，禁针。《明下》灸三壮，针五分。《千金》灸五壮。

主伤寒发热，头痛，进退往来，痎疟，恍惚，悲愁健忘，惊悸，失欠，牙车蹉，张口不合。小儿风病③，瘈疭，可灸七壮。

身柱：三椎下，俯而取之。《铜人》针五分，灸七七壮，止百壮。《明堂》灸五壮。《下经》灸三壮。

主腰脊痛，癫病狂走、瘈疭，怒欲杀人，身热，妄言见鬼，小儿惊痫。

《难知》④云：治洪、长、伏三脉，风痫发狂，恶人与火，灸三椎、九椎。

陶道：一椎下，俯而取之。足太阳、督脉之会。《铜人》灸五壮，针五分。

主痎疟寒热，洒淅，脊强，烦满，汗不出，头重，目瞑，瘈疭，恍惚不乐。

大椎：一椎上，陷者宛宛中。手足三阳、督脉之会。《铜人》针五分，留三呼，泻五吸，灸以年为壮。

---

①“积”原作“疾”。据《针灸聚英》改。

②《针灸聚英》云：按灵台一穴，诸书缺主治，《资生经》集《铜人》、《千金》、《外台》、《明堂》亦无考，惟曰见《素问》，考之《素问》经文所载，王冰注中惟言窌穴所在而已，主治亦未之见。

③“风病”，《针灸聚英》作“风痫”。

④《难知》原作“《难经》”。据《针灸聚英》改。

主肺胀胁满，呕吐上气，五劳七伤，乏力，温疟痎疟，气注背膊拘急，颈项强不得回顾，风劳食气、骨热，前板齿燥。

仲景曰：太阳与少阳并病，颈项强痛或眩冒，时如结胸，心下痞硬者，当刺大椎第一间。

哑门（一名舌厌，一名舌横①，一名喑门）：项后入发际五分，项中央宛宛中，仰头取之。督脉、阳维之会。入系舌本。《素注》针四分。《铜人》针二分，可绕针八分，留三呼，泻五吸，泻尽更留针取之。禁灸，灸之令人哑。

主舌急不语，重舌，诸阳热气盛，衄血不止，寒热风哑。脊强反折，瘈疭，癫疾，头重风汗不出。

风府（一名舌本）：项后入发际一寸，大筋内宛宛中，疾言其肉立起，言休立下。足太阳、督脉、阳维之会。《铜人》针三分，禁灸，灸之使人失音。《明堂》针四分，留三呼。《素注》针四分。

主中风，舌缓不语，振寒汗出，身重恶寒，头痛，项急不得回顾，偏风，半身不遂。鼻衄，咽喉肿痛。伤寒狂走，欲自杀，目妄视。头中百病，马黄，黄疸。

《疟论》曰：邪客于风府，循膂而下，卫气一日夜，大会于风府，明日日下一节，故其作晏，每至于风府，则腠理开；腠理开，则邪气入；邪气入，则病作，以此日作稍益晏也。其出于风府，日下一节，二十五日下至骶骨，二十六日入于脊内，故日②作益晏也。

昔魏武帝患伤风项急，华佗治此穴得救。

脑户（一名合颅）：枕骨上，强间后一寸半。足太阳、督脉之会。《铜人》禁灸，灸之令人哑。《明堂》针三分。《素注》针四分。《素问》刺脑户，入脑立死。

主面赤目黄，面痛，头重肿痛，瘿瘤。此穴针灸俱不宜。

强间（一名大羽）：后顶后一寸半。《铜人》针二分，灸七壮。《明堂》灸五壮。

主头痛目眩，脑旋烦心，呕吐涎沫，项强左右不得回顾，狂走不卧。

后顶（一名交冲）：百会后一寸半，枕骨上。《铜人》灸五壮，针二分。《明堂》针四分。《素注》针三分。

主头项强急，恶风寒，风眩，目𥆨𥇦，额颅上痛，历节汗出，狂走癫疾不卧，痫发瘈疭，头偏痛。

百会（一名三阳，一名五会，一名巅上，一名天满）：前顶后一寸五分，顶中央旋毛中，可容豆，直两耳尖。性理北溪陈氏曰：略退些子，犹天之极星居北。手足三阳、督脉之会。《素注》针二分。《铜人》灸七壮，止七七壮。凡灸头顶，不得过七壮。缘头顶皮薄，灸不宜多。针二分，得气即泻。又《素注》针四分。

主头风中风，言语謇涩，口噤不开，偏风半身不遂。心烦闷，惊悸健忘，忘前失

① “舌横”原作“舌黄”。据《针灸聚英》改。
② “日”原作“曰”。据文理改。

后，心神恍惚，无心力。痎疟，脱肛，风病，青风，心风，角弓反张，羊鸣多哭，语言不择，发时即死，吐沫，汗出而呕。饮酒面赤，脑重鼻塞，头痛目眩，食无味，百病皆治。

虢太子尸厥，扁鹊取三阳五会，有间太子苏。唐高宗头痛，秦鸣鹤曰：宜刺百会出血。武后曰：岂有至尊头上出血之理。已而刺之，微出血，立愈。

前顶：囟会后一寸半，骨间陷中。《铜人》针一分，灸三壮，止七七壮。《素注》针四分。

主头风目眩，面赤肿，水肿，小儿惊痫，瘈疭，发即无时，鼻多清涕，顶肿痛。

囟会：上星后一寸陷中。《铜人》灸二七壮，至七七壮。初灸不痛，病去即痛，痛止灸。若是鼻塞，灸至四日渐退，七日顿愈。针二分，留三呼，得气即泻。八岁以下不可针，缘囟门未合，刺之恐伤其骨，令人夭。《素注》针四分。

主脑虚冷，或饮酒过多，脑疼如破，衄血，面赤暴肿，头发肿，生白屑风，头眩，颜青目眩，鼻塞不闻香臭，惊悸目戴上①，不识人。

上星（一名神堂）：神庭后，入发际一寸陷中，容豆。《素注》针三分，留六呼，灸五壮。《铜人》灸七壮。以细三棱针，宣泄诸阳热气，无令上冲头目。

主面赤肿，头风，头皮肿，面虚，鼻中息肉，鼻塞头痛，痎疟振寒，热病汗不出，目眩，目睛痛，不能远视，口鼻出血不止。不宜多灸，恐拔气上，令人目不明。

神庭：直鼻上入发际五分。足太阳，督脉之会。《素注》灸三壮。《铜人》灸二七壮，止七七壮。禁针，针则发狂，目失精②。

主登高而歌，弃衣而走，角弓反张，吐舌，癫疾风痫，目上视③不识人，头风目眩，鼻出清涕不止，目泪出，惊悸不得安寝，呕吐烦满，寒热头痛，喘渴。

岐伯曰：凡欲疗风，勿令灸多。缘风性轻，多即伤，惟宜灸七壮，至三七壮止。张子和曰：目肿、目翳、针神庭、上星、囟会，前顶，翳者可使立退，肿者可使立消。

素髎（一名面正）：鼻柱上端准头。此穴诸方阙治。《外台》不宜灸，针一分。《素注》针三分。

主鼻中息肉不消，多涕，生疮，鼻窒，喘息不利，鼻㖞噼，衄衄。

水沟（一名人中）：鼻柱下，沟中央，近鼻孔陷中。督脉、手足阳明之会。《素注》针三分，留六呼，灸三壮。《铜人》针四分，留五呼，得气即泻，灸不及针，日灸三壮：《明堂》日灸三壮，至二百壮。《下经》灸五壮。

主消渴，饮水无度，水气遍身肿，失笑无时，癫痫语不识尊卑，乍哭乍喜，中风口噤，牙关不开，面肿，唇动状如虫行，卒中恶，鬼击，喘喝，目不可视，黄疸，马

---

①“上”原无。据《针灸聚英》补。
②“精”原作“睛”。据《针灸聚英》改。
③《针灸聚英》作“戴目上视”。

黄，瘟疫，通身黄，口㖞僻。灸不及针，艾炷小雀粪大。水面肿，针此一穴，出水尽即愈。

兑端：唇上端。《铜人》针二分，灸三壮。

主癫疾吐沫，小便黄，舌干消渴，衄血不止，厉吻强，齿龈痛，鼻塞，痰涎，口噤鼓颔，炷如大麦。

龈交：唇内齿上龈缝中。任、督、足阳明之会。《铜人》针三分，灸三壮。

主鼻中息肉，蚀疮，鼻塞不利，额頞中痛，颈项强，目泪眵汁，牙疳肿痛，内眦赤痒痛，生白翳，面赤心烦，马黄，黄疸，寒暑瘟疫。小儿面疮癣，久不除，点烙亦佳。

督任要穴图

《杨氏》

人病脊膂强痛，癫痫，背心热，狂走，鬼邪、目痛、大椎骨酸疼，斯乃督脉起于下极，并脊[①]上行风府，起于尾闾，而生是病。可刺督脉人中穴。鼻柱下近孔陷中，针四分，灸亦可，不及针，昏晕及癫狂者甚效。

人病七疝八瘕，寒温不调，口舌生疮，头项强痛，斯乃任脉起于中极下，上毛，循腹，到失元，直至咽喉，天突，过承浆而生是病。可刺任脉承浆穴，在髭间陷中，刺入同身寸三分，灸七壮，止七七壮。

奇经八脉歌

《医经小学》

督脉起自下极腧，并于脊里上风府，过脑额鼻入龈交，为阳脉海都纲要。

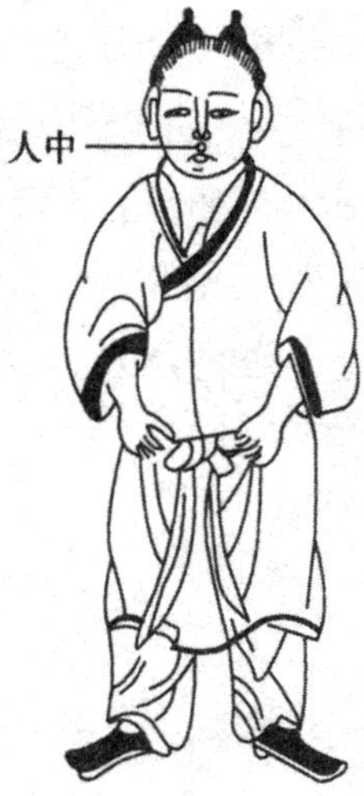

督脉

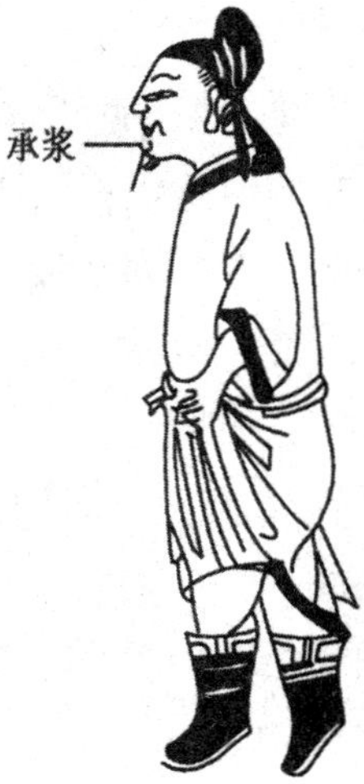

任脉

①“脊”原作“肩”。据《灵枢·经脉》篇改。

任脉起于中极底，上腹循喉承浆里，阴脉之海妊所谓。冲脉出胞循脊中，从腹会咽络口唇，女人成经为血室，脉并少阴之肾经，与任督本于阴会，三脉并起而异行。阳跷起自足跟里，循外踝上入风池。阴跷内踝循喉嗌，本足阴阳脉别支。诸阴交起阴维脉，发足少阴筑宾郄。诸阳会起阳维脉，太阳之郄金门穴。带脉周回季胁间，会于维道足少阳。所谓奇经之八脉，维击诸经乃顺常。

奇经八脉《节要》

督脉者，起于少腹以下骨中央，女子入系廷孔，其孔溺孔之端也。其络循阴器，合篡间，绕篡后，别绕臀，至少阴、与巨阳中络者合少阴，上股内后廉，贯脊属肾，与太阳起于目内眦，上额，交巅上，入络脑，还出别下项，循肩膊内，侠脊抵腰中，入循膂络肾，其男子循茎下至篡，与女子等；其少腹直上者，贯脐中央，上贯心，入喉，上颐环唇，上系两目之下中央。

督脉起于下极之腧，并于脊里，上至风府，入脑上巅，循额至鼻柱，属阳脉之海。其为病也，脊强而厥，凡二十七穴。穴见前。

任脉与冲脉，皆起于胞中，循脊里，为经络之海。其浮而外者，循腹上行，会于咽喉，别而络唇口。血气盛，则肌肉热。血独盛，则渗灌皮肤，生毫毛。妇人有余于气，不足于血，以其月事数下，任冲并伤故也。任冲之交脉，不营于唇口，故髭须不生。

任脉起于中极之下，以上毛际，循腹里，上关元，至喉咽，属阴脉之海。其为病也，苦内结，男子为七疝，女子为瘕聚，凡二十四穴，穴见前。

冲脉者，与任脉皆起于胞中，上循脊里，为经络之海。其浮于外者，循腹上行，会于咽喉，别而络唇口。故曰，冲脉者，起于气冲，并足少阴之经，侠脐上行，至胸中而散。其为病也，令人逆气而里急。《难经》则曰：并足阳明之经，以穴考之，足阳明侠脐左右各二寸而上行，足少阴侠脐左右各一寸而上行。《针经》所载，冲、任与督脉，同起于会阴，其在[①]腹也，行乎幽门、通谷、阴都、石关、商曲、肓俞、中柱、四满、气穴、大赫、横骨，凡二十二穴，皆足少阴之分也。然则冲脉，并足少阴之经明矣。

幽门（巨阙旁）通谷（上脘旁）阴都（通谷下）

石关（阴注下）商曲（石关下）肓俞（商曲下）

中柱（肓俞下）四满（中注下）气穴（四满下）

大赫（气穴下）横骨（大赫下）

带脉者，起于季胁，回身一周。其为病也，腹满，腰溶溶如坐水中。其脉气所发在季胁下一寸八分[②]，正名带脉，以其回身一周，如带也。又与足少阳会于带脉、五

① “在”原作“右”。据《针灸聚英》卷一改。
② “在季胁下一寸八分”原无。据《针灸聚英》卷一补。又云，脉气发于四椎下。

枢、维道，此带脉所发。凡六穴。

带脉（季胁下一寸八分）五枢（带脉下三寸）

维道（章门下五寸三分）

阳跷脉者，起于跟中，循外踝上行，入风池：其为病也，令人阴缓而阳急。两足跷脉，本少阴[①]之别，合于太阳，其气上行，气并相还，则为濡目，气不营，则目不合；男子数其阳，女子数其阴，当数者为经，不当数者为络也。跷脉长八尺[②]。所发之穴，生于申脉，本于仆参，郄于附阳，与足少阳会于居髎，又与手阳明会于肩髃及巨骨，又与手太阳，阳维会于臑俞，又与手足阳明会于地仓及巨髎，又与任脉，足阳明会于承泣。凡二十穴。

申脉（外踝下）仆参（跟骨下）附阳（外跟上）

居髎（章门下）肩髃（肩端）巨骨（肩端）

臑俞（肩髃后甲骨上廉）地仓（口吻旁）

巨髎（鼻两旁）承泣（目下七分）

阴跷脉者，亦起于跟中，循内踝上行，至咽喉，交贯冲脉。其为病也，令人阳缓而阴急。故曰，跷脉者，少阴之别，起于然谷之后，上内踝之上，直上阴，循阴股入阴，上循胸里；入缺盆，上出人迎之前，入鼻，属目内眦，合于太阳。女子以之为经，男子以之为络。两足跷脉，长八尺[③]，而阴跷之郄在交信，阴跷病者取此。凡四穴。

照海（足内踝下）交信（内踝上）

阴维脉者，维于阳，其脉起于诸阳之会，与阴维皆维络于身。若阳不能维于阴，则溶溶不能自收持。其脉气所发，别于金门，郄于阳交，与手太阳与阳跷脉会于臑俞，又与手少阳会于臑会，又与手足少阳会于天髎，又与手足少阳，足阳明会于肩井。其在头也，与足少阳会于阳白，上于本神及临泣、目窗，上至正营、承灵，循于脑空，下至风池、日月；其与督脉会，则在风府及哑门。其为病也，苦寒热。凡三十二穴。

金门（足外踝下）阳交（外踝上）臑俞（肩后胛上）

臑会（肩前廉）天髎（缺盆上）肩井（肩头上）

阳白（眉上）本神（曲差旁）临泣（目上）

目窗（临泣后）正营（目窗后）承灵（正营后）

脑空（承灵后）风池（脑空下）日月（期门下）

风府　哑门

阴维脉者，维于阴，其脉起于诸阴之交，若阴不能维于阴，则怅然失志。其脉气

---

①“少阴”原作“太阳”，涉下误。据《灵枢·脉度》篇改。

② 按《灵枢·脉度》篇作“七尺五寸”。

③ 按《灵枢·脉度》篇作“七尺五寸”。

所发，阴维之郄，名曰筑宾，与足太阴会于腹哀、大横，又与足太阴、厥阴会于府舍、期门，与任脉会于天突、廉泉，其为病也，苦心痛。凡一十二穴。

筑宾（内踝上）腹哀（日月下）大横（腹哀下）

府舍（腹结下）期门（乳下）天突（结喉下）廉泉（结喉上）

十五络脉歌

《医经小学》

人身络脉一十五，我今逐一从头举：手太阴络为列缺，手少阴络即通里，
手厥阴络为内关，手太阳络支正是，手阳明络偏历当，手少阳络外关位，
足太阳络号飞扬，足阳明络丰隆记，足少阳络为光明，足太阴络公孙寄，
足少阴络名大钟，足厥阴络蠡沟配，阳督之络号长强，阴任之络为屏翳，
脾之大络为大包，十五络名君须记。

十五络脉穴辨

《医蠡》

十五络脉者，十二经之别络而相通焉者也。其余三络，为任督二脉之络，脾之大络，总统阴阳诸络，灌溉于脏腑者也。《难经》谓三络为阳跷、阴跷二络，尝[①]考之无穴可指。且二跷亦非十四经之正也。《针灸节要》以为任络曰屏翳，督络曰长强，诚得《十四经发挥》之正理，加以脾之大络曰大包，此合十五络也。

十五络脉

《节要》

手太阴之别络，名曰列缺。起于腕上分间，并太阴之经，直入掌中，散入鱼际。其病实则手锐掌热，泻之；虚则欠㰦，小便遗数，补之。去腕寸半，别走阳明也。

手少阴之别络，名曰通里。去腕一寸，别走太阳，循经入于心中，系舌本，属目系。实则支膈，泻之；虚则不能言，补之。

手厥阴之别络，名曰内关。去掌[②]二寸两筋间，别走少阳，循经上系于心包络心系。实则心痛，泻之；虚则头强，补之。

手太阳之别络，名曰支正。上腕五寸，别走少阴；其别者，上走肘，络肩髃。实则节弛肘废，泻之；虚则生疣，小者如指痂疥，补之。

手阳明之别络，名曰偏历：去腕三寸，别走太阴；其别者，上循臂，乘肩髃，上曲颊偏齿；其别者，入耳，合于宗脉。实则龋聋，泻之；虚则齿寒痹隔，补之。

手少阳之别络，名曰外关。去腕二寸，外绕臂，注胸中，别走手厥阴：实则肘挛，泻之；虚则不收，补之。

足太阳之别络，名曰飞扬：去踝七寸，别走少阴，实则鼽窒，头背痛，泻之；虚则鼽衄，补之。

---

①“尝”原作“常”。据《古今医统大全》卷六改。
②“掌”疑指“腕”。参《灵枢·经脉》篇曰“去腕”。

足少阳之别络，名曰光明。去踝五寸，别走厥阴，下络足跗。实则厥，泻之；虚则痿躄，坐不能起，补之。

足阳明之别络，名曰丰隆。去踝八寸，别走太阴；其别者，循胫骨外廉，上络头项，合诸经之气，下络喉嗌。其病气逆则喉痹，卒喑，实则狂癫，泻之；虚则足不收，胫枯，补之。

足太阴之别络，名曰公孙。去本节之后一寸，别走阳明；其别者，入络肠胃。厥气上逆则霍乱。实则肠中切痛，泻之；虚则鼓胀，补之。

足少阴之别络，名曰大钟。当踝后绕跟，别走太阳；其别者，并经上走于心包下，外贯腰脊，其病气逆烦闷，实则闭癃，泻之；虚则腰痛，补之。

足厥阴之别络，名曰蠡沟。去内踝五寸，别走少阳；其别者，经胫上睾，结于茎，其病气逆则睾肿，卒疝，实则挺长，泻之；虚则暴痒，补之。

任脉之别络，名曰屏翳：上①鸠尾，散于腹。实则腹皮痛，泻之；虚则痒搔，补之。

督脉之别络，名曰长强：侠膂上项，散头上，下当肩胛左右，别走任脉，入贯膂？实则脊强，泻之；虚则头重高摇，补之。

脾之大络，名曰大包。出渊液下三寸，布胸胁。实则身尽痛，泻之；虚则鼓胀，补之。

凡此十五络者，实则必见，虚则必下，视之不见，求之上下。人经不同，经脉异所别也。

十二经筋

《节要》

足太阳之筋，起于足小指，上结于踝，斜上结于膝；其下循足外侧②结于踵，上循跟，结于腘；其别者，结于腨外，上腘中内廉，与腘中并上结于臀，上侠脊上项；其支者，别入结于舌本；其直者，结于枕骨，上头，下额，结于鼻；其支者，为目上纲，下结于烦；其支者，从腋后外廉结于肩髃；其支者，入腋下，上出缺盆，上结于完骨；其支者，出缺盆，斜上出于顾。其病小指支跟肿痛，腘挛，脊反折，项筋急，肩不举，腋支缺盆中纽痛，不可左右摇。治在燔针劫刺，以知为数，以痛为输，名曰仲春痹也。

足少阳之筋，起子小指次指，上结外踝，上循胫外廉，结于膝外廉；其支者，别起外辅骨，上走髀，前者结于伏兔之上，后者结于尻；其直者，上乘眇季胁，上走腋前廉，系于膺乳，结于缺盆；直者，上出腋，贯缺盆，出太阳之前，循耳后，上额

---

① 按《灵枢·经脉》篇“上”作“下”。考任脉起于中极之下，上行至腹，至喉咙。以“上”为是。若从督脉而言，似为“下”矣。

②《灵枢·经脉》“侧”作“踝”。

角，交巅上，下走颔，上结于鸠；支者，结于目眦为外维。其病小指次指支转筋，引膝外转筋，膝不可屈伸，腘筋急，前引髀，后引尻，即上乘眇季胁痛，上引缺盆膺乳、颈维筋急。从左之右，右目不开，上过右角，并跷脉而行，左络于右，故伤左角，右足不用，命曰维筋相交。治在燔针劫刺，以知为数，以痛为输，名曰孟春痹也：

足阳明之筋，起于中三指，结于跗上，斜外上加于辅骨，上结于膝外廉，直上结于髀枢，上循胁，属脊；其直者，上循骭，结于膝[①]；其支者，结于外辅骨，合少阳；其直者，上循伏兔，上结于髀，聚于阴器，上腹而布，至缺盆而结，上颈，上侠口，合于頄，下结于鼻，上合于太阳。太阳为目上纲[②]阳明为目下纲；其支者，从颊结于耳前。其病足中指支胫转筋，脚跗坚，伏兔转筋；髀前肿，㿗疝，腹筋急，引缺盆及颠，卒口僻，急者目不合，热则筋纵，目不开；颊筋有寒则急，引颊移口，有热则筋弛纵，缓不胜收，故僻。治之以马膏，膏其急者；以白酒和桂，以涂其缓者，以桑钩钩之，即以生桑灰置之坎中，高下以坐等，以膏熨急颊，且饮美酒，瞰美炙肉；不饮酒者，自强也，为之三拊而已，治在燔针劫刺，以知为数，以痛为输，名曰季春痹也。

足太阴之筋，起于大指之端内侧，上结于内踝；其直者，络于膝内辅骨，上循阴股，结于髀，聚于阴器，上腹，结于脐，循腹里，结于肋，散于胸中；其内者，著于脊。其病足大指支内踝前[③]，转筋痛，膝内辅骨痛，阴股引髀而痛，阴器纽痛，下引脐两胁痛，引膺中脊内痛。治在燔针劫刺，以知为数，以痛为输，名曰孟秋痹也。

足少阴之筋，起子小指之下，并足太阴之筋，斜走内踝之下，结于踵，与太阳之筋合，而上结于内辅之下，并太阴之筋而上循阴股，结于阴器，循脊内，侠膂，上至项，结于枕骨，与足太阳之筋合。其病足下转筋，及所过丽结者皆痛及转筋。病在此者，主痫瘈及痉，在外者不能俯，在内者不能仰。故阳病者，腰反折不能俯，阴病者不能仰。治在燔针劫刺，以知为数，以痛为输。在内者，熨引饮药，此筋折纽，纽发数甚者，死不治，名曰仲秋痹也。

足厥阴之筋，起于大指之上，上结于内踝之前，上循胫，上结内辅之下，上循阴股，结于阴器，络诸筋。其病足大指支内踝之前痛，内辅痛，阴股痛转筋，阴器不用，伤于内则不起，伤于寒则阴缩入，伤于热则纵挺不收，治在行水清阴气。其病转筋者，治在燔针劫刺，以知为数，以痛为输，名曰季秋痹也。

手太阳之筋，起于小指之上，结于腕，上循臂内廉，结于肘内锐骨之后，弹之应小指之上，入结于腋下；其支者，后走腋后廉，上绕肩胛，循颈，出走太阳之前，结于耳后完骨；其支者，入耳中；直者，出耳上，下结于颔，上属目外眦。其病小指支

---

①“膝”原作“髀”。据《灵枢·经筋》篇改。
②《灵枢·经筋》“纲”皆作“网”。义同。
③《灵枢·经筋》篇“前”作“痛”。

肘内锐骨后廉痛，循臂阴，入腋下，腋下痛，腋后廉痛，绕肩胛引颈而痛，应耳中鸣痛，引颔，目瞑，良久乃得视，颈筋急，则为筋瘘颈肿，寒热在颈者。治在燔针劫刺之，以知为数，以痛为输。其为肿者，复而锐之。本支者，上曲牙，循耳前属目外眦，上颔结于角，其痛[1]当所过者支转筋。治在燔针劫刺，以知为数，以痛为输，名曰仲夏痹也。

手少阳之筋，起于小指、次指之端，结于腕中，循臂结于肘，上绕臑外廉，上肩，走颈，合手太阳；其支者，当曲颊入系舌本；其支者，上曲牙，循耳前，属目外眦，上乘颔，结于角。其病当所过者即支转筋，舌卷。治在燔针劫刺，以知为数，以痛为输，名曰季夏痹也。

手阳明之筋，起于大指次指之端，结于腕，上循臂，上结于肘外，上臑，结于髃；其支者，绕肩胛，侠脊；直者从肩髃上颈；其支者，上颊，结于頄；直者，上出手太阳之前，上左角，络头，下右颔。其病当所过者支痛及转筋，肩不举颈，不可左右视。治在燔针劫刺，以知为数，以痛为输，名曰孟夏痹也。

手太阴之筋，起于大指之上，循指上行，结于鱼后，行寸口外侧，上循臂，结肘中，上臑内廉，入腋下，出缺盆，结肩前髃，上结缺盆，下结胸里，散贯贲，合贲下，抵季胁。其病当所过者支转筋痛，甚成息贲，胁急吐血。治在燔针劫刺，以知为数，以痛为输，名曰仲冬痹也。

手厥阴之筋[2]起于中指，与太阴之筋并行，结于肘内廉，上臂阴，结腋下，下散前后侠胁；其支者，入腋，散胸中，结于臂[3]。其病当所过者，支转筋前及胸痛息贲。治在燔针劫刺，以知为数，以痛为输，名曰孟冬痹也。

手少阴之筋，起于小指之内侧，结于锐骨，上结肘内廉，上入腋，交太阴，侠乳里，结于胸中，循贲[4]下系于脐。其病内急，心承伏梁，下为肘纲。其病当所过者，支转筋，筋痛。治在燔针劫刺，以知为数，以痛为输。其成[5]伏梁唾脓血[6]者死，不治。经筋之病，寒则反折，筋急，热则筋弛纵不收，阴痿不用。阳急则反折，阴急则俯不伸：焠刺者，刺寒急也，热则筋纵不收，无用燔针，名曰季冬痹也。

足之阳明，手之太阳，筋急则口目为噼，眦急不能卒视，治皆如右[7]方也。

五脏募穴 《聚英》

中府（肺募）　巨阙（心募）　期门（肝募）　章门（脾募）　京门（肾募）

按《难经》云：阳病行阴，故令募在阴（腹曰阴，募皆在腹）。

---

① “痛”原作“病”。据《灵枢·经筋》篇改。
② 按《灵枢·经筋》云“手心主之筋”。
③ “臂”按《甲乙》作“贲”。
④ “贲”原作“臂”。据《甲乙》卷二、《太素》卷十三改。
⑤ “成”原作“承”。据《针灸节要》卷三改。
⑥ “脓血”原作“血脓”。据《针灸节要》卷三改。
⑦ “右”系指古排竖版而言。

东垣曰：凡治腹之募，皆为原气不足，从阴引阳，勿误也。又曰：六淫客邪，及上热下寒，筋骨皮肉血脉之病，错取于胃之合及诸腹之募者，必危。

五脏俞穴

（俞，犹委输之输，言经气由此而输于彼也。）

肺俞（三椎下各开寸半） 心俞（五椎下各开寸半） 肝俞（九棒下各开寸半） 脾俞（十三椎下各开寸半） 肾俞（十四椎下各开寸半）

按《难经》云：阴病行阳，故令俞在阳（背曰阳，俞皆在背）。

东垣曰：天外风寒入邪，乘中而入，在人之背上，腑俞脏俞，是人之受天外客[①]邪。亦有二说，中于阳则流于经，此病始于外寒，终归外热，收治风寒之邪，治其各脏之俞。

八会

腑会中脘　脏会章门　筋会阳陵泉　髓会绝骨　血会膈俞　骨会大杼

脉会太渊　气会膻中

《难经》云：热病在内者，取会之气穴也。

看部取穴

《灵枢》杂病[②]论：人身上部病取手阳明经，中部病取足太阴经，下部病取足厥阴经，前膺病取足阳明经，后背病取足太阳经。取经者，取经中之穴也。一病可用一二穴。[③]

治病要穴

《医学入门》

针灸穴治大同，但头面诸阳之会，胸膈二火之地，不宜多灸。背腹阴虚有火者，亦不宜灸，惟四肢穴最妙。凡上体及当骨处，针入浅而灸宜少；凡下肢及肉厚处，针可入深灸多无害。前经络注《素问》未载针灸分寸者，以此推之。

头部

百会　主诸中风[④]等症，及头风癫狂，鼻病，脱肛，久病大肠气泄，小儿急慢惊风，痫症，夜啼，百病。

上星　主鼻渊，鼻塞，息肉及头风目疾。

神庭　主风痫羊癫。

---

①“客”原作“风”。据《脾胃论》卷中改。
②“病”原作“症”。据今本《灵枢》篇名改。
③按今本《灵枢·杂病》无此节文字。
④《医学入门》卷一无“风”字。

通天　主鼻痔。左臭灸右，右臭灸左；左右臭，左右灸，鼻中去一块如朽骨，臭气自愈。

脑空　主头风，目眩。

翳风　主耳聋及瘰疬。

率谷　主伤酒呕吐，痰眩。

风池　主肺中风，偏正头风。

颊车　主落架风。

腹部

膻中　主哮喘肺痈，咳嗽，瘿气。

巨阙　主九种心痛，痰饮吐水，腹痛息贲。

上脘[①]　主心痛伏梁，奔豚。

中脘　主伤暑[②]及内伤脾胃，心脾痛，疟疾，痰晕，痞满，翻胃，能引胃中生气上行。

水分　主鼓胀绕脐，坚满不食，分利水道，止泄。

神阙　主百病及老人、虚人泄泻如神。又治水肿鼓胀，肠鸣卒死，产后腹胀，小便不通，小儿脱肛。

气海　多灸能令人生子。主一切气疾，阴症痼冷，及风寒暑湿，水肿，心腹鼓胀，胁痛，诸虚癥瘕，小儿囟不合。

丹溪治痢，昏仆上视，溲注汗泄，脉大，得之酒色，灸此[③]，后服人参膏而愈。

关元　主诸虚肾积，及虚，老人泄泻，遗精白浊，令人生子。

中极　主妇人下元虚冷，虚损，月事不调，赤白带下。灸三遍，令生子。

天枢　主内伤脾胃，赤白痢疾[④]，脾泄及脐腹鼓胀，癥瘕。

章门　主痞块，多灸左边。肾积，灸两边。

乳根　主膺肿，乳痈，小儿龟胸。

日月　主呕宿汁，吞酸。

大赫　主遗精。

带脉　主疝气偏坠，水肾，妇人带下。

背部

大杼　主偏身发热，瘅疟咳嗽。

---

①“脘”原作“腕”。据穴名改。
②“暑”原作“者”。形近而误。据《医学入门》卷一改。
③《医学入门》卷一无“此”字。
④《医学入门》卷一作“赤白休息痢疾”。

神道　主背上怯怯乏气。

至阳　主五疸痞满。

命门　主老人肾虚腰疼，及诸痔脱肛，肠风下血。

风门　主易感风寒，咳嗽痰血，鼻衄，一切鼻病。

肺俞　主内伤外感，咳嗽吐血，肺痈，肺痿，小儿龟背。

膈俞　主胸胁心痛，痰疟痃癖，一切血疾。

肝俞　主吐血，目暗、寒疝。

长强　主痔漏。

胆俞　主胁满，干呕，惊怕，睡卧不安，酒疸目黄，面发赤斑。

脾俞　主内伤脾胃，吐泄，疟、痢、喘急，黄疸，食症，吐血，小儿慢脾风。

三焦俞　主胀满积块，痢疾。

胃俞　主黄疸，食毕头眩，疟疾，善饥不能食。

肾俞　主诸虚，令人有子，及耳聋，吐血，腰痛，女劳疸，妇人赤白带下。

小肠俞　主便血下痢，小①便黄赤。

大肠俞　主腰脊痛，大小便难，或泄痢。

膀胱俞　主腰脊强，便难腹痛。

凡五脏疟，灸五脏俞。

谚譆 主诸疟，久疟眼暗。

意舍　主胁满呕吐。

手部

曲池　主中风，手挛筋急，痹风，疟疾，先寒后热。

肩井　主肘臂不举，扑伤。

肩髃　主瘫痪，肩肿，手挛。

三里　主偏风下牙疼。

合谷　主中风，破伤风，痹风，筋急疼痛，诸般头病，水肿，难产，小儿急惊风。

三间　主下牙疼。

二间　主牙疾，眼疾。

支正　主七情气郁，肘臂十指皆挛及消渴。

阳谷　主头面手膊诸疾，及痔痛、阴痿。

腕骨　主头面、臂腕、五指诸疾。

后溪　主疟疾，癫痫。

少泽　主鼻衄不止，妇人乳肿。

间使　主脾寒症，九种心痛，脾疼，疟疾，口渴。如瘰疬久不愈，患左灸右，患

①“小”原无。据《医学入门》卷一补。

右灸左。

大陵　主呕血，疟。

内关　主气块，及胁痛，劳热，疟疾，心胸痛。

劳宫　主痰火胸痛，小儿口疮，及鹅掌风。

中渚　主手足麻木，战战蜷挛，肩臂连背疼痛，手背痈毒。

神门　主惊悸怔忡，呆痴，卒中鬼邪，恍惚振禁，小儿惊痫。

少冲　主心虚胆寒，怔忡癫狂。

少商　主双鹅风，喉痹。

列缺　主咳嗽风痰，偏正头风，单鹅风，下牙疼。

足部

环跳　主中风湿，股膝挛痛，腰痛。

风市　主中风，腿膝无力，脚气，浑身搔痒，麻痹。

阳凌泉　主冷痹偏风，霍乱转筋。

悬钟　主胃热腹胀，胁痛，脚气，脚胫湿痹，浑身搔痒，趾疼。

足三里　主中风中湿，诸虚耳聋，上牙疼，痹风，水肿，心腹鼓胀，噎膈哮喘，寒湿脚气。上、中、下部疾，无所不治。

丰隆　主痰晕，呕吐哮喘。

内庭　主痞满。患右灸左，患左灸右，觉腹响有效。及妇人食蛊、行经头晕，小腹痛。

委中　治同环跳症。

承山　主痔漏转筋。

飞扬　主行步如飞。

金门　主癫痫。

昆仑　主足腿红肿，齿痛。

申脉　主昼发痉，足肿，牙痛。

血海　主一切血疾及诸疮。

阴陵泉　主胁腹胀满，中、下部疾皆治。

三阴交　主痞满痼冷，疝气，脚气，遗精。妇人月水不调，久不成孕，难产，赤白带下。淋漓。

公孙　主痰壅胸膈，肠风下血，积块，妇人气蛊。

太冲　主肿满，行步艰难，霍乱，手足转筋。

行间　主浑身蛊胀，单腹蛊胀，妇人血蛊。

大敦　主诸疝，阴囊肿，脑衄，破伤风，小儿急慢惊风等症。

隐白　主心脾痛。

筑宾　主气疝。

照海　主夜发痓，大便闭，消渴。

太溪　主消渴，房劳，不称心意，妇人水蛊。

然谷　主喉痹，咳[①]唾血，遗精，温疟，疝气，足心热，小儿脐风。

涌泉　主足心热，疝气，奔豚，血淋，气痛。

经外奇穴　《杨氏》

内迎香　二穴。在鼻孔中。治目热暴痛，用芦管子搐出血最效。

鼻准　二穴。在鼻柱尖上。专治鼻上生酒醉风，宜用三棱针出血。

耳尖　二穴。在耳尖上，卷耳取尖上是穴。治眼生翳膜，用小艾炷五壮。

聚泉　一穴。在舌上，当舌中，吐出舌，中[②]直有缝陷中是穴。哮喘咳嗽，及久嗽不愈，若灸，则不过七壮。灸法用生姜切片如钱厚，搭于舌上穴中，然后灸之。如热嗽，用雄黄末少许，和于艾炷中灸之；如冷嗽，用款冬花为末，和于艾炷中灸之。灸毕，以茶清连生姜细嚼咽下。又治舌胎。舌强，亦可治，用小针出血。

左金津、右玉液　二穴。在舌下两旁，紫脉上是穴，卷舌取之。治重舌肿痛，喉闭，用白汤煮三棱针，出血。

海泉　一穴。在舌下中央脉上是穴。治消渴，用三棱针出血。

鱼腰　二穴。在眉中间是穴。治眼生垂帘翳膜，针入一分，沿皮向两旁是也。

太阳　二穴。在眉后陷中，太阳紫脉上是穴。治眼红肿及头，用三棱针出血。其出血之法，用帛一条，紧缠其项颈，紫脉即见，刺出血立愈。又法：以手紧纽其领，令紫脉见，却于紫脉上，刺出血，极效。

大骨空　二穴。在手大指中节上，屈指当骨尖失陷中是穴。治目久痛，及生翳膜内障，可灸七壮。

中魁　二穴。在中指第二节骨尖，屈指得之。治五噎，反胃吐食，可灸七壮，宜泻之。又阳溪二穴，亦名中魁。

八邪　八穴。在手五指岐骨间，左右手各四穴。其一。大都二穴，在手大指次指虎口，赤白肉际，握拳取之。可灸七壮，针一分。治头风牙痛。其二：上都二穴，在手食指中指本节岐骨间，握拳取之。治手臂红肿，针入一分，可灸五壮。其三：中都二穴，在手中指无名指本节岐骨，又名液门也。治手臂红肿，针入一分，可灸五壮。其四：下都二穴，在手无名指小指本节后岐骨间，一名中渚也。中渚之穴，在液门下五分：治手臂红肿，针一分，灸五壮。两手共八穴，故名八邪。

八风　八穴。在足五指岐骨间，两足共八穴，故名八风。治脚背红肿，针一分，灸五壮。

十宣　十穴。在手十指头上，去爪甲一分，每一指各一穴，两手指共十穴，故名

① “咳”原无。据《医学入门》卷一补。
② “中”原作“出”。据穴所在位改。

十宣。治乳鹅，用三棱针出血，大效。或用软丝缚定本节前次节后，内侧中间，如眼状，如灸一火，两边都著艾，灸五壮，针尤妙。

五虎　四穴。在手食指及无名指第二节骨尖，握拳得之。治五指拘挛，灸五壮，两手共四穴。

肘尖　二穴。在手肘骨尖上，屈肘得之。治瘰疬，可灸七壮。

肩柱骨　二穴。在肩端起骨尖上是穴。治瘰疬，亦治手不能举动，灸七壮。

二白　四穴。即郄门也。在掌后横纹中，直上四寸，一手有二穴，一穴在筋内两筋间，即间使后一寸。一穴在筋外，与筋内之穴相并。治痔，脱肛。

独阴　二穴。在足第二指下，横纹中是穴。治小肠疝气，又治死胎，胎衣不下，灸五壮。又治女人干哕，呕吐红，经血不调。

内踝尖　二穴。在足内踝骨尖是穴。灸七壮。治下片牙疼及脚内廉转筋。

外踝尖　二穴。在足外踝骨尖上是穴。可灸七壮。治脚外廉转筋，及治寒热脚气，宜三棱针出血。

囊底　一穴。在阴囊十字纹中。治肾脏风疮，及治小肠疝气，肾家一切症候，悉皆治之。灸七壮，艾炷如鼠粪。

鬼眼　四穴。在手大拇指，去爪甲角如韭叶，两指并起，用帛缚之，当两指岐缝中是穴。又二穴在足大指，取穴亦如在手者同。治五痫等症，正发疾时，灸之效甚。

髋骨　四穴。在梁丘两旁，各开一寸五分，两足共四穴。治腿通，灸七壮

中泉　二穴。在手背腕中，在阳溪、阳池中间陷申是穴。灸二七壮。治心痛及腹中诸气，疼不可忍。

四关　四穴。即两合谷、两太冲穴是也。

小骨空　二穴。在手小拇指第二节尖是穴。灸七壮。治手节疼，目痛。

印堂　一穴。在两眉中陷中是穴。针一分，灸五壮。治小儿惊风。

子宫　二穴。在中极两旁各开三寸。针二分，灸二七壮。治妇人久无子嗣。

龙玄　二穴。在两手侧腕叉紫脉上。灸七壮，禁针。治手疼。

四缝　四穴。在手四指内中节是穴。三棱出血。治小儿猢狲劳等症。

高骨　二穴。在掌后寸部前五分。针一寸半，灸七壮。治手病。

兰门　二穴。在曲泉两旁各三寸脉中。治膀胱七疝，奔豚。

百虫窠　二穴。即血海也。在膝内廉上三寸，灸二七壮，针五分。治下部生疮。

睛中　二穴。在眼黑珠正中。取穴之法：先用布搭目外，以冷水淋一刻，方将三棱针于目外角，离黑珠一分许，刺入半分之微，然后入金针，约数分深，旁人自上层转拨向瞳人轻轻而下，斜插定目角，即能见物，一饭顷出针，轻扶偃卧，仍用青布搭目外，再以冷水淋三日夜止。初针盘膝正坐，将箸一把，两手握于胸前，宁心正视，其穴易得。治一切内障，年久不能视物，顷刻光明，神秘穴也。

凡学针人眼者，先拭针内障羊眼，能针羊眼复明，方针人眼，不可造次。

穴同名异类

《聚英》

一穴二名：

后顶：一名交冲。强间：一名大羽。

窍阴：一名枕骨。脑户：一名合颅。

曲鬓：一名曲发。脑空：一名颞颥。

颅囟：一名颅息。听官：一名多所闻。

瘈脉：一名资脉。素髎：一名面正。

水沟：一名人中。承浆：一名悬浆。

廉泉：一名舌本。风府：一名舌本。

上星：一名神堂。丝竹空：一名目髎。

睛明：一名泪孔。巨髎：一名巨窌。

肩井：一名膊井。渊液：一名泉液。

臑会：一名臑谬。大椎：一名百劳。

命门：一名属累。风门：一名热府。

巨阙：一名心募。期门：一名肝募。

肾俞：一名高盖。中膂俞①：一名脊内俞。

天窗：一名窗笼。天鼎：一名天顶。

天突：一名天瞿。扶突：一名水穴。

天池：一名天会。人迎：一名五会。

缺盆：一名天盖。腧府：一名输府。

玉堂：一名玉英。神厥：一名气舍。

四满：一名髓府。腹结：一名肠窟。

冲门：一名上慈宫。气冲：一名气街。

横骨：一名曲骨端。辄筋：一名神光。

阳辅：一名分肉。阴都：一名食宫。

水突：一名水门。水分：一名分水。

会阴：一名屏翳。会阳：一名利机。

太渊：一名太泉。商阳：一名绝阳。

二间：一名间谷。三间：一名少谷。

合谷：一名虎口。阳溪：一名中魁。

三里：一名手三里。少冲：一名经始。

① "中膂俞"原作"中膂内俞"。据穴名改。

少海：一名曲节。少泽：一名小吉。
天泉：一名天湿。阳池：一名别阳。
支沟：一名飞虎。蠡沟：一名交仪。
中封：一名悬泉。中都：一名中郄。
三阳络：一名通门。阴包：一名阴胞。
阴交[①]：一名横户。委中：一名血郄。
悬钟：一名绝骨。漏谷：一名太阴络。
地机：一名脾舍。血海：一名百虫窠。
上廉：一名上巨虚，下廉：一名下巨虚。
阴市：一名阴门。伏兔：一名外勾。
太溪：一名吕细。照海：一名阴跷。
金门：一名梁关。昆仑：一名下昆仑。
飞扬：一名厥阳。附阳：一名付阳。
什参：一名安邪。环跳：一名膑骨。
申脉：一名阳跷。涌泉：一名地冲。
一穴三名：
络却：一名强阳，一名脑盖。
禾髎：一名长頻，一名禾窌。
客主人：一名上关，一名客主。
瞳子髎：一名前关，一名太阳。
颊车：一名机关，一名曲牙。
听会：一名听河，一名后关。
肩髃：一名中肩，一名偏肩。
脊中：一名神宗，一名脊俞。
膻中：一名亶中，一名元见。
鸠尾：一名尾翳，一名髃骬。
上脘：一名上管，一名胃脘。
中脘：一名太仓，一名胃募。
气海：一名脖胦，一名下肓。
气穴：一名胞门，一名子户。
中府：一名府中俞，一名肺募。
劳宫：一名五里，一名掌中。
大赫：一名阴维，一名阴关。
长强：一名气郄，一名橛骨。

---

①“阴交”原作“阳交”。按《甲乙》载其别名曰“少关”、“横户”。故改。

日月：一名神光，一名胆募。
承筋：一名腨肠，一名直肠。
温溜：一名池头，一名逆注。
复溜：一名昌阳，一名伏白。
阳关：一名阳陵，一名关陵。
阳交：一名别阳，一名足窌。
神门：一名锐中，一名中都。
然谷：一名然骨，一名龙渊。
一穴四名：
哑门：一名喑门，一名舌横，一名舌厌。
攒竹：一名始光，一名光明，一名员柱。
关元：一名丹田，一名大中极，一名小肠募。
中极：一名玉泉，一名气原，一名膀胱募。
天枢：一名长溪，一名谷门，一名大肠募
京门：一名气俞，一名气府，一名肾募。
承山：一名鱼腹，一名内柱，一名肠山。
承扶：一名肉郄，一名阴关，一名皮部。
一穴五名：
百会：一名三阳，一名五会，一名巅上，一名天满。
章门：一名长平，一名季胁，一名胁髎，一名脾募。
一穴六名：
腰俞：一名背解，一名腰户，一名髓孔，一名腰柱，一名髓府。
石门：一名利机，一名丹田，一名精露，一名命门，一名三焦募。
名同穴异类：
头临泣，足临泣　头窍阴，足窍阴
腹通谷，足通谷　背阳关，足阳关
手三里，足三里　手五望，足五里。

以下至疮毒门俱《神应经》

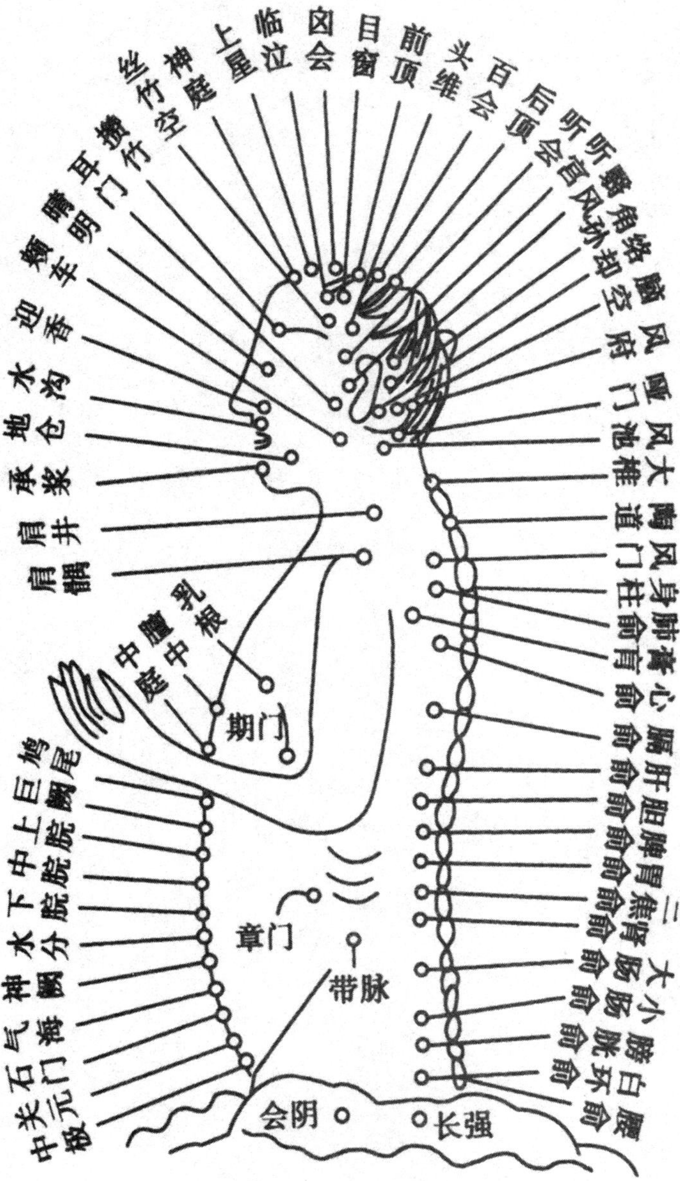

穴法图

针灸大成卷之八

穴法

神庭　在直鼻上，入发际五分。灸七壮，止七七壮。禁针。

上星　在直鼻上，入发际一寸。针三分，以细三棱针，泄诸阳热气。灸三壮[①]，不宜多；多则拨气上，目不明。

颇会　在上星后一寸，有陷可容豆许。灸二七壮。

前顶　在颠会后一寸五分，骨间陷中。针一分，灸三壮。

百会　在顶中，陷中容豆许，去前发际五寸，后发际七寸。针二分，灸七壮，至七七壮。

后顶　在百会后一寸五分，枕骨上。针二分，灸五壮。

风府　在项后发际上一寸，大筋内宛宛中，疾言其肉立起。针四分，禁灸，灸之令人失音。[②]

哑门　在项后入发际五分，宛宛中，仰头取之。针三分，禁灸，灸之令人哑。

睛明　在目内眦头外一分许。 针一分半，雀目者，久留针，后速出[③]，禁灸。

攒竹　在两眉头小陷宛宛中。针三分，三度刺，目大明，宜用锋针出血。禁灸。

丝竹　在眉后陷中。针三分，宜泻不宜补。禁灸，灸之令多人目小无所见。

角孙　在耳廓中间上，开口有空。针八分，灸三壮。

络却　在脑后发际上两旁，起肉上，各一寸三分，脑后枕骨侠脑户，自发际上[④]四寸半。针三分，灸三壮。

翳风　在耳后尖角陷中，按之耳中痛。针三分，灸七壮。

临泣　在目上，直入发际五分陷中。针三分，不宜灸[⑤]。

目窗　在临泣后寸半[⑥]，灸五壮，针三分，三度刺目大明。

头维　在额角入发际，本神旁一寸五分。针三分，禁灸。

听会　在耳微前陷中，上关下一寸，动脉宛宛中，开口取之。针三分不补，曰灸

①《神应经》作“灸七壮”。
②《神应经》在其后有“或七壮”三字。
③“久留针，后速出”，《神应经》作“可久留针，然后速去”。
④“上”原无。据《神应经》补。
⑤《神应经》作“灸五壮”。
⑥“寸半”，《针应经》作“一寸”。

五壮，止三七壮。

听官　在耳中珠子，大如赤小豆。针三分，灸三壮。

脑空　在承灵后一寸五分，侠玉[1]枕骨下陷中。针五分，灸三壮。

风池　在脑空下发际陷中。针一寸二分，灸不及针，日七壮，至百壮。炷不用大。

耳门　在耳前起肉当耳缺陷中。针三分，禁灸。病宜灸者，不过三壮。

颊车　在耳下八分，近前曲颊端上陷中，侧卧开口有空。针四分，灸日七壮，至七七壮，炷如大麦。

迎香　在鼻孔旁五分。针三分，禁灸。

地仓　在侠口吻旁四分之[2]外，近下有脉微微动是。针三分半，可灸日七壮，二七壮，重者七七壮。

水沟　在鼻柱下沟中央。针四分，灸不及针，水肿惟针此穴。灸日三壮，止二百壮。

承浆　在颐前唇棱下宛宛中，开口取之。针三分，灸日七壮，止七七壮，炷如小箸头大。

以上头面部。

肩井　在缺盆上，大骨前寸半，以三指按，当中指下陷中是。止可针五分，若深，令人闷倒，速补足三里。

肩髃　在肩端两骨间有陷宛宛中，举臂取之。针八分，灸五壮，或曰七壮，至二七壮。

大椎　在脊骨第一椎上陷者宛宛中。针五分，灸随年壮。

陶道　在一椎下，俯而取之。针五分，灸五壮。

身柱　在三椎下，俯而取之。灸二七壮。

风门　在二椎下两旁，各二寸[3]。针五分，灸五壮。

肺俞　在三椎下两旁，各二寸。灸百壮。

膏肓　在四椎下一分，五椎上二分，两旁各三寸[4]、四肋三间去胛骨容侧指许。灸百壮，止千壮。

心俞　在五椎下两旁，各二寸。灸七壮。

膈俞　在七椎下两旁，各二寸。灸三壮，止百壮。

肝俞　在九椎下两旁，各二寸。灸七壮。

---

①“玉”原作“王”。据本书卷七“略空”穴条改。

②“之”字原无。据《神应经》补。

③本节自“风门”穴至“白环俞”计十四个腧穴（风门、肺俞、心俞、膈俞、肝俞、胆俞、脾俞、胃俞、三焦俞、肾俞、大肠俞、小肠俞、膀胱俞、白环俞）皆作去背“两旁各二寸”。据《甲乙经》、《针灸大成》卷七考正穴法和高校统编教材、《经穴部位》皆曰“一寸半”。且存之。

④“三寸”原作“三寸半”。据《灵枢·九针十二原》、《千金方》改。

胆俞　在十椎下两旁，各二寸。灸二七壮。

脾俞　在十一椎下两旁，各二寸。灸三壮，针三分。

胃俞　在十二椎下两旁，各二寸。针三分，灸以年为壮。

三焦俞　在十三椎下两旁，各二寸。针五分，灸五壮。

肾俞　在十四椎下两旁，各二寸，与脐平。灸随年壮，

大肠俞　在十六椎下两旁，各二寸。针三分，灸三壮。

小肠俞　在十八椎下两旁，各二寸。针三分，灸三壮。

膀胱俞　在十九椎下两旁，各二寸。针三分，灸七壮。

白环俞　在二十一椎下两旁，各二寸。针五分，灸三壮。

腰俞　在二十一椎下，宛宛中，自大椎至此，折三尺，舒身以腹挺地，两手相重支额，从四体，后乃取之。针八分，灸七壮，至二十一壮。

长强　在骶骨端下三分。针三分，灸三十壮。

以上为肩背部

乳根　在乳下一寸六分，陷中仰取。针三分，灸三壮。

期门　在乳旁一寸半，直下又一寸半，第二肋端缝中，其寸用胸前寸折量。针四分，灸五壮。

童门　在脐上二寸两旁各六寸，其寸用胸前两乳间，横折八寸，内之六寸，侧卧，屈上足，伸下足取动脉是。灸日七壮，至二七壮。

带脉　在季肋下一寸八分陷中，脐上二分两旁各七寸半。针六分，灸七壮。

膻中　在两乳间折中取之，有陷是穴，仰而取之。禁针。灸七壮，止七七壮。

中庭　在膻中下一寸六分陷中。针三分，灸三壮。

鸠尾　在两岐骨下一寸。针三分，禁灸。

巨阙　在鸠尾下一寸。针六分，灸七壮，止七七壮。

上脘　在巨阙下一寸，脐上五寸。针八分，灸二七壮。

中脘　去蔽骨尖四寸，下至脐四寸。针八分，灸二七壮，至百壮，止四百壮。

下脘　在中脘下二寸，脐上二寸。针八分，灸二七壮。

水分　在脐上一寸。水病灸之大良。禁针，针之水尽即死。其别病针八分，灸七壮，止四百壮。

神阙　当脐中。禁针，针令人脐中疡溃，屎出者死。灸百壮。

气海　在脐下一寸半，宛宛中。针八分，灸七壮，止百壮。

石门　在脐下二寸。针六分，灸二七壮，止百壮。

关元　在脐下三寸[1]，针八分，灸百壮，至三百壮，灸不及针。孕妇禁针。

中极　在关元下一寸，脐下四寸。针八分，得气即泻，灸止百壮，或日三七壮。

---

①“三寸”之后《神应经》云：“自脐心至横骨通折五寸”十字。

会阴　在两阴间。灸三壮。

以上膺腹部。

头面背腹一图，内多系任、督二脉之穴。

后手足十二图，乃十二经之要穴。

治症详见后。

尺泽　在肘中约纹上，两筋间动脉。针三分，不宜深，灸五壮。

列缺　在手侧腕上寸半，以两手交叉，食指尽处[1]两筋骨罅中。针二分，灸七壮，至七七壮。

经渠　在寸口陷中，动脉应手。针二分[2]，禁灸。

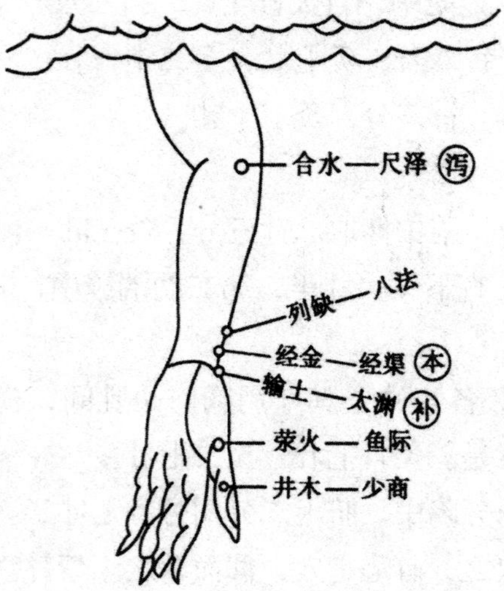

寅、手太阴肺经

寅、手太阴肺经

太渊　在掌后内侧，横纹头动脉中。针二分，灸三壮。

鱼际　在大指本节后白肉际。针二分，禁灸。

少商　在大指内侧，去爪甲角如韭叶许。针一分，宜用锋针出血。

卯、手阳明大肠经

商阳　在食指内侧去爪角如[3]韭叶。针一分，灸三壮。

二间　在食指本节前，内侧陷中。针三分，灸三壮。

三间　在食指本节后，内侧陷中。针三分，灸三壮。

合谷　在大指次指岐骨间陷中。针三分，灸三壮，孕妇不宜针。

阳溪　在手腕中上侧，两筋间陷中。针三分，灸三壮。

①《神应经》作“以手交中指头末”。
②《神应经》作“针三分”。
③“如”字原无。据《神应经》补。

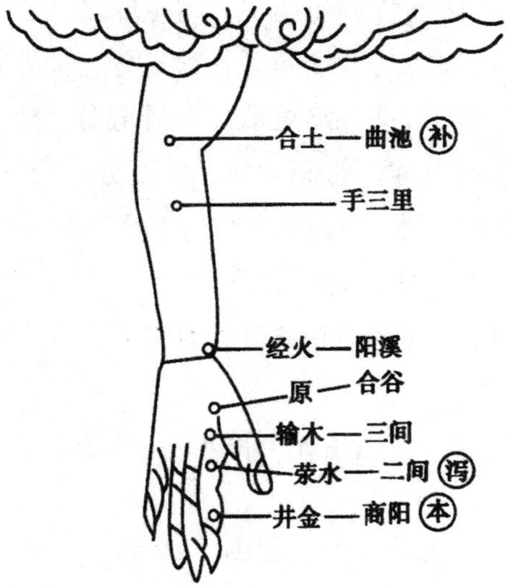

卯、手阳明大肠经

三里　在曲池下二寸，按之肉起，锐肉端。针二分，灸三壮。

曲池　在肘外辅骨，屈肘横纹头陷中，以手拱胸取之。针七分，灸七壮，可日七壮，至二百壮。

辰、足阳明胃经

伏兔　在阴市上三寸，起肉上，正跪坐取之[①]。针五分[②]。禁灸。

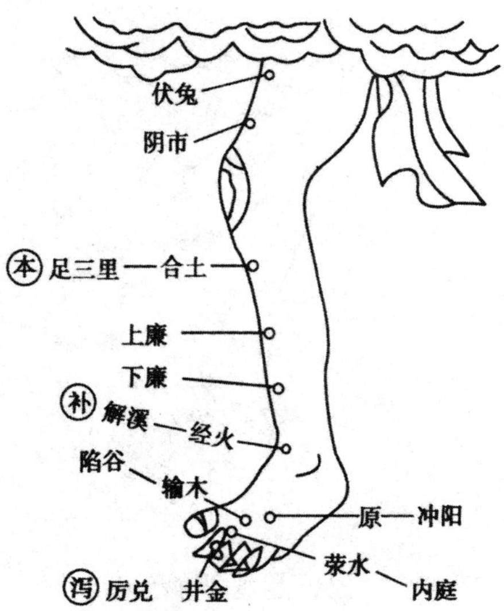

辰、足阳明胃经

阴市　在膝盖上三寸，拜而取之。针三分。禁灸。

三里　在膝盖下三寸，胻骨间[③]大筋内，坐取之。针八分，灸止百壮。

---

①"起肉上，正跪坐取之"，《神应经》作"循起肉，坐而取之"。
②"针五分"，《神应经》作"针三分"。
③"间"字原无。据《神应经》补。

上廉　在三里下三寸，两筋骨罅宛宛中，蹲坐取之。

下廉　在上廉下三寸，取法与上廉同。各针三分，灸七壮。

解溪 在冲阳后寸半，腕上系鞋带[①]处取之。针五分，灸三壮。

冲阳 在足附上，去陷谷二寸，骨间动脉，针五分，灸三壮。

陷谷 在足大指次指外间，本节后陷中，去内庭二寸。针五分[②]，灸三壮。

内庭 在足大指次指外间陷中。针三分，灸三壮。

厉兑 在足大指次指端，去爪甲如[③]韭叶。针一分，灸一壮。

巳、足太阴脾经

隐白　在足大指端[④]内侧，去爪角如[⑤]韭叶。月事不止，刺之立愈。针二分，灸三壮。

大都 在足大指本节后，内侧，肉际陷中。针三分，灸三壮。

太白 在足大指内侧，内踝前，核骨下陷中[⑥]。针三分，灸三壮。

公孙 在足大指本节后一寸，内踝前。针四分，灸三壮。

商丘　在内踝下，微前陷中，前有中封，后有照海，其穴居中。针三分，灸三壮。

三阴交 在内踝上，除踝三寸，骨下陷中。针三分，灸三壮。

阴陵泉[⑦]　在膝内侧辅骨下陷中，屈膝取之，膝横纹头下是穴，与阳陵泉相对，稍高一寸。针五分，灸七壮[⑧]。

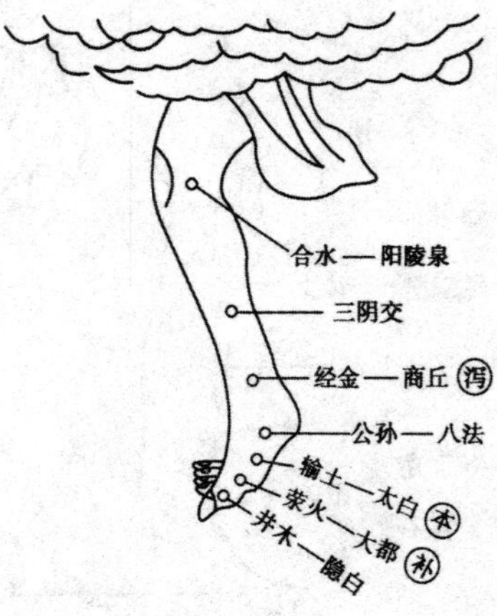

巳、足太阴脾经

---

①“带”字原无。据《神应经》补。
②《神应经》作“针三分”。
③“如”字原无。据《神应经》补。
④“端”字原无。据《神应经》补。
⑤“如”字原无。据《神应经》补。
⑥《神应经》云：“大都后一寸、下一寸。”
⑦“泉”原无。据《神应经》补。
⑧《神应经》作“针三分，灸三壮”。

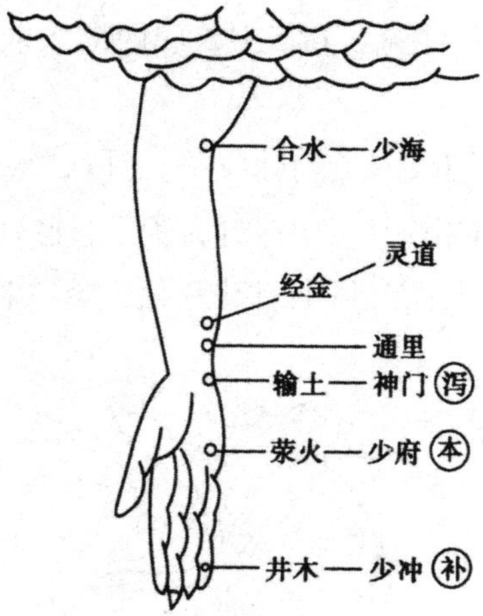

午、手少阴心经

午、手少阴心经

少海 在肘内廉节后，大骨外，去肘端五分，屈肘向头取之。针三分，灸三壮。

灵道 在掌后寸半。针三分，灸三壮。

通里 在掌后一寸陷中。针三分，灸七壮。

神门 在掌后锐骨端陷中。针三分，灸七壮，炷如小麦。

少府 在小指本节后，骨缝陷中，直劳宫。针二分，灸七壮。

少冲 在小指内侧，去爪角韭叶。针一分，灸一壮。

未、手太阳小肠经

少泽 在小指外侧，去爪角一分陷中。针一分，灸一壮。

前谷 在小指外侧，本节前陷中。针一分，灸三壮。

后溪 在小指外侧，本节后陷中。针一分，灸一壮。

腕骨 在手外侧，腕前起骨下陷中，有岐骨罅缝。针二分，灸三壮。

阳谷 在手外侧腕中，锐骨下陷中。针二分，灸三壮。

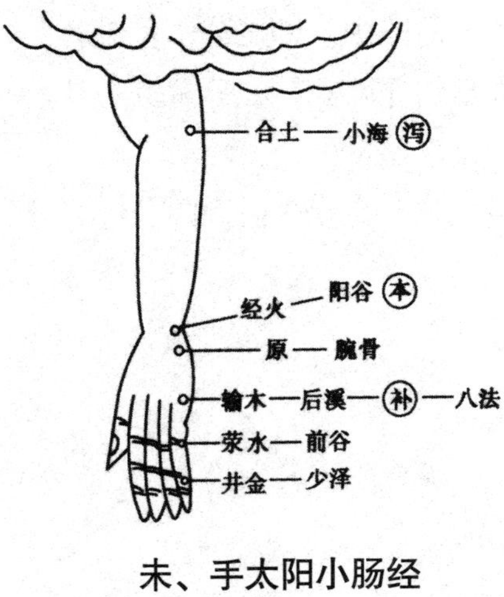

未、手太阳小肠经

小海　在肘内[①]大骨外，去肘端五分陷中，屈肘向头取之。针一分，灸二壮[②]。

申、足太阳膀胱经

委中　在腘中央，两筋间约纹内，动脉应手。针八分，禁灸。

承山　在腿肚尖下，分肉间陷中。针八分，灸[③]止七七壮。

昆仑　在足外踝后五分，跟骨上陷中。针三分，灸三壮。

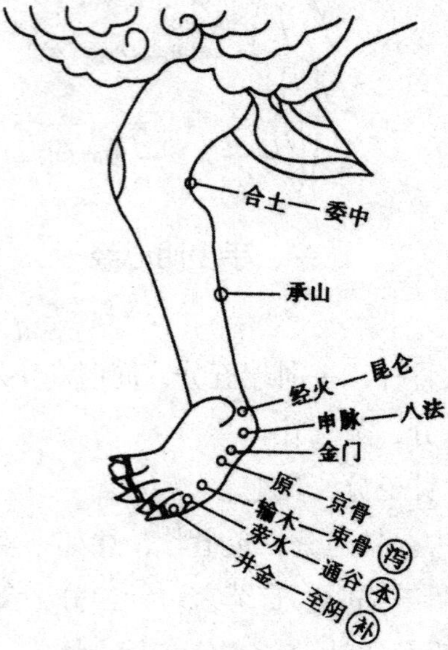

申、足太阳膀胱经

申脉　在外踝下五分，陷中容爪甲，白肉际，前后有筋，上有踝骨，下有软骨，其穴居中。针三分。

金门　在外踝下少后，丘墟后，申脉前。针一分，灸三壮。[④]

京骨　在足外侧，大骨下，赤白肉际陷中。针三分，灸七壮。

束骨　在足小指外侧，本节后，肉际陷中。针三分，灸三壮。

通谷　在足小指外侧，本节前陷中。针二分，灸三壮。

至阴　在足小指外侧，去爪角韭叶。针二分，灸三壮。

酉、足少阴肾经

涌泉　在足心，屈足蜷指取之，宛宛中白肉际。针五分，不宜出血。灸三壮。

---

①“肘内”原作“肘外”。据《神应经》改。
②《神应经》作“针三分，灸三壮”。
③“灸”字后《神应经》有“不及针”三字。
④ 此后《神应经》有“炷如小麦”。

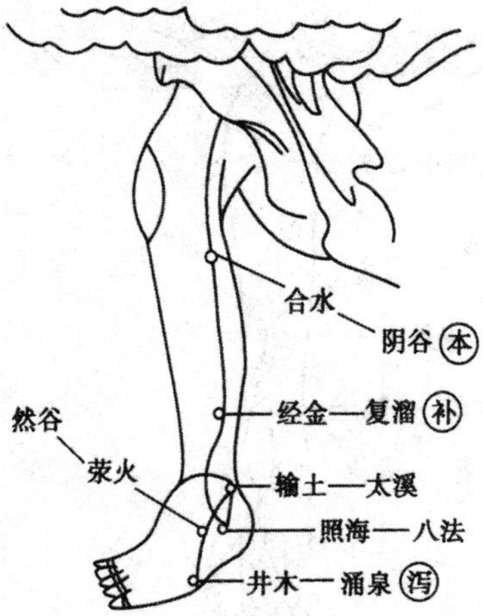

酉、足少阴肾经

然谷　在内踝前，起[①]大骨下陷中。针三分，不宜见血。灸三壮。

太溪　在内踝后五分，跟骨上，有动脉。针三分，灸三壮。

照海　在内踝下四分，前后有筋，上有踝骨，下有软骨，其穴居中。针三分，灸七壮。

复溜　在内踝上，除踝一寸，踝后五分，与太溪相直。针三分，灸五壮。

阴谷　在膝内辅骨后，大筋下，小筋土，按之应手，屈膝乃得之。针四分，灸三壮。

戌、手厥阴心包络经

曲泽　在肘内廉，大筋内[②]，横纹中动脉。针三分，灸三壮。

间使　在掌后横纹上三寸，两筋间陷中。针三分，灸五壮。

内关　在掌后横纹上二寸，两筋间。针五分，灸三壮。

大陵　在掌后横纹中，两筋间陷中。针五分，灸三壮[③]。

劳宫　在掌心，屈无名指尖尽处是。针三分，灸三壮。

中冲　在中指端，去爪甲如[④]韭叶。针一分，灸一壮。

亥、手少阳三焦经

关冲　在无名指外侧，去爪角韭叶。针一分，灸一壮。

液门　在小指[⑤]次指岐骨间，握拳取之。针三分，灸三壮。

中渚　在无名指本节后陷中，液门下一寸。针三分，灸三壮。

---

①“起”原无。据《神应经》补。

②“在肘内廉，大筋内”，《神应经》原作“在肘内廉陷中，屈肘取之，大筋内侧”。此系杨氏删改，合于穴法。

③《神应经》作“灸五壮”。

④“如”原无。据《神应经》补。

⑤“指”原无。据《神应经》补。

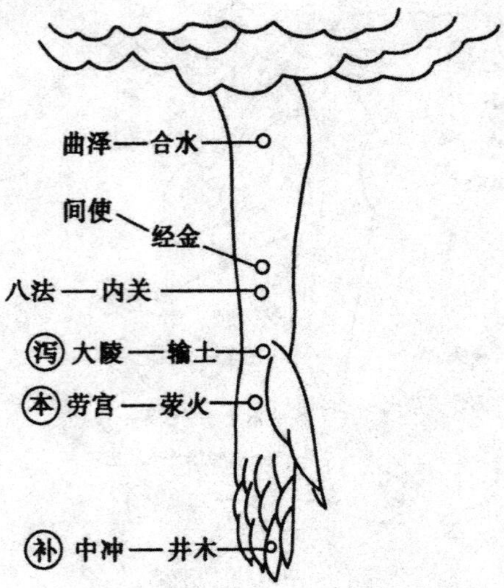

戊、手厥阴心包络经

阳池 在手表腕上陷中。针二分，禁灸[①]。

外关 在腕后二寸，两骨间陷中。针三分，灸五壮。

支沟 在腕后三寸，两骨间陷中。针二分，灸二七壮。

天井 在肘后大骨后，肘上一寸，两筋间陷中，又手按膝头取之；屈肘拱胸取之。针一寸，灸三壮。

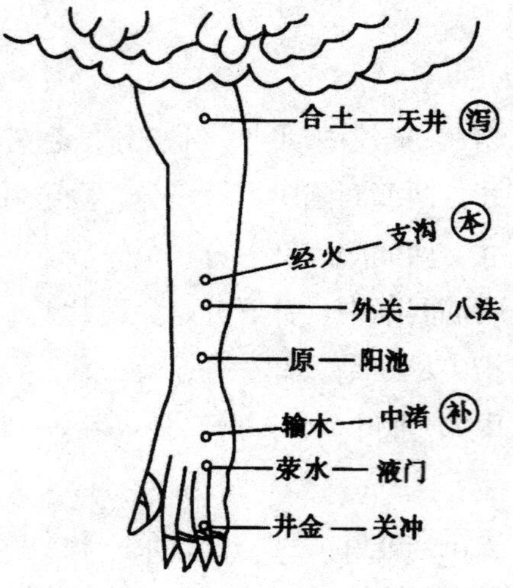

亥、手少阳三焦经

子、足少阳胆经

环跳 在髀枢中，即砚子骨下，宛宛中，侧卧，伸下足，屈上足取之。针二寸，灸五壮，止五十壮。

---

①《神应经》云："不宜多灸，可三壮。""禁灸"之说与《铜人》合。

风市　在膝上外侧，两筋间，直[①]舒手着腿，当[②]中指尽处陷中。针五分，灸五壮。

阳陵　在膝下一寸，外廉陷中，外尖骨前。针六分，灸七壮。

阳辅　在外踝上，除踝四寸，辅骨前，绝骨端如前[③]三分，去丘墟七寸。针五分，灸三壮。

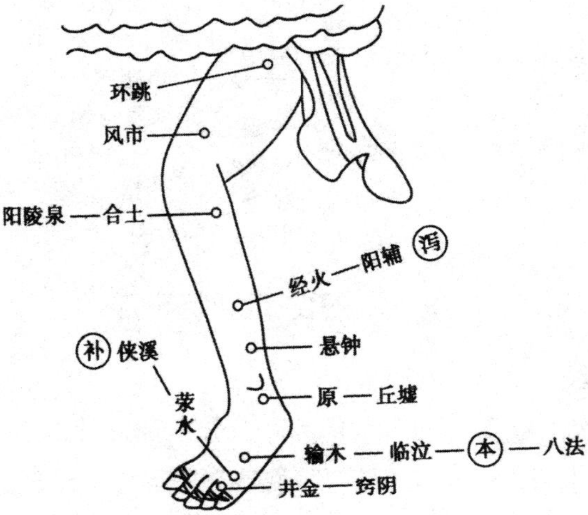

子、足少阳胆经

悬钟（二名绝骨）：在外踝上三寸，绝脉处是[④]。针六分，灸五壮。

丘墟　在外踝下如前陷中，去临泣三寸。针五分，灸三壮。

临泣　在小指次指本节后陷中，去侠溪寸半。针二分，灸三壮。

侠溪　在小指次指岐骨间，本节前陷中。针二分[⑤]，灸三壮。

窍阴　在小指次指外侧，去爪角韭叶。针一分，灸三壮。

---

①“直”原无。据《神应经》外。
②“当”原无。据《神应经》补。
③“如前”原无。据《神应经》补。
④“在外踝上三寸，绝脉处是”，《神应经》作“虽曰外踝上除踝三寸，必以绝陇处为穴”。
⑤《神应经》作“针一分”。

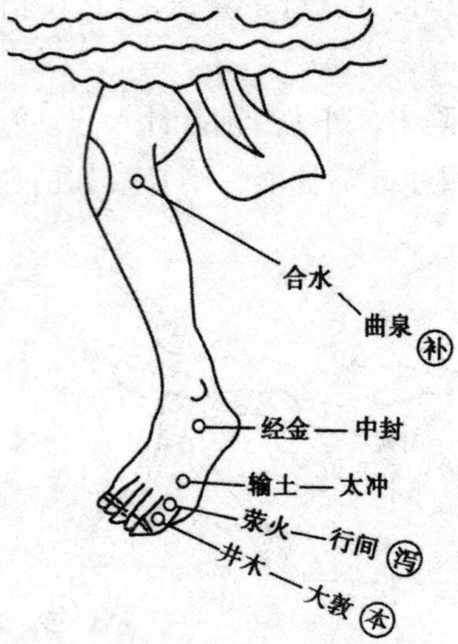

五、足厥阴肝经

五、足厥阴肝经

大敦　在大指端，去爪甲如[1]韭叶。针二分，灸三壮。

行间　在大指本节前，上下有筋，前后有小骨尖，其穴正居陷中，有动脉应手。针六分，灸三壮。

太冲　在大指本节后二寸，有络横连至地五会二寸，骨缝罅问，动脉应手陷中。针三分，灸三壮[2]。

中封　在内踝前一寸，贴大筋后宛宛中[3]。针四分，灸三壮。

曲泉　在膝内侧，辅骨下，大筋上，小筋下，陷中，屈膝取之；当膝腘[4]脉横纹头，内外两筋间[5]宛宛中。针六分，灸三壮。

神应经用针咒曰

天灵节荣，愿保长生，太玄之一，守其真形，五脏神君，各保安宁，神针一下，万毒潜形，急急如律令摄。凡针默念咒一遍，吹气在针上，想针如火龙，从病人心腹中出，其病速愈。[6]

诸风门

左瘫右痪：曲池　阳溪　合谷　中渚　三里　阳辅　昆仑

肘不能屈：腕骨

足无膏泽：上廉

① "如"原无。据《神应经》补。
② 《神应经》作"灸五壮"。
③ "宛宛中"作"仰足，伸足取而得之"。
④ "腘"疑当作"屈"。
⑤ "间"原无。据《神应经》补。
⑥ 此节咒文，系古代部分业医者从之者，多数医者远之。且存此，以览旧貌。

偏风[1]：列缺　冲阳

身体反折：肝俞

中风肘挛：内关

目戴上：丝竹空

吐涎[2]：丝竹空　百会

不识人：水沟　临泣　合谷

脊反折：哑门　风府

风痹：天井　尺泽　少海　委中　阳辅

惊痫：尺泽（一壮）少冲　前顶　束骨

风痫：神庭　百会　前顶　涌泉　丝竹空　神阙（一壮）鸠尾（三壮）

风劳：曲泉　膀胱俞（七壮）

风疰：百会（二壮）　肝俞（三壮）　脾俞（三壮），肾俞（年为壮）膀胱俞

风眩：临泣　阳谷　腕骨　中脉

中风[3]：临泣　百会　肩井　肩髃　曲池　天井　间使　内关　合谷　风市　三里　解溪　昆仑　照海

喑哑：支沟　复溜　间使　合谷　鱼际　灵道　阴谷　然谷　通谷

口噤不开：颊车　承浆　合谷

凡患风痫疾发，则躺仆在地：灸风池　百会

黄帝灸法：疗中风眼戴上，及不能语者。灸第三椎，并五椎上，各七壮，同灸，炷如半枣核大。

伤寒门

身热头疼：攒竹　大陵　神门　合谷　鱼际　中渚　液门　少泽　委中　太白

洒淅恶寒，寒栗鼓颔：鱼际

身热：陷谷　吕细（足寒至膝，乃出针）三里　复溜　侠溪　公孙　太白　委中　涌泉

寒热：风池　少海　鱼际　少冲　合谷　复溜　临泣　太白

伤寒汗不出：风池　鱼际　经渠（各泻）　二间

过经不解：期门

余热不尽：曲池　三里　合谷

腹胀：三里　内庭

阴症伤寒：灸神阙（二三百壮）

大热：曲池　三里　复溜

呕哕：百会　曲泽　间使　劳宫　商丘

---

①《神应经》作“偏肿”。

②“涎”原作“处”。据《神应经》改。

③“中风”原作“中风痛”。据《神应经》删。

腹寒热气 少冲　商丘　太冲　行间　三阴交　隐白　阴陵泉（三壮）

发狂：百劳　间使　合谷　复溜（俱灸）

不省人事：中渚　三里　大敦

秘塞：照海　章门

小便不通：阴谷　阴陵泉

痰喘咳嗽门

咳嗽：列缺　经渠　尺泽　鱼际　少泽　前谷　三里　解溪　昆仑　肺俞（百壮）　膻中（七壮）

咳嗽饮水：太渊

引两胁痛：肝俞

引尻痛：鱼际

咳血：列缺　三里　肺俞　百劳　乳根　风门　肝俞

唾血内损：鱼际（泻）　尺泽（补）　间使　神门　太渊　劳宫　曲泉　太溪　然谷　太冲　肺俞（百壮）　肝俞（三壮）　脾俞（二壮）

唾血振寒：太溪　三里　列缺　太渊

呕血：曲泽　神门　鱼际

呕脓：膻中

唾浊：尺泽　间使　列缺　少商

呕食不化：太白

呕吐：曲泽　通里　劳宫　阳陵　太溪　照海　太冲　大都　隐白　通谷　胃俞　肺俞

呕逆：大陵

呕哕：太渊

喘呕欠伸：经渠

上喘：曲泽　大陵　神门　鱼际　三间　商阳　解溪　昆仑　膻中　肺俞

数欠而喘：太渊

咳喘隔食：膈俞

喘满：三间　商阳

肺胀膨膨，气抢胁下热，满痛：阴都（灸）　太渊　肺俞

喘息不能行：中脘　期门　上廉

诸虚百损，五劳七伤，失精[1] 劳症：肩井　大椎　膏肓　脾俞　胃俞　肺俞　下脘　三里

传尸骨蒸，肺痿：膏肓　肺俞　四花穴

---

①“失精”原作“失情”。据《神应经》改。

干呕：间使（三十壮）　胆俞　通谷　隐白　灸乳下一寸半。

噫气：神门　太渊　少商　劳宫　太溪　陷谷　太白　大敦

痰涎：阴谷　然谷　复溜

结积留饮[1]：膈俞（五壮）　通谷（灸）

诸般积聚门

气块冷气，一切气疾：气海

心气痛连胁：百会　上脘　支沟　大陵　三里

结气上喘及伏梁气：中脘

心下如杯：中脘　百会

胁下积气：期门

贲豚气：章门　期门　中脘　巨阙　气海（百壮）

气逆：尺泽　商丘　太白　三阴交

喘逆：神门　阴陵　昆仑　足临泣

噫气上逆：太渊　神门

咳逆：支沟　前谷　大陵　曲泉　三里　陷谷　然谷　行间　临泣　肺俞

咳逆无所出者：先取三里　后取太白　肝俞　太渊　鱼际　太溪　窍阴

咳逆振寒：少商　天突（灸三壮）

久病咳：少商　天柱（灸三壮）

厥气冲腹：解溪　天突

短气：大陵　尺泽

少气：间使　神门　大陵　少冲　三里　下廉　行间　然谷　至阴　肺俞　气海

欠气：通里　内庭

诸积：三里　阴谷　解溪　通谷　上脘　肺俞　膈俞　脾俞　三焦俞

腹中气块：块头上一穴，针二寸半，灸二七壮；块中穴，针三寸，灸三七壮；块尾一穴，针三寸半，灸七壮。

胸腹膨胀，气喘：合谷　三里　期门　乳根

灸哮法：天突　尾闾　骨尖

又背上一穴，其法以线一条，整颈上，垂下至鸠尾尖上截断，牵往后脊骨上，线头尽处是穴，灸七壮，其效不可言[2]。

腹痛胀满门

腹痛：内关 三里 阴谷 阴陵 复溜 太溪 昆仑 陷谷 行间　太白 中脘 气海 膈俞 脾俞 肾俞

食不下：内关　鱼际　三里

---

①“饮”原无。据《神应经》补。

②《神应经》无“其效不可言”五字。

小腹急痛不可忍，及小肠气，外肾吊，疝气，诸气痛，心痛：灸足大指次指下，中节横纹当中，灸五壮，男左女右极妙，二足皆灸亦可。

小腹胀痛：气海

绕脐痛：水分　神阙　气海

小腹痛：阴市　承山　下廉　复溜　中封　大敦　小海　关元　肾俞（随年壮）

侠脐痛：上廉

脐痛：曲泉 中封 水分

引腰痛：太冲 太白

腹满：少商 阴市 三里 曲泉 昆仑 商丘 通谷 太白 大都 隐白 陷谷 行间

腹胁满：阳陵 三里 上廉

心腹胀满：绝骨 内庭

小腹胀满痛：中封 然谷 内庭 大敦

腹胀：尺泽　阴市　三里　曲泉　阴谷　阴陵　商丘　公孙　内庭　太溪　太白　厉兑　隐白　膈俞　肾俞　中脘　大肠俞

胀而胃痛：膈俞

腹坚大：三里　阴陵　丘墟　解溪　冲阳　期门　水分　神阙　膀胱俞

寒热坚大：冲阳

鼓胀：复溜　中封　公孙　太白　水分　三阴交

腹寒不食：阴陵泉（灸①）

痃癖腹寒：三阴交

腹鸣寒热：复溜

胃腹膨胀，气鸣：合谷　三里　期门

心脾胃门

心痛：曲泽　间使　内关　大陵　神门　太渊　太溪　通谷　心俞（百壮）　巨阙（七壮）

心痛，食不化：中脘

胃脘痛：太渊　鱼际　三里　两乳下（各一寸，各三十壮）膈俞　胃俞　肾俞（随年壮）

心烦：神门　阳溪　鱼际　腕骨　少商　解溪　公孙　太白　至阴

烦渴心热：曲泽

心烦怔忡：鱼际

卒心疼不可忍，吐冷酸水：灸足大指次指内纹中，各一壮，炷如小麦大，立愈。

思虑过多无心力，忘前失后：灸百会

心风：心俞（灸）　中脘

①《神应经》无“灸”字。

烦闷：腕骨

虚烦口干：肺俞

烦闷不卧：太渊　公孙　隐白　肺俞　阴陵泉　三阴交

烦心喜噫：少商　太溪　陷谷

心痹悲恐：神门　大陵　鱼际

懈惰：照海

心惊恐：曲泽　天井　灵道　神门　大陵　鱼际　二间　液门　少冲　百会　厉兑通谷　巨阙　章门

嗜卧：百会　天井　三间　二间　太溪　照海　厉兑　肝俞

嗜卧不言：膈俞

不得卧：太渊　公孙　隐白　肺俞　阴陵　三阴交

支满不食：肺俞

振寒不食：冲阳

胃热不食：下廉

胃胀不食：水分

心恍惚：天井　巨阙　心俞

心喜笑：阳溪　阳谷　神门　大陵　列缺　鱼际　劳宫　复溜　肺俞

胃痛：太渊　鱼际　三里　肾俞　肺俞　胃俞　两乳下（灸一寸，各二十一壮）

翻胃：先取下脘　后取三里（泻）胃俞　膈俞（百壮）　中脘　脾俞

噎食不下：劳宫　少商　太白　公孙　三里　中魁（在中指第二节尖）　膈俞　心俞胃俞　三焦俞　中脘　大肠俞

不能食：少商　三里　然谷　膈俞　胃俞　大肠俞

不嗜食：中封　然谷　内庭　厉兑　隐白　阴陵泉　肺俞　脾俞　胃俞　小肠俞

食气，饮食闻食臭：百会　少商　三里　灸膻中

食多身瘦：脾俞　胃俞

脾寒：三间　中渚　液门　合谷　商丘　三阴交　中封　照海　陷谷　太溪　至阴腰俞

胃热：悬钟

胃寒有痰：膈俞

脾虚腹胀谷不消：三里

脾病溏泄：三阴交

脾虚不便：商丘　三阴交（三十壮）

胆虚呕逆，热，上气：气海

心邪癫狂门

心邪癫狂：攒竹　尺泽　间使　阳溪

癫狂：曲池（七壮）　小海　少海　间使　阳溪　阳谷　大陵　合谷　鱼际　腕骨　神门　液门　冲阳　行间　京骨（以上俱灸）　肺俞（百壮）

癫痫：攒竹　天井　小海　神门　金门　商丘　行间　通谷　心俞（百壮）　后溪　鬼眼穴

鬼击：间使　支沟

癫疾：上星　百会　风池　曲池　尺泽　阳溪　腕骨　解溪　后溪　申脉　昆仑　商丘　然谷　通谷　承山（针三分，速出①，灸百壮）

狂言：太渊　阳溪　下廉　昆仑

狂言不乐：大陵

多言：百会

癫狂，言语不择尊卑：灸唇里中央肉弦上一壮，炷如小麦大；又用钢刀割断更佳。

狂言数回顾：阳谷　液门

喜笑：水沟　列缺　阳溪　大陵

喜哭：百会　水沟

目妄视：风府

鬼邪：间使（仍针后十三穴，穴详见九卷）

见鬼：阳溪

魇梦：商丘

中恶不省：水沟　中脘　气海

不省人事：三里　大敦

发狂：少海　间使　神门　合谷　后溪　复溜　丝竹空

狂走：风府　阳谷

狐魅神邪迷附癫狂：以两手、两足大拇指，用绳缚定，艾炷着四处尽灸，一处灸不到，其疾不愈，灸三壮（即鬼眼穴）。小儿胎痫，奶痫、惊痫，亦依此法灸二壮，炷如小麦大。

卒狂：间使　后溪　合谷

瘈疭指掣：哑门　阳谷　腕骨　带脉　劳宫

呆痴：神门　少商　涌泉　心俞

发狂，登高而歌，弃衣而走：神门　后溪　冲阳

瘈惊：百会　解溪

暴惊：下廉

癫疾：前谷　后溪　水沟　解溪　金门　申脉

---

① “速出”原作“远出”。详文义改。

霍乱门

霍乱：阴陵　承山　解溪　太白

霍乱吐泻：关冲　支沟　尺泽　三里　太白　先取　太溪　后取　太仓

霍乱呕吐[①]：支沟

霍乱转筋[②]：关冲　阴陵　承山　阳铺　太白　大都　中封　解溪 丘墟　公孙

疟疾门

疟疾：百会　经渠 前谷

温疟：中脘　大椎

痎疟：腰俞

痎疾发寒热：合谷 液门 商阳

痰疟寒热：后溪 合谷

疟疾振寒：上星 丘墟 陷谷

头痛：腕骨

寒疟：三间

心烦：神门

久疟不食：公孙 内庭 厉兑

久疟：中渚 商阳 丘墟

热多寒少：间使 三里

脾寒发疟：大椎 间使 乳根

肿胀门（附：红疸、黄疸）

浑身浮肿：曲池　合谷　三里　内庭　行间　三阴交

水肿：列缺　腕骨　合谷　间使　阳陵　阴谷　三里　曲泉　解溪　陷谷　复溜　公孙　厉兑　冲阳　阴陵　胃俞　水分　神阙

四肢浮肿：曲池　通里　合谷　中渚　液门　三里　三阴交

风浮身肿：解溪

肿水气胀满：复溜　神阙

腹胀胁满：阴陵泉

遍身肿满，食不化：肾俞（百壮）

鼓胀：复溜　公孙　中封　太白　水分

消瘅[③]：太溪

伤饱身黄：章门

---

①“霍乱呕吐”原作“霍乱呕吐转筋”。据《神应经》删

②“霍乱转筋”原作“逆数”。据《神应经》改。

③“消瘅”原作“消痹”。据《神应经》改。

红疸[1]：百会　曲池　合谷　三里　委中

黄疸[2]：百劳　腕骨　三里　涌泉　中脘　膏肓　大陵　劳宫　太溪　中封　然谷　太冲　复溜　脾俞

汗门

多汗：先泻合谷　次补复溜

少汗：先补合谷　次泻复溜

自汗：曲池　列缺　少商　昆仑　冲阳　然谷　大敦　涌泉

无汗：上星　哑门　风府　风池　支沟　经渠　太陵　阳谷　腕骨　然谷　中渚　液门　鱼际　合谷　中冲　少商　商阳　大都　委中　陷谷　厉兑　侠溪

汗不出：曲泽　鱼际　少泽　上星　曲泉　复溜　昆仑　侠溪　窍阴

痹厥门

风痹：尺泽　阳辅

积痹痰痹：膈俞

寒厥：太渊　液门

痿厥：丘墟

尸厥如死及不知人事：灸厉兑（三壮）

身寒痹：曲池　列缺　环跳　风市　委中　商丘　中封　临泣

厥逆[3]：阳辅　临泣　章门　如脉绝，灸间使，或针复溜。

尸厥：列缺　中冲　金门　大都　内庭　厉兑　隐白　大敦

四肢厥：尺泽　小海　支沟　前谷　三里　三阴交　曲泉　照海　太溪　内庭　行间　大都

肠痔大便门

肠鸣：三里　陷谷　公孙　太白　章门　三阴交　水分　神阙　胃俞　三焦俞

肠鸣而泄：神阙　水分　三间

食泄：上廉　下廉

暴泄：隐白

洞泄：肾俞

溏泄：太冲　神阙　三阴交

泄不止：神阙

出泄不觉：中脘

痢疾：曲泉　太溪　太冲　丹田　脾俞　小肠俞

便血：承山　复溜　太冲　太白

---

①、②“疸”，《神应经》均作“瘅”，同义。
③“厥逆”原作“逆厥”。据《神应经》改。

大便不禁：丹田　大肠俞

大便不通：承山　太溪　照海　太冲　小肠俞　太白　章门　膀胱俞

大便下重：承山　解溪　太白　带脉

闭塞：照海　太白　章门

泄泻：曲泉　阴陵　然谷　束骨　隐白　三焦俞　中脘　天枢　脾俞　肾俞　大肠俞

五痔：委中　承山　气扬　阳辅　复溜　太冲　侠溪

气海　会阴　长强

肠风：尾闾骨尽处，灸百壮即愈。

大小便不通：胃脘（灸三百壮）

肠痈痛：太白　陷谷　大肠俞

脱肛：百会　尾闾（七壮）　脐中（随年壮）

血痔泄，腹痛　承山　复溜

痔疾，骨疽蚀：承山　商丘

久痔：二白（在掌后四寸）　承山　长强

阴疝小便门

寒疝腹痛：阴市　太溪　肝俞

疝瘕：阴跷（此二穴，在足踝下陷中。主卒疝，小腹疼痛。左取右，右取左，灸三壮。女人月水不调，亦灸）。

卒疝：丘墟　大敦　阴市　照海

癞疝[1]：曲泉　中封　太冲　商丘

痃癖（小腹下痛）：太溪　三里　阴陵　曲泉　脾俞　三阴交

疝瘕：阴陵　太溪　丘墟　照海

肠癖，癀疝，小肠痛：通谷（灸百壮）　束骨　大肠俞

偏坠木肾：归来　大敦　三阴交

阴疝：太冲　大敦

痃癖，膀胱小肠：燔针刺五枢　气海　三里　三阴交　气门（百壮）

阴肾偏，大小便数，或阴入腹：大敦

阴肿：曲泉　太溪　大敦　肾俞　三阴交

阴茎痛：阴陵　曲泉　行间　太冲　阴谷　三阴交　大敦　太溪　肾俞　中极

阴茎痛，阴汗湿：太溪　鱼际　中极　三阴交

转胞不溺淋沥：关元

肾脏虚冷，日渐羸瘦，劳伤，阴疼凛凛，少气遗精：肾俞

---

① “癞疝”原讹作“癞疝”。据《神应经》改。

遗精白浊：肾俞　关元　三阴交

梦遗失精：曲泉（百壮）　中封　太冲　至阴　膈俞　脾俞　三阴交　肾俞　关元　三焦俞

寒热气淋：阴陵泉

淋癃：曲泉　然谷　阴陵　行间　大敦　小肠俞　涌泉　气门（百壮）

小便黄赤：阴谷　太溪　肾俞　气海　膀胱俞　关元

小便五色：委中　前谷

小便不禁：承浆　阴陵　委中　太冲　膀胱俞　大敦

小便赤如血：大陵　关元

妇人胞转，不利小便：灸关元（二七壮）

遗溺：神门　鱼际　太冲　大敦　关元

阴痿丸骞：阴谷　阴交　然谷　中封　太冲①

阴挺出：太冲　少府　照海　曲泉

疝气偏坠：以小绳量患人口两角，为一分，作三折，成三角，如△样，以一角安脐心，两角在脐下两旁，尽处是穴。患左灸右，患右灸左，二七壮立愈。二穴俱灸亦可。

膀胱气攻两胁脐下，阴肾入腹：灸脐下六寸两旁各一寸，炷如小麦大。患左灸右，患右灸左。

头面门

头痛：百会　上星　风府　风池　攒竹　丝竹空　小海　阳溪　大陵　后溪　合谷　腕骨　中冲　中渚　昆仑　阳陵

头强痛：颊车　风池　肩井　少海　后溪　前谷

头偏痛：头维

脑泻：囟会　通谷

头风：上星　前顶　百会　阳谷　合谷　关冲　昆仑　侠溪

脑痛：上星　风池　脑空　天柱　少海

头风，面目赤：通里　解溪

头风牵引脑顶痛：上星　百会谷合

偏正头风：百会　前顶　神庭　上星　丝竹空　风池　合谷　攒竹　头维

醉舌头风：印堂　攒竹　三里

头风眩晕：合谷　丰隆　解溪　风池　垂手着两腿　灸虎口内

面肿：水沟　上星　攒竹　支沟　间使　中渚　液门　解溪　行间　厉兑　譩譆　天牖　池风

① “太冲”原作“大敦”。据《神应经》改。

面痒肿：迎香　合谷

头项俱痛：百会　后顶　合谷

头风冷泪出：攒竹　合谷

头痛项强，重不能举，脊反折，不能回顾：承浆（先泻后补）　风府

脑昏目赤：攒竹

头旋：目窗　百会　申脉　至阴　络却

面肿项强，鼻生息肉：承浆（三分推上复下）

头肿：上星　前顶　大陵（出血）　公孙

颊肿：颊车

颐颔肿：阳谷　腕骨　前谷　商阳　丘墟　侠溪　手三里

风动如虫行：迎香

颈项强急：风府

头目浮肿：目窗　陷谷

眼脸瞤动：头维　攒竹

脑风而疼：少海

头重身热：肾俞

眉棱痛：肝俞

毛发焦脱：下廉

面浮肿：厉兑

面肿：灸水分

头目眩疼，皮肿生白屑：灸囟会

咽喉门

喉痹：颊车　合谷　少商　尺泽　经渠　阳溪　大陵　二间　前谷

鼓颔：少商

咽中如梗：间使　三间

咽肿：中渚　太溪

咽外肿：液门

咽食不下：灸膻中

咽中闭：曲池　合谷

咽喉肿痛，闭塞，水粒不下：合谷　少商兼以三棱针，刺手大指背头节上甲根下，排刺三针。

双鹅：玉液　金津　少商

单鹅：少商　合谷　廉泉

咽喉肿闭甚者：以细三棱针藏于笔尖中，戏言以没药调点肿痹处，乃刺之。否则病人恐惧，不能愈疾。

咽痛：风府

耳目门

耳鸣：百会　听宫　听会　耳门　络却　阳溪　阳谷　前谷　后溪　腕骨　中渚　液门　商阳　肾俞

聤生疮，有脓汁[①]：耳门　翳风　合谷

重听无所闻：耳门　风池　侠溪　翳风　听会　听宫

目赤：目窗　大陵　合谷　液门　上星　攒竹　丝竹空

目风赤烂：阳谷

赤翳：攒竹　后溪　液门

目赤肤翳：太渊　侠溪　攒竹　风池

目翳膜：合谷　临泣　角孙　液门　后溪　中渚　睛明

白翳：临泣 肝俞

睛痛：内庭　上星

冷泪：睛明 临泣 风池 腕骨

迎风有泪：头维 睛明 临泣 风池

目泪出：临泣 百会 液门 后溪 前谷 肝俞

风生，卒生翳膜，两目疼痛不可忍者：睛明 手中指本节间尖上三壮。

眼睫毛倒：丝竹空

青盲无所见：肝俞 商阳（左取右，右取左）

目眦急痛：三间

目昏：头维 攒竹 睛明 目窗 百会 风府 风池 合谷 肝俞 肾俞 丝竹空

目眩：临泣 风府 风池 阳谷 中渚 液门 鱼际 丝竹空

目痛：阳溪 二间 大陵 三间 前谷 上星

风目眶，风泪出：头维 颧髎

眼痒眼疼：光明（泻）五会

目生翳：肝俞 命门 瞳子髎（在目外眦五分，得气乃泻）合谷 商阳

小儿雀目，夜不见物：灸手大指甲后一寸，内廉横纹头白肉际，各一壮。

鼻口门

鼻有息肉：迎香

衄血：风府　曲池　合谷　三间　二间　后溪　前谷　委中　申脉　昆仑　厉兑　上星　隐白

鼽衄：风府　二间　迎香

鼻塞：上星　临泣　百会　前谷　厉兑　合谷　迎香

---

①“脓汁”原作“浓汗”。据《神应经》改。

鼻流清涕：人中　上星　风府

脑泻，鼻中臭涕出：曲差　上星

鼻衄：上星（灸二七壮）　绝骨　颇会　又一法：灸项后发际两筋间宛宛中。

久病流涕不禁：百会（灸）

口干：尺泽　曲泽　大陵　二间　少商　商阳

咽干：太渊　鱼际

消渴：水沟　承浆　金津　玉液　曲池　劳宫　太冲　行间　商丘　然谷　隐白（百日以上者，切不可灸）

唇干有涎：下廉

舌于涎出：复溜

唇干饮不下：三间　少商

唇动如虫行：水沟

唇肿：迎香

口㖞眼㖞：颊车　水沟　列缺　太渊　合谷　二间　地仓　丝竹空

口噤：颊车　支沟　外关　列缺　内庭　厉兑

失音不语：间使　支沟　灵道　鱼际　合谷　阴谷　复溜　然谷

舌缓：太渊　合谷　冲阳　内庭　昆仑　三阴交　风府

舌强：哑门　少商　鱼际　二间　中冲　阴谷　然谷

舌黄：鱼际

齿寒：少海

齿痛：商阳

齿龋恶风：合谷　厉兑

齿龋：少海　小海　阳谷　合谷　液门　二间　内庭　厉兑

龈痛：角孙　小海

舌齿腐：承浆　劳官（各一壮）

牙疼：曲池　少海　阳谷　阳溪　二间　液门　颊车　内庭　吕细（在内踝骨尖上，灸二七壮）

上牙疼：人中　太渊　吕细　灸臂上起肉中，五壮。

下牙疼：龙玄（在侧腕交叉脉）承浆　合谷　腕上五寸，两筋中间，灸五壮。

不能嚼物：角孙

牙疳蚀烂，生疮：承浆（壮如小筋头大，灸七壮）

胸背胁门

胸满：经渠　阳溪　后溪　三间　间使　阳陵　三里　曲泉　足临泣

胸痹：太渊

胸膊闷：肩井

胸胁痛：天井　支沟　间使　大陵　三里　太白　丘墟　阳辅

胸中澹澹[①]：间使

胸满支肿：内关　膈俞

胸胁满引腹：下廉　丘墟　侠溪　肾俞

胸烦：期门

胸中寒：膻中

肩背酸疼：风门　肩井　中渚　支沟　后溪　腕骨　委中

心胸痛：曲泽　内关　大陵

胸满血膨，有积块，霍乱肠鸣，善叱：三里　期门（向外刺二寸，不补不泻）

胁满：章门

胁痛：阳谷　腕骨　支沟　膈俞　申脉

缺盆肿：太渊　商阳　足临泣

胁与脊引：肝俞

背膊[②]项急：大椎

腰背强直，不能转[③]侧：腰俞　肺俞

腰脊痛楚：委中　复溜

腰背伛偻：风池　肺俞

背拘急：经渠

肩背相引：二间　商阳　委中　昆仑

偏胁背痛痹：鱼际　委中

背痛：经渠　丘墟　鱼际　昆仑　京骨

脊膂强痛：委中

腰背牵疼难转：天牖　风池　合谷　昆仑

脊内牵疼不能屈伸：合谷　复溜　昆仑

脊强浑身痛，不能转侧：哑门

胸连胁痛：期门（先针）　章门　丘墟　行间　涌泉

肩痹痛：肩髃　天井　曲池　阳谷　关冲[④]

手足腰腋门

手臂痛不能举：曲池　尺泽　肩髃　三里　少海　太渊　阳池　阳溪　阳谷　前谷　合谷　液门　外关　腕骨

臂寒：尺泽　神门

---

①“澹澹”原作“澹”。据《神应经》补。
②“膊”原作“腹”。详文义改。
③“转”原作“动”。据《神应经》改。
④“冲”原作“中”。据《神应经》改。

臂内廉痛：太渊

臂腕侧痛：阳谷

手腕动摇：曲泽

腋痛：少海　间使　少府　阳辅　丘墟　足临泣　申脉

肘劳：天井　曲池　间使　阳溪　中渚　阳谷　太渊　腕骨　列缺　液门

手腕无力：列缺

肘臂痛：肩髃　曲池　通里　手三里

肘挛：尺泽　肩髃　小海　间使　大陵　后溪　鱼际

肩臂酸重：支沟

肘臂、手指不能屈：曲池　三里　外关　中渚

手臂麻木不仁：天井　曲池　外关　经渠　支沟　阳溪　腕骨　上廉　合谷

手臂疼痛：肩井　曲池　下廉

手指拘挛，筋紧：曲池　阳谷　合谷

手热：劳宫　曲池　曲泽　内关　列缺　经渠　太渊　中冲　少冲

手臂红肿：曲池　通里　中渚　合谷　手三里　液门

风痹肘挛不举：尺泽　曲池　合谷

两手拘挛，偏风瘾疹，喉痹，胸胁填满，筋缓手臂无力，皮肤枯燥：曲池（先泻后补）肩髃　手三里

肩膊[①]烦疼：肩髃　肩井　曲池

五指皆疼：外关

手挛指痛：少商

掌中热：列缺　经渠　太渊

腋肘肿：尺泽　小海　间使　大陵

腋下肿：阳辅　丘墟　足临泣

腰痛：肩井　环跳　阴市　三里　委中　承山　阳辅　昆仑　腰俞[②]　肾俞[③]

两腿如冰：阴市

挫闪腰疼，胁肋痛：尺泽　曲池　合谷　手三里　阴陵　阴交　行间　足三里

腰疼难动：风市　委中　行间

腰脊强痛：腰俞　委中　涌泉　小肠俞　膀胱俞

腰脚痛：环跳　风市　阴市　委中　承山　昆仑　申脉

股膝内痛：委中　三里　三阴交

腿膝酸疼：环跳　阳陵　丘墟

脚膝痛：委中　三里　曲泉　阳陵　风市　昆仑　解溪

---

①“膊”原作“腹”。据《神应经》改。

②、③《神应经》无“腰俞”“肾俞”四字。疑为杨氏补入。

膝胻股肿：委中　三里　阳辅　解溪　承山

腰如坐水：阳辅

足痿不收：复溜

风痹，脚胻麻木：环跳　风市

足麻痹：环跳　阴陵　阳陵[①]　阳辅　太溪　至阴

脚气：肩井　膝眼　风市　三里　承山　太冲　丘墟　行间

髀枢痛：环跳　阳陵　丘墟

足寒热：三里　委中　阳陵　复溜　然谷　行间　中封　大都　隐白

脚肿：承山　昆仑　然谷　委中　下廉　髋骨　风市

足寒如冰：肾俞

浑身战掉，胻酸：承山　金门

足胻寒：复溜　申脉　厉兑

足挛：肾俞　阳陵　阳辅　绝骨

诸节皆痛：阳辅

腨肿：承山　昆仑

足缓：阳陵　冲阳　太冲　丘墟

脚弱：委中　三里　承山

两膝红肿疼痛：膝关　委中　三里　阴市

穿跟草鞋风：昆仑　丘墟　商丘　照海

足不能行：三里　曲泉　委中　阳辅　三阴交　复溜　冲阳　然谷　申脉　行间　脾俞

脚腕酸：委中　昆仑

足心疼：昆仑

脚筋短急，足沉重，鹤膝历节风肿，恶风发不能起床：风市

腰痛不能久立，腿膝胫酸重，及四肢不举：附阳

腰重，痛不可忍，及转侧起卧不便，冷痹，脚筋挛急，不得屈伸：灸两脚曲脷两纹头四处各三壮，一同灸，用两人两边同吹，至火灭。若午时灸了，至晚或脏腑鸣，或行一二次，其疾立愈。

腰痛不能举：仆参（二穴在跟骨下陷中。拱足取之，灸二壮）

膝以上病：灸环跳　风市

膝以下病：灸犊鼻　膝关　三里　阳陵

足踝以上病：灸三阴交　绝骨　昆仑

足踝以下病：灸照海　申脉

---

① “阳陵”原无。据《神应经》补。

腿痛：髋骨

脚气：一风市（百壮或五十壮） 二伏兔（针三分，禁灸） 三犊鼻（五十壮） 四膝眼 五三里（百壮） 六上廉 七下廉（百壮） 八绝骨

脚转筋，发时不可忍者：脚踝上（一壮） 内筋急灸内，外筋急灸外。

脚转筋多年不愈，诸药不效者：灸承山（二七壮）

妇人门

月脉不调：气海 中极 带脉（一壮） 肾俞 三阴交

月事不利：足临泣 三阴交 中极

过时不止：隐白

下经若冷，来无定时：关元

女人漏下不止：太冲 三阴交

血崩：气海 大敦 阴谷 大冲 然谷 三阴交 中极

瘕聚：关元

赤白带下：带脉 关元 气海 三阴交 白环俞 间使（三十壮）

小腹坚：带脉

绝子：商丘 中极

因产恶露不止：气海 关元

产后诸病：期门

乳痈：下廉 三里 侠溪 鱼际 委中 足临泣 少泽

乳肿痛：足临泣

难产：合谷（补） 三阴交（泻） 太冲

横生死胎：太冲 合谷 三阴交

横生手先出：右足小指尖（灸三壮，立产，炷如小麦大）

子上逼心，气闷欲绝：巨阙 合谷（补） 三阴交（泻） 如子手掬母心，生下男左女右手心，有针痕可验，不然，在人中或脑后有针痕。

产后血晕不识人：支沟 三里 三阴交

堕胎后，手足如冰，厥逆：肩井（五分，若觉闷乱，急补三里）

胎衣不下：中极 肩井

阴挺出：曲泉 照海 大敦

无乳：膻中（灸） 少泽（补） 此二穴神效

血块：曲泉 复溜 三里 气海 丹田 三阴交

妇人经事正行，与男子交，日渐羸瘦，寒热往来，精血相竞：百劳 肾俞 风门 中极 气海 三阴交 若以前症，作虚劳治者，非也。

女子月事不来，面黄干呕，妊娠不成：曲池 支沟 三里 三阴交

经脉[1]过多：通里　行间　三阴交

欲断产：灸右足内踝上一寸，合谷。又一法：灸脐下二寸三分，三壮，肩井。

一切冷惫：灸关元

不时漏下：三阴交

月水不调，因结成块：针间使

小儿门

大小五痫：水沟　百会　神门　金门　昆仑　巨阙

惊风：腕骨

瘈疭，五指掣：阳谷　腕骨　昆仑

摇头张口，反折：金门

风痫，目戴上：百会　昆仑　丝竹空

脱肛：百会　长强

卒疝：太冲

角弓反张：百会

泻痢：神阙

赤游风：百会　委中

秋深冷痢：灸脐下二寸及三寸动脉中。

吐乳：灸中庭（在膻中下一寸六分）

卒痫及猪痫：巨阙（灸三壮）

口有疮蚀龈，臭秽气冲人：灸劳宫二穴，各一壮。

卒患腹痛，肚皮青黑：灸脐四边各半寸，三壮；鸠尾骨下一寸，三壮。

惊痫：顶上旋毛中（灸三壮）　耳后青络（灸三壮，炷如小麦大）

风痫，手指屈如数物者：鼻上发际宛宛中（灸三壮）

二三岁两目眦赤：大指次指间后一寸五分（灸三壮）

囟门不合：脐上脐下各五分，二穴各三壮，灸疮未发，囟[2]门先合。

夜啼：灸百会三壮。

肾胀偏坠：关元（灸三七壮[3]）　大敦（七壮[4]）

猪痫如尸厥，吐沫：巨阙（三壮）

食痫，先寒热，洒淅乃发：鸠尾上五分（三壮）

羊痫：九椎下节间（灸三壮）　又法：大椎上[5]（三壮）

牛痫：鸠尾（三壮）　又法：鸠尾　大椎（各三壮）

---

①“脉”疑当做“血”。

②“囟”原无。据《神应经》补。

③“灸三七壮”原作“灸三壮”。据《神应经》改。

④“七壮”原作“或壮”。据《神应经》改。

⑤“上”原无。据《神应经》补。

马痫：仆参（二穴，各三壮） 又法：风府 脐中（各三壮）

犬痫：两手心　足太阳 肋户（各灸[1]一壮）

鸡痫：足诸阳（各三壮）

牙疳蚀烂：承浆（针灸皆可）

疮毒门

遍身生疥癞[2]：曲池　合谷　三里　绝骨　膝眼（灸二七壮[3]）

腋肿、马刀疡：阳辅　太冲　足临泣[4]

热风瘾疹：肩髃　曲池　曲泽　环跳　合谷　涌泉

疡肿振寒：少海

疥癣疮：曲池　支沟　阳溪　阳谷　大陵　合谷　后溪　委中　三里　阳辅　昆仑　行间　三阴交　百虫窠

疔疮生面上与口角：灸合谷

疔疮生手上：曲池（灸）

疔疮生背上：肩井　三里　委中　临泣　行间　通里　小海[5]　太冲

瘰疬：少海（先针皮上，候三十六息，推针入内，须定浅深，追核大小，勿出核，三十二下，乃出针。）天池　章门　临泣　支沟　阳辅（灸百壮）　肩井（随年壮）　手三里

痈疽发背：肩井委中　又以蒜片贴疮上，灸之，如不疼灸至疼，如疼，灸至不疼，愈多愈好。

溺水死者，经宿可救：即解死人衣带，灸脐中。

狂犬咬伤人：即灸咬处疮上。

蛇咬伤人：灸伤处三壮，仍以蒜片贴咬处，灸蒜上。

人脉微细不见，或有或无：宜于少阴经，复溜穴上，用圆利针针至骨处，顺针下刺，候回阳脉生[6]，方可出针。

痈疽疮毒：同杨氏骑竹马灸法。

续增治法

中风论

《徐氏书》

且夫中风者，有五不治也。开口、闭眼、撒屎、遗尿、喉中雷鸣，皆恶候也。且

①“灸”原无。据《神应经》补。

②“疥癞”原作“疮”。据《神应经》改。此条原在小儿门下，据《神应经》移此。下“腋肿、马刀疡”至“疥癣症”共8条，亦据移此下。

③“灸二七壮”原无。据《神应经》补。

④“足临泣”原无。据《神应经》补。

⑤“小海”原作“少海”。据《神应经》改。

⑥“候回阳脉生”原作“候回阳脉，阳脉生时”。据《神应经》删改。

中风者，为百病之长，至其变化，各不同焉。或中于脏，或中于腑，或痰或气，或怒或喜，逐其隙而害成也。中于脏者，则令人不省人事，痰涎壅塞[①]，喉中雷鸣，四肢瘫痪，不知疼痛，语言蹇涩，故难治也。中于腑者，则令人半身不遂，口眼㖞斜，知痒痛，能言语，形色不变，故易治也。治之先审其症，而后刺之。其中五脏六腑形症各有名，先须察其源，而名其症，依标本刺之，无不效也。

一、肝中之状，无汗恶寒，其色青，名曰怒中。

二、心中之状，多汗怕惊，其色赤，名曰思虑中。

三、脾中之状，多汗身热，其色黄，名曰喜中。[②]

四、肺中之状，多汗恶风，其色白，名曰气中。

五、肾中之状，多汗身冷，其色黄，名曰气劳中。

六、胃中之状，饮食不下，痰涎上壅，其色淡黄，名曰食后中。

七、胆中之状，目眼牵连，酣睡不醒，其色绿，名曰惊中。

初中风急救针法 《乾坤生意》

凡初中风跌倒，卒暴昏沉，痰涎壅滞，不省人事，牙关紧闭，药水不下，急以三棱针，刺手十指十二井穴，当去恶血。又治一切暴死恶候，不省人事，及绞肠痧，乃起死回生妙诀。

少商二穴　商阳二穴　中冲二穴　关冲二穴　少冲二穴　少泽二穴

中风瘫痪针灸秘诀 《乾坤生意》[③]

中风口眼㖞斜：听会　颊车　地仓

凡㖞向左者，宜灸右；向右者，宜灸左，各灸陷中二七壮，艾炷如麦粒大，频频灸之，取尽风气，口眼正为度。

一法：以五寸长笔管，插入耳内，外以面塞四围竹管上头，以艾灸二七壮，右㖞灸左，左㖞灸右。

中风风邪入腑，以致手足不遂：百会　耳前发际　肩髃　曲池　风市　足三里　绝骨

凡觉手足麻痹，或疼痛良久，此风邪入腑之候，宜灸此七穴。病在左灸右，在右灸左，候风气轻减为度。

中风风邪入脏，以致气塞涎壅，不语昏危：百会　大椎　风池　肩井　曲池　足三里　间使

凡觉心中愦乱，神思不怡，或手足顽麻，此风邪入脏之候，速灸此七穴，各五七壮。如风势略可，凡遇春、秋二时，常灸此七穴，以泄风气；若素有风人，尤当留意。

---

① “塞”原无。据《针灸大全》卷四补。

② 心主喜、脾主思。此心中曰思虑中，脾中曰喜中，疑误。

③《乾坤生意》原无。据文例补。

中风鼻塞不闻，时流清涕，偏正头风，及生白屑，惊痫，目上视不识人：顖会（灸）

中风头皮肿，目眩虚，振寒热，目疼不能远视：上星（针灸）

中风风痫，瘈疭等症：印堂（针灸）

中风头项急，不能回顾：风府（针）

中风手不能举：阳池（针灸）

中风腕酸，不能屈伸，指疼不能握物：外关（针灸）

中风手弱不仁，拘挛不伸：手三里（针灸）

中风痰咳，肘挛，寒热惊痫：列缺（针灸）

中风惊怖，声音不出，肘腕酸疼：通里（针灸）

中风腰胯疼痛，不得转侧，腰胁相引：环跳（针灸）

中风转筋拘急，行步无力疼痛：昆仑（针灸）

中风脚腿麻木，冷痹冷痛：阳陵（针灸）

中风腰背拘急：委中（针）

中风脚膝疼痛，转筋拘急：承山（针灸）

治虚损五劳七伤紧要灸穴：陶道一穴，灸二七壮。身柱一穴，灸二七壮。肺俞二穴，灸七七壮至百壮。膏肓二穴，灸三七壮至七七壮。

伤寒

《聚英》

发热：风寒客于皮肤，阳气拂郁所致，此表热也。阳气下陷入阴分蒸熏，此里热也。

汗不出，凄凄恶寒：[①]玉枕　大杼　肝俞　膈俞　陶道

身热恶寒：后溪

身热汗出，足厥冷：大都

身热头痛，食不下：三焦俞

汗不出：合谷　后溪　阳池　厉兑　解溪　风池

身热而喘：三间

余热不尽：曲池

烦满汗不出：风池　命门

汗出寒热：五处　攒竹　上脘[②]

烦心好呕：巨阙　商丘

身热头痛，汗不出：曲泉[③]身热进退头痛：神道　关元　悬颅[③]

---

① 治穴之前《针灸聚英》有“取”字，杨氏以症列穴，皆已删“取”字。

② “上脘”原作“上腕”。据《针灸聚英》改。

③ “曲泉”后原有“神道、关元、悬陨”六字。据《针灸聚英》卷四删。当移下条。

以上见《针经》。

六脉沉细，一息二三至：气海（灸） 关元（灸）

少阴[1]发热：太溪（灸）

恶寒：有热恶寒者发于阳，无热恶寒者发于阴。

背恶寒口中和：关元（灸）

恶风：有汗为中风，伤卫，无汗恶风为寒，伤荥。先刺风府、风池，后饮桂枝葛根汤。

胸胁满兼谵语（邪气自表伤里，先胸胁，次入心）：期门。

结胸：脏气闭而不流布也。按之痛，为小结；不按自痛，为大结。期门（针）肺俞（针）

妇人因血结胸，热入血室：期门（针） 又以黄连、巴豆七粒作饼子，置脐中，以火灸之，得利为度。

咳逆（胸中气不交也，水火相搏而有声）：期门（针）

小腹满（上为气，下为溺，当出不出，积而为满）[2]，或腹中急痛：刺委中，或夺命穴等处。

烦躁：邪气在里，烦为内不安，躁为外不安。伤寒六七日，脉微，手足厥冷，烦躁。灸厥阴俞。

蓄血：热毒流于下而瘀血。少阴症下利，便脓血者，可刺[3]。阳明症，下血谵语，必热入血室，头汗出。刺期门。

呕吐：表邪传里，里气上逆也则为呕吐[4]。口中和，脉微涩溺。灸厥阴。

战栗：战者，正气胜；栗者，邪气胜，邪与正争，心战而外栗，有病欲解也。邪气内盛，正气太虚，心栗而鼓颔，身不战者，已而遂成寒逆者。灸鱼际。

四逆：四肢逆冷，积冷成寒，六腑气绝于外。足胫寒逆少阴也。身寒者，厥阴也。灸气海、肾俞、肝俞。

厥：手足逆冷，阳气伏陷，热气逆伏，而手足冷也，刺之[5]脉促而厥者，灸之。

郁冒：郁为气不舒，冒为神昏[6]不清，即昏迷也。多虚极乘寒所致，或吐下使然。郁冒[7]刺太阳、少阳并病[8]。

---

①“少阴”原作“少阳”。据《针灸聚英》改。

②“小腹满”后，《神应经》云：物聚而满，上为气下为溺与血。小腹硬。小便自利，其人如狂，血证也。当出不出，积而为满，中痨腹虚胀，或腹中急痛，刺括委中或夺命穴等处。

③“者，可刺”三字原无。据《针灸聚英》卷二补。

④“则为呕吐”四字原无。据《针灸聚英》卷二补。

⑤“刺之”，《针灸聚英》卷二作“刺内庭大都”，后又云“庞氏曰”三字。

⑥“昏”字原无。据《针灸聚英》卷二补。

⑦“郁冒”原无。据《针灸聚英》补。

⑧“并病”原作“井”。据《针灸聚英》改补。下“病”据删。

头痛，或冒闷如结胸状，刺大椎肺俞、肝俞[1]慎不可汗。

自利：不经攻下自溏泄。脉微涩[2]，呕而汗出，必更衣。反小者，当温上，灸之以消阴。小便自[3]利，手中不冷，反发热，脉不至。灸太溪穴[4]

少阴下利，便脓血者，可刺之，宜通用之[5]。

霍乱：上吐下利，挥霍撩乱，邪在中焦，胃气不治，阴阳乖隔，遂上吐下泄，躁扰烦乱也。干霍乱[6]或腹中痛绞刺。针委中及夺命穴[7]。

腹痛：有实有虚，寒热燥屎旧积，按之不痛为虚，痛为实，合灸；不灸，令病人冷结，久而弥困[8]。刺括委中穴[9]。

阴毒阴症：阴病盛则微阳消于上，故沉重，四肢逆冷，脐腹筑痛，厥逆或冷，六脉沉细。灸关元、气海。

太阳、少阳并病：刺肺俞、肝俞。如头痛，刺大椎。

小便不利：邪畜于内，津液不行。阴寒甚，下闭者，灸之。

阴症：小便不利阴囊缩入小[10]腹痛欲死者。灸石门。

不仁：不柔和，痒痛寒热皆不知[11]，正气为邪气闭伏，郁而不散，血气虚少故也。若越人诊虢太子尸厥，以郁冒不仁为可治，刺之而痊者，神医之诊也。设脉浮洪，汗如油，喘不休，体不仁，越人岂能治哉？

以上见刘氏伤寒治例[12]。

杂病

风：大率主血虚气虚，火与湿多痰。

中风：神阙　风池　百会　曲池　翳风　风市　环跳　肩髃皆可灸之以[13]踈风，针之以导气。

寒：见伤寒。

阴寒及陷下脉绝者，宜灸之。

发热：有寒潮热，烦热，往来热。

热病汗不出：商阳　合谷　阳谷　侠溪　厉兑　劳宫　腕骨以导气。

---

①“刺大椎……肝俞”，《针灸聚英》作“当刺大椎第一间及肺、肝二俞”。
②“脉微涩”前，《针灸聚英》有“下利”二字，
③“自”原作“吐”。据《针灸聚英》卷二改。
④“穴”字原无。据《针灸聚英》卷二补。
⑤“……者，可刺之，宜通用之”原作“刺之通用”。据《针灸聚英》卷二补。
⑥“干霍乱”原无。据《针灸聚英》卷二补。
⑦“及夺命穴”原无。据《针灸聚英》卷二补。
⑧《针灸聚英》“困”后有“气冲心而死”五字。
⑨“括”、“穴”二字原无。据《针灸聚英》卷二补。
⑩“入小”二字原无。据《针灸聚英》卷二补。
⑪“热皆不知”四字原无。据《针灸聚英》卷二补。
⑫“例”原无。据《针灸聚英》卷二补。
⑬《针灸聚英》卷二“以”后有“凿窍”二字。

热无度[1]，不止：陷谷以泄热。

腹痛：有虚有[2]实，有[3]寒，气滞，死血，积热，风湿，宿食，疮，痧，疝。

实痛宜泻：太冲　太白 太渊 大陵　三阴交

邪客经络，药不能及，宜灸：气海　关元　中脘

头痛：有风[4]，风热，痰湿，寒；真头疼，手足青至节，死，不治。

灸，疏散寒。针[5]脉浮，刺腕骨 京骨；脉长：刺合谷[6] 冲阳；脉弦：刺阳池　风府 风池

腰痛：有气虚，血虚，肾病，风湿，湿热，瘀寒气[7]滞。

血滞于下：刺委中（出血）灸肾俞 昆仑

又用附子尖、乌头尖、南星、麝香、雄黄、樟脑、丁香、炼丸蜜，姜汁化成膏，放手内烘热摩之。

胁痛：肝火盛，木气实，有死血瘀注，肝急。针丘墟 中渎

心痛：有风寒，气血虚，食积热。针太溪然谷　尺泽　行间　建里　大都　太白　中脘　神门　涌泉

牙疼：主血热，胃口有热，风寒湿热，虫蛀。针合谷　内庭　浮白　阳白　三间

眼目：主肝气实，风热，痰热，血瘀热，血实气壅。针上星　百会　神庭　前顶　攒竹　丝竹空[8]　痛者：针风池　合谷[9]

大寒犯脑，连及目痛，或风湿相搏，有翳：灸二间　合谷

小儿疳眼：灸合谷二穴各一壮。

泻痢：气虚兼寒热，食积，风邪，惊邪，热湿，阳气下陷，痰积，当分治，泻轻痢重。

陷下：灸脾俞　关元　肾俞　复溜　腹哀　长强　太溪　三里　气舍　中脘　大肠俞

白痢：灸大肠俞。

赤痢：灸小肠俞。

疟：有风暑，山岚瘴气，食老疟。疟母[10]寒湿痹，五脏疟，五腑疟。针合谷　曲池　公孙　先针后灸大椎第一节，三七壮。

---

①“度”原作“汗”。据《针灸聚英》卷二改。
②“有”原无。据《针灸聚英》卷二补。
③“有”原无。据《针灸聚英》卷二补。
④“风”原无。据《针灸聚英》卷二补。
⑤“针”原无。据《针灸聚英》卷二补。
⑥“合谷”后原有“治”字。据《针灸聚英》卷二删。
⑦“气”原无。据《针灸聚英》卷二补。
⑧《针灸聚英》卷二“丝竹空”后有“宣泄”二字。
⑨ 此后《针灸聚英》有“张子和治眼目：神庭上星前顶”十二字。
⑩“疟。疟母”三字原无。据《针灸聚英》补。

咳嗽：有风，寒，火，劳，痰、肺胀、湿。灸天突　肺俞　肩井　少商　然谷　肝俞　期门　行间　廉泉　扶突　针曲泽（出血立已）　前谷

面赤热咳：针支沟。

多唾[①]：针三里。

吐衄血：身热是血虚，血温身热者，死。不治。针隐白　脾俞　肝俞　上脘

下血：主肠风，多在胃与大肠。针隐白，灸三里。

诸气：怒则气上，惊则气乱，恐则气下，劳则气散，悲则气消，喜则气缓，思则气结。针以导气。

淋：属热，热结，痰气不利，胞痹为寒，老人气虚。灸三阴交。

小水不禁：痰阳陵泉　阴陵泉

喉痹：针合谷　涌泉　天突　丰隆　初起旁灸之，使外泄气。

头肿：针曲池。

诸疮：

瘰疬：灸肩井　曲池　大迎

缘唇疮：刺唇去恶血。

疝：有因寒，因气，因湿热，痰积流下。针太冲。大敦　绝骨　灸大敦　三阴交　小腹下横纹斜尖，灸一壮。

脚气：有湿热，食积，流注，风湿，寒湿。针公孙　冲阳　灸足三里

痿：有湿热，有痰，有无血而虚，有气弱，有瘀血。针中渎环跳（停针待气，一[②]二时方可）　灸三里　肺俞

喘：有痰喘，气虚，阴虚　灸中府　云门　天府　华盖　肺俞

恶心：因痰，热，虚。灸胃俞　幽门　商丘　中府石门　膈俞　阳关

膈噎：因血虚，气虚，热，痰火，血积，癖积。针天突　石关　三里　胃俞　胃脘　膈俞　水分　气海　胃仓

水肿：皮水，正水，石水，风水，因气湿食。针胃仓　合谷　石门水沟　三里　复溜　曲泉　四满

臌胀：气胀，寒胀，脾虚中满。针上脘　三里　章门　阴谷　关元　期门　行间　脾俞　悬钟　承满

头眩：痰挟气，虚火动其痰。针上星　风池　天柱

痛风：风热，风湿，血虚有痰。针百会　环跳

肩臂痛：痰湿为主。灸肩髃　曲池

梦遗：专主湿热相交。灸中极　曲骨　膏肓　肾俞

痫：俱是痰火，不必分马牛六畜。灸百会　鸠尾　上脘　神门　阳跷（昼发）　阴跷

---

① “唾”原作“睡”。据《针灸聚英》卷二改。

② “一”原无。据《针灸聚英》卷二补。

（夜发）

瘷：感天地间杀[①]历之气，声哑者难治。针委中（出血二三合）。黑紫疙瘩上，亦去恶血。

以上见刘氏杂病治例[②]。

疮疡：河间曰：凡疮疡须分经络部分，血气多少，俞穴远近。从背出者，当从太阳五穴，选用：至阴、通谷、束骨、昆仑、委中。从鬓出者，当从少阳五穴，选用：窍阴、侠溪，临泣、阳辅、阳陵。从髭出者，当从阳明五穴，选用：厉兑、内庭、陷谷、冲阳、解溪。从胸出者；绝骨一穴。

《肠痈纂要》云：千金灸法，屈两肘，正肘头锐骨，灸百壮，下脓血而安。武[③]按河间疮疡，止论足三阳，而手足三阴，三阳未备，学者当引伸触类。又查《医学入门》杂病歌；痈疽初起审其穴，只刺阳经不刺阴。

录之以备通考[④]。

---

①“杀”原作“谷”。据《针灸聚英》卷二改。
②“例”原无。据《针灸聚英》补。
③“武”原无。据《针灸聚英》卷二补。
④“又查……通考”文字，《针灸聚英》卷二无。此当是杨氏云。

针灸大成卷之九

治症总要 《杨氏》

一论中风，但未中风时，一两月前，或三四个月前，不时足胫上发酸重麻，良久方解，此将中风之候也。便宜急灸三里、绝骨四处，各三壮。后用生葱、薄荷、桃柳叶，四味煎汤淋洗，灸令祛逐风气自疮口出。如春交夏时，夏交秋时，俱宜灸，常令二足有灸疮为妙。但人不信此法，饮食不节，色酒过度，卒忽中风，可于七处一齐俱灸各三壮，偏左灸右、偏右灸左，百会、耳前穴也。

第一，阳症。中风不语，手足瘫痪者：合谷　肩髃　手三里　百会　肩井　风市　环跳　足三里　委中　阳陵泉（先针无病手足，后针有病手足）

第二，阴症。中风，半身不遂，拘急，手足拘挛，此是阴症也。亦依治之，但先补后泻

第三，中暑，不省人事：人中　合谷　内庭　百会　中极　气海

问曰：中暑当六、七月间有此症，或八、九月，十月亦有此症，从何而得？

答曰：此症非一，医者不省，当以六、七月有之，如何八、九、十月亦有之？皆因先感暑气，流入脾胃之中，串入经络，灌溉相并，或因怒气触动，或因过饮、恣欲伤体，或外感风，至八、九月方发，乃难治也。六、七月受病浅，风疾未盛，气血未竭，体气未衰，此为易治，复刺后穴：中冲　行间　曲池　少泽

第四，中风不省人事：人中　中冲　合谷

问曰：此病如何而来？已上穴法，针之不效，奈何？

答曰：针力不到，补泻不明，气血错乱，或去针速，故不效也。前穴未效，复刺后穴：哑门　大敦

第五，中风口禁不开：颊车　人中　百会　承浆　合谷（俱宜泻）

问曰：此症前穴不效，何也？

答曰：此皆风痰灌注，气血错乱，阴阳不升降，致有此病，复刺后穴：廉泉　人中

第六，半身不遂，中风：绝骨　昆仑　合谷　肩髃　曲池　手三里　足三里

问曰：此症针后再发，何也？

答曰：针不知分寸，补泻不明，不分虚实，其症再发。再针前穴，复刺后穴：肩

井　上廉 委中

第七，口眼㖞斜，中风：地仓　颊车　人中　合谷

问曰：此症用前穴针效，一月或半月复发，何也？

答曰：必是不禁房劳，不节饮食、复刺后穴，无不效也。听会　承浆　翳风

第八，中风，左瘫右痪：三里　阳溪　合谷　中渚　阳辅　昆仑　行间

问曰：数穴针之不效，何也？

答曰：风痰灌注经络，血气相搏，再受风寒湿气入内，凝滞不散，故刺不效，复刺后穴。先针无病手足，后针有病手足。风市　丘墟　阳陵泉

第九，正头大痛及脑顶痛：百会　合谷　上星

问曰：此症针后，一日、二日再发，甚于前，何也？

答曰：诸阳聚会头上，合用先补后泻，宜补多泻少，其病再发，愈重如前，法宜泻之，无不效也。复针后穴，真头痛，旦发夕死，夕发旦死，医者当用心救治，如不然，则难治。神庭太阳

第十，偏正头风：风池　合谷　丝竹空

问曰：以上穴法，刺如不效，何也？

答曰：亦有痰饮停滞胸膈，贼风串入脑户，偏正头风，发来连臂内痛，或手足沉冷，久而不治，变为瘫痪，亦分阴阳针之。或针力不到，未效，可刺中脘，以疏其下痰，次针三里，泻去其风，后针前穴。中脘 三里　解溪

第十一，头风目眩：解溪　丰隆

问曰：此症刺效复发，何也？

答曰：此乃房事过多，醉饱不避风寒而卧，贼风串入经络，冷症再发，复针后穴：风池上星三里

第十二，头风顶痛：百会　后项　合谷

问曰：头顶痛针入不效者，再用何穴可治？

答曰：头顶痛，乃阴阳不分，风邪串入脑户，刺故不效也。先取其痰，次取其风，自然有效。中脘　三里 风池　合谷

第十三，醉头风：攒竹　印堂　三里

问曰：此症前穴针之不效，何也？

答曰：此症有痰饮停于胃脘，口吐清涎，眩晕，或三日、五日，不省人事，不进饮食，名曰醉头风。失去其气，化痰调胃进食，然后去其风痛也。中脘膻中　三里　风门

第十四，目生翳膜：睛明　合谷　四白

问曰：以上穴法，刺之不效，何也？

答曰：此症受病既深，未可一时便愈，须是二、三次针之，方可有效。复刺后穴：太阳　光明　大骨空　小骨空

第十五，迎风冷泪：攒竹　大骨空　小骨空

问曰：此症缘何而得？

答曰：醉酒当风，或暴赤，或痛，不忌房事，恣意好飧，烧煎肉物；妇人多因产后不识回避，当风坐视，贼风串入眼目中，或经事交感，秽气冲上头目，亦成此症。复刺后穴：小骨空（治男妇醉后当风）　三阴交（治妇人交感症）　泪孔上（米大艾七壮效）中指半指尖（米大艾三壮）

第十六，目生内障：瞳子髎　合谷　临泣　睛明

问曰：此症从何而得？此数穴针之不效，何也？

答曰：怒气伤肝，血不就舍，肾水枯竭，气血耗散。临患之时，不能节约，恣意房事，用心过多，故得此症，亦难治疗。复针后穴：光明　天府　风池

第十七，目患外瘴：小骨空　太阳　睛明　合谷

问曰：此症缘何而得？

答曰：头风灌注瞳人，血气涌溢，上盛下虚，故得此病。刺前不效，复刺后穴二、三次方愈。临泣　攒竹　三里　内眦尖（灸五壮，即跟头尖上）

第十八，风沿眼红涩烂：睛明　四白　合谷　临泣　二间

问曰：针之不效，何也？

答曰：醉饱行房，血气凝滞，痒而不散，用手揩摸，贼风乘时串入，故得此症。刺前不效，复刺后穴：三里　光明

第十九，眼赤暴痛：合谷　三里　太阳　睛明

问曰：此症从何而得？

答曰：时气所作，血气壅滞，当风睡卧，饥饱劳役，故得此症。复刺后穴：太阳　攒竹　丝竹空

第二十，眼红肿痛：睛明　合谷　四白　临泣

问曰：此症从何而得？

答曰：皆因肾水受亏，心火上炎，肝不能制，心肝二血不能归元，血气上壅，灌注瞳人，赤脉贯睛，故不散。复刺后穴：太溪　肾俞　行间　劳宫

第二十一，努肉侵睛：风池　睛明　合谷　太阳

问曰：此症从何而得？

答曰：或因伤寒未解，却有房室之事，上盛下虚，气血上壅，或头风不早治，血贯瞳人；或暴下赤痛；或因气伤肝，心火炎上，故不散也。及妇人产后，怒气所伤，产后未满，房事触动心肝二经，饮食不节，饥饱醉劳，皆有此症，非一时便可治疗，渐而为之，无不效也。复针后穴：风池　期门　行间　太阳

第二十二，怕日羞明：小骨空　合谷　攒竹　二间

问曰：此症缘何而得？

答曰：皆因暴痛未愈，在路迎风，串入眼中，血不就舍，肝不藏血，风毒贯入，

睹灯光冷泪自出，见日影干涩疼痛。复针后穴：睛明　行间　光明

第二十三，鼻窒不闻香臭：迎香　上星　五处　禾髎

问曰：此症缘何而得？针数穴皆不效。

答曰：皆因伤寒不解，毒气冲脑，或生鼻痔，脑中大热，故得此症。复刺后穴：水沟　风府　百劳　太渊

第二十四，鼻流清涕：上星　人中　风府

问曰：此症缘何而得？

答曰：此因伤风不解，食肉饮酒太早，表里不解，咳嗽痰涎，及脑寒疼痛，故得此症。复针后穴：百会　风池　风门　百劳

第二十五，脑寒泻臭：上星　曲差　合谷

问曰：此症缘何而得？

答曰：皆因鼻衄不止，用药吹入脑户，毒气攻上脑顶，故流鼻臭也。复刺后穴：水沟　迎香

第二十六，鼻渊鼻痔：上星　风府

问曰：针此穴未效，复刺何穴？

答曰：更刺后穴：禾髎　风池　人中　百会　百劳　风门

第二十七，鼻衄不止：合谷　上星　百劳　风府

问曰：此症缘何而得？出血不止？

答曰：血气上壅，阴阳不能升降，血不宿肝，脏主藏血，血热妄行，故血气不顺也。针前不效，复刺后穴：迎香　人中　印堂　京骨

第二十八，口内生疮：海泉　人中　承浆　合谷

问曰：此症缘何而得？

答曰：上盛下[①]虚，心火上炎，脾胃俱败，故成此症。复刺后穴：金津　玉液　长强

第二十九，口眼㖞斜：颊车　合谷　地仓　人中

问曰：此症从何而得？

答曰：醉后卧睡当风，贼风串入经络，痰饮流注，或因怒气伤肝，房事不节，故得此症。复刺后穴：承浆　百会　地仓　瞳子髎

第三十，两颊红肿生疮（一名枯曹风，猪腮风）：合谷　列缺　地仓　颊车

问曰：此症从何而得？

答曰：热气上壅，痰滞三焦，肿而不散，两腮红肿生疮，名曰枯曹风。复刺后穴：承浆　三里　金滓　玉液

第三十一，舌肿难语：廉泉　金津　玉液

问曰：此症从何而得？

---

① “下”原作“于”。详文义改。

答曰：皆因酒痰滞于舌根，宿热相搏，不能言语，故令舌肿难言。复刺后穴：天突　少商

第三十二，牙齿肿痛：吕细　颊车　龙玄　合谷

第三十三，上片牙疼：吕细　太渊　人中

第三十四，下片牙疼：合谷　龙玄　承浆　颊车

问曰：牙疼之症，缘何而得？

答曰：皆因肾经虚败，上盛下虚，阴阳不升降，故得此[1]症。复刺后穴：肾俞　三间　二间

第三十五 耳内虚鸣：肾俞　三里　合谷

问曰：此症从何而得？

答曰：皆因房事不节，肾经虚败，气血耗散，故得此症。复刺后穴：太溪　听会　三里

第三十六，耳红肿痛：听会　合谷　颊车

问曰：此症肿痛，何也？

答曰：皆因热气上壅，或因缴耳触伤，热气不散，伤寒不解，故有此症。不可一例针灸，须辨问端的针之，无不效也。复刺后穴：三里　合谷　翳风

第三十七，聤耳生疮，出脓水：翳风　合谷　耳门

问曰：聤耳生疮，出脓水，尝闻小儿有此症？

答曰：洗浴水归耳内，故有。大人或因剔耳，触动耳黄赤有水误入耳内，故如此。复刺后穴：听会　三里

第三十八，耳聋气闭：听宫　听会　翳风

问曰：此症从何而得？

答曰：伤寒大热，汗闭，气不舒，故有此症。前针不效，复刺后穴：三里　合谷

第三十九，手臂麻木不仁：肩髃　曲池　合谷

问曰：此症从何而得？

答曰：皆因寒湿相搏，气血凝滞，故麻木不仁也。复刺后穴：肩井　列缺

第四十，手臂冷风酸痛：肩井　曲池　手三里　下廉

问曰：此症从何而得？

答曰：寒邪之气，流入经络，夜卧凉枕，竹簟、漆凳冷处睡着，不知风湿，流入经络，故得此症。复刺后穴：手五里　经渠　上廉

第四十一，手臂红肿疼痛：五里　曲池　通里　中渚

问曰：此症缘何而得？

答曰：气血壅滞，流而不散，闭塞经脉不通，故得此症。复刺后穴：合谷、尺泽

第四十二，手臂红肿及疽：中渚　液门　睦池　合谷

---

①“此”原作“俞”。详文义改

问曰：此症从何而得？

答曰：血气壅滞、皮肤瘙痒，用热汤泡洗，而伤红肿，故得此症：久而不治，变成手背疽。复刺后穴：上都　阳池

第四十三，手臂拘挛，两手筋紧不开：阳池　合谷　尺泽　曲池　中渚

问曰：此症从何而得？

答曰：皆因湿气处卧，暑月夜行，风湿相搏，或酒醉行房之后，露天而眠，故得此症。复针后穴：肩髃　中渚　少商　手三里

第四十四，肩背红肿疼痛：肩髃　风门　中渚　大杼

问曰：此症从何而得？

答曰：皆因腠理不密，风邪串入皮肤，寒邪相搏，血气凝滞。复刺后穴：膏肓　肺俞　肩髃

第四十五，心胸疼痛：大陵　内关　曲泽

问曰：心胸痛从何而得？

答曰：皆因停积，或因食冷，胃脘冷积作楚。心痛有九种，有虫食痛者，有心痹冷痛者，有阴阳不升降者，有怒气冲心者，此症非一，推详其症治之。中脘　上脘　三里

第四十六，胁肋疼痛：支沟　章门　外关

问曰：此症从何而得？

答曰：皆因怒气伤肝，血不归元，触动肝经，肝藏血，怒气甚，肝血不归元，故得是症。亦有伤寒后胁痛者，有挫闪而痛者，不可一例治也，宜推详治之。复刺后穴：行间（泻肝经，治怒气）　中封　期门（治伤寒后胁痛）　阳陵泉（治挫闪）

第四十七，腹内疼痛：内关　三里　中脘

问曰：腹内疼痛，如何治疗？

答曰：失饥伤饱，血气相争，荣卫不调，五脏不安，寒湿中得此。或冒风被雨，饱醉行房，饮食不化，亦有此症，必急治疗，为肾虚败，毒气冲归脐腹，故得此症。如不愈，复刺后穴：关元　水分　天枢（寒湿饥饱）

第四十八，小腹胀满：内庭　三里　三阴交

问曰：此症针入穴法不效，何也？

答曰：皆因停饮不化，腹胀。此症非一，有膀胱疝气，冷筑疼痛；小便不利，胀满疼痛；大便虚结，胀满疼痛，推详治之。再刺后穴：照海　大敦　中脘（先补后泻）　气海（专治妇人血块攻筑疼痛，小便不利，妇人诸般气痛）

第四十九，两足麻木：阳辅　阳交　绝骨　行间

问曰：此症因何而得？

答曰：皆为湿气相搏，流入经络不散，或因酒后房事过多，寒暑失盖，致有此症。复针后穴：昆仑　绝骨　丘墟

第五十，两膝红肿疼痛：膝关　委中

问曰：此症从何而来？

答曰：皆因脾家受湿，痰饮流注，此疾非一，或因痢后寒邪入于经络，遂有此症；或伤寒流注，亦有此症。复刺后穴：阳陵泉　中脘　丰隆

第五十一，足不能行：丘墟　行间　昆仑　太冲

问曰：此症从何而得？

答曰：皆因醉后行房，肾经受亏，以致足弱无力，遂致不能行步。前治不效，复刺后穴：三里　阳辅　三阴交　复溜

第五十二，脚弱无力：公孙　三里　绝骨　申脉

问曰：此症从何而得？

答曰：皆因湿气流入经络，血气相搏，或因行房过损精力，或因行路有损筋骨，致成此疾。复针后穴：昆仑 阳辅

第五十三，红肿脚气生疮：照海　昆仑　京骨　委中

问曰：此症前穴不愈，何也？

答曰：气血凝而不散，寒热久而不治，变成其疾。再针后穴：三里　三阴交

第五十四，脚背红肿痛：太冲　临泣　行间　内庭

问曰：此症从何而得？

答曰：皆因劳役过多，热汤泡洗，血气不散，以致红肿疼痛，宜针不宜灸。丘墟　昆仑

第五十五，穿跟草鞋风：照海　丘墟　商丘　昆仑

问曰：此症缘何而得？

答曰：皆因劳役过度，湿气流滞而冷，或因大热行路，冷水侵洗，而成此症。复刺后穴：太冲　解溪

第五十六，风痛不能转侧，举步艰难：环跳、风市　昆仑　居髎　三里　阳陵泉

问曰：此症缘何而得？

答曰：皆因房事过多，寒湿地上睡卧，流注经络，挫闪后腰疼痛，动止艰难。前穴不效，复刺后穴：五枢　阳辅　支沟

第五十七，腰脚疼痛：委中　人中

第五十八，肾虚腰痛：肾俞　委中　太溪　白环俞

第五十九，腰脊强痛：人中　委中

第六十，挫闪腰胁痛：尺泽　委中　人中

问曰：此症从何而得？

答曰：皆因房事过多，劳损肾经，精血枯竭，肾虚腰痛，负重远行，血气错乱，冒热血不归元，则腰痛。或因他事所关，气攻两胁疼痛，故有此症。复刺后穴：昆仑　束骨　支沟　阳陵泉

第六十一，浑身浮肿生疮：曲池　合谷　三里　三阴交　行间　内庭

问曰：此症从何而感？

答曰：伤饥失饱，房事过度，或食生冷。

第六十二，四肢浮肿：中都　合谷　曲池　中渚　液门

问曰：此症从何而得？

答曰：皆因饥寒，邪入经络，饮水过多，流入四肢。或饮酒过多，不避风寒，致有此症。复针后穴：行间　内庭　三阴交　阴陵泉

第六十三，单蛊胀：气海　行间　三里　内庭　水分　食关

第六十四，双蛊胀：支沟　合谷　曲池　水分

问曰：此症从何而得？

答曰：皆因酒色过多，内伤脏腑，血气不通，遂成蛊胀。饮食不化，痰积停滞，浑身浮肿生水，小便不利，血气不行，则四肢浮肿，胃气不足，酒色不节，则单蛊胀也。肾水俱败，水火不相济，故令双蛊。此症本难疗治，医者当详细推之。三里　三阴交　行间　内庭

第六十五，小便不通：阴陵泉　气海　三阴交

问曰：此症缘何得之？

答曰：皆因膀胱邪气，热气不散。或劳役过度，怒气伤胞，则气闭入窍中；或妇人转胞，皆有此症。复刺后穴：阴谷　大陵

第六十六，小便滑数：中极　肾俞　阴陵泉

问曰：此症为何？

答曰：此膀胱受寒，肾经滑数，小便冷痛，频频淋沥。复针后穴：三阴交　气海

第六十七，大便秘结，不通：章门　太白　照海

问曰：此症从何得？

答曰：此症非一，有热结，有冷结，宜先补后泻。

第六十八，大便泄泻不止：中脘　天枢　中极

第六十九，赤白痢疾，如赤：内庭　天枢　隐白　气海照海　内关；如白，里急后重，大痛者：外关　中脘　隐白　天枢　申脉

第七十，脏毒下血：承山　脾俞　精宫　长强

第七十一，脱肛久痔：二白　百会　精宫　长强

第七十二，脾寒发疟：后溪　间使　大椎　身柱　三里　绝骨　合谷　膏肓

第七十三，疟，先寒后热：绝骨　百会　膏肓　合谷

第七十四，疟，先热后寒：曲池（先补后泻）　绝骨（先泻后补）　膏肓　百劳

第七十五，热多寒少：后溪　间使　百劳　曲池

第七十六，寒多热少：后溪　百劳　曲池

问曰：此症从何感来？

答曰：皆因脾胃虚弱，夏伤于暑，秋必成疟，有热多寒少，单寒单热，气盛则热多、痰盛则寒多，是皆痰饮停滞，气血耗散，脾胃虚败，房事不节所致。有一日一发，间日一发，或三日一发者，久而不治，变成大患。疟后有浮肿，有虚劳，有大便 利，有腹肿蛊胀者，或饮水多，腹内有疟母者，须用调脾进食化痰饮。穴法依前治之。

第七十七，翻胃吐食：中脘　脾俞　中魁　三里

第七十八，饮水不能进，为之五噎：劳宫　中魁　中脘　三里　大陵　支沟　上脘

问曰：翻胃之症，从何丽得？针法所能疗否？

答曰：此症有可治，有不可治者。病初来时，皆因酒色过度，房事不节，胃家受寒，呕吐酸水。或食物即时吐出，或饮食后一日方吐者，二、三日方吐者。随时吐者可疗，三两日吐者，乃脾绝胃枯，不能克化水谷。故有五噎者：气噎、水噎、食噎、劳噎、思噎，宜推详治之。复刺后穴：脾俞　胃俞（以上补多泻少）膻中　太白　下脘　食关

第七十九，哮吼嗽喘：俞府　天突　膻中　肺俞　三里　中脘

问曰：此症从何而得？

答曰：皆因好饮热酸鱼腥之物，及有风邪痰饮之类，串入肺中，怒气伤肝，乘此怒气，食物不化，醉酒行房，不能节约。此亦非一也，有水哮，饮水则发；有气哮，怒气所感，寒邪相搏，痰饮壅满则发；咸哮，则食咸物发；或食炙煿之物则发，医当用意推详。小儿此症尤多。复刺后穴：膏肓　气海　关元　乳根

第八十，咳嗽红痰：百劳　肺俞　中脘　三里

问曰：此症缘何感得？

答曰：皆因色欲过多，脾肾俱败，怒气伤肝　血不归元，作成痰饮，串入肺经，久而不治，变成痨瘵。复刺后穴：膏肓　肾俞　肺俞　乳根

第八十一，吐血等症：膻中　中脘　气海　三里　乳根　支沟

问曰：此症缘何而得？何法可治？

答曰：皆因忧愁思虑，七情所感，内动于心，即伤于神，外劳于形，即伤于精。古人言：心生血，肝纳血。心肝二经受克，心火上炎，气血上壅，肾水枯竭不交济，故有此症。须分虚实，不可槩治。肺俞　肾俞　肝俞　心俞　膏肓　关元

第八十二，肺壅咳嗽：肺俞　膻中　支沟　大陵

问曰：此症从何而得？

答曰：因而伤风，表里未解，咳嗽不止，吐脓血，是肺痈也。复刺后穴：风门　三里　支沟

第八十三，久嗽不愈：肺俞　三里　膻中　乳根　风门　缺盆

问曰：此症从何而得？

答曰：皆因食咸物伤肺，酒色不节，或伤风不解，痰流经络，咳嗽不已。可刺前穴：

第八十四，传尸痨瘵：鸠尾　肺俞　中极　四花（先灸）

问曰：此症从何而来？

答曰：皆因饱后行房，气血耗散，痨瘵传尸，以致灭门绝户者有之。复刺后穴：膻中　涌泉　百会　膏肓　三里　中脘

第八十五，消渴：金津　玉液　承浆

问曰：此症从何而得？

答曰：皆为肾水枯竭，水火不济，脾胃俱败，久而不治，变成背疽，难治矣。复刺后穴：海泉　人中　廉泉　气海　肾俞

第八十六，遗精白浊：心俞　肾俞　关元　三阴交

问曰：此症从何而得？

答曰：因房事失宜，惊动于心，内不纳精，外伤于肾，忧愁思虑，七情所感，心肾不济，人渐尫羸，血气耗散，故得此症：复刺后穴：命门　白环俞

第八十七，阴茎虚痛：中极　太溪　复溜　三阴交

问曰：此症因何而得？

答曰：皆为少年之时，妄用金石他药，有伤茎孔，使令阴阳交感，不能发泄，故生此症。复刺后穴：血郄　中极　海底　内关 阴陵泉

第八十八，阴汗偏坠：兰门　三阴交

第八十九，木肾不痛，肿如升：归来　大敦　三阴交

第九十，奔豚乳弦：关门 关元 水道 三阴交

问曰：此三症因何而得？

答曰：皆为酒色过度，肾水枯竭，房事不节，精气无气，阳事不举，强而为之，精气不能泄外，流入胞中。此症非一，或肿如升，或偏坠疼痛，如鸡子之状，按上腹中则作声，此为乳弦疝气也。宜针后穴：海底[①]　归来　关元　三阴交

第九十一，妇人赤白带下：气海　中极　白环俞　肾俞

问曰：此症从何而得？

答曰：皆因不惜身体，恣意房事，伤亡精血。或经行与男子交感，内不纳精，遗下白水，变成赤白带下。宜刺后穴：气海　三阴交　阳交（补多泻少）

第九十二，妇人无子：子宫　中极

第九十三，妇人子多：石门　三阴交

第九十四，经事不调：中极　肾俞　气海　三阴交

第九十五，妇人难产：独阴　合谷　三阴交

第九十六，血崩漏下：中极　子宫

---

① 疑当为“气海”。

第九十七，产后血块痛：气海　三阴交

第九十八，胎衣不下：中极　三阴交

第九十九，心烦热，头目昏沉：合谷　百劳　中泉　心俞　劳宫　涌泉

问曰：此症因何而得？

答曰：皆因产后劳役，邪风串入经络；或因辛勤太过而得，亦有室女得此症，何也？

答曰：或阴阳不和，气血壅满而得之者，或忧愁思虑而得之者。复刺后穴：少商　曲池　肩井　心俞

第一百，阴门忽然红肿疼：会阴　中极　三阴交

第一百一，妇女血崩不止：丹田　中极　肾俞　子宫

问曰：此症因何而得？

答曰：乃经行与男子交感而得，人渐羸瘦，外感寒邪，内伤于精，寒热往来，精血相搏，内不纳精，外不受血，毒气冲动子宫，风邪串入肺中，咳嗽痰涎，故得此症。如不明脉之虚实、作虚劳治之，非也。或有两情交感，百脉错乱，血不归元，以致如斯者。再刺后穴：百劳 风池 膏肓 曲池 绝骨 三阴交

第一百二，妇人无乳：少泽　合谷　膻中

第一百三，乳痈（针乳疼处）：膻中　大陵　委中　少泽　俞府

第一百四，月水断绝：中极　肾俞　合谷　三阴交

问曰：妇人之症，如何不具后穴？

答曰：妇人之症，难以再具，止用此穴，法无不效。更宜辨脉虚实，调之可也。

第一百五，浑身生疮：曲池　合谷　三里　行间

第一百六，发背痈疽：肩井　委中　天应　骑竹马

或问：阴症疽，满背无头，何法治之？

答曰：可用湿泥涂之，先干处，用蒜钱贴之，如法灸，可服五香连翘散数帖发出。

第一百七，肾脏风疮：血郄　三阴交

第一百八，疔疮（以针挑，有血可治；无血不可治）：合谷　曲池　三里　委中

第一百九，夹黄（胁退毒也）：支沟　委中　肩井　阳陵泉

第一百一十，伤寒头痛：合谷　攒竹　太阳（眉后紫脉上）

第一百十一，伤寒胁痛：支沟　章门　阳陵泉　委中（出血）

第一百十二，伤寒胸胁痛：大陵　期门　膻中　劳宫

第一百十三，伤寒大热不退：曲池　绝骨　三里　大椎　涌泉　合谷（俱宜泻）

第一百十四，伤寒热退后余热：风门　合谷　行间　绝骨

第一百十五，发狂，不识尊卑：曲池　绝骨　百劳　涌泉

第一百十六，伤寒发痉，不省人事：曲池　合谷　人中　复溜

第一百十七，伤寒无汗：内庭（泻） 合谷（补） 复溜（泻） 百会

第一百十八，伤寒汗多：内庭 合谷（泻） 复溜（补） 百劳

第一百十九，大便不通：章门 照海 支沟 太白

第一百二十，小便不通：阴谷[①] 阴陵泉

第一百二十一，六脉俱无：合谷 复溜 中极（阴症多有此）

第一百二十二，伤寒发狂：期门 气海 曲池

第一百二十三，伤寒发黄：腕骨 申脉 外关 涌泉

第一百二十四，咽喉肿痛：少商 天突 合谷

第一百二十五，双乳蛾症：少商 金津 玉液

第一百二十六，单乳蛾症：少商 合谷 海泉

第一百二十七，小儿赤游风：百会 委中

第一百二十八，浑身发红丹：百会 曲池 三里 委中

第一百二十九，黄胆发虚浮：腕骨 百劳 三里 涌泉（治浑身黄） 中脘 膏肓 丹田（治色黄） 阴陵泉（治酒黄）

第一百三十，肚中气块、痞块、积块：三里 块中 块尾

第一百三十一，五痫等症：上星 鬼禄 鸠尾 涌泉 心俞 百会

第一百三十二，马痫：照海 鸠尾 心俞

第一百三十三，风痫：神庭 素髎 涌泉

第一百三十四，食痫：鸠尾 中脘 少商

第一百三十五，猪痫：涌泉 心俞 三里 鸠尾 中脘 少商 巨阙

问曰：此症从何而得？

答曰：皆因寒痰结胃中，失志不定，遂成数症，医者推详治之，无不效也。

第一百三十六，失志痴呆：神门 鬼眼 百会 鸠尾

第一百三十七，口臭难近：龈交 承浆

问曰：此症从何而得？

答曰：皆因用心过度，劳役不已，或不漱牙，藏宿物，以致秽臭。复刺：金津 玉液

第一百三十八，小儿脱肛：百会 长强 大肠俞

第一百三十九，霍乱转筋：承山、中封

第一百四十，霍乱吐泻：中脘 天枢

第一百四十一，咳逆发噫：膻中 中脘 大陵

问曰：此症从何而得？

答曰：皆因怒气伤肝，胃气不足，亦有胃受风邪，痰饮停滞得者；亦有气逆不顺

① “阴谷”原作“阴门”。参丁巳本改。

者，故不一也。刺前未效，复刺后穴：三里　肺俞　行间（泻肝经怒气）

第一百四十二，健忘失记：列缺　心俞　神门　少海

问曰：此症缘何而得？

答曰[①]：忧愁思虑，内动于心，外感于情，或有痰涎灌心窍，七情所感，故有此症。复刺后穴：中脘　三里

第一百四十三，小便淋沥：阴谷　关元　气海　三阴交　阴陵泉

问曰：此症因何而得？

答曰：皆为酒色嗜欲不节，勉强为之，少年之过。或用金石热剂，或小便急行房，或交感之际，被人冲破，不能完事，精不得旋泄，阴阳不能舒通。缘此症非一，有砂淋，有血淋，有热淋，有冷淋，有气淋，请审详治之。

第一百四十四，重舌，腰痛：合谷　承浆　金津　玉液　海泉　人中

第一百四十五，便毒痈疽：昆仑　承浆　三阴交

第一百四十六，瘰疬结核：肩井　曲池　天井　三阳络　阴陵泉

第一百四十七，发痧等症：分水　百劳　大陵　委中

第一百四十八，牙关脱臼：颊车、百会　承浆　合谷

第一百四十九，舌强难言：金津　玉液　廉泉　风府

第一百五十，口吐清涎：大陵　膻中　中脘　劳官

第一百五十一，四肢麻木：肩髃　曲池　合谷　腕骨　风市　昆仑　行间　三里　绝骨　委中　通里　阳陵泉（此症宜补多泻少。如手足红肿，宜泻多补少）

东垣针法 《聚英》

东垣曰：《黄帝针经》：胃病者，胃脘当心而痛，上支两胁，膈咽不通，饮食不下，取三里以补之。

脾胃虚弱，感湿成痿，汗大泄，妨食。三里、气街，以三棱针出血，若汗不减、不止者，于三里穴下三寸上廉穴出血。禁酒，忌湿面。

东垣曰：《黄帝针经》云：从下上者，引而去之。上气不足，推而扬之。盖上气者，心肺[②]上焦之气，阳病在阴，从阴引阳，去其邪气于腠理皮毛也。又云：视前痛者，常[③]先取之。是先以缪刺，泻其经络之壅者，为血凝而不流，故失去之，而治他病。

东垣曰：胃气下溜，五脏气皆乱，其为病互相出见。黄帝曰：五乱刺之有道乎？岐伯曰：有道以来，有道以去，审知其道，是谓身宝。帝曰：愿闻其道！岐伯曰：气在于心者，取之手少阴、心主之俞：神门、大陵，同精导气，以复其本位。

---

①“答曰”原无。据文例补。

②“肺”原作“脐”。据《针灸聚英》卷二改。

③“常”原作“当”。延《针灸聚英》之谈。据《脾胃论》卷中改。

气在于肺[1]者，取之手太阴荥、俞：鱼际、太渊。[2]成痿者以导湿热，引胃气出阳道，不令湿土克肾，其穴在太溪。

气在于肠胃者，取之足太阴、阳明。不下者，取之三里、章门、中脘。因足大阴虚者，于募穴中导引之，于血[3]中有一说，腑俞去腑病也。胃虚而致太阴无所禀者，于足阳明之募穴中引导之，如气逆为霍乱者，取三里，气下乃止，不下复治。

气在于头，取之天柱、大杼。不知[4]，取之足太阳荥、俞：通谷、束骨。先取天柱、大杼，不补不泻，以导气而已。取足太阳膀胱经中，不补不泻，深取通谷、束骨，丁心火，己脾土穴中[5]以引导去之。

气在于臂、足，取之先去血脉，后取其手足[6]阳明之荥、俞：二间、三间，深取之；内庭、陷谷，深取之。视其足臂之血络尽取之，后治其痿厥，皆不补不泻，从阴深取，引而上之。上者出也，去也。皆阴火有余，阳气不足，伏匿于地中者，荣血也。当从阴引阳，先于地中升举阳气，次泻阴火，乃导气同精之法。

黄[7]帝曰：补泻奈何？岐伯[8]曰：徐入徐出，谓之导气。补泻无形，谓之同精。是非有余不足也，乱气之相逆也。帝曰：允乎哉道，明乎哉论[9]，请著之玉版，命曰治乱也。

东垣曰：阴病治阳，阳病治阴。阴阳应象论云：审其阴阳，以别柔刚，阴病治阳，阳病治阴，定其血气[10]各守其乡，血实宜决之，气虚宜掣[11]引之。

夫阴病在阳者，是天外风寒之邪，乘中而外人，在人之背上腑俞、脏俞。是人之受天外寒邪，亦有二说。中于阳则流于经，此病始于外寒，终归外热，故以治风寒之邪，治其各脏之俞，非止风寒而已。六淫湿暑燥火，皆五脏所受，乃筋骨血脉受邪，各有背上五脏俞以除之。伤寒一说从仲景，中八风者有《风论》。中暑者治在背上小肠俞，中湿者治在胃俞，中燥者治在大肠俞，此皆六淫客邪有余之病，皆泻其背之腑俞；若病久传变，有虚有实，各随病之传变，补泻不定，治只在背腑俞。

别[12]有上热下寒。经曰：阴病在阳者[13]当从阳引阴，必须先去络脉经隧之血。若

---

① “肺”原作“肝”。据《针灸聚英》卷二改。
② 此后《针灸聚英》有“足少阴输鱼际、太溪”八字。
③ “血”原作“穴”，音误。据《针灸聚英》卷二改。
④ “知”原作“足”。“不知”即“不效”的意思。据《脾胃论》卷中改。
⑤ “中”原无。据《针灸聚英》卷二补。
⑥ 《针灸聚英》无“手足”二字。
⑦ “黄”原无。据《脾胃论》卷中补。
⑧ “岐伯”原无。同上补。
⑨ “论”原作“问”。据《脾胃论》卷中改。
⑩ “气”原作“脉”。据《素问·阴阳应象大论》改。
⑪ “掣”原作“导”。据《素问·阴阳应象大论》改。按“掣”亦读作“导”，《甲乙经》作“掣”。
⑫ “别”原作“另”。据《针灸聚英》卷二改。
⑬ 《针灸聚英》无“者”字。

阴中火旺，上腾于天，致六阳反不衰而上充者，先去五脏之血络，引而下行，天气降下，则下寒之病自去矣。慎勿独泻其六阳。此病阳亢，乃阴火之邪滋之，只去阴火，只损脉络经隧之邪，勿误也。阳病在阴者，当从阴引阳，是水谷之寒热，感则害人六腑。又曰：饮食失节，又劳役形质，阴火乘于坤土之中，致谷气、荣气、清气、胃气、元气不得上升，滋于六腑之阳气，是五阳之气先绝于外。外者天也，下流伏于坤土阴火之中，皆先由喜怒悲忧恐为五贼所伤，而后胃气不行，劳役饮食不节，继之则元气乃伤，当从胃合三里穴中，推而扬之，以伸元气，故曰从阴引阳。若元气俞不足，治在腹上诸腑之募穴，若传在五脏，为九窍不通，随各窍之病，治其各脏之募穴于腹，故曰五脏木平，乃六腑元气闭塞之所生也。又曰：五脏不和，九窍不通，皆阳气不足，阴气有余，故曰阳不胜其阴。凡治腹之募，皆为元气不足，从阴引阳，勿误也。若错补四末之俞，错泻四末之荥，错泻者，差尤甚矣。按岐伯所说，只取穴于天上。天上者，人之背上五脏六腑之俞，岂有生者乎？兴言及此，寒心切骨。若六淫客邪，及上热下寒，筋骨皮肉血脉之病，错取穴于胃之合，及诸腹之募者，必危。亦岐伯之言，下工岂可不慎哉！

东垣曰：三焦元气衰王。《黄帝针经》云：上气不足，脑为之不满，耳为之苦鸣，头为之倾，日为之瞑。中气不足，溲便为之变，肠为之苦结。下气不足，则为痿厥心闷[①]，补足外踝，留之。

东垣曰：一富者前阴臊臭，又因连日饮酒，腹中不和，求先师治之，曰：夫前阴足厥阴之脉络，循阴器出其挺。凡臭者，心之所主，散入五方为五臭，入肝为臊，此其一也。当于肝经巾，泻行间，是治其本；后于心经中，泻少冲，乃治其标。

名医治法《聚英》

疮毒

《元戎》[②]曰：凡人初觉发背，欲[③]结未结，赤热肿痛，先用湿纸复其上，立视[④]候之，其纸先干处即是结，痈头也。取大蒜切成片，如三铜钱厚薄[⑤]安于头上，用大艾炷灸三壮，即换一蒜片，痛者灸至不痛，不痛灸至痛时，方住。最要早觉早灸，为上[⑥]若[⑦]一日二日，十灸十[⑧]活；三日四日，六七活；五日六日，三四活。过七日，则不可灸。若有十数头作一处生者，即用大蒜研成膏，作薄饼铺其上，聚艾于蒜饼上

①“闷”，《针灸聚英》作“悦”，音义同。
②“《元戎》”原作“《原病式》”。据《针灸聚英》卷二改。
③“欲”字前原有“背”字。据《针灸聚英》卷二删。
④“视”原无。同上补。
⑤“薄”原无。同上补。
⑥“为上”原元。据《针灸聚英》卷二补。
⑦《针灸聚英》无“若”字。
⑧“十”原作“七”。据《玉机微义》卷十五改。

烧之，亦能活也。若背上初发赤肿一片，中间有一片黄粟[1]米头子，便用独蒜切去两头，取中间半寸厚，正[2]安于疮上，著[3]艾灸十四壮，多至四十九壮。又曰：痛者灸至不痛而止，谓先及其未溃，所以痛，次及将溃，所以不痛也。不痛灸至痛而止，谓先及其溃，所以不痛，次及良肉，所以痛也。此痈疽初发之治也。[4]

若诸疮患久成漏者，常有脓水不绝，其脓不臭，内无歹肉，尤宜用附子浸透，切作大片，厚二三分，于疮上着艾灸之，仍服内托[5]之药。隔三二日再灸之，不五七次，自然肌肉长满矣。至有脓水恶物，渐溃根深者，郭氏治用白面、硫黄、大蒜三物一处捣烂（著）疮大小，捻作饼子，厚约三分，于疮上用艾炷[6]灸二十一壮，一灸一易饼子[7]，后隔[8]四五日，方用翠霞锭子，并信效锭子，互相用之，纴入疮内，歹肉尽去，好肉长平，然后外贴收敛之药，内服应病之剂，调理即瘥矣。[9]

喉痹

《原病式》曰：痹，不仁也。俗作闭；犹闭，塞也[10]火主肿胀，故热客上焦而咽嗌肿胀也。张戴人[11]曰：手少阴、少阳二脉并络[12]于喉，气热则内结肿胀，痹而不通则死。后人强立八名曰：单乳鹅、双乳鹅、单闭喉、双闭喉、子舌胀、木舌胀、缠喉风、走马喉闭。热气上行，故传[13]于喉之两旁。近外肿作，以其形似，是谓乳鹅；一为单，二为双也。其比乳鹅差小者，名闭喉。热结舌下，复生一小舌，名子舌胀。热结于舌中舌[14]为之肿，名木舌胀。木者，强而不柔和也。热结于咽喉，肿绕于外，且麻且痒，肿而大者，名曰缠喉风。暴发暴死者，名走马喉闭。八名虽详，皆归之火。微者咸软之，大者辛[15]散之。至于走马喉闭，其[16]生死人在反掌间，砭刺出血则病已。尝治一妇人木舌胀，其舌满口，令以徘针锐而小者砭之，五七度，三日方平。计所出血几盈斗。

喉痹急用吹药，刺宜少商、合谷、丰隆、涌泉、关冲。

---

①“粟”原无。据同上补。
②“正”原无。据同上补。
③“著”原作“用”。据同上改。
④ 按《针灸聚英》又曰：“痛者灸至不痛……之治也”作：“灸而不痛，痛而后止其灸，灸而不痛先治其溃，所以不痛，而后及其良肉，所以痛也。灸而痛，不痛而后止其灸。灸而痛者，先及其未溃，所以痛，次将其溃，所以不痛也。”
⑤“托”原作“脱”。据《针灸聚英》改。
⑥“炷”原无。据补同上。
⑦《针灸聚英》无“饼子”二字。
⑧“隔”原无。据《针灸聚英》卷二补。
⑨ 自“若诸疮患久……即瘥矣”一节文字前《针灸聚英》卷二有“刘氏曰”三字。
⑩“犹闭，塞也”原作“闭壅也”。据《原病式》改、补。
⑪“人”原作“仁”。据《原病式》改。
⑫“络”原无。据《玉机微义》补。
⑬“故传”《儒门事亲》作“结薄”。
⑭“舌”原无。据《玉机微义》卷二十七补。
⑮“辛”原作“下”。据《玉机微义》卷二十七改。
⑯“其”原无。据补同上。

淋闭

《原病式》曰：淋，小便涩痛也。热客膀胱，郁结不能渗泄故也。严氏曰：气淋者，小便涩，常有余沥。石淋者，茎中痛，尿不得卒出。膏淋者，尿似膏出。劳淋者，劳倦即发痛引气冲。血淋者，热即发，甚则溺血。以上五淋，皆用盐炒热，填满病人脐中，却用筋头大艾，灸七壮，或灸三阴交即愈。

眼目

东垣曰：五脏六府之精气皆[①]上注于目，而为之精，精之窠为眼。骨之精为瞳子，筋之精为[②]黑眼，血之精为络其窠，气之精为白眼，肌肉之精为约束裹撷。筋骨血气之精，而与脉并为系。目者，五脏六腑之精，荣卫魂魄之所常营也，神气之所生也[③]。子和曰：目之五轮，乃五脏六腑之精华，宗脉之所聚。其白属肺金，肉属脾土，赤属心火，黑水神光属肾水，兼属肝木。目不因火则不病，白轮变赤，火乘肺也；肉轮赤肿，火乘脾也；黑水神光被翳，火乘肝与肾也；赤脉贯目，火自甚也。凡目暴赤肿起，羞明隐涩，泪出不止，暴寒，目眶眶[④]，大热之所为也。宜针神庭、上星、囟会、前顶、百会，翳者可使立退，肿者可使立消。惟小儿不可刺囟会，肉分浅薄，恐伤其骨。目之内眦，太阳膀胱之所过，血多气少。目之锐眦，少阳胆经，血少气多。目之上纲，太阳小肠[⑤]经也，亦血多气少。目之下纲，阳明胃经也，血气俱多。然阳明经起于目两旁，交頞中，与太阳、少阳俱[⑥]会于目，惟足厥阴肝经，连于目系而已。故血太多者，太阳、阳明之实也；血不及者，厥阴之虚也。故出血者，宜太阳、阳明，盖此二经，血多故也。少阳一经，不宜出血，血少故也。刺太阳、阳明出血，则目愈明；刺少阳出血，则目愈昏。要知无使太过不及，以血养目而已。雀目不能夜视，乃因暴怒大忧所致，皆肝血少，禁出血，止宜补肝养胃。

刘氏曰：内障有因于痰热、气郁、血热，阳陷、阴脱脱营[⑦]所致。种种病因，古人皆不议，况外障之翳，有起于内眦、外眦、睛上、睛下、睛中，当视其翳色从何经而来。如东垣治魏邦彦夫人目翳，绿色从下而上，病自阳明来也。绿非五色之正，殆肺、肾合而成病也。乃就画工家，以墨调腻粉合成色，与翳同矣。如议治之，疾遂不作。

眼生倒睫拳毛者，两目紧急，皮缩之所致也。盖内伤热，阴气外行，当去其内热并邪火。眼皮缓则毛出，翳膜亦退，用手法攀出内睑向外，速以三棱针出血，以左手爪甲，迎其针锋立愈。

---

①“六府之精气皆”六字原脱。据《兰室秘藏》卷上补。

②“瞳子，筋之精为”六字原脱。据补同上。

③“神气之所生也”原作“神之所主也”。按“气”原脱。据《兰室秘藏》补。“主”《太素》、《甲乙》皆作“生”。“生”义长，故改。

④“目眶眶”，《玉机微义》作“目满”。

⑤《针灸聚英》无“小肠”二字。

⑥“俱”原作“交”。据《针灸聚英》改。

⑦“脱营”原无。“所致”前原有“者”字。据《针灸聚英》补、删。

目眶久赤烂，俗呼为赤瞎。当以三棱针刺目眶外，以泻湿热而愈。

偷针眼，视其背上有细红点，如疮，以针刺破即瘥，实解太阳乏郁热也。

损伤

《内经》云：人有所坠，恶血留于腹中，腹满，不得前后，先饮利药。[①]若[②]上伤厥阴之脉，下伤少阴之络，当刺足内踝下然谷之前[③]出血，刺足跗上动脉；不已，刺三毛，各一痏，见血立已。左刺右，右刺左。其脉坚强者生，小弱者死。[④]

针邪秘要 《杨氏》

凡男妇或歌或笑，或哭或吟，或多言，或久默，或朝夕嗔胀，或昼夜妄行，或口眼俱斜，或披头跣足，或裸形露体，或桑见神鬼，如此之类，乃飞虫精灵，妖孽狂鬼，百邪侵害也。欲治之时，先要愉悦：谓病家敬信医人，医人诚心疗治。两相喜悦，邪鬼方除。若主恶砭石，不可以言治，医贪货财，不足以言德。

书符：先用朱砂书太乙灵符一道，一道烧灰酒调，病人服，一道贴于病人房内。书符时，念小天罡咒。

念咒：先取气一口，次念天罡大神，日月常轮，上朝金阙，下覆昆仑，贪狼巨门，禄存文曲，廉真武曲，破军辅弼，大周天界，细入微尘，玄黄正气，速赴我身，所有凶[⑤]神恶煞，速赴我魁之下，毋动毋作，急急如律令。

定神：谓医与病人，各正自己之神。神不定勿刺，神已定可施。

正色：谓持针之际，目无邪视，心无外想，手如握虎，势若擒龙。

祷神：谓临针之时，闭目存想一会针法，心思神农黄帝，孙韦真人，俨然在前，

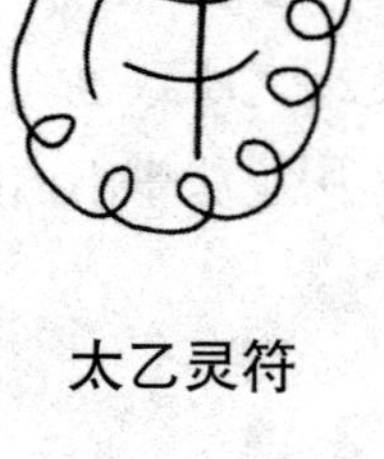

太乙灵符

① 按《素问·缪刺论》曰："人有所堕坠，恶血留内，腹中满胀……"与本节略有出入。
② "若"据《素问·缪刺论》作"此"。
③ "之前"后，《素问·缪刺论》有"血脉"二字。
④ "其脉……者死"句，《素问·缪刺论》无。
⑤ "凶"原作"卤"。详文义改。

密言从吾针后，病不许复。乃掐穴咒曰：大哉乾元，威统神天，金针到处，万病如拈，吾奉太上老君，急急如律令。

咒针：谓下手入针时，呵气一口于穴上，默存心火烧过，用力徐徐插入，乃咒曰：布气玄真，万病不侵，经络接积，龙降虎升，阴阳妙道，插入神针，针天须要开，针地定教裂，针山须使①崩，针海还应竭，针人疾即安，针鬼悉馘灭。吾奉太上老君，急急如律令摄。

又咒曰：手提金鞭倒骑牛，唱得黄河水倒流，一口吸尽川江水，运动人身血脉流，南斗六星，北斗七星。太上老君，急急如律令。

孙真人针十三鬼穴歌

百邪颠狂所为病，针有十三穴须认，凡针之体先鬼宫，次针鬼信无不应。

一一从头逐一求，男从左起女从右，一针人中鬼宫停，左边下针右出针，

第二手大指甲下，名鬼信刺三分深，三针足大指甲下，名曰鬼垒入二分，

四针掌后②大陵穴，入针五分为鬼心，五针申脉为鬼路，火针三下③七锃锃，

第六却寻大椎上，入发一寸名鬼枕，七刺耳垂下五分④，名曰鬼林针要温，

八针承浆名鬼市，从左出右君须记，九针劳宫⑤为鬼窟，十针上星名鬼堂，

十一阴下缝三壮，女王门头为鬼藏，十二曲池名鬼臣⑥，火针仍要七锃锃，

十三舌头当舌中，此穴须名是鬼封，手足两边相对刺，若逢狐穴只单通，

此是先师真妙诀，狂猖恶鬼走无踪。一针鬼宫，即人中，入三分。

二针鬼信，即少商，入三分。三针鬼垒，即隐白，入二分。

四针鬼心，即大陵，入五分。五针鬼路，即申脉（火⑦针），三下⑧。

六针鬼枕，即风府，入二分。七针鬼牀，即颊车，入五分。

八针鬼市，即承浆，入三分。九针鬼窟，即劳宫⑨入二分。

十针鬼堂，即上星，入二分。十一针鬼藏，男即会阴，女即玉门头，入三分。

十二针鬼臣⑩，即曲池（火针），入五分。十三针鬼封，在舌下中缝，刺出血，仍横安板⑪一枚，就两口吻，令舌不动，此法甚效。更加间使、后溪二穴尤妙。

---

①“使”原作“便”。详文义改。
②“后”原作“上”。据《针灸聚英》卷四改。与《千金》、《千金翼》、《针灸大全》亦合。
③“下”原作“分”。据《针灸聚英》卷四改。
④“五分”原作“八分”。详本节后文改。
⑤“劳宫”《千金翼》作“间使”。《针灸大全》、《针灸聚英》作“间使”，但与后文穴重。
⑥“臣”原作“腿”。据《千金方》卷十四、《千金翼》卷二十改。
⑦“火”原作“大”。据《千金方》卷十四改。
⑧“下”原作“分”。据改同上。
⑨《千金翼》作“间使”，与《大全》、《聚英》同。但与后文穴重。
⑩“臣”原作“腿”。据《千金方》卷十四改。
⑪“板”原作“针”。据《千金方》卷十四改。

男子先针左起，女子先针右起。单日为阳，双日为阴。阳日、阳时针右转，阴日、阴时针左转。

刺入十三穴尽之时，医师即当口问病人；何妖何鬼为祸，病人自说来由，用笔一一记录，言尽狂止，方宜退针。

捷要灸法 《医学入门》

鬼哭穴：治鬼魅狐惑，恍惚振噤。以患人两手大指，相并缚定，用艾炷于两甲角及甲后肉四处骑缝，着火灸之，则患者哀告：我自去。为效。

灸卒死：一切急魇暴绝，灸足两大指内，去甲一韭叶。

灸精宫：专主梦遗。十四椎下各开三寸，灸七壮效。

鬼眼穴：专祛痨虫。令病人举手向上，略转后些，则腰上有两陷可见，即腰眼也。以墨点记，于六月癸亥夜亥时灸，勿令人知。四花、膏肓、肺俞、亦能祛虫。

痞根穴：专治痞块。十三椎下各开三寸半，多灸左边。如左右俱有，左右俱灸。

又法：用秆心量患人足大指齐，量至足后跟中截断，将此秆从尾骨尖量至秆尽处，两旁各开二韭叶许，在左灸右，在右灸左，针三分，灸七壮，神效。

又法：于足第二指岐骨处灸五七壮，左患灸右，右患灸左，灸后一晚夕，觉腹中响动，是验。

肘尖穴：治瘰疬。左患灸右，右患灸左，如初生时，男左女右，灸风池。

又法：用秆心比患人口两角为则，折作两段，于手腕窝中量之，上下左右四处尽头是穴，灸之亦效。

灸疰忤：尸疰客忤，中恶等症。乳后三寸，男左女右灸之。或两大拇指头。

灸疝痛：偏坠用秆心一条，量患人口两角为则，折为三段，如△字样，以一角安脐中心，两角安脐下两旁，尖尽处是穴。左患灸右，右患灸左，左右俱患，左右俱灸。炷艾如粟米大，灸四十壮，神效。

又法：取足大指次指下，中节横纹当中，男左女右灸之。兼治诸气，心腹痛，外肾吊肿，小腹急痛。

灸翻胃：两乳下一寸，或内踝下三指，稍斜向前。

灸肠风诸痔：十四椎下各开一寸，年深者最效。

灸肿满：两大手指缝，或足二指上一寸半。

灸癜风：左右手中指节宛宛中。凡赘疵诸痣，灸之无不立效。

崔氏取四花穴法

治男妇，五劳七伤，气虚血弱，骨蒸潮热，咳嗽痰喘，尪羸痼疾。用蜡绳量患人口长，照绳裁纸四方，中剪小孔，别用长蜡绳踏脚下，前齐大趾，后上曲瞅横纹截断。如妇人缠足，比量不便，取右膊肩髃穴贴肉，量至中指头截断，却络在结喉下，双垂向背后，绳头尽处，用笔点记，即以前纸小孔安点中，分四方，灸纸角上，各七壮。

按：四花穴，古人恐人不知点穴，故立此捷法，当必有合于五脏俞也。今依此法点穴，果合足太阳膀胱经行背二行：膈俞、胆俞、四穴。《难经》曰：血会膈俞。疏曰：血病治此。盖骨蒸劳热，血虚火旺，故取此以补之。胆者，肝之腑，肝能藏血，故亦取是俞也。崔氏止言四花，而不言膈俞、胆俞四穴者，为粗工告也。但人口有大小，阔挟不同，故此量四花亦不准，莫若只揣摸脊骨膈俞、胆俞为正，再取膏肓二穴灸之，无不应矣。

膈俞：在七椎下两旁，去脊各一寸五分。

胆俞：在十椎下两旁，去脊各一寸五分。

膏肓俞：在四椎下一分，五椎上二分两旁，去脊各三寸，四肋三间。

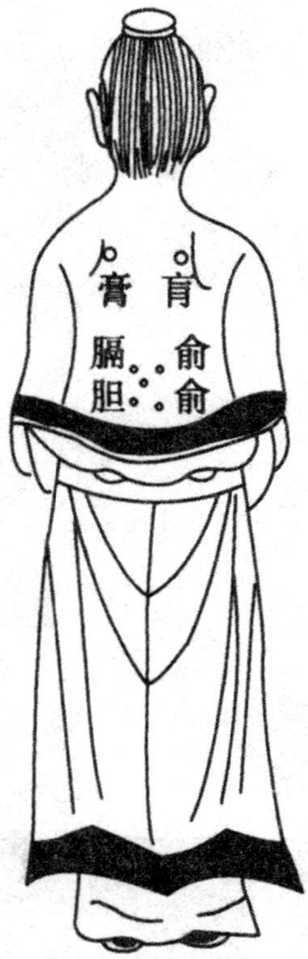

膏俞膈俞胆俞图

取膏肓穴法 《医学入门》

主治阳气亏弱，诸风痼冷，梦遗上气，呃逆膈噎，狂忘[①]妄误百症。取穴须令患人就床平坐，曲膝齐胸，以两手围其足膝，使胛骨开离，勿令动摇，以指按四椎微下一分，五椎微上二分，点墨记之，即以墨平画相去六寸许，四肋三间，胛骨之里，肋间空处，容侧指许，摩膂肉之表，筋骨空处，按之患者觉牵引胸肋中手指痛，即真穴也。灸至百壮、千壮，灸后觉气壅盛，可灸气海及足三里，泻火实下。灸后令人阳盛，当消息以自保养，不可纵欲。

骑竹马灸穴法

此二穴，专治痈疽恶疮，发背、疖毒，瘰疬诸风，一切病症。先从男左女右臂腕中横纹起，用薄篾一条，量至中指齐肉尽处，不量爪甲，截断次用篾取前同身寸一寸；却令病人脱去衣服，以大竹扛一条跨定，两人随徐扛起，足离地三寸，两旁两人

① “忘”原作“惑”。据《医学入门》卷一改。疑“忘妄”互乙为是。

扶定，将前量长篾，贴定竹杠竖起，从尾骶骨贴脊量至篾尽处，以笔点记，后取身寸篾，各开一寸是穴。灸七壮。

此杨氏灸法。按《神应经》：两人抬杠不稳，当用两木凳，搁竹杠头，令患人足微点地，用两人两旁扶之，尤妙。又按《聚英》言：各开一寸，疑为一寸五分，当合膈俞、肝俞穴道。

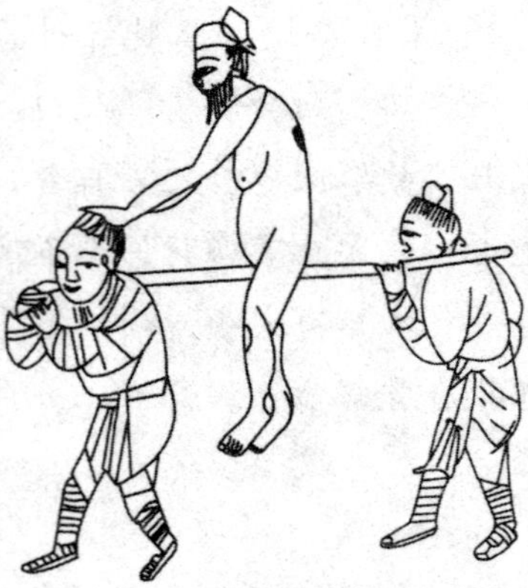

骑竹马灸穴法

灸劳穴法

《聚英》

《资生经》云：久劳，其状手脚心热，盗汗，精神困顿，骨节疼寒，初发咳嗽，渐吐脓血，肌瘦面黄，减食少力。令身正直，用草于男左女右自脚中指尖量过脚心下，向上至曲瞅大纹处截断；却将此草，自鼻尖量，从头正中，分开发，量至脊，以草尽处，用墨点记；别用草一条，令病人自然合口，量阔狭截断；却将此草墨点上平折两头，尽处量穴。灸时随年纪，多灸一壮。如人三十岁，灸三十一壮，累效。

按此穴，合五椎两旁，各一寸五分，心俞二穴也。心主血，故灸之。

取肾俞法

在平处立，以杖子约量至脐，又以此杖，当背脊骨上量之，知是与脐平处也。然后左右各寸半，取其穴，则肾俞也。

取灸心气法

先将长草一条，比男左女右手，掌内大拇指根，横纹量起，至甲内止，以墨点记；次比盐指，中指、四指、小指五指皆比如前法：再加同身寸一寸点定，别用秆草一条，与前所量草般齐，至再加一寸墨上，共结一磊；却令病人正坐，脱去上[1]衣，以草分开，加于颈上，以指按定，磊于天突骨上，两边垂向背后，以两条草取般齐，垂下脊中尽处是穴，灸七壮效。

---

① “上”原无。据《针灸大全》卷六补。亦合文义。

取灸痔漏法

痔疾未深，止灸长强甚效。如年深者，可用槐枝、马蓝菜根一握，煎汤取水三碗，用一碗半，乘热以小口瓶熏洗，令肿退，于原生鼠奶根上灸之，尖头灸不效。或用药水盆洗肿微退，然后灸，觉一团火气通入肠至胸，乃效。灸至二十余壮。更忌毒物，永愈。随以竹片护火气，勿伤两边好肉。

灸小肠疝气穴法

若卒患小肠疝气，一切冷气，连脐腹结痛，小便遗弱。大敦二穴，在足大指之端，去爪甲韭叶许，及三毛丛中是穴。灸三壮。

若小肠卒疝，脐腹疼痛，四肢不举，小便涩滞，身重足痿。三阴交二穴，在足内踝骨上三寸是穴，宜针三分，灸一壮，极妙。

灸肠风下血法

取男左女右手，中指为准，于尾闾骨尖头，从中倒比，上至腰脊骨一指尽处，是第一穴也。又以第二指，于中穴取中一字分开指头各一穴，灸七壮。以上加至壮数多为效。患深，次年更灸，但以中指一指为准，临时更揣摸之。

灸结胸伤寒法

宣黄连七寸，捣末，巴豆七个，去壳不去油，一处研细成膏，如干，滴水两点，纳于脐中，用艾灸腹中通快痛为度。

灸阴毒结胸

巴豆十粒研烂，入面一钱，捣作饼子，实搽脐中心，上用艾炷如豆许，灸七壮，觉腹中鸣吼，良久自通利；次用葱白一束紧札，切作饼谈，灸令热，与熨脐下；更用灰火熨斗烙其饼谈，令生真气，渐觉体温热，即用五积散二钱，入附子末一钱，水盏半，姜枣加盐一捻，同煎至七分，温服，日并三两服，即汗自行而安。

雷火针法

治闪挫诸骨间痛，及寒湿气而畏刺者。用沉香、木香、乳香、茵陈、羌活、干姜、川山甲各三钱，麝少许，蕲艾三两，以绵纸半尺，先铺艾茵于上，次将药末掺卷极紧，收用。按定痛穴，笔点记，外用纸六七层隔穴，将卷艾药，名雷火针也，寂太阳真火，用圆珠火镜皆可，燃红按穴上，良久取起，煎去灰，再烧再按，九次即愈。灸一火，念咒一遍，先燃火在手，念咒曰：雷霆官将，火德星君，药奏奇功，方得三界六府之神，针藏烈焰，炼成于仙都九转之门，蠲除痛患，扫荡妖气。吾奉南斗六星，太上老君，急急如律令。咒毕，即以雷火针按穴灸之。乃孙真人所制，今用亦验。务要诚敬，毋令妇女鸡犬见，此方全真多自秘，缘人不古，若心不合道，治不易疗也。兹故表而出之。

蒸脐治病法

五灵脂八钱，生用 斗子青盐五钱，生用 乳香一钱 没药一钱 天鼠粪（即夜明沙）二钱，微炒 地鼠粪三钱，微炒 葱头（干者）二钱 木通三钱 麝香少许

上为细末，水和莜面作圆圈，置脐上，将前药末以二钱放于脐内，用槐皮剪钱，放于药上，以艾灸之，每岁一壮，药与钱不时添换。依后开日，取天地阴阳正气，纳入五脏，诸邪不侵，百病不入，长生耐老，脾胃强壮。

立春巳时，春分未时，立夏辰时，夏至酉时，立秋戌时，秋分午时，立冬亥时，冬至寅时。此乃合四时之正气，全天地之造化，灸无不验。

相天时

《千金》云：正午以后乃可灸，谓阴气未至，灸无不着，午前平旦谷气虚，令人癫眩[1]，不可针灸。卒急者，不用此例。

《下经》云：灸时若遇阴雾、大风雪、猛雨、炎暑、雷电虹霓停，候晴明再灸。急难亦不拘此。

按：日正午，气注心经，未时注小肠经，止可灸极泉、少海、灵道、通里、神门、少府、少冲、少泽、前谷、后溪、腕骨等穴，其余经络，各有气至之时。故《宝鉴》云：气不至，灸之不发。《千金》所云：午后灸之言，恐非孙真人口诀也。

《千金》灸法

《千金方》云：宦游吴蜀，体上常须三两处灸之，勿[2]令疮暂瘥，则瘴疠、温疟毒不能着人，故吴蜀多行灸法。故云："若要安，三里常不干。"有风者，尤宜留意。

《宝鉴》发灸法

《宝鉴》云：凡用针者[3]，气不至而不效，灸亦不发。盖十二经应十二时，其气各以时而至，故不知经络气血多少，应至之候，而灸之者，则疮不发，世医莫之知也。

---

① "眩"原作"痃"。据《针灸聚英》卷三改。
② "勿"原作"切"。据《千金方》卷二十九改。"勿"、"切"形近而误
③ "凡用针者"原无。据《卫生宝鉴》卷二补。

艾叶 《医统》

《本草》云：艾味苦，气微温，阴中之阳，无毒、主灸百病。三月三曰，五月五曰，采曝干，陈久者良，避恶杀鬼。又采艾之法，五月五日，灼艾有效。制艾先要如法：令干燥，入臼捣之，以细筛去尘屑，每人石臼，捣取洁白为上，须令焙大燥，则灸有力，火易燃，如润无功。

《证类本草》云：出明州。《图经》云：旧不著所出，但云生田野，今在处有之。惟蕲州叶厚而干高，果气味之大，用之甚效。

孟子曰：七年之病，求三年之艾。丹溪曰：艾性至热，入火灸则上行，入药服则下行。

艾灸补泻

气盛则泻之，虚则补之。

针所不为，灸之所宜。阴阳皆虚，火自当之。经陷下者，火则当之。经络坚紧，火所治之。陷下则灸之。

络满经虚，灸阴刺阳。经满络虚，刺阴灸阳。

以火补者，毋吹其火，须得自灭，即安其穴。以火泻者，速吹其火，开其穴也。

艾炷大小

黄帝曰：灸不三分，是谓徒冤，炷务大也。小弱乃小作之。又曰：小儿七日以上，周年以还，炷如雀粪。

《明堂下经》云：凡灸欲炷下广三分，若不三分，则火气不达，病未能愈，则是灸炷欲其大，惟头与四肢欲小耳。《明堂上经》乃曰：艾炷依小筋头作①，其病脉粗细，状如细线，但令当脉灸之。雀粪大炷，亦能愈疾。又有一途，如腹胀②、疝瘕、痃癖、伏梁气等，须大艾炷。故《小品》曰：腹背烂烧，四肢但去风邪而已，不宜大炷。如巨阙、鸠尾，灸之不过四五壮，炷③依竹筋头大，但令正当脉上灸之，艾炷若大，复灸多，其人永无心力。如头上灸多，令人失精神；背脚灸多，令人血脉枯竭，四肢细而无力，既失精神，又加细节、令人短寿。王节斋云：面上灸炷须小，手足上犹可粗。

点艾火

《明堂下经》曰：古来灸病，忌松、柏、枳、橘、榆、枣、桑、竹八木火，切宜

① 按《资生经》卷二作“艾炷依小竹箸头作”。
② “胀”，《资生经》作“内”。可参。
③ “炷”，《资生经》作“只”。

避之。有火珠耀日，以艾承之，得火为上。次有火镜耀日，亦以艾引得火，此火皆良。诸番部落[①]用镔铁击谐石得火，以艾引之。凡仓卒难备，则不如无木火，清麻油点灯上烧艾茎，点灸，兼滋润灸疮，至愈不疼，用蜡烛更佳。

壮数多少

《千金》云：凡言壮数者，若丁壮病根深笃，可倍于方数，老少羸弱可减半。扁鹊灸法，有至三五百壮、千壮，此亦太过。曹氏灸法，有百壮，有五十壮。《小品》诸方亦然。惟《明堂本经》云：针入六分，灸三壮，更无余论[②]。故后人不准，惟以病之轻重而增损之。凡灸头项，止于七壮，积至七七壮止。

《铜人》[③]治风，灸上星、前顶、百会，至二百壮，腹背灸五百壮。若鸠尾、巨阙，亦不宜多灸，灸多则四肢细而无力[④]。《千金方》于足三里穴，乃云多至三、二[⑤]百壮。心俞禁灸。若中风则急灸至百壮。皆视其病之轻重而用之，不可泥一说，而不通其变也。

灸法

《千金方》云：凡灸法，坐点穴，则坐灸；卧点穴，则卧灸；立点穴，则立灸，须四体平直，毋令倾侧。若倾侧穴不正，徒破好肉耳。

《明堂》云：须得身体平直，毋令蜷缩，坐点毋令俯仰，立点毋令倾侧。

炷火先后

《资生》云[⑥]：凡灸当先阳后阴，言从头向左而渐下，次从头向右而渐下，先上后下。

《明堂》[⑦]云：先灸上，后灸下，先灸少，后灸多，皆宜审之。王节斋曰：灸火须自上而下，不可先灸下，后灸上。

灸寒热

灸寒热之法：先灸项[⑧]大椎，以年为壮数，次灸橛[⑨]骨，以年为壮数。视背俞陷者灸之，举[⑩]臂肩上陷者灸之，两季胁之间灸之，外踝上绝骨之端灸之，足小指次指

---

①“落”原无。据《资生经》卷二、《针灸聚英》卷三补。
②“论”原作“治”。据《千金方》卷二十九改。
③“《铜人》”，按《针灸聚英》卷三、《资生经》卷二有“属上”。
④“无力”二字后，按《针灸聚英》卷三署有“《明堂》属上”。
⑤“二”原无。据《千金方》卷三十补。
⑥“云”后，据《针灸聚英》有“《千金方》言”四字。
⑦“《明堂》”，据《资生经》作“《明堂下》”。
⑧“项”原无。据《素问·骨空沦》补。
⑨“橛”原作“撅”。据《素问·骨空论》改。
⑩“举”原无。据《素问·骨空论》补。

问灸之，腨下陷脉灸之，外踝后灸之，缺盆骨上切之坚动如筋者灸之，膺中陷骨间灸之，掌束骨下灸之[①]，脐下关元三寸灸之，毛际动脉灸之，膝下三寸分间灸之，足阳明跗上动脉灸之，巅上一穴灸之。

灸疮要法

《资生》云：《下经》云[②]凡着艾得疮发，所患即瘥，若不发，其病不愈。《甲乙经》云：灸疮不发者，用[③]故履底灸令热，熨之，三日即发。今人用赤皮葱三五茎去青，于塘灰中煨熟，拍破，热熨疮上十余遍，其疮三日遂发。又以生麻油渍之而发，亦有用皂角煎汤，候冷频点之而发[④]，亦有恐血气衰不发，服四物汤，滋养血气，不可一概论也。有复灸一二壮遂发，有食热灸之物，如烧鱼、煎豆腐、羊肉之类而发，在人以意取助，不可顺其自然，终不发矣。

贴灸疮

古人贴灸疮，不用膏药，要得脓出多而疾除。《资生》云：春用柳絮，夏用竹膜，秋用新棉，冬用兔腹下白细毛，或猫腹毛。今人多以膏药贴之，日两三易。而欲其速愈，此非治疾之本意也。但今世贴膏药，亦取其便，不可易速，若膏药不坏，惟久久贴之可也。若速易，即速愈，恐病根未尽除也。

灸疮膏法

用白芷、金星草、淡竹叶、芩、连、乳香、当归、川芎、薄荷、葱白等，炒铅粉、香油煎膏贴。如用别膏不对症。倘疮口易收，而病气不得出也。如用别物，干燥作疼，亦且不便。

洗灸疮

古人灸艾炷大，便用洗法。其法以赤皮葱、薄荷煎汤，温洗疮周围，约一时久[⑤]，令驱逐风邪于疮口出，更令经脉往来不涩，自然疾愈。若灸疮[⑥]退痂后，用东南桃枝青嫩皮煎汤温洗，能护疮中诸风；若疮黑烂，加胡荽煎洗；若疼不可忍，加黄连煎神效。

---

① “掌束骨下灸之”原无。据《素问·骨空论》补。
② “《下经》云”原无。据《资生经》卷二补。
③ “用”原无。据《资生经》卷二补。
④ “发”原无。据《古今医统》卷七补。
⑤《针灸聚英》作“约一二尺”。
⑥ “疮”原作“火”。据《古今医统》卷七改。

灸后调摄法

灸后不可就饮茶，恐解火气；及食，恐滞经气，须少停一二时，即宜入室静卧，远人事，远色欲，平心定气，凡百俱要宽解。尤忌大怒、大劳、大饥、大饱、受热、冒寒。至于生冷瓜果，亦宜忌之。惟食茹淡养胃之物，使气血通流，艾火逐出病气。若过厚毒味，酗醉，致生痰涎，阻滞病气矣。鲜鱼鸡羊，虽能发火，止可施于初灸十数曰之内，不可加于半月之后。今人多不知恬养，虽灸何益？故因灸而反致害者，此也。徒责灸艾不效，何耶！

医案

《杨氏》

乙卯岁，至建宁，滕柯山母患手臂不举，背恶寒而体倦困，虽盛暑喜穿棉袄，渚医俱作虚冷治之。予诊其脉沉滑，此痰在经络也。予针肺俞、曲池、三里穴，是日即觉身轻手举，寒亦不畏，棉袄不复着矣。后投除湿化痰之剂，至今康健，诸疾不发。若作虚寒，愈补而痰愈结，可不慎欤！

戊午春，鸿胪吕小山，患结核在臂，大如柿，不红不痛。医云是肿毒。予曰：此是痰核结于皮里膜外，非药可愈。后针手[①]曲池，行六阴数，更灸二七壮，以通其经气，不数日即平妥矣。若作肿毒，用以托里之剂，岂不伤脾胃清纯之气耶？

己巳岁夏，文选李渐庵公祖夫人，患产后血厥，两足忽肿大如股，甚危急。徐、何二堂尊召予视之，诊其脉孔而歇止，此必得之产后恶露未尽，兼风邪所乘，阴阳邪正激搏，是以厥逆，不知人事，下体肿痛，病势虽危，针足三阴经，可以无虞。果如其言，针行饭顷而苏，肿痛立消矣。

癸酉秋，大理李义河翁，患两腿痛十余载，诸药不能奏效。相公推予治之，诊其脉滑浮，风湿入于筋骨，岂药力能愈，须针可痊。即取风市，阴市等穴针之。官至工部尚书，病不再发。

甲戌夏，员外熊可山公，患痢兼吐血不止，身热咳嗽，绕脐一块痛至死，脉气将危绝。众医云：不可治矣。工部正郎隗月潭公素善，迎予视其脉虽危绝，而胸尚暖，脐中一块高起如拳大，是日不宜针刺，不得已，急针气海，更灸至五十壮而苏，其块即散，痛即止。后治痢，痢愈。治嗽血，以次调理得痊。次年升职方，公问其故。予曰：病有标本，治有缓急，若拘于日忌，而不针气海，则块何由而散？块既消散，则气得以疏通，而痛止脉复矣。正所谓急则治标之意也。公体虽安，饮食后不可多怒气，以保和其本；否则正气乖而肝气盛，致脾土受克，可计日而复矣。

辛未夏，刑部王念颐公，患咽嗌之疾，似有核上下于其间，此疾在肺膈，岂药饵所能愈。东皋徐公推予针之，取膻中、气海，下取三里二穴，更灸数十壮，徐徐调之而痊。东皋名医也，且才高识博、非不能疗，即东垣治妇人伤寒，热入血室、非针莫

① “手”疑作“于”。

愈，必俟夫善刺者，刺期门而愈。东皋之心，即东垣心也，而其德可并称焉。视今之嫉贤妬能者，为何如哉？然妬匪斯今，畴昔然矣。予曾往磁洲，道经汤阴伏道路旁，有先师扁鹊墓焉，下马拜之。问其故。曰：鹊乃河间人也。针术擅天下，被秦医令李谧，刺死于道路之旁，故名曰伏道，实可叹也。有传可考。

戊辰岁，给事杨后山公祖乃郎，患疳疾，药日服而人日瘦。同科郑湘溪公，迎予治之。予曰：此子形羸，虽是疳症，而腹内有积块，附于脾胃之旁，若徒治其疳，而不治其块，是不求其本，而揣其末矣。治之之法，宜先取章门灸针，消散积块，后次第理治脾胃，是小人已除，而君子得行其道于天下矣。果如其言，而针块中，灸章门，再以蟾蜍丸药兼用之，形体渐盛，疳疾俱痊。

壬申岁，四川陈相公长孙，患胸前突起，此异疾也。人皆曰：此非药力所能愈。钱诚翁堂尊，推予治之，予曰：此乃痰结肺经，而不能疏散，久而愈高，必早针俞府、膻中，后择日针，行六阴之数，更灸五壮，令贴膏，痰出而平。乃翁编修公甚悦之。

辛未，武选王会泉公亚夫人，患危异之疾，半月不饮食，目闭不开久矣。六脉似有如无，此疾非针不苏。同寅诸公，推予即针之，但人神所忌，如之何？若待吉日良时，则沦于鬼录矣。不得已，即针内关二穴，目即开，而即能食米饮，徐以乳汁调理而愈。同寅诸君，问此何疾也？予曰：天地之气，常则安，变则病，况人禀天地之气，五远迭侵于外，七情交战于中，是以圣人啬气，如持至宝，庸人妄为，而伤太和，此轩岐所以论诸痛皆生于气，百病皆生于气，遂有九气[①]不同之论也。而子和公亦尝论之详矣。然气本一也，因所触而为九，怒、喜、悲、恐、寒、热、惊、思、劳也。盖怒气逆甚，则呕血及飧泄，故气逆上矣。怒则阳气逆上，而肝木乘脾，故甚则呕血及飧泄也。喜则气和志达，荣卫通和，故气缓矣。悲则心系急，肺布叶举，而上焦不通，荣卫不散，热气在中，故气消矣。恐则精神上，则上焦闭，闭则气逆，逆则下焦胀，故气不行矣。寒则腠理闭，气不行，故气收矣。热则腠理开，荣卫通，汗大泄，故气泄。惊则心无所倚，神无所归，虑无所定，故气乱矣。劳则喘息汗出，内外皆越，故气耗矣。思则心有所存，神有所归，正气留[②]而不行，故气结矣。

抑尝考其为病之详，变化多端，如怒气所致，为呕血，为飧泄，为煎厥，为薄厥，为阳厥，为胸满痛，食则气逆而不下，为喘渴烦心，为肥气，为目暴盲，耳暴闭，筋缓，发于外为痈疽也。喜气所致，为笑不休，为毛发焦，为肉病，为阳气不收，甚则为狂也。悲气所致，为阴缩，为筋挛，为肌痹，为脉痿，男为数弱，女为血崩，为酸鼻辛頞，为目昏，为少气不能息，为泣，为臂麻也。恐气所致，为破䐃脱肉，为骨疫痿厥，为暴下清水，为面热肤急，为阴痿，为惧而脱颐也。惊气所致，为

① "九气"原作"九窍"。详文义改。
② "留"原作"流"。据《素问·举痛论》改。

潮涎，为目睘[①]，为癫痫，为不省人事，僵仆，久则为痿痹也：劳气所致，为嗌噎，为喘促，为嗽血，为腰痛骨痿，为肺鸣，为高骨坏，为阴痿，为唾血，为瞑目，为耳闭，男为少精，女为不月，衰甚则溃溃乎若坏都[②]，汩汩[③]乎不可止[④]也。思气所致，为不眠，为嗜卧，为昏瞀，为中痞，焦闭塞，为咽嗌不利，为胆瘅呕苦，为筋痿，为白淫，为不嗜食也。寒气所致，为上下所出水液澄澈[⑤]，下痢清[⑥]白等症也：热气所致，为喘呕吐酸，暴注下迫等病也。

窃又稽之《内经》治法，但以五行相胜之理，互相为治。如怒伤肝，肝属木，怒则气并于肝，而脾土受邪，木太过则肝亦自病。喜伤心，心属火，喜则气并于心，而肺金受邪。火太过，则心亦自病。悲伤肺，肺属金，悲则气并于肺，而肝木受邪。金太过则肺亦自病。恐伤肾，肾属水，恐则气并于肾，而心火受邪。水太过，则肾亦自病。思伤脾，脾属土，思则气并于脾，而肾水受邪。土太过，则脾亦自病。寒伤形，形属阴，寒胜热，则阳受病。寒太过，则阴亦自病矣。热伤气，气属阳，热胜寒，则阴受病。热太过，则阳亦自病矣。凡此数者，更相为治，故悲可以治怒也，以怆恻苦楚之言感之。喜可以治悲也，以谑浪亵狎之言娱之。恐可以治喜也，以遽迫死亡之言怖之。怒可以治思也，以污辱欺罔之言触之。思可以治恐也，以虑彼忘此之言夺之。凡此五者，必诡诈谲怪，无所不至，然后可以动人耳目，易人视听，若胸中无才器之人，亦不能用此法也。热可以治寒，寒可以治热，逸可以治劳，习可以治惊。经曰：惊者平之。夫惊以其卒然而临之也，使习见习闻，则不惊矣。如丹溪治女人许婚后，夫经商三年不归，因不食，困卧如痴，他无所病，但向里床坐，此思气结也。药难独治，得喜可解；不然令其怒，俾激之大怒，而哭之三时，令人解之，与药一贴，即求食矣。盖脾主思，思过则脾气结而不食，怒属肝木，木能克土，木气冲发而脾上开矣。又如子和治一妇，久思而不眠，令触其怒，是夕果困睡，捷于影响，惟劳而气耗，恐而气夺者，为难治也。又同寅谢公，治妇人丧妹甚悲，而不饮食，令以亲家之女陪欢，仍用解郁之药，即能饮食。又闻庄公治喜劳之极而病，切脉乃失音症也，令恐惧即愈。然喜者之人少病，盖其百脉舒和故耳。经云：恐胜喜，可谓得玄关者也。凡此之症，《内经》自有治法，业医者，废而不行，何哉？附录宜知所从事焉。

己巳岁，尚书王西翁乃爱，颈项患核肿痛，药不愈，召予问其故？曰：项颈之疾，自有各羟原络井俞会合之处，取其原穴以刺之。后果刺，随针而愈，更灸数壮，永不见发。大抵颈项，乃横肉之地，经脉会聚之所，凡有核肿，非吉兆也。若不究其根，以灸刺之，则流串之势，理所必致矣。患者慎之。

---

①“睘”原作“寰”。详文义改。
②“都”原无。据《素问·生气通天论》补。
③“汩汩”原作“泪泪”。据改同上。
④“止”原作“上”。据改同上。
⑤“澈”原无。详文义补。亦合于《素问·至真要大论》。
⑥“清”原作“青”。详文义改。

戊寅冬，张相公长孙，患泻痢半载，诸药不效，相公命予治之，曰：昔翰林时，患肚腹之疾，不能饮食、诸药不效，灸中脘、章门即饮食，其针灸之神如此。今长孙患泻痢，不能进食，可针灸乎？予对曰：泻痢日久，体貌已变，须元气稍复，择日针灸可也。华岑公子云：事已危笃矣，望即治之，不俟再择日期，即针灸中脘、章门，果能饮食。

丁丑夏，锦衣张少泉公夫人，患痫症二十余载，曾经医数十，俱未验。来告予，诊其脉，知病人经络，故手足牵引，眼目黑瞀，入心则搐叫，须依理取穴，方保得痊。张公善书而知医，非常人也。悉听予言，取鸠尾，中脘，快取其脾胃，取肩髃、曲池等穴，理其经络，疏其痰气，使气血流通，而痫自定矣。次日即平妥，然后以法制化痰健脾之药，每日与服。

戊辰岁，吏部观政李邃麓公，胃旁一痞块如复盃。形体羸瘦，药勿愈。予视之曰：既有形于内，岂药力所能除，必针灸可消，详取块中。用以盘针之法，更灸食仓、中脘穴而愈。邃麓公问曰：人之生痞，与痃癖、积聚、癥瘕是如何？曰：痞者否也，如《易》所谓天地不交之否，内柔外刚，万物不通之义也。物不可以终否，故痞久则成胀满，而莫能疗焉。痃癖者，悬绝隐僻，又玄妙莫测之名也。积者迹也，挟痰血以成形迹，亦郁积至久之谓尔。聚者绪也，依元气为端绪，亦聚散不常之意云。癥者徵也，又精也，以其有所徵验，及久而成精萃也。瘕者假也，又遐也，以其假借气血成形，及历年遐远之谓也。大抵痞与痃癖，乃胸膈之候，积与聚，为腹内之疾，其为上、中二焦之病．故多见于男子。其症与瘕，独见于脐下，是为下焦之候，故常见于妇人。大凡腹中有块，不问男妇积聚、癥瘕，俱为恶症，切勿视为寻常。初起而不求早治，若待痞疾胀满，已成胸腹鼓急，虽扁鹊复生，亦莫能救其万一，有斯疾者，可不惧乎！李公深以为然。

戊辰岁，户部王缙庵公乃弟，患心痫疾数载矣。徐堂翁召予视之，须行八法开阖方可，公如其言。而刺照海、列缺，灸心俞等穴，其针待气至，乃行生成之数而愈。凡治此症，须分五痫，此卷前载之详矣，兹不悉录。

壬申岁，大尹夏梅源公，行次至蛾眉庵寓，患伤寒，同寅诸公，迎视六脉微细，阳症得阴脉。经云，阳脉见于阴经，其生也可知；阴脉见于阳经，其死也可许。予居玉河坊，正值考绩，不暇往返之劳，若辞而不治，此公在远方客邸，且莅政清苦，予甚恻之。先与柴胡加减之剂，少效，其脉尚未合症，予竭精殚思，又易别药，更针内关，六脉转阳矣。遂次第进以汤散而愈。后转升户部，今为正郎。

壬戌岁，吏部许敬庵公，寓灵济宫，患腰痛之甚。同乡董龙山公推予视之。诊其脉，尺部沉数有力。然男子尺脉固宜沉实，但带数有力，是湿热所致，有余之疾也。医作不足治之，则非矣。性畏针，遂以手指于肾俞穴行补泻之法，痛稍减，空心再与除湿行气之剂，一服而安。公曰：手法代针，已觉痛减，何乃再服渗利之药乎？予曰：针能劫病，公性畏针，故不得已，而用手指之法，岂能驱除其病根，不过暂减其痛而已。若欲全可，须针肾俞穴，今既不针，是用渗利之剂也。岂不闻前贤云：腰乃肾之府，一身之大关节。脉沉数者，多是湿热壅滞，须宜渗利之，不可用补剂。今人不分虚实，一概误用，多致绵缠，痛疼不休（出玉机中）。太抵喜补恶攻，人之恒情也。邪湿去而新血生，此非攻中有补存焉者乎？

壬申岁，行人虞绍东翁，患膈气之疾，形体羸瘦，药饵难愈。召予视之，六脉沉涩，须取膻中，以调和其膈，再取气海，以保养其源，而元气充实，脉息自盛矣。后择时针上穴，行六阴之数，下穴行九阳之数，各灸七壮，遂全愈。今任杨州府太守。庚辰过扬，复睹形体丰厚。

壬申夏，户部尚书王疏翁，患痰火炽盛，手臂难伸，予见形体强壮，多是湿痰流注经络之中，针肩髃，疏通手太阴经与手阳明经之湿痰，复灸肺俞穴，以理其本，则痰气可清，而手臂能举矣。至吏部尚书，形体益壮。

辛未岁，浙抚郭黄厓公祖，患大便下血，愈而复作，问其致疾之由？予对曰：心生血、而肝藏之，则脾为之统。《内经》云：饮食自倍，肠胃乃伤，肠澼而下血。是皆前圣之言而可考者。殊不知肠胃本无血，多是痔疾，隐于肛门之内，或因饮食过伤，或因劳欲怒气，触动痔窍，血随大便而出。先贤虽有远血、近血之殊，而实无心、肺、大肠之分。又有所谓气虚肠薄，自荣卫渗入者，所感不同，须求其根。于长强穴针二分，灸七壮，内痔一消而血不出。但时值公冗，不暇于针灸，逾数载，升工部尚书，前疾大作，始知有痔隐于肛门之内，以法调之愈。至已卯复会于汶上云，不发矣。是岁公子箕川公长爱，忽患惊风，势甚危笃，灸中冲、印堂、合谷等穴，各数十壮，方作声。若依古法而止灸三五壮，岂能得愈？是当量其病势之轻重而已。

己卯岁，因磁州一同乡，欠俸资往取，道经临洛关，会旧知宋宪副公，云：昨得一梦，有一真人至舍相淡而别，今辱故人相顾，举家甚喜。昨年长子得一痞疾，近因下第抑郁，疾转加增，诸药不效，如之奈何？予答曰：即刻可愈。公愕然曰：非惟吾子得安，而老母亦安矣。此公至孝，自奉至薄，神明感召。予即针章门等穴，饮食渐进，形体清爽，而腹块即消矣。欢洽数日，偕亲友送至吕洞宾度卢生祠，不忍分袂而别。

庚辰夏，工部郎许鸿宇公，患两腿风，日夜痛不能止，卧床月余，宝源局王公，乃其属官，力荐予治之。时名医诸公，坚执不从。许公疑而言曰：两腿及足，无处不痛，岂一二针所能愈？予曰：治病必求其本，得其本穴会归之处，痛可立而止，痛止即步履，旬日之内，必能进部。此公明爽，独听予言，针环跳、绝骨，随针而愈。不过旬日，果进部，人皆骇异。假使当时不信王公之言，而听旁人之语，则药力岂能及哉？是惟在乎信之笃而已，信之笃，是以获其效也。

已巳岁，张相公得肛门忽肿之疾，戎政王西翁，推予诊视，命之曰：元老之疾，非常人比，宜精思殚力调治，以副吾望！予禍，诊右寸浮数，是肺金受风热，移于大肠之中。然肛门又居下之地，而饮食糟粕，流至于此，若无七情四气所干，则润泽而下。或湿热内蕴，邪气所加，则壅滞而作肿痛。予制以加减搜风顺气之剂一罐，倍加酒蒸大黄，借酒力上升，荡涤邪热，加麻仁润燥，枳壳宽肠，防风、独活驱除风热，当归清血凉血养血，枯芩以清肺与大肠，共制成丸，服渐清安。

隆庆二年，四月初四日，奉：旨传与圣济殿，着医去看徐阁老病，钦此。臣等谨钦遵，前至徐阁老秋家，诊得六脉数大，积热积痰，脾胃虚弱，饮食减少。宜用清热健脾化痰汤医治，黄芩、白术、贝母、橘红、茯苓、香附、芍药、桔梗、川芎、前胡、槟榔、甘草，水二钟，姜一片，煎至一钟，不拘时服，药对症，即愈。

乙亥岁，通州李户候夫人，患怪病，予用孙真人治邪十三针之法，问病者是何邪为害？对说：乃某日至某处鸡精之为害也。令其速去。病者对曰：吾疾愈矣，怪邪已去，言语遂正，精神复旧，以见十三针之有验也。

己巳岁，尚书毛介川翁，患肝脾虚弱，时常泻痢，肢略浮肿。问子予曰：时常泄泻，多系湿热，夫人之一身，心生血，肝藏之，而脾为之统；脾得其统，则运化有常，水谷通调，固无所谓湿，亦无所谓热也。夫唯精元之气，既不能保之于平时，而五味之养，又不节之于将来，斯精血俱耗，而脾我所统矣。脾失所统，则运化通调，将何以为职？欲求其无泻，不可得也。然则何以谓之湿热？盖运化通调，即失其职，则水谷不分，湿郁于内，而为热矣。由是便血稠黏，里急后重，泻不独泻，而又兼之以痢焉，皆坐此也。其治之法，宜荡涤其湿，然后分利，斯脾胃得统，而其症安矣。否则土不能治水，氾滥盈溢，浸于四肢，变而为气者有之。信其言，调理而愈。

己卯岁，行人张靖宸公夫人，崩不止，身热骨痛，烦躁病笃，召予诊，得六脉数而止，必是外感，误用凉药。与羌活汤热退，余疾渐可。但元气难复，后灸膏肓、三里而愈。凡医之用药，须凭脉理，若外感误作内伤，实实虚虚，损不足而益有余，其不夭灭人生也，几希？

辛酉，夏中贵患瘫痪，不能动履，有医何鹤松，久治未愈。召予视，曰：此疾一针可愈。鹤松惭去。予遂针环跳穴，果即能履。夏厚赠，予受之，逾数载又瘫矣。复来召予，因侍禁廷，不暇即往，遂受鹤反间以致忿。视昔之刺鹊于伏道者，为何如？

己巳岁，蔡都尉长子碧川公，患痰火，药饵不愈。辱钱诚斋堂翁，荐予治之。予针肺俞等穴愈。后其女患风痫甚危，其乃郎秀山，乃婿张少泉，邀予治之，乃针内关而苏，以礼厚赠，予固辞不受。遂似女许聘豚儿杨承祯焉。

庚辰岁，过扬，大尹黄缜庵公，昔在京朝夕相与，情谊甚笃，进谒留疑，不忍分袂，言及三郎患面部疾，数载不愈，甚忧之。昨焚香卜灵棋课曰：兀兀尘埃久待时、幽窗寂寞有谁知，运逢宝剑人相顾，利遂名成总有期。与识者解曰：宝者珍贵之物，剑者锋利之物，必逢珍贵之人，可愈。今承相顾，知公善针，疾愈有期矣。予针巨髎、合谷等穴，更灸三里，徐徐调之而愈。时工匠刊书，多辱薪米之助。

甲戌岁，观政田春野公乃翁，患脾胃之疾，养病天坛，至敝宅数里，春野公每请必亲至，竭力尽孝。予感其诚，不惮其远，出朝必趋视。告曰：脾胃毋一身之根蒂，五行之成基，万物之父母，安可不由其至健至顺哉？敬不至健至顺，则沉疴之咎必致矣。然公之疾，非一朝所致，但脾喜甘燥，而恶苦湿，药热则消于肌肉，药寒则减于饮食，医治久不获当，莫若早灸中脘、食仓穴。忻然从之，每穴各灸九壮，更针行九阳之数，疮发渐愈。春野公今任兵科给事中，乃翁、乃弟，俱登科而盛壮。

庚辰岁，道经扬州，御史桑南皋公，夫人七旬余，发热、头眩、目涩、手挛、食少，公子迎予。诊得人迎浮而关带弦，见症虽多，今宜清热为先，以天麻、僵蚕为君，升麻、知母为臣，蔓荆、甘草等为使佐，服至三帖，热退身凉，饮食渐进，余症亦减，次日复诊，六脉平匀。昆玉喜曰：发热数月，医不见效，昨方制服一帖，热退食进，何耶？予曰：医者意也，得其意，斯握医之要枢矣。昔司马尝称扁鹊随俗为变，及述其论齐桓候疾，语多近道，皆以其意通之耳。昨脉浮弦，疑是过用养血补脾之剂，闭塞火邪，久则流溢于太阳膀胱经，起至阳，终睛明，故目涩头眩；支走三焦经，故手挛也。少南、少玄公与缜庵公姻联之好，予辱故人之托，精思脉理，意究病源，故制立前方，用以引经之剂，其热速退，热退，脾阴渐长，而荣血自生，余症亦因之除矣。二公曰：然。

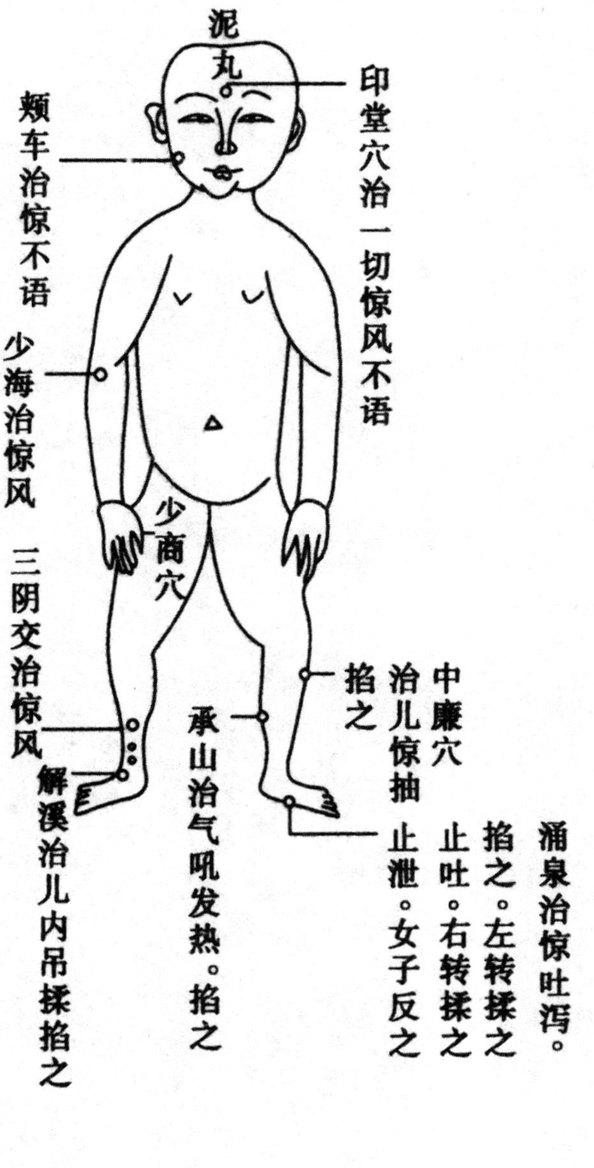

要穴图①

① “要穴图”原无。据本卷目录补。

针灸大成卷之十

保婴神术 《按摩经》

穴法不详注，针卷考之甚详。

夫小儿之疾，并无七情所干，不在肝经，则在脾经；不在脾经，则在肝经，其疾多在肝、脾两脏，此要诀也。急惊风属肝木，风邪有余之症，治宜清凉苦寒、泻气化痰。其候或闻木声而惊；或遇禽兽驴马之吼，以致面青口噤；或声嘶啼哭而厥，发过则容色如常，良久复作，其身热面赤，因引口鼻中气热，大便赤黄色，惺惺不睡。盖热甚则生痰，痰盛则生风，偶因惊而发耳。内服镇惊清痰之剂，外用掐揉按穴之法，无有不愈之理。至于慢惊，属脾土中气不足之症，治宜中和，用甘温补中之剂。其候多因饮食不节，损伤脾胃，以泻泄日久，中气太虚，而致发搐，发则无休止，其身冷面黄，不渴，口鼻中气寒，大小便青白，昏睡露睛，目上视，手足瘈疭，筋脉拘挛。盖脾虚则生风，风盛则筋急，俗名天吊风者，即此候也。宜补中为主，仍以掐揉按穴之法，细心运用，可保十全矣。又有吐泻未成慢惊者，急用健脾养胃之剂，外以手法按掐对症经穴，脉络调和，庶不致变慢惊风也。如有他症，穴法详开于后，临期选择焉。

手法歌

心经有热作痰迷，天河水过作洪池，肝经有病儿多闷，推动脾土病即徐。
脾经有病食不进，推动脾土效必应，肺经受风咳嗽多，即在肺经久按摩。
肾经有病小便涩，推动肾水印救得，小肠有病气来攻，板门横门推可通，
用心记此精宁穴，看来危症快如风。

胆经有病口作苦，好将妙法推脾土。大肠有病泄泻多，脾土大肠久搓摩。
膀胱有病作淋疴，肾水八卦运天河，胃经有病呕逆多，脾土肺经推即和，
三焦有病寒热魔，天河过水莫蹉跎。命门有病元气亏，脾上大肠八卦推，
仙师授我真口诀，愿把婴儿寿命培。

五脏六腑受病源，须凭手法推即痊，俱有下数不可乱，肺经病掐肺经边。
心经病掐天河水，泻掐大肠脾土全，呕掐肺经推三关，目昏须掐肾水添。
再有横纹数十次，天河兼之功必完，头痛推取三关穴，再掐横纹天河连。
又将天心揉数次，其功效在片时间，齿痛须揉肾水穴，颊车推之自然安。
鼻塞伤风天心穴，总筋脾土推七百。耳聋多因肾水亏，掐取肾水天河穴。
阳池兼行九百功，后掐耳珠旁下侧。咳嗽频频受风寒，先要汗出沾手边，
次掐肺经横纹内，乾位须要运周环。心经有热运天河，六腑有热推本科，
饮食不进推脾土，小水短少掐肾多。大肠作泻运多移，大肠脾土病即除，
次取天门入虎口，揉脐龟尾七百奇。

肚痛多因寒气攻，多推三关运横纹，脐中可揉数十下，天门虎口法皆同。
一去火眼推三关，一百二十数相连，六府退之四百下，再推肾水四百完，
兼取天河五百遍，终补脾土一百全。口传笔记推摩诀，付与人间用意参。

观形察色法

凡看小儿病，先观形色，切脉次之。盖面部气色，总见五位，色青者，惊积不散，欲发风候；五位色红者，痰积壅盛，惊悸不宁；五位色黄者，食积症伤，疳候，痞癖；五位色白者，肺气不实，滑泄吐利；五位色黑者，脏腑欲绝，为疾危。面青眼青肝之病，面赤心之病，面黄脾之病，面白肺之病，面黑肾之病。先别五脏，各有所主，次探表里虚实病之由。肝病主风，实则目直大叫，项急烦闷；虚则咬牙呵欠，气热则外生，气温则内生。心病主惊，实则叫哭，发热饮水而搐，手足动摇；虚则困卧，惊悸不实。脾病主困，实则困睡，身热不思乳食；虚则吐泻生风。肺病主喘，实则喘乱喘促，有饮水者，不饮水者；虚则哽气长，出气短，喘息。肾病主虚无实，目无精光，畏明，体骨重，痘疹黑陷。以上之症，更当别其虚实症候，假如肺病，又见肝症，咬牙多呵欠者易治，肝虚不能胜肺故也。若目直大叫哭，项急烦闷难治。盖肺久病则虚冷，肝强实而胜肺也。视病之虚实，虚则补其母，实则泻其子也。

论色歌

眼内赤者心实热，淡红色者虚之说，青者肝热浅淡虚，黄者脾热无他说，
白面混者肺热侵，目无精光肾虚诀。

儿子人中青，多因果子生，色若人中紫，果食积为痞。
人中现黄色，宿乳蓄胃成，龙角青筋起，皆因四足惊。
若然虎角黑，水扑是其形，赤色印堂上，其惊必是人。
眉间赤黑紫，急救莫沉吟，红赤眉毛下，分明死不生。

认筋法歌

颞门八字甚非常，筋透三关命必亡，初关乍入或进退，次部相侵亦何妨。

赤筋只是因膈食，筋青端被水风伤，筋连大指是阴症，筋若生花定不祥（此有祸祟之筋）。

筋带悬针主吐泻，筋纹关外命难当，四肢痰染腹膨胀，吐乳却因乳食伤。

鱼口鸦声并气急，犬吠人唬自惊张，诸风惊症宜推早，如若推迟命必亡，

神仙留下真奇法，后学能通第一强，凡看鼻梁上筋，直插天心一世惊。

初生时，一关有白，谨防三朝。二关有白，谨防五日之内。三关有白，谨防一年之外。

凡筋在坎上者即死，坎下者i年。又有四季本色之筋，虽有无害。

青者是风，白者是水，红者是热，赤者乳食所伤。

凡慢惊将危，不能言，先灸三阴交，二泥丸，三颊车，四少商，五少海穴，看病势大小，或三壮、五壮、一壮，至七七壮，辨男女右左，十有十活。如急惊、天吊惊，掐手上青筋，煅脐上下，掐两耳，又掐总心穴。

内吊惊，掐天心穴。

慢惊不省人事，亦掐总心穴。

急惊如死，掐两手筋。

眼闭，瞳子髎泻。

牙关紧，颊车泻。

口眼俱闭，迎香泻。

以上数法，乃以手代针之神术也：亦分补泻。

面部五位歌

面上之症额为心，鼻为脾土是其真，左腮为肝右为肺，承浆属肾居下唇。

命门部位歌

中庭与天庭，司空及印堂，额角方广处，有病定存亡。

青黑惊风恶，体和润泽光，不可陷兼损，唇黑最难当。

青甚须忧急，昏暗亦堪伤，此是命门地，医师妙较量。

面眼青肝病，赤心，黄脾，白肺，黑肾病也。

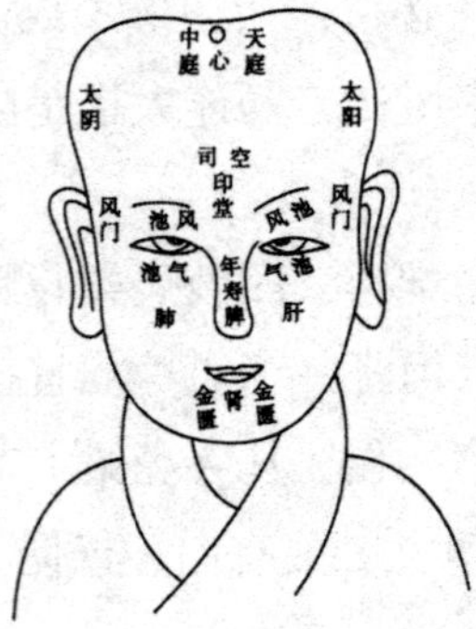

面部五位图

阳掌、阴掌图①

自掌至天河穴为上，

自天河穴至指头为下。

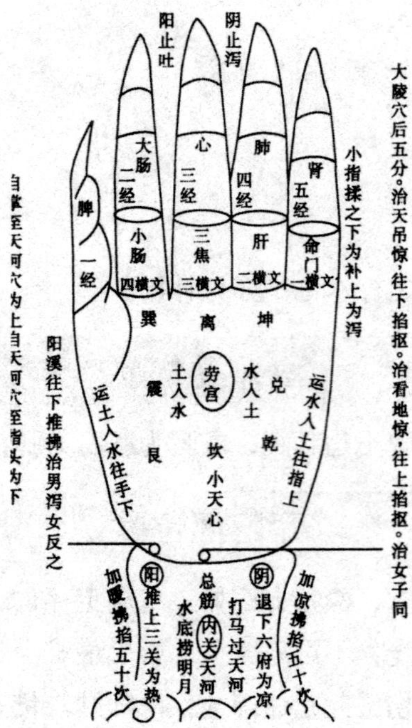

男子左手正面之图

① 原无此目。据目录补。

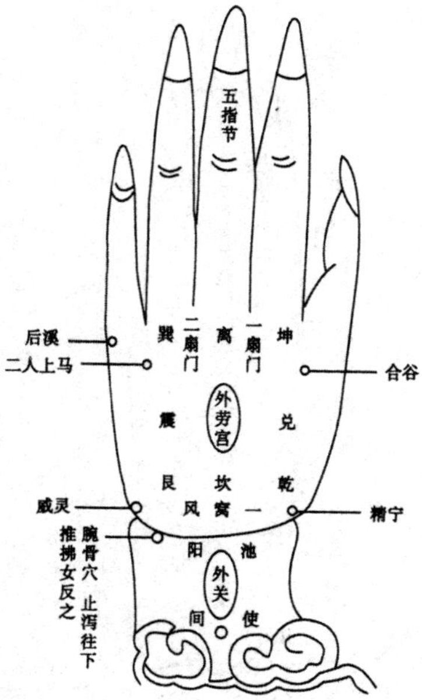

男子左手背面之图

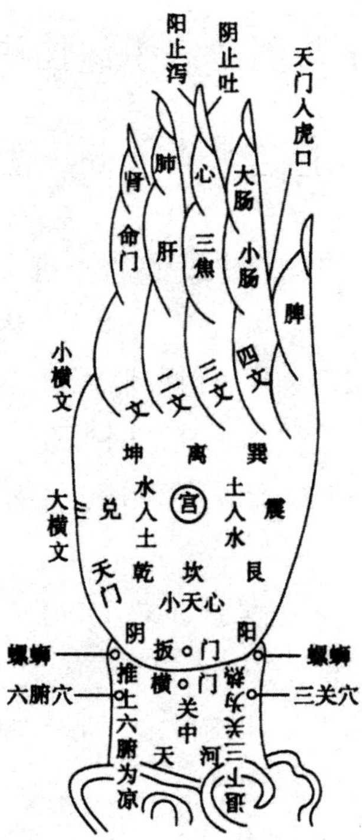

女子右手正面之图

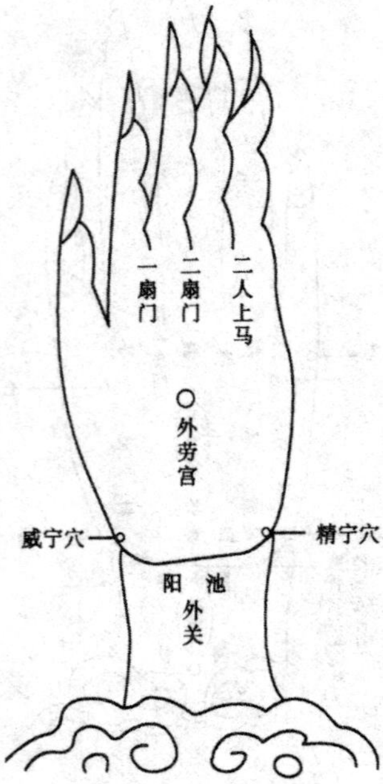

女子右手背面之图

阳掌图各穴手法仙诀

掐心经、二掐劳官，推上三关，发热出汗用之。如汗不来，再将二扇门揉之、掐之，手心微汗出，乃止。

掐脾土，曲指左转为补，直推之为泻，饮食不进，人瘦弱，肚起青筋，面黄，四肢无力用之。

掐大肠，倒推入虎口，止水泻痢疾，胜膨胀用之。红痢补肾水，白多推三关。

掐肺经，二掐离宫起至乾官止，当中轻，两头重，咳嗽化痰，昏迷呕吐用之。

掐肾经，二掐小横纹，退六府，治大便不通，小便赤色涩滞，肚作膨胀，气急，人事昏迷，粪黄者，退凉用之。

推四横纹，和上下之气血，人事瘦弱，奶乳不思，手足常掣，头偏左右，肠胃湿热，眼目翻白者用之。

掐总筋，过天河水，能清心经，口内生疮，遍身潮热，夜间啼哭，四肢常掣，去三焦六腑五心潮热病。

运水入土，因水盛土枯，五谷不化用之。运土入水，脾 土大旺，水火不能即济用之。如儿眼红能食，则是火燥土也。宜运水人土，土润而火自克矣。若口干，眼翻白，小便赤涩，则是土盛水枯，运土入水，以使之平也。

掐小天心，天吊惊风，眼翻自偏左右，及肾水不通，用之。

分阴阳，止泄泻痢疾，遍身寒热往来，肚膨呕逆用之。

运八卦，除胸肚膨闷，呕逆气吼吃，饮食不进用之。

运五经，运五脏之气，肚胀，上下气血不和，四肢掣，寒热往来，去风除腹响。

揉板门，除气促气攻，气吼气痛，呕胀用之。

揉劳宫、动心中之火热，发汗用之，不可轻动。

推横门向板门，止呕吐；板门推向横门，止泻。如喉中响，大指掐之。

总位者，诸经之祖，诸症掐效。嗽甚，掐中指一节：痰多，掐手背一节。手指甲筋之余，掐内止吐，掐外止泻。

阴掌图各穴手法仙诀

掐两扇门，发脏腑之汗，两手掐揉，平中指为界，壮热汗多者，揉之即止。又治急惊，口眼歪斜，左向右重，右向左重。

掐二人上马，能补肾，清神顺气，苏醒沉疴，性温和。

掐外劳宫，和脏腑之热气，遍身潮热，肚起青筋，揉之效。

掐一窝风，治肚疼，唇自眼白，一哭一死者，除风去热。

掐五指节，伤风被水吓，四肢常掣，面带青色，用之。

掐精宁穴，气吼痰喘，于呕痞积用之。

掐威灵穴，治急惊暴死，掐此处有声可治，无声难治。

掐阳池，止头痛，清补肾水，大小便闭塞或赤黄，眼翻白，又能发汗。

推外关、间使穴，能止转筋吐泻。外八卦，通一身之气血，开脏腑之秘结，六络平和而荡荡也。

小儿（针用毫针，艾炷如小麦，或雀粪大）

《宝鉴》曰：急慢惊风，灸前顶。若不愈，灸攒竹、人中各三壮。

或谓急惊属肝，慢惊属脾，《宝鉴》不分，灸前顶，攒竹二穴，俱太阳、督脉，未详其义。

小儿慢惊风，灸尺泽各七壮。初生小儿，脐风撮口，灸然谷三壮，或针三分，不见血，立效。小儿癫痫、瘈瘲，脊强互相引，灸长强三十壮。小儿癫痫惊风、目眩，灸神庭一穴七壮。小儿风痫，先屈手指如数物乃发也，灸鼻柱直发际宛宛中三壮。小儿惊痫，先惊怖啼叫乃发，灸后顶上旋毛中三壮，两耳后青丝脉。小儿癖气久不消，灸章门各七壮，脐后脊中灸二七壮。小儿胁下满，泻痢体重，四肢不收，痃癖积聚，腹痛不嗜食，痃疟寒热，又治腹胀引背，食饮多，渐渐黄瘦，灸十一椎下两旁，相去各一寸五分，七壮。小儿黄疸，灸三壮。小儿疳瘦脱肛，体瘦渴饮，形容瘦瘁，诸方不瘥，灸尾闾骨上三寸陷中三壮，兼三伏内，用杨汤水浴之，正午时灸，自灸之后，用帛子拭，见有疳虫随汗出，此法神效。小儿身羸瘦，贲豚腹胀，四肢懈惰，肩背不举，灸章门。小儿吐乳汁，灸中庭一壮。小儿脱肛泻血，秋深不效，灸龟尾一壮。脱肛，灸脐中三壮；《千金》云：随年壮。脱肛久不瘥及风痫中风，角弓反张，多哭，语言不择，发无时节，甚则吐涎沫，灸百会七壮。

戒逆针灸（无病而先针灸曰逆）

小儿新生，无病不可逆针灸之，如逆针灸，则忍痛动其五脏，因善成痫。河洛关中，土地多寒，儿喜成痓，其生儿三日，多逆灸以防之。吴蜀地温，无此疾也。古方既传之，今人不分南北，灸之多害小儿也。所以田舍小儿，任其自然，得无横夭也。

风关易治，气关难治，命关死候，直透者死。

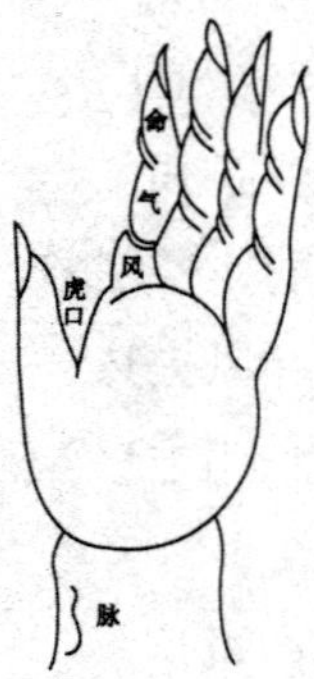

三关图

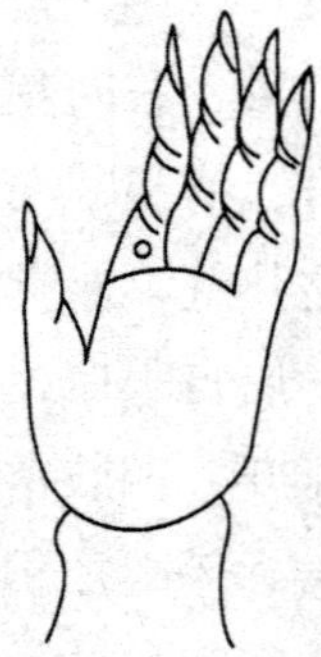

流珠

左手应心肝，右手应脾肺，男主左，女主右。

流珠。只一点红色。主膈热，三焦不和，饮食所伤，欲吐泻，肠鸣，自利，烦躁，啼哭。宜消食，补脾胃。

环珠。较流珠差大。主脾虚停食，胸腹胀满，烦渴发热。宜健脾胃，消食调气。

长珠。一头大，一头尖。主脾伤，饮食积滞，腹痛，寒热不食。宜消食健胃。

来蛇。下头粗大。主脾胃湿热，中脘不利，干呕不食，是疳邪内作。宜克食，健补脾胃。

去蛇。上头粗大。主脾虚冷积，吐泻烦渴，气短神困，多睡不食。宜健脾胃消积，先止吐泻。

弓反里弯向中指。主感寒热邪气，头目昏重，心神惊悸，倦怠，四肢稍冷，小便赤色，咳嗽吐逆。宜发汗逐惊，退心火，推脾摩肺。

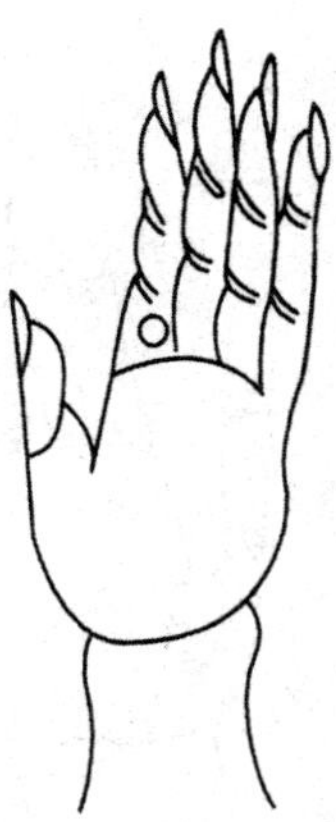

环珠

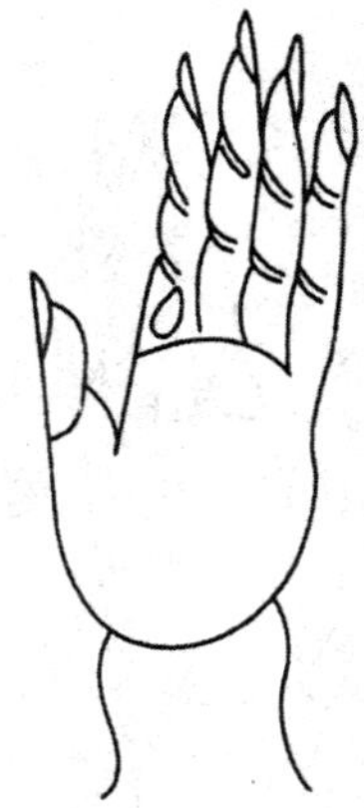

长珠

弓反外弯向大指。主痰热，心神恍惚，作热夹惊夹食，风痫。凡纹向内者吉，向外者凶。

枪形。主风热，发痰作搐。

针形。主心肝热极生风，惊悸烦闷，困倦不食，痰盛发搐。

又曰：悬针，主泻痢。

鱼骨形。主惊痰发热，甚则痰盛发搐，或不食，乃肝盛克脾。宜逐惊，或吐痰下痰，再补脾制脾。

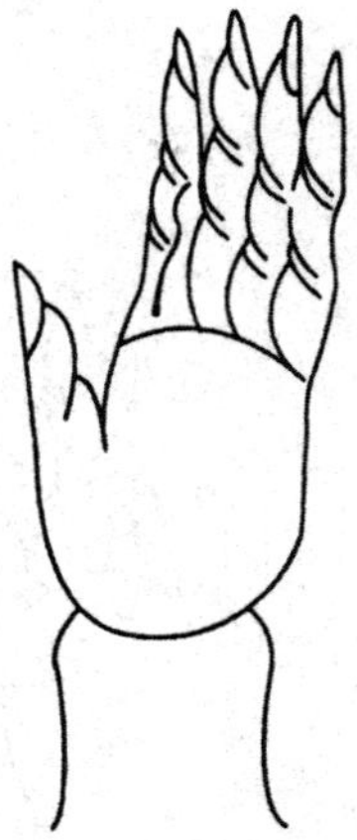

来蛇

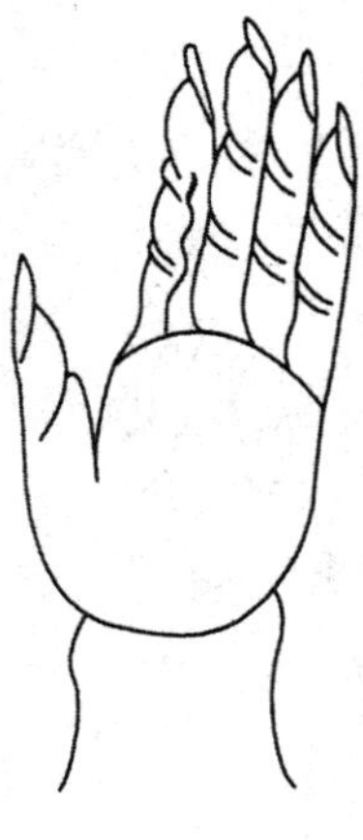

去蛇

鱼刺。初关主惊，气关主疳命关主虚，难治。

水字形。主惊风食积，烦躁烦闷，少食夜啼，痰盛口噤，搐搦，此脾虚积滞，木克土也。又曰：水字肺疾也，谓惊风入肺也。

乙字。初关主肝惊，二关主急惊，三关主慢惊脾风。

曲虫肝病甚也。

“ɣ”如环：肾有毒也。

“㇂”曲向里：主气疳。

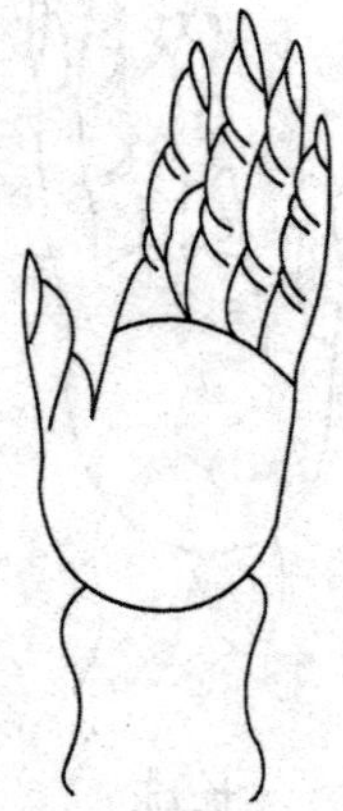

弓反里弯向中指

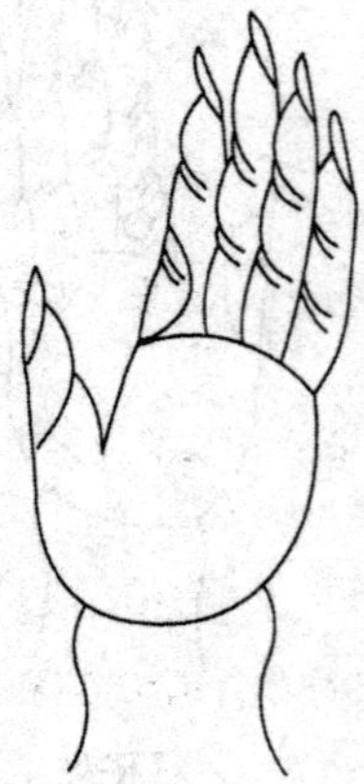

弓反外弯向大指

“㇁”曲向外：主风疳。

“╲”斜向右：主伤寒。

“╱”斜向左：主伤风。

长虫。主伤冷。

虬文。心虫动也。

透关射指，向里为射指。主惊风，痰热聚于胸膈，乃脾肺损伤，痰邪乘聚。宜清脾肺，化痰涎。

透关射甲，向外为射甲。主惊风恶症，受惊传于经络，风热发生，十死一生。

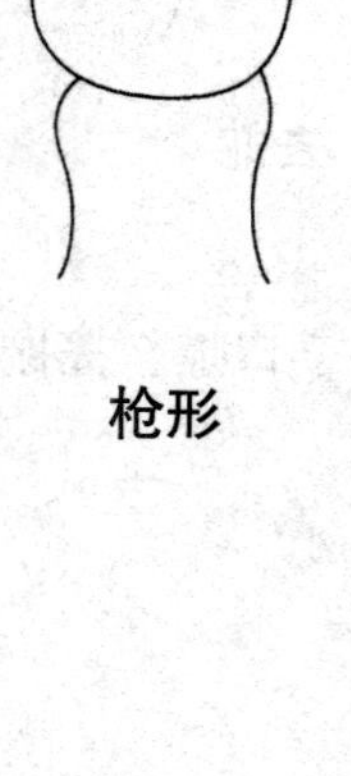

枪形

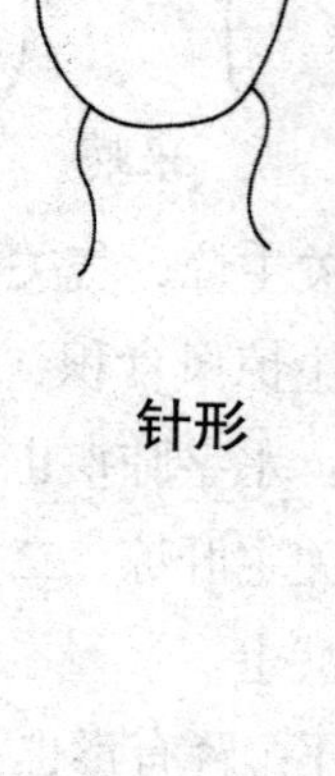

针形

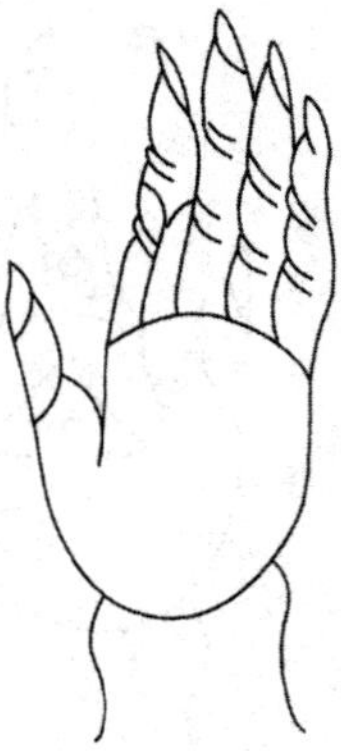

鱼刺

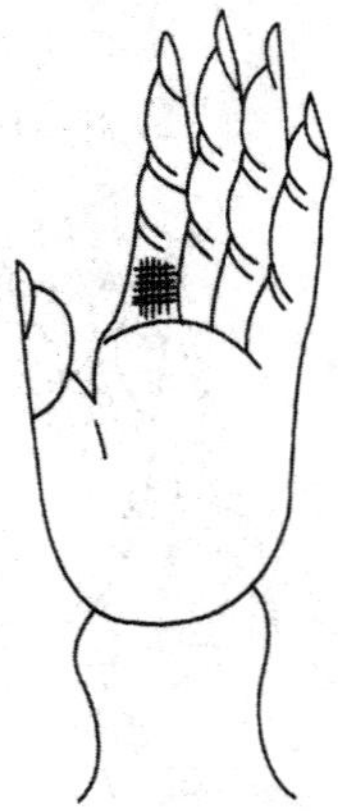

鱼骨

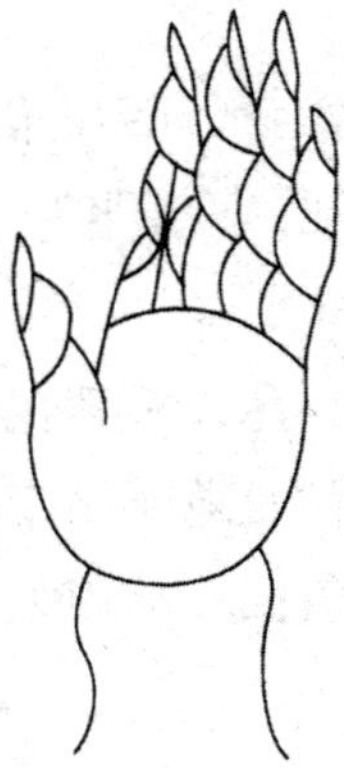

水字

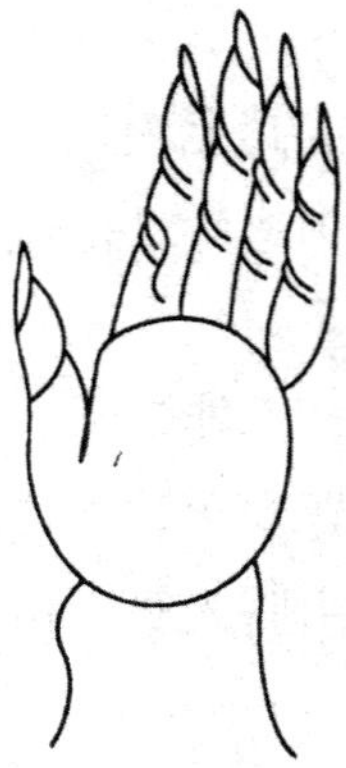

乙字

勾脉主伤寒。

斗肘图。男左手，女右手。

脚穴图。男右脚，女左脚。

初生调护①

怀②娠

怀娠之后，必须饮食有常，起居自若，使神全气和，则胎常安，生子必伟。最忌食热毒等物，庶生儿免有脐突疮痈。

①“初生调护”原无。据本卷目录补。

②“怀”即“妊”之义。

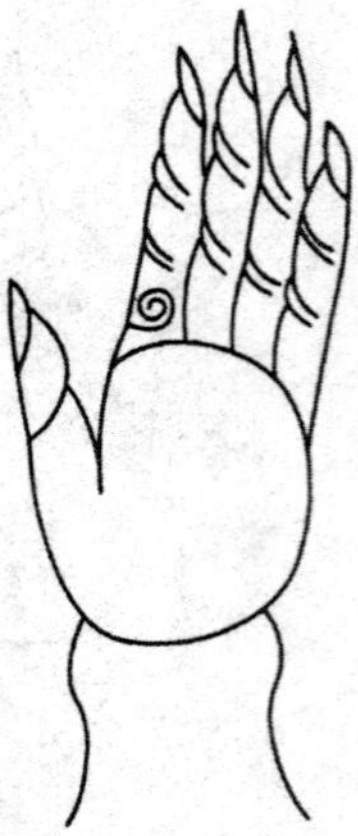

曲虫

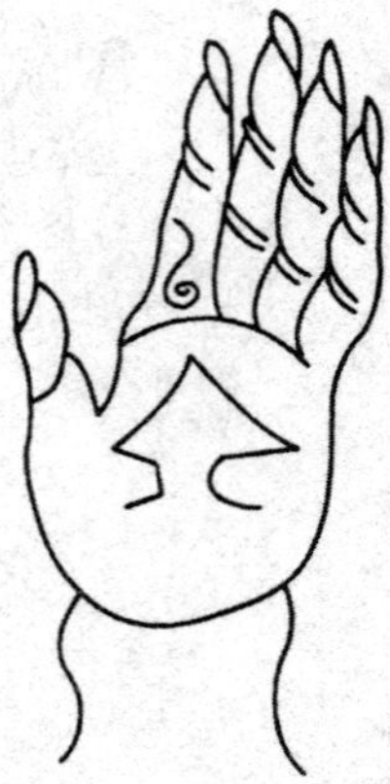

如环

初诞

婴儿在胎，必藉胎液以滋养之。初离母体，口有液毒，啼声未出，急用软绵，裹大人指，拭儿口中恶汁，得免痘疮之患。或有时气侵染，只出肤疮，易为调理。

回气（俗谓草迷）

初生气欲绝，不能啼者，必是难产。或冒寒所致，急以绵絮包裹，抱怀中，未可断脐。且将胞衣置炭火炉中烧之，仍作大纸捻，蘸清油点着于脐带上，往来遍燎之。盖脐带得火气，由脐入腹，更以热醋汤洗脐带，须臾气回，啼声如常，方可浴洗毕，断脐带。

便结

小儿初生，大小便不通，腹胀欲绝者，急令大人以温水漱了口。吸咂儿前后心，并脐下，手足心，共七处，每次咂三、五次，每次要嗽口，以红赤为度，须臾自通。

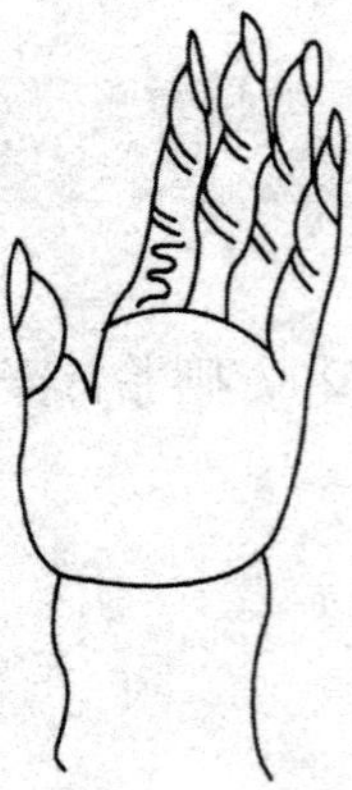

长虫

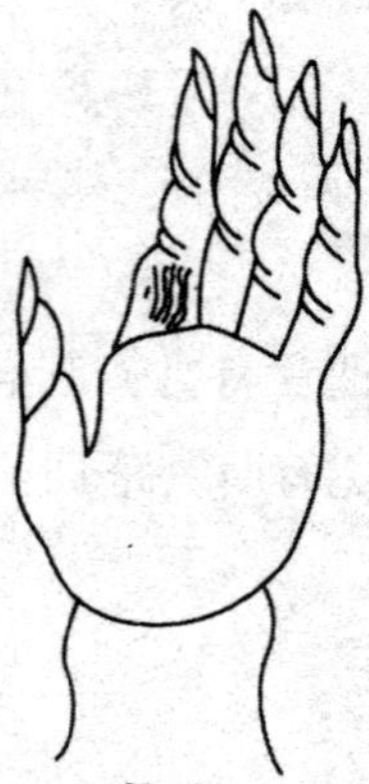

虬文

浴儿

浴儿用猪胆一枚，投汤中，免生疮疥。浴时看汤冷热，无令儿惊，而成疾也。

断脐

断脐不可用刀剪，须隔单衣咬断，后将暖气呵七遍，缠结，所留脐带，令至儿足趼上，当留六寸，长则伤肌，短则中寒，令儿肚中不调，或成内吊。若先断后浴，恐水入脐中，令儿腹痛。断讫，连脐带中，多有虫者，宜急剔去。不然，虫自入腹成疾。断脐之后，宜用热艾厚裹，包用白绵。若浴儿将水入脐中，或尿在裙包之内，湿气伤脐；或解脱裙包，为风冷邪气所侵，皆令儿脐肿，多啼不乳，即成脐风。

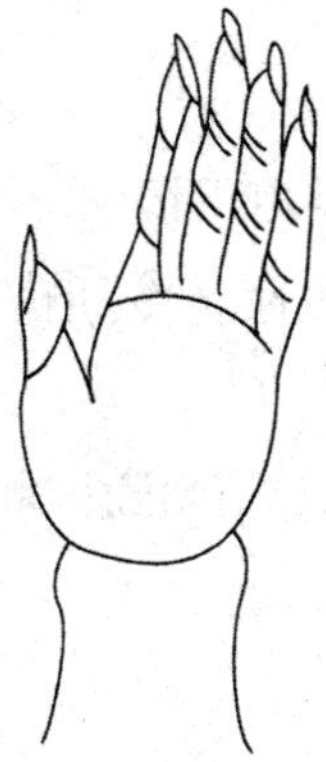

透关射甲

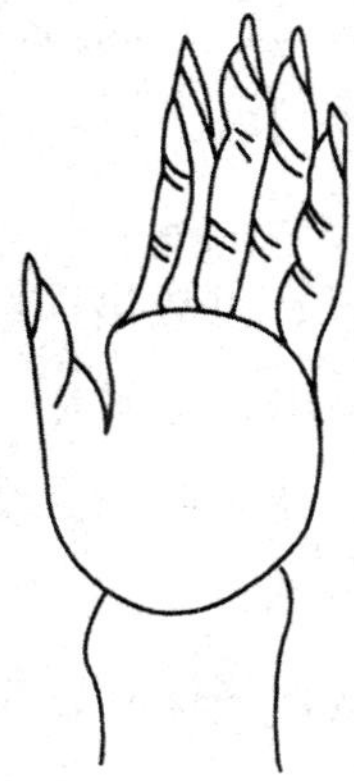

透关射指

脐风

儿初生六、七日，患脐风，百无一活。用青绢裹大人指，蘸温水于儿上下牙根上，将如粟米大红泡子，拭破即愈。

剃头

小儿月满剃头，须就温暖避风处。剃后以杏仁三枚，去皮尖研碎，入薄荷三叶同研，却入生麻油三四滴，腻粉拌和，头上拭以避风伤，免生疮疥热毒。

护养

小儿脾胃嫩弱，父母或以口物饲之，不能克化，必致成疾。小儿于天气和暖，宜抱出日中嬉戏，频见风日，则血凝、气刚、肉坚，可耐风寒，不致疾病。

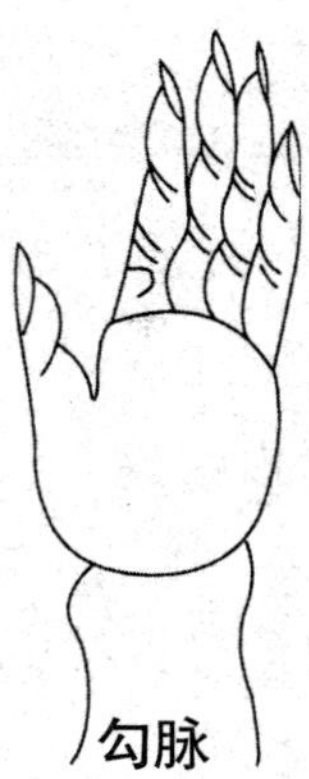

勾脉

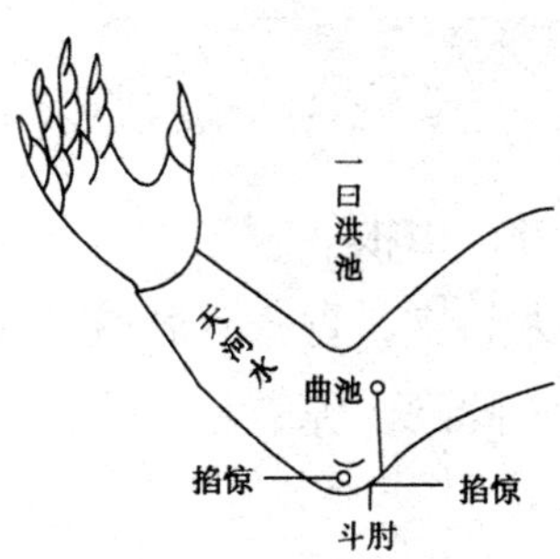

斗肘图

抱小儿勿泣，恐泪入儿眼，令眼枯。

小儿夜啼，用灯心烧灰，涂乳上与吃，即止。

小儿腹胀，用韭菜根捣汁，和猪脂煎服。

小儿头疮，用生芝麻，口中嚼烂，涂之，切忌不可搽药。

小儿患秋痢，与枣食之良，或与柿饼子食。

小儿宜以菊花为枕，则清头目。

小儿入夏，令缝囊盛杏仁七个，去皮尖佩之，闻雷声不惧。

小儿一期之内，衣服宜以故帛、故绵为之。用新太暖，令肌肉缓弱，蒸热成病。不可裹足复顶，致阳气不出，多发热。

小儿不宜食肉太早，伤及脾胃，免致虫积、疳积，鸡肉能生蛔虫，宜忌之，非三岁以上勿食。

忍三分寒，吃七分饱，多揉肚，少洗澡。

小儿不可令就瓢及瓶饮水，语言多讷。

小儿勿令入神庙中，恐神精闪灼，生怖畏。

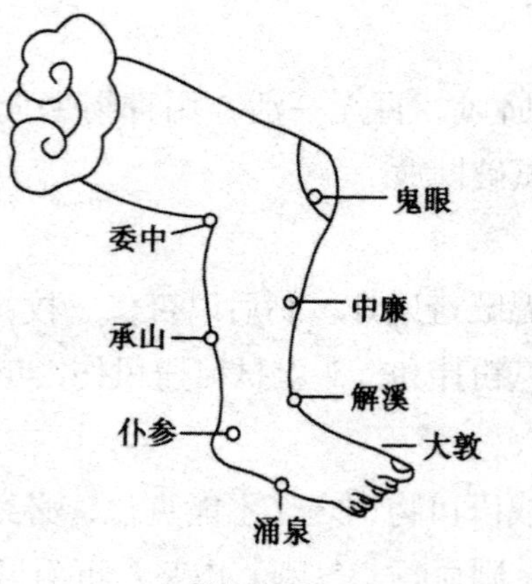

脚穴图

面色图歌

额印堂、山根

额红大热燥，青色有肝风，印堂青色见，人惊火则红，

山根青隐隐，惊遭是两重，若还新处赤，泻燥定相攻。

年寿

年上微黄为正色，若平更陷夭难禁，急因痢疾黑危候，霍乱吐泻黄色深。

鼻准、人中

鼻准微黄赤白平，深黄燥黑死难生，人中短缩吐因痢，唇反黑候蛔必倾。

正口

正口常红号日平，燥干脾热积黄生，白主失血黑绕口，青黑惊风尽死形。

承浆、两眉

承浆青色食时惊，黄多吐逆痢红形，烦躁夜啼青色吉，久病眉红死症真。

两眼

白睛赤色有肝风，若是黄时有积攻，或见黑睛黄色现，伤寒病症此其踪。

风池、气池、两颐

风气二池黄吐逆，躁烦啼叫色鲜红，更有两颐胚样赤，肺家客热此非空。

两太阳

太阳青色惊方始，红色赤淋萌孽起，要知死症是何如，青色从兹生入耳。

两脸

两脸黄为痰实咽，青色客忤红风热，伤寒赤色红主淋，二色请详分两颊。

两颐金匮、风门

吐虫青色滞颐黄，一色颐间两自详，风门黑疝青惊水，纹青金匮主惊狂。

辨小儿五色受病症

面色青色，痛也。色红者，热也。色黄者，脾气弱也。色白者，寒也。色黑者，肾气败也。

哭者，病在肝也。汗者主心，笑者主脾而多痰；啼者主肺有风，睡者主肾有亏。

察色验病生死诀

面上紫，心气绝，五日死。面赤目陷，肝气绝，三日死。面黄，四肢重，脾气绝，九日死。面白，鼻入奇论，肺气绝，三日死。脑如黄熟豆，骨气绝，一日死。面黑耳黄，呻吟，肾气绝，四日死。口张唇青，毛枯，肺绝，五日死。大凡病儿足跗肿，身重，大小便失禁，目无转睛，皆死。著病将愈者，面黄目黄，有生意。

痢疾眉头皱，惊风面颊红，渴来唇带赤，吐泻面浮黄。

热甚眼朦胧，青色是惊风，白色是泄泻，伤寒色紫红。

汤氏歌

山根若见脉横青，此病明知两度惊，赤黑因疲时吐泻，色红啼夜不曾停。

青脉生于左太阳，须惊一度见推详，赤是伤寒微燥热，黑青知是乳多伤。

右边赤脉不须多，有则频惊怎奈何？红赤为风抽眼目，黑沉三日见阎罗。

指甲青兼黑暗多，唇青恶逆病将瘥，忽将鸦声心气急，此病端的命难过。

蛔虫出口有三般，口鼻中来大不堪，如或白虫兼黑色，此病端的命难延。

四肢疮痛不为祥，下气冲心兼滑汤，气喘汗流身不热，手拏胸膈定遭殃。

内八段锦

红净为安不用惊，若逢红黑便难宁，更加红乱青尤甚，取下风痰病立轻。

赤色微轻是外惊，若如米粒势难轻，红散多因乘怒乱，更加搐搦实难平。

小儿初诞月腹病，两眉颦号作盘肠，泣时啼哭又呻吟，急宜施法行功作。

小儿初诞日，肌体瘦尫羸，秃发毛稀少，元[①]因是鬼胎。

外八段锦

先望孩儿眼色青，次看背上冷如冰，阳男搐左无防事，搐右令人甚可惊。

女搐右边犹可治，若逢搐左疾非轻，歪邪口眼终无害，纵有仙丹也莫平。

颇门肿起定为风，此候应知是必凶，忽陷成坑如盏足，来过七日命须终。

鼻门青燥渴难禁，面黑唇青命莫存。肚大青筋俱恶候，更兼腹肚有青纹。

忽见眉间紫带青，看来立便见风生，青红碎杂风将起，必见疳症膈气形。

乱纹交错紫兼青，急急求医免命倾，盛紫再加身体热，须知脏腑恶风生。

紫少红多六畜惊，紫红相等即疳成，紫黑有红如米粒，伤风夹食症堪评。

紫散风传脾脏间，紫青口渴是风痫，紫隐深沉难疗治，风痰祛散命须还。

黑轻可治死还生，红赤浮寒痰积停，赤青皮受风邪症，青黑脾风作慢惊。

红赤连兮风热轻，必然乳母不相应，两手忽然无脉见，定知冲恶犯神灵。

---

① “元”即“原”义。

入门歌

五指稍头冷，惊来不可安，若逢中指热，必定见伤寒。

中指独自冷，麻痘症相传，女右男分左，分明仔细看。

儿心热跳是着唬，热而不跳伤风说，凉而翻眼是水惊，此是入门探候诀。

三关[①]

三关者，手食指三节也。初节为风关，寅位；二节为气关，卯位；三节为命关，辰位。

夫小儿初生，五脏血气未定，呼吸至数太过，必辨虎口色脉，方可察病之的要，男以左手验之，女以右手验之。盖取左手属阳，男以阳为主；右手属阴，女以阴为主。然男女一身，均具此阴阳，左右两手，亦须参看，左手之纹应心、肝，右手之纹应脾、肺，于此消息，又得变通之意。

初交病纹出虎口，或在初关，多是红色，传至中关，色赤而紫，看病又传过其色紫青，病热深重；其色青黑，青而纹乱者，病势益重。若见纯黑，危恶不治。凡在初关易治，过中关难治，直透三关不治。古人所谓：初得风关病犹可，传入气命定难陈，是也。

色红者风热轻，赤者风热盛，紫者惊热，青者惊积。青赤相半，惊积分热俱有，主急惊风。青而淡紫，伸缩来去，主慢惊风。紫丝青丝或黑丝，隐隐相杂，似出不出，主慢惊风。若四足惊，三关必青。水惊，三关必黑。人惊，三关必赤。雷惊必黄。或青或红，有纹如线，一直者，是乳食伤脾及发热惊。左右一样者，是惊与积齐发。有三叉或散，是肺生风痰。或似齁鮯声，有青，是伤寒及嗽。如红火是泻，有黑相兼，加渴不虚，虎口脉纹乱，乃气不和也。益脉纹见有五色，黄、红、紫、青、黑，黄红有色无形，即安宁脉也。有形即病脉，由其病盛，色脉加变，黄盛作红，红盛作紫，紫盛作青，青盛作黑，至纯黑则难治，又当辨其形如：

流珠——○ 只一点红色。主膈热，三焦不和，饮食所伤，欲吐泻，肠鸣自利，烦躁啼哭。宜消食，补脾胃。

还珠——◯ 较流珠差大。主脾虚停食，胸腹胀满，烦渴发热。宜健脾胃，消食调气。

长珠——ᘓ 一头大，一头尖。主脾伤饮食，积滞腹痛，寒热不食。宜消食健胃。

来蛇——﹀ 下头粗大。主脾胃湿，中脘不利，干呕不食，是疳邪内作。宜克食，健补脾胃。

---

①“三关”原无。据本卷目录补。

去蛇——⌒ 上头粗大。主脾虚冷积吐泻烦渴，气短神困，多睡不食。宜健脾胃，消积，先止吐泻。

弓反里弯向中指——（ 主感寒热邪气，头目昏重，心神惊悸，倦怠，四肢稍冷，小便赤色，咳嗽吐逆。宜发汗逐惊，退心火，惟脾摩肺。

弓反外弯向大指——） 主痰热，心神恍惚作热，夹惊夹食，风痫。凡纹向内者吉，向外者凶。

枪形——┃ 主风热，发痰作搐。

针形——┃ 主心肝热极生风，惊悸顿闷，困倦不食，痰盛发搐。又曰：悬针，主泻痢。

鱼骨形——▦ 主惊痰发热，甚则痰盛发搐，或不食，乃肝盛克脾。宜逐惊，或吐痰下痰，再补脾制脾。

鱼刺——メ 初关主惊，气关主疳，命关主虚，难治。

水字形——⋇ 主惊风，食积烦躁，顿闷少食，夜啼痰盛，口噤搐搦，此脾虚积滞，木克土也。又曰：水字肺疾也，谓惊风入肺也。

乙字——乚 初关主脬惊，二关主急惊，三关主慢惊脾风。

曲虫——◎ 肝病甚也。

如环——ᘐ 肾有毒也。

曲向里——⊂ 主气疳。

曲向外——⊃ 主风疳。

斜向右——＼ 主伤寒。

斜向左——／主伤风。

勾脉——┐ 主伤寒。

长虫——≋ 主伤冷。

虬文——▥ 心虫动也。

透关射指——） 向里为射指。主惊风，痰热聚于胸膈，乃脾肺损伤，痰邪乘聚。宜清脾肺，化痰涎。

透关射甲——（ 向外为射甲。主惊风恶症，受惊传于经络。风热发生，十死一生。

青白紫筋，上无名指三关难治，上中指三关易治。

要诀

三关出汗行经络，发汗行气此为先，倒推大肠到虎口，止泻止痢断根源。

脾土曲补直为推，饮食不进此为魁，疟痢疲羸并水泻，心胸痞痛也能祛。

掐肺一节与离经，推离往乾中间轻，冒风咳嗽并吐逆，此经神效抵千金。

肾水一纹是后溪，推下为补上清之，小便秘涩清之妙，肾虚便补为经奇。

六筋专治脾肺热，遍身湿热大便结，人事昏沉总可推，去病浑如汤泼雪。

总筋天河水除热，口中热气并拉舌，心经积热火眼攻，推之方知真妙诀，

四横纹和上下气，吼气腹疼皆可止。五经纹动脏腑气，八卦开胸化痰最，

阴阳能除寒与热，二便不通并水泻。人事昏沉痢疾攻，救人要诀须当竭，

天门虎口揉斗肘，生血顺气皆妙手。一掐五指爪节时，有风被吓宜须究，

小天心能生肾水，肾水虚少须用意。板门专治气促攻，扇门发热汗宣通，

一窝风能除肚痛，阳池专一止头疼，精宁穴能治气吼，小肠诸病快如风。

手法治病诀

水底捞月最为良，止热清心此是强，飞经走气能通气，赤凤摇头助气长。

黄蜂出洞最为热，阴症白痢并水泻，发汗不出后用之，顿教孔窍皆通泄。

按弦走搓摩，动气化痰多，二龙戏珠法，温和可用他。

凤凰单展翅，虚浮热能除，猿推摘果势，化痰能动气。

手诀

三关：凡做此法，先掐心经，点劳宫。男推上三关，退寒加暖，属热；女反此，退下为热也。

六府：凡做此法，先掐心经，点劳宫。男退下六府，退热加凉，属凉；女反此，推上为凉也。

黄蜂出洞：天热。做法，先掐心经，次掐劳宫，先开三关，后以左右二大指从阴阳处起，一撮一上，至关中离坎上掐穴，发汗用之。

水底捞月：大寒。做法：先清天河水，后五指皆跪，中指向前跪，四指随后，右运劳宫，以凉气呵之，退热可用。若先取天河水至劳宫，左运呵暖气，主发汗，亦属热。

凤单展翅：温热。用右手大指掐总筋，四指翻在大指下，大指又起又翻，如此做，至关中，五指取穴掐之。

打马过河：温凉。右运劳宫毕，屈指向上，弹内关、阳池、间使、天河边，生凉退热用之。

飞经走气：先运五经，后五指开张一滚，做关中用手打拍，乃运气行气也，治气可用。又以一手推心经，至横纹住，以一手揉气关，通窍也。

按弦搓摩：先运八卦，后用指搓病人手，关上一搓，关中一搓，关下一搓，拿病人手，轻轻慢慢而摇，化痰可用。

天门入虎口：用右手大指掐儿虎口，中指掐住天门，食指掐住总位，以左手五指聚住揉斗肘，轻轻慢慢而摇，生气顺气也。又法：自乾宫经坎艮入虎口按之，清脾。

猿猴摘果：以两手摄儿螺蛳土皮，摘之，消食可用。

赤凤摇头：以两手提儿头而摇之，其处在耳前少上，治惊也。

二龙戏珠：以两手摄儿两耳轮戏之，治惊。眼向左吊则右重，右吊则左重；如初

受惊，眼不吊，两边轻重如一；如眼上则下重，下则上重。

丹凤摇尾：以一手掐劳官，以一手掐心经，摇之。治惊。

黄蜂入洞：屈儿小指，揉儿劳宫，去风寒也。

凤凰鼓翅：掐精宁、威灵二穴，前后摇摆之，治黄肿也。

孤雁游飞：以大指自脾土外边，推去经三关、六府、天门、劳宫边，还止脾土，亦治黄肿也。

运水入土：以一手从肾经推去，经兑、乾、坎、艮至脾土按之，脾土大旺，水火不能既济，用之，盖治脾土虚弱。

运土入水：照前法反回是也。肾水频数无统，用之。又治小便赤涩。

老汉扳罾[①]：以一指掐大指根骨，一手掐脾经摇之，治痞块也。

斗肘走气：以一手托儿斗肘，运转，男左女右，一手提儿手，摇动，治痞。

运劳宫：屈中指运儿劳官也。右运凉、左运汗。

运八卦：以大指运之，男左女右，开胸化痰。

运五经：以大指往来搓五经纹，能动脏腑之气。

推四横：以大指往来推四横纹，能和上下之气，气喘腹痛可用。

分阴阳：屈儿拳于手背上，四指节从中往两下分之，分利气血。

和阴阳：从两下合之，理气血用之。

天河水：推者，自下而上也。按住间使，遐天河水也。

掐后溪：推上为清，推下为补，小便赤涩宜清，肾经虚弱宜补。

掐鱼尾：掐龟尾并揉脐，治儿水泻，乌痧、膨胀、脐风，月家盘肠等惊。

揉脐法：掐斗肘毕，又以左大指，按儿脐下丹田不动，以右大指，周围搓摩之，一往一来。

一掐斗肘下筋，曲池上总筋，治急惊。

止吐泻法：

横门刮至中指一节掐之，主吐；中指一节内推上，止吐。

板门推向横门掐，止泻；横门推向板门掐，止吐。

提手背四指内顶横纹，主吐；还上，主止吐。

手背刮至中指一节处，主泻；中指外一节掐，止泻。

如被水惊，板门大冷；如被风惊，板门大热。

如被惊吓，又热又跳，先撦五指，要辨冷热。

如泻黄尿，热；泄清尿，冷，推外脾补虚，止泻。

---

① “罾”原作“缯”。“罾”乃鱼网之名。详文义改。

六筋[1]

手六筋，从大指边，向里数也。

第一、赤筋：乃浮阳属火，以应心与小肠。主霍乱，外通舌；反则燥热，却向乾位掐之，则阳自然即散也。又于横门下本筋掐之，下五筋仿此。

第二、青筋：乃纯阳属木，以应肝与胆。主温和，外通两目；反则赤涩多泪，却向坎位掐之，则两目自然明矣。

第三、总筋：位居中，属土，总五行，以应脾与胃。主温暖，外通四大板门；反则主肠鸣，霍乱，吐泻痢症，却在中界掐之，四肢舒畅矣。

第四、赤淡黄筋：居中分界，火土兼备，以应三焦。主半寒半热，外通四大板门，周流一身；反则主壅塞之症，却向中宫掐之，则元气流通，除其壅塞之患矣。

第五、白筋：乃浊阴属金，以应肺与大肠。主微凉，外通两鼻孔；反则胸膈胀满，脑昏生痰，却在界后掐之。

第六、黑筋：乃重浊纯阴，以应肾与膀胱。主冷气，外通两耳；反则主尫羸昏沉，却在坎位掐之。

内热外寒，掐浮筋止。作冷，掐阳筋即出汗。

诸惊风，掐总筋可治。作寒，掐心筋即转热。

作热，掐阴筋即转凉。

内寒外热，掐肾筋止。

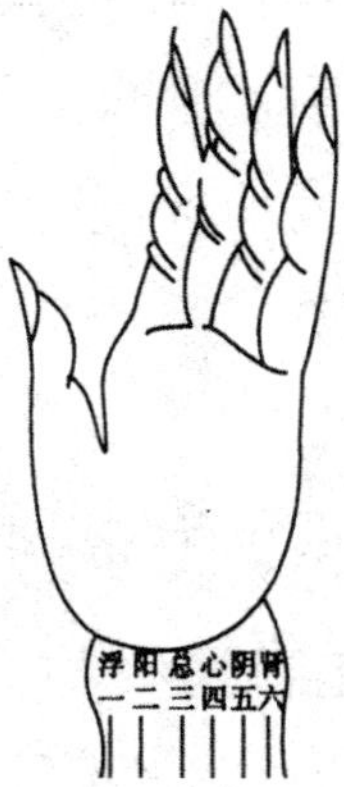

六筋图

手面图

脾土赤色，主食热，青色主食寒。

---

① “六筋”原无。据卷首目录补。

大肠经赤红色，主泻痢，青色主膨胀。

小肠经赤色，主小便不通，青色主气结。

心经赤红色，主伤寒，青色主多痘。

三焦红青红色，主上焦火动，一寒一热。紫色主中焦火动发热。青色主下焦动阴也。

肺经筋见多嗽，主痰热。

肝经赤红色，主伤食，青紫色主痞块。

肾经筋见，主小便涩，赤轻青重。

命门青红色，主元气虚，青黑色主惊。

五指梢头冷，主惊。中指热，伤寒。中指冷，主麻痘疹。

掌中五色属五脏。

诸经脉俱隐不见，是伏于掌心，当以灯照之，则可辨症候，宜发汗表出。亦有掌心关上下有筋者，无定形定色，临推验看治。

掐足诀

凡掐男左手右足，女右手左足。

大敦穴：治鹰爪惊，本穴掐之就揉。

解溪穴：治内吊惊，往后仰，本穴掐之就揉。（一名鞋带穴）

中廉穴：治惊来急，掐之就揉。

涌泉穴：治吐泻，男左转揉之，止吐；右转揉之，止泻。女反之。

仆参穴：治脚掣跳，口咬，左转揉之补吐，右转补泻。又惊又泻又吐，掐此穴及脚中指效。

承山穴：治气吼发热，掐之又揉。

委中穴：治望前扑，掐之。

治小儿诸惊推揉等法

第一、蛇丝惊：因饮食无度，劳郁伤神，拉舌，四肢冷，口含母乳，一喷一道青烟，肚上起青筋，气急，心经有热。推天河水二百，退六府，运八卦各一百，推三关、运水人土，运五经、水底捞月各五十，用火于胸前煅四焦，于小便头上轻掐一爪，用蛇蜕四足缠之，便好。

第二、马蹄惊：因食荤毒，热于脾胃，四肢乱舞是也。因风受热。推三关、肺经脾土各一百，运八卦五十，运五经七十，推天河水三百，水底捞月，飞经走气各二十，掐天心穴及总心二筋，煅手心、肩膊上、脐下、喉下各一壮，其气不进不退，浮筋掐之。

第三、水泻惊：因生冷过度，乳食所伤，脏腑大寒，肚响身软，唇白眼翻。推三关一百，分阴阳、推太阳各二百，黄蜂入洞十二，将手心揉脐及龟尾各五十，男左女右手后，煅颊车各一壮，更推摩背心演、总筋、脚上。

第四、潮热惊：因失饥伤饱，饮食不纳，脾胃虚弱，五心烦热，遍身热，气吼口渴，手足常掣，眼红。推三关一十，推肺经二百，推脾土、运八卦、分阴阳各一百，二扇门二十，要汗后，再加退六府、水底捞月各二十。

第五、乌痧惊：因生冷太过，或迎风食物，血变成痧，遍身乌黑是也。青筋过脸，肚腹膨胀，唇黑，五脏寒。推三关、脾土各二百，运八卦一百，四横纹五十，黄蜂出洞二十，二扇门、分阴阳各三十，将手心揉脐五十、主吐泻；肚上起青筋，于青筋缝上煅七壮，背上亦煅之，青筋纹头上一壮，又将黄土一碗研末，和醋一钟，铫内炒过，袱包，在遍身试摩，从头往下推，引乌痧入脚，用针刺破，将火四心煅之。

第六、老鸦惊：因吃乳食受吓，必经有热，大叫一声即死是也。推三关三十，清天河水、补脾土、运八卦各一百，清肾水五十，天门入虎口，揉斗肘，煅颇门、口角上下、肩膊、掌心、脚跟、眉心、心演、鼻梁各一壮。若醒气急掐百劳穴，吐乳掐手足心，或脚来手来，用散麻缠之。将老鸦蒜晒干为末，用车前草擂水调，在儿心窝贴之，或令儿服之。

第七、鲫鱼惊：因寒受惊，风痰结壅，乳气不绝，口吐白沫. 四肢摆，眼翻，即肺经有病。推三关、肺经各一百，推天河五十，按弦搓摩、运五经各三十，掐五指节三次，煅虎口、颇门上、口角上下各四壮，心演、脐下各一壮。小儿半岁，用捞鱼网，温水洗鱼涎，与吞。一二岁者，用鲫鱼为末，烧灰乳调，或酒调吞下。

第八、肚膨惊：因食伤脾土，夜间饮食太过，胃不克化，气吼[①]，肚起青筋膨胀，眼翻白，五脏寒。推三关一百，推肺经一十，推脾土二百，运八卦，分阴阳各五十，将手揉脐五十，按弦搓摩、精宁穴一十，青筋缝上煅四壮。如泻，龟尾骨上一壮；若吐，心窝上下四壮；脚软，鬼眼穴一壮；手软，曲池侧拐各一壮；头软，天心、脐上下，各一壮；若不开口，心窝一壮。

第九、夜啼惊：因吃甜辣之物，耗散荣卫，临啼四肢掣跳，哭不出，即是被吓，心经有热。一推三关二十，清天河二百，退六府一百，分阴阳，清肾水、水底捞月各五十。

第十、宿痧惊：到晚昏沉，不知人事，口眼歪斜，手足掣跳，寒热不均。推三关，退六府、补脾土各五十，掐五手指、分阴阳各一十，按弦搓摩。

第十一、急惊：因食生冷积毒以伤胃，肺中有风，痰裹心经心络之间，手掐拳，四肢掣跳，口眼歪斜，一惊便死是也。推三关、脾土、运五经、猿猴摘果各二十，推肺经、运八卦、推四横纹各五十，掐五手指节三次，煅鼻梁、眉心、心演、总筋、鞋

① “吼”原误作“孔”。详文义改。

带，以生姜热油拭之，或在腕上阴阳焰之。

第十二、慢惊：因乳食之间，受其惊搐，脾经有痰，咬牙，口眼歪斜，眼闭，四肢掣跳，心间迷闷，即是脾肾亏败，久疟被吓。推三关一百，补脾土、推肺经各二百，运八卦五十，掐手五指节、赤凤摇头各二十，天门入虎口，揉斗肘一十，运五经三十。若人事不省，于总筋心穴掐之，或鼻大小，于手青筋上掐之；若心间迷闷，掐住眉心，良久便好，两太阳、心演，用潮粉热油拭之，煅心窝上下三壮，手足心各四壮，其气不进不出，煅两掌心，肩膊上、喉下各一壮。

第十三、脐风惊：因产下剪脐，入风毒于脐内，口吐白沫，四肢掣动，手拈拳，眼偏左右，此症三朝一七便发，两眼角起黄丹、夜啼，口内喉演有白泡，针挑破出血，即愈。推三关、肺经各十下，煅颇门、绕脐各四壮，喉下、心中各一壮。

第十四、弯弓惊：因饮食或冷或热，伤于脾胃，冷痰壅于肺经，四肢向后仰，哭声不出。推三关、补肾水、运八卦各一百，赤凤摇头、推四横纹、分阴阳各二十，推脾土二百。脚往后伸、煅膝上下四壮，青筋缝上七壮，喉下二壮；手往后挽，将内关掐之。

第十五、天吊惊：因母在风处乳食所伤，风痰络于胃口，头往后仰，脚往后伸，手往后撑，肺经有热。推三关、补肾水各五十，推脾土，分阴阳各一百，推肺经二百，飞经走气一十，煅总筋、鞋带、喉下各一壮，绕脐四壮，大陵穴掐一下，总穴掐三下：若眼翻不下，煅颞门四壮，两眉二壮，耳珠下掐之。又总心穴往下掐抠之，仍用雨伞一柄撑起，将鹅一只，吊在伞下，扎鹅嘴，取涎水与儿吃之，便好。

第十六、内吊掠：因当风而卧，风雨而眠，风痰太盛，哭声不止，遍身战动，脸青黄，眼向前内掣，脾经受病，其心不下是也。推三关、肾水各五十，推肺经、脾土、分阴阳各一百，运土入水二百，按弦搓摩五十，用竹沥小儿吞之；手缩，用细茶、飞盐各二钱，研为末，龟角末五分，黄蜡二钱，酒醋各半小时，铫内化成饼，贴心窝，一时去药筋倒，用胶枣三枚，杏仁三十个，银磨水为饼，贴手足心即安。

第十七、胎惊：因母得孕、食荤毒，受劳郁，儿落地，或软或硬，口不开，如哑形，即是在母腹中，中胎毒也。推三关三十，分阴阳一百，退六府五十，飞经走气、运五经、天门入虎口、揉斗肘各二十，掐五指头。不醒，煅绕脐四壮；若醒，口不开，用母乳将儿后心窝揉之；若肚起青筋，煅青筋缝上七壮，喉下三壮。

第十八、月家惊：因母当风而卧，或因多眠，或儿月内受风，痰壅心口，落地眼红撮口，手掐拳，头偏左右，哭不出声，肚起青筋，半月即发，壮腹气急，母食煎炒过多所致。推三关，肺经各一百，运八卦、推四横纹各五十，双龙摆尾二十，掐中指头、劳宫、板门。若不效，煅青筋缝上，胸前各七壮，绕脐四壮，百劳穴二壮，即安。

第十九、盘肠惊：因乳食生冷荤物，伤于脏腑，肚腹冷痛，乳食不进，人事软弱，肚起青筋，眼黄手软，六腑有寒。推三关、脾土、大肠、肺、肾经各一百，运土入水五十，揉脐火煅。

第二十、锁心惊：因食生冷过度，耗伤荣卫，鼻如鲜血，口红眼白，四肢软弱，好食生冷，皆因火盛。推三关二十，清心经三百，退六府、分阴阳、清肾水各一百，运八卦，水底捞月、飞经走气各五十，即安。

第二十一、鹰爪惊：因乳食受惊，夜眠受吓，两手乱抓，拈拳不开，仰上啼号，身寒战，手爪望下来，口望上来，是肺经有热，心经有风。推三关二十，清天河水二百，推肺经、清肾水各一百，打马过河、二龙戏球各一十，天门入虎口，揉斗肘，将手足二弯掐之，煅顶心、手心各一壮，太阳、心演、眉心俱煅，将潮粉围脐一周，大敦穴揉或火煅。

第二十二、呕逆惊：因夜睡多寒，多食生冷，胃寒腹胀，四肢冷，肚疼响，眼翻白，吐乳呕逆。推三关，肺经各一百，推四横纹五十，凤凰展翅一十，心窝、中脘，各煅七壮。

第二十三、撒手惊：因乳食不和，冷热不均，有伤脏腑，先寒后热，足一掣一跳，咬牙，眼翻白，两手一撒一死是也。推三关、脾土各一百，运土入水，运八卦、赤凤摇头各五十，将两手相合，横纹侧掐之。若不醒，大指头掐之，上下气闭，二扇门、人中穴掐之；鼻气不进不出，吼气寒热，承山穴掐之；若泻，随症治之，先掐承山，眉心，后煅总筋、两手背上各二壮。

第二十四、担手惊：因湿气多眠，或食毒物，乃伤脾土，眼黄口黑，人事昏迷，掐不知痛，双手往后一担而死是也。于太阴、太阳掐之，推三关脾土、肺经、分阴阳各一百，黄蜂入洞一十，飞经走气、天门入虎口、揉斗肘各二十，煅眉心、颞门各四壮，心窝七壮，曲池一壮。

第二十五、看地惊：因乳食受惊，或夜眠受吓，或饮食冷热，两眼看地，一惊便死，口歪，手拈拳，头垂不起是也。推三关三十，天河水二百，赤风摇头一十，推脾土八下，按弦搓摩，煅绕脐、颞门各四壮，喉下二壮，用皂角烧灰为末，入童便及尿碱，用火焙干，将领门贴之，即醒。

第二十六、丫凳惊：两手如丫凳坐样。推三关一百，二扇门、飞经走气各一十，分阴阳、运八卦各五十，煅曲池，虎口各四壮，若子时起可救，只宜温试之、煅大口纹，即安。

第二十七、坐地惊：如坐地样。推三关，揉委中、揉脐、鞋带各一百，二扇门一十，用桃皮、生姜、飞盐、香油、散韶粉和拭，即安，两膝、两关、龟尾、用火煅之。

第二十八、软脚惊：软脚向后乱舞。揉脐，煅螺蛳骨上侧缝各二壮，绕脐四壮，喉下三壮。

第二十九、直手惊：双手一撒便死，直手垂下。先推眉心，用火煅四壮，推三关、运曲池各五十，揉一窝风一百，后煅总演、总筋、颁门即愈。

第三十、迷魂惊：昏沉不知人事，不识四方。推三关、运八卦、推肺经、清天河水各一百，补脾土五百，凤凰展翅一十，掐天心、眉心、人中、颊车，后煅心演。总筋、鞋带各一壮。

第三十一、两手惊：两手丫向前。先将两手掐之，后煅心演、总筋、囟门即愈。

第三十二、肚痛惊、哭声不止，手抱腹，身展转。推三关、补脾土、二扇门、黄蜂入洞、推大肠经、揉脐、揉龟尾各一百，次月便发，肚腹气急，脐中烧一炷香，即愈；不愈，绕脐四壮。

补遗

孩儿惊：手足缩住，先笑后哭，眼光、筋红白难治，紫黄不妨。于太阴太阳穴掐之，用黄麻一束，烧灰，吹鼻中，不醒，中指掐之。

脐风惊：将太阴、太阳掐之，太阳日起而红，缉醋一钟，韶粉炼之，红脉各处治之。太阴日起而红，将龟尾骨煅之，天心穴一壮，吐则横门掐之，泻则中指掐之。初一为太阳日，初二为太阴日，余访此。用黄麻烧灰，吹鼻中，掐中指。

水惊：眼番白睛，眼角起黄丹者。将韶粉飞盐，清油煎干，五心揉之，眼角、天心、太阳、太阴、掐抠三五次，即愈。

肚胀惊：夜啼，肚上起青筋，肚胀如膨。将生姜、韶粉、桃皮、飞盐和同拭眉梁心，煅眉心、太阳、囟门各四壮，喉下一壮，心中三壮，绕脐四壮。

凡看惊，掐筋之法，看在何穴，先将主病穴，起手掐三遍，后将诸穴，俱做三遍，掐揉之，每日掐三四次，其病即退。

诸穴治法

中指头一节内纹掐之，止泻，掐二次就揉。

阳溪穴，往下推拂，治儿泻，女反之。

大陵穴后五分，为总心穴，治天吊惊，往上掐抠；看地惊往上掐抠。女子同。

板门穴，往外推之，退热，除百病；往内推之，治四肢掣跳。用医之手大拇指，名曰：龙入虎口。用手拈小儿小指，名曰：苍龙摆尾。

惊，揉大脚指，掐中脚指爪甲少许。

病症死生歌

手足皆符脾胃气，眼精却与肾通神，两耳均匀牵得匀，要知上下理分明。

孩儿立醒方无事，中指将来掌内寻，悠悠青气人依旧，口关眼光命难当。

口眼歪斜人易救，四肢无应不须忙，天心一点掣膀胱，膀胱气馁命难当。

丹田斯若绝肾气，闭涩其童命不长，天河水遍清水好，眼下休交黑白冲。

掌内如寒难救兆，四肢麻冷定人亡。阴硬气冷决昏沉，紫上筋纹指上寻，

阴硬气粗或大小，眼黄指冷要调停。肾经肝胆肾相连，寒暑交加作楚煎，

脐轮上下全凭火，眼番手掣霎时安。口中气出热难当，吓得旁人叹可伤，

筋过横纹人易救，若居坎离定人亡。吐泻皆因筋上转，横门四板火来提，
天心穴上分高下，再把螺蛳骨上煨。鼻连肺经不知多，惊死孩儿脸上过，
火盛伤经心上刺，牙黄口白命门疴。口嗌心拽并气喘，故知死兆采人缘，
鼻水口黑筋无脉，命在南柯大梦边。

辨三关

凡小儿三关青，四足惊；三关赤，水惊；三关黑，人惊。有此通度三关候脉，是急惊之症，必死。余症可知。

风关青如鱼刺易治，是初惊；色黑难治。气关青如鱼刺，主疳劳身热易治，用八宝丹，每服加柴胡黄芩；色黑难治。命关青如鱼刺，主虚风邪附脾，用紫金锭，每服加白术，茯苓；色黑难治。

风关青黑色如悬针，乃水惊，易治。气关如悬针，主疳，兼肺脏积热，用保命丹，每服加灯心、竹叶。命关有此是死症。

风关如水字，主膈上有痰，并虚积停滞，宜下。气关如水字，主惊风入肺，咳嗽面赤，用体前丹。命关如水字，主惊风疳症，极力惊，用芦荟丸。通过三关，黑色不治。

风关如乙字，主肝惊风。气关如乙字，主急惊风。命关如乙字，主慢惊脾风。青黑难治。

风关如曲虫，主疳病积聚。

婴童杂症

潮热方：不拘口内生疮，五心烦热。将吴茱萸八分，灯心一束，和水捣烂成一饼，贴在男左女右脚心里，裹住，退药后，推三关、十下。

一、虚疟：补脾土四百，推三关、运八卦、推肾经肺经、清天河水各三百。

二、食疟：推三关、运八卦各一百，清天河水二百，推脾土三百，肺经四百。

三、痰疟：推肺经四百，推三关，运八卦、补脾土，清天河水各二百。

四、邪疟：推肺经四百，推三关、六府各三百，运八卦、补脾土、清天河各二百，各随症加减，五脏四指，六腑一截二指。

五、痢赤白相兼，寒热不调，感成此疾，甩姜汁车前草汁，略推三关，退六府，清天河水，水底捞月，分阴阳。

六、禁口痢：运八卦，开胸，阴阳，揉脐为之。推三关、退六府、大肠经各一百，清天河水四十，推脾土五十，水底捞月一十，凤凰展翅，泻用蒜推。补脾土，用姜推。

七、头疼：推三关、分阴阳、补脾土、揉大肠经各一百，煅七壮，揉阴池一百；不止，掐阳池。

八、肚痛：推三关，分阴阳、推脾土各一百，揉脐五十，腹胀推大肠；不止，掐承山穴。

九、湿泻不响：退六府、揉脐及龟尾各二百，分阴阳、推脾土各一百，水底捞月三十。

十、冷泻响：推三关二百，分阴阳一百，推脾土五十，黄蜂入洞、揉脐及龟尾各三百，天门入虎口、揉斗肘各三十。

十一、治口内走马疳：牙上有白泡，退六府、务阴阳各一百，水底捞月、清天河水各三十，凤凰展翅，先推，后用黄连、五倍子煎水，鸡毛口中洗。

小儿眼光指冷：将醋一钟，皂角一片，烧灰为末，贴心窝。若吐即去药，用绿豆七粒，水浸研细，和尿碱为饼，贴颇门。

小儿四肢冷：将明矾钱半，炒盐三钱，黄蜡二钱，贴脐上。若气急，取竹沥服之。

小儿遍身热不退：用明矾一钱，鸡清调匀，涂四心即退。若不退，用桃仁七个，酒半钟，擂烂，贴在鬼眼便好。

小儿肚胀作渴，眼光：用生姜、葱白一根，酒半钟，擂烂吞下，则眼不光。又将雄黄不拘多少，烧热放在脐上，揉之即安。脚麻用散麻煎水，四心揉之。

小儿膀胱气：将黄土一块，皂角七个，焙为末，用醋和黄土炒过为饼，贴尾问[①]好。

小儿遍身肿：用糊椒、糯米、绿豆各七粒，黄土七钱，醋一钟，通炒过，袱包遍身试之，即消。

小儿不开口：将朱砂一钱研末，吹入鼻中即安。

小儿咳嗽：掐中指第一节三下，若眼垂，掐四心。

小儿身跳：推肾筋后四心揉之。

小儿喉中气响：掐大指第二节。

诊[②]脉歌

小儿有病须凭脉，一指三关定其息，浮洪风盛数多惊，虚冷沉迟实有积。

小儿一岁至三岁，呼吸须将八至看，九至不安十至困，短长大小有邪干。

小儿脉紧是风痫，沉脉须至气化难，腹痛紧弦牢实秘，沉而数者骨中寒。

小儿脉大多风热，沉重原因乳食结，弦长多是胆肝风，紧数惊风四指掣。

浮洪胃口似火烧，沉紧腹中痛不竭，虚濡有气更兼惊，脉乱多痫大便血。

前大后小童脉顺，前小后大必气咽，四至洪来苦[③]烦满，沉细腹中痛切切。

滑主露湿冷所伤，弦长客忤分明说，五至夜深浮大昼，六至夜细浮昼别，

息数中和八九至，此是仙人留妙诀。

---

①“问”疑当作“间”。

②“诊”原作“脍”。据文理改。

③“苦”原作“若”，形近而误。详文义改。

识病歌

要知虎口气纹脉，倒指看纹分五色，黄红安乐五脏和，红紫依稀有损益，
紫青伤食气虚烦，青色之时症候逆。忽然纯黑在其间，好手医人心胆寒，
若也直上到风关，迟速短长分两端，如枪衡射惊风至，分作枝叶有数般，
弓反里顺外为逆，顺逆交连病已难，叉头长短尤可救，如此医工仔细看。
男儿两岁号为婴，三岁四岁幼为名，五六次第年少长，七龄八龄朝论文，
九岁为童十稚子，百病关格辨其因。十一痫疾方颠风，疳病还同劳病攻，
痞癖定为沉积候，退他潮热不相同，初看掌心中有热，便知身体热相从，
肚热身冷伤食定，脚冷额热是感风，额冷脚热惊所得，疮疹发时耳后红。
小儿有积宜与塌，伤寒两种解为先，食泻之时宜有积，冷泻须用与温脾，
小儿宜与涩脏腑，先将带伤散与之。孩儿无事忽大叫，不是惊风是天吊，
大叫气促长声粗，误食热毒闷心窍，急后肚下却和脾，若将惊痫真堪笑。
痢疾努气眉头皱，不努不皱肠有风，冷热不调分赤白，脱肛因毒热相攻，
十二种痢何为恶，禁口刮肠大不同。孩儿不病不可下，冷热自汗兼自下，
神困囟陷四肢冷，干呕气虚神却怕，吐虫面白毛焦枯，疳气潮热食不化，
鼻塞咳嗽及虚痰，脉细肠鸣烦躁讶，若还有疾宜速通，下了之时心上脱。
孩儿食热下无妨，面赤青红气壮强，脉弦红色肚正热，胙腮喉痛尿如汤，
尿硬腹胀胁肋满，四肢浮肿夜啼长，遍身生疮肚隐痛，下之必愈是为良。

诸症治法

胎寒：孩儿百日胎寒后，足屈难伸两手拳，
　　　口冷腹胀身战果，昼啼不已夜嗽煎。

胎热：三朝旬外月余儿，目闭泡[①]浮症百推，
　　　常作呻吟火燥起，此为胎热定无疑。

脐风：风邪早受入脐时，七日之间验吉凶，
　　　若见肚脐口中色，恶声口气是为凶。

脐突：孩儿生下旬余日，脐突先浮非大疾，
　　　秽水停中自所因，徐徐用药令消释。

夜啼：夜啼四症惊为一，无泪见灯心热烦，
　　　面莹夹青脐下寒，睡中顿哭是神干。

急惊：面红卒中浑身热，唇黑牙关气如绝，
　　　目翻搐搦喉有痰，此是急惊容易决。

急惊：急惊之后传如疟，外感风邪为气虚，

① “泡”疑当作“胞”，眼睑也。

略表气和脾与胃，然后寒热得消除。

慢惊：阴盛阳虚病已深，吐泻后睡扬睟睛，
神昏按缓涎流甚，此症分明是慢惊。

搐症：搐症须分急慢惊，亦[1]由气郁致昏沉，
良医亦治宜宽气，气下之时搐百停。

诸风：诸风夹热引皮肤，凝结难为预顿除，
颊肿须防喉舌内，要除风热外宜涂。

伤积：头疼身热腹微胀，足冷神昏只爱眠，
因食所伤脾气弱，不宜迟缓表为先。

吐泻：脾虚胃弱病源根，食谷水和运化行，
清浊邪干成吐泻，久传虚弱便生风。

伤寒：伤寒之候有多般，一概相推便救难，
两目见红时喷嚏，气粗身热是伤寒。

伤风：伤风发热头应痛，两颊微红鼻涕多，
汗出遍身兼咳嗽，此伤风症易调和。

夹食：鼻涕头疼时吐逆，面红面白变不一，
此因夹食又伤寒，发表有功方下积。

夹惊：身微有热生烦躁，睡不安兮神不清，
此是伤风感寒症，亦宜先表次宁心。

赤白：小儿之痢细寻推，不独成之积所为，
冷热数般虽各异，宽肠调胃在明医。

五痢：痢成五色岂堪闻，日久传来神气昏，
头痛肚疼苦为最，便知小儿命难存。

五疳：五疳之脏五般看，治法推详事不难，
若见面黄肌肉瘦，齿焦发落即为疳。

走马疳：走马疳似伤寒毒，面色光浮气喘胸，
若见牙焦腮有血，马疳如此是真形。

脱肛：肛门脱露久难收，再成风伤是可忧，
沉自先传脾胃得，更详冷热易为瘳。

诸疝：诸疝原来各有名，盖因伤热气侵成，
始汾芍药乌梅散，匀气金铃与五灵。

---

①“亦”原作“赤”。详文义改。

咳嗽：咳嗽虽然分冷热，连风因肺感风寒，
　　眼浮痰盛喉中响，戏水多因汗未干。

齁船：小儿齁船为声啼，吃以酸咸又乱之，
　　或自肺风伤水湿，风冷热聚为良医。

腹痛：大凡腹痛切非一，不独癥瘕与痃癖，
　　分条析类症多般，看此语中最详悉。

口疮：心脾胃热蒸于上，舌与牙根肉腐伤，
　　口臭承浆分两处，有疮虽易治四方。

目症：生下旬余[①]目见红，盖因腹受热兼风，
　　凉肝心药最为妙，疝气痘疮宜别攻。

重舌：孩儿受胎诸邪热，热壅三焦作重舌，
　　或成鹅口症堪忧，用药更须针刺裂。

陈氏经脉辨色歌

小儿须看三关脉，风气命中审端的，青红紫黑及黄纹，屈曲开了似针直。

三关通青四足惊，水惊赤色谁能明，人惊黑色紫泻痢，色黄定是被雷惊。（按此与仙授诀不同，再验之。）

或青红纹只一线，娘食伤脾惊热见，左右三条风肺痰，此时伤寒咳嗽变。

火红主泻黑相兼，痢疾之色亦如然，若是乱纹多转变，沉疴难起促天年。

赤似流珠主膈热，三焦不和心烦结，吐泻肠鸣自利下，六和汤中真口诀。

环珠长珠两样形，脾胃虚弱心胀膨，积滞不化肚腹痛，消食化气药堪行。

来蛇去蛇形又别，冷积脏寒神困极。必须养胃倍香砂，加减临时见药力。

弓反里形纹外形，感寒邪热少精神，小便赤色夹惊风，痫症相似在人明。

枪形鱼刺水字纹，风痰发搐热如焚，先进升麻连壳散，次服柴胡大小并。

针形穿关射指甲，一样热惊非齁呷，防风通圣凉膈同，次第调之休乱杂。

医者能明此一篇，小儿症候无难然，口传心授到家地，遇地收功即近仙。

此诀即徐氏水镜诀之意，陈氏敷演之，取其便诵也。

---

① “旬余”原作“余旬”。详文义改。

论虚实二症歌

实症：两腮红赤便坚秘，小便黄色赤不止，
上气喘急脉息多，当行冷药方可治。

虚症：面光白色粪多青，腹虚胀大呕吐频，
眼珠青色微沉细，此为冷痰热堪行。

五言歌

心惊在印堂，心积额两广，心冷太阳位，心热面颊装。
肝惊起发际，脾积唇焦黄，脾冷眉中岳，脾热大肠侵。
肺惊发际形，肺积发际当，肺冷人中见，肺热面腮旁。
肾惊耳前穴，肾积眼胞厢，肾冷额上热，肾热赤苍苍。

附辩

《医统》

或问《铜人》、《千金》等书，空穴多，《十四经发挥》所载空穴少，如风市、督俞、金津玉液等，彼有此无，不同何也？曰：《十四经发挥》据《素问》骨空篇论及王注，若《铜人》、《千金》纂皆偏书，非黄岐正经也。

或问：睛明、迎香、承泣、丝竹空、皆禁灸何也？曰：四穴近目，目畏火，故禁灸也。以是推之，则知睛明不可灸，王注误矣。

或问：用针浑是泻而无补，古人用之，所以导气，治之以有余之病也。今人鲜用之，或知其无补而不用欤？抑元气禀赋之薄而不用欤？或斫丧之多而用针无益欤？抑不善用而不用欤？经曰：阳不足者温之以气，精不足者补之以味。针乃砭石所制，既无气，又无味，破皮损肉，发窍于身，气皆从窍出矣，何得为补？经曰：气血阴阳俱不足，勿取以针，和以甘药，是也，又曰：形气不足，病气不足，此阴阳皆不足也，不可刺之，刺之重竭其气，老者绝灭，壮者不复矣。若此谓者，皆是有泻而无补也。

或问：病有在气分者，有在血分者，不知针家，亦分气与血否？曰：气分、血分之病，针家亦所当知。病在气分，游行不定；病在血分，沉着不移。以积块言之，腹中或上或下，或有或无者，是气分也；或在两胁，或在心下，或在脐上下左右，一定不移，以渐而长者，是血分也。以病风言之，或左手移于右手，右足移于左足，移动不常者，气分也；或常在左足，或偏在右手，着而不走者，血分也。凡病莫不皆然，须知在气分者，上有病，下取之；下有病，上取之；在左取右，在右取左。在血分者，随其血之所在，应病取之，苟或血病泻气，气病泻血，是谓诛伐无过，咎将谁归！

或问：今医用针，动辄以袖复手，暗行指法，谓其法之神秘，弗轻示人，惟恐盗取其法者，不知果何法耶？曰：《金针赋》十四法，与夫青龙摆尾等法，可谓已尽之矣，舍此而求他[①]法之神秘，吾未之信也。今若此者，不过过为诡妄，以欺人耳。纵为至巧，殆必神亦不祐，针亦不灵也。奚足尚哉！

或曰：有医置针于穴，略不加意，或谈笑，或饮酒、半饷之间，又将针捻几捻，令呼几呼，仍复登筵以饮，然后起针，果能愈病否乎？曰：经云：凡刺之真，必先治神。又云：手动若务，针耀而匀，静意视义，观适之变。又云：如临深渊，手如握虎，神无营于众物。又云：如待所贵，不知日暮。凡此数说，敬乎怠乎，若[②]谈笑饮酒，不敬孰甚，安能愈病哉？业医者，当深长思矣！

请益[③]

医官逸林刘氏云：凡针痰气，先转针头向上，令痰散动，然后转针头向下，令气泄。

针痞块，先将痞根按之，如指大坚硬者，用针频频刺烂，蔗块易消。

太医院医官继洲杨氏云：凡针腹上穴，令患人仰卧，使五脏垂背，以免刺患。又云：前面深似井，后面薄似饼，用针前面[④]宜深，后面宜浅。

①“求他”原作“他求”。据文句改。
②“若”原作“居”。详文义改。
③“请益”原作“益”。据卷首目录改。
④“面”原作“而”。详文义改。

针灸聚英

整理说明

《针灸聚英》由我国明代医学名家高武编著。高武，号梅孤子，浙江鄞县人。学识渊博，致力于医，对针灸之学尤精。明嘉靖八年（1529）首先编纂辑成《针灸节要》（三卷），后又汇集各家之说辑成《针灸聚英》（四卷），二者亦合为《针灸节要聚英》于明嘉靖十六年（1537）刊行于世。

本书对后世针灸学产生了很大影响，是针灸临床的必读之书。但由于多种原因，存世版本较少，此次整理以明代的嘉靖刻本为底本，以上海科学技术出版社铅印本为校本。

《针灸聚英》共分四卷：卷一“经络腧穴”，是全书的主体部分，在篇幅上占了该书的一半；卷二“病症取穴治法”，汇集了当时各家的穴法、针法，如骑竹马法、灸痨穴法、东垣针法等；卷三“刺灸法”，汇集了当时流行的各类刺法及灸法原文；卷四“针灸歌赋”，汇集了当时流行的各类针灸歌赋。

在校勘整理过程中，原文中有些繁体字、异体字、俗字、穴位名称等，以及以因刊刻所致的误字，本书认真仔细地进行了校改处理，均用规范的现行汉字刊印。

针灸聚英引

扁鹊有言：疾在腠理，熨焫之所及；在血脉，针石之所及；其在肠胃，酒醪之所及。是针、灸、药三者得兼，而后可与言医。可与言医者，斯周官之十全者也。曩武谬以活人之术止于药，故弃针与灸而莫之讲。每遇伤寒热入血室、闪挫诸疾，非药饵所能愈而必俟夫刺者，则束手无策，自愧技穷。因悟治病犹对垒，攻守奇正，量敌而应者，将之良；针、灸、药因病而施者，医之良也。思得师指而艰其人，求之远近以针鸣者，各出编集《标幽》、《玉龙》、《肘后》、《流注》、《神应》等书。其于捻针补泻，尚戾越人从卫取气，从荣置气之说。复取《素》、《难》而研精之，旁究诸家。又知《素》、《难》为医之鼻祖，犹《易》为揲蓍求卦之原。诸家医流，如以钱掷甲子起卦，勾陈玄武，螣蛇龙虎断吉凶，似《易》而乱《易》也。后世针灸亦若是尔。呜呼！不溯其原，则昧夫古人立法之善，故尝集《节要》一书矣；不穷其流，则不知后世变法之弊，此《聚英》之所以纂也。安故狃近者，犹曰《易》穷则变，变则通，通则久。是以《诗》变而《骚》，君子取之。郡县者，封建之变；租庸者，井田之变，后人因之，固足以经国治世。奚怪于针灸之变法哉？奚是古非今为哉？岂知封建井田变，而卒莫如周之延祚八百；针灸变，而卒莫如古之能收功十全。如使弊法而可因，则彼放荡逾闲者可以为礼，以之安上治民；妖淫愁怨者，可以为乐，以之移风易俗哉。夫《易》谓穷斯变通久。《素》、《难》者，垂之万世而无弊，不可谓穷，不容于变而自通且久也。周子谓：不复古礼，不变今乐，而欲至治者远。然则不学古医，不变今俗，而欲收十全之功者，未之有也。兹续编诸家而折衷以《素》、《难》之旨。夫然后前人之法，今时之弊，司命者知所去取矣。

时嘉靖己丑夏六月六日

四明梅孤高武识

针灸聚英集用书目

《难经》

十三卷。秦越人祖述《黄帝内经》，设为问答之辞，以示学者，所引经言，多非《灵》、《素》本文，盖古有其书，而今亡之耳。隋时有吕博望注本不传，宋王惟一集五家之说，而醇疵或相乱，惟虞氏粗为可观，纪齐卿注稍密，乃附辩杨玄操、吕广、王宗正三子之非，周仲立颇加订易，而考证未明，李子野亦为句解，而无所启发，近代张洁古注后附药，殊非经义。王少卿演绎其说，目曰“重玄”，亦未足以发前人之蕴，滑伯仁氏取长弃短，折衷以己意作《难经本义》。

《素问》

十二卷。世称黄帝岐伯问答之书，及观其旨意，殆非一时之言，而所撰述，亦非一人之手。刘向指为诸韩公子所著，程子谓出战国之末，而其大略，正如《礼记》之萃于汉儒，而与孔子、子思之言并传也。盖《灵兰秘典》、《五常正大》、《六元正纪》等篇，无非阐明阴阳五行生制之理，配象合德，实切于人身。其诸色脉病名，针刺治要，皆推是理以广之。而皇甫谧之《甲乙》，杨上善之《太素》，亦皆本之于此，而微有异同。医家之纲法，无越于是书矣。然按西汉《艺文志》有《内经》十八卷，及扁鹊、白氏，云《内经》凡三家，而《素问》之目乃不列。至隋《经籍志》，始有《素问》之名，而指为《内经》。唐王冰乃以《九灵》九卷牵合《汉志》之数，而为之注释；复以《阴阳大论》托为师张公所藏，以补其亡逸，而其用心亦勤矣。惜乎朱墨混淆，玉石相乱，训诂失之于迂疏，引援或至于未切。至宋林亿、高若讷等，正其误文而增其缺义，颇于冰为有功。

《子午经》

一卷。论针灸之要，撰成歌诀，后人依托扁鹊者。

《铜人针灸图》

三卷。宋仁宗诏王维德考次针灸之法，铸铜人为式，分腑脏十二经，旁注俞穴所会，刻题其名，并为图法，并主疗之术，刻板传于世，夏竦为序。然其髎穴比之《内经》“本输”、“骨空”等篇，颇亦繁杂也。

《明堂针灸图》

三卷。题曰：黄帝论人身俞穴及灼灸禁忌。曰明堂者，谓雷公问道，黄帝授之。亦后人所依托者。

《存真图》

一卷。晁氏谓杨介编。崇宁间，泗州刑贼于市，郡守李夷行遣医并画工往，亲决膜摘膏肓，曲折图之，尽得纤悉。介校以古书，无少异者，比欧希五脏图过之远矣！实有益医家也。王莽时，捕得翟义党王孙庆，使太医尚方与巧屠共刳剥之，量度五脏，以竹筳道其脉，知所终始，可以治病，亦此意。

《膏肓灸法》

二卷。清源庄绰季裕所集。

《千金方》

三十卷。唐•孙思邈所撰。用药之方，诊脉之诀，针灸之穴，禁咒之法，至导引之要，无不周悉。曰“千金”者，以为人命至重，有贵千金。一方济之，德逾于此。议者，谓其未知伤寒之数。

《千金翼方》

三十卷。孙思邈掇拾遗轶，以羽翼其书。首之以药录，次之以妇人、伤寒、小儿、养性、辟谷、退居、补益、杂病、疮痈、色脉、针灸，而禁经终焉。

《外台秘要》

唐•王焘在台阁二十年，久知宏文馆，得古方书数千百卷，因述诸证候，附以方药、符禁、灼灸之法，凡一千一百四门，天宝中出守房陵及大宁郡，故名《外台》。孙兆以焘谓针能杀人，不能起死人，取灸而不取针，讥其为医之蔽。

《金兰循经》

元•翰林学士忽泰必列所著，其子光济铨次，大德癸卯平江郡文学严陵邵文龙为之序。首绘脏腑前后二图，中述手足三阴、三阳走属，继取十四经络流注，各为注释，

列图于后，传之北方。自恒山董氏锓梓吴门，传者始广。自滑氏注《十四经发

挥》，而人始嫌其简略矣。

《济生拔萃》

十九卷。一卷取《针经节要》，二卷集洁古云岐针法、窦氏流注，三卷《针经摘英》。首针法以仿古制也。延祐间杜思敬所撰者。

《针经指南》

古肥窦汉卿所撰。首《标幽赋》，次定八穴指法及叶蛰宫图。颇于《素问》有不合者。

《针灸杂说》

建安窦桂芳类次。取《千金》禁忌人神及离合真邪论，未能曲尽针灸之妙。

《资生经》

东嘉王执中叔权取三百六十穴，背面颠末行分类别，以穴属病。盖合《铜人》、《千金》、《明堂》、《外台》而一之者也。

《十四经发挥》

三卷。许昌滑寿伯仁，传针法于东平高洞阳，得其开阖流注交别之要。至若阴阳维、跷、带、冲六脉，皆有系属。而惟督、任二经，则包乎背腹而有专穴，诸经满而溢者，此则受之，宜与十二经并论。及《灵枢》本篇所述经脉，著《十四经发挥》，通考邃穴六百五十有七，而施治功，以尽医之神秘。

凡 例

——诸书于《素问》、《难经》多异少同。今取其同，议其异，故以“聚英”名。

——此书以经络髎穴类聚为一卷，各病取穴治法为二卷，诸论针艾法为三卷，各歌赋为四卷，间或发挥一二。

——周身尺寸已详于前集《素难节要》，今止绘图各分写于上，则便准量取穴。

——经络俱属于五脏六腑，今绘其图于经络之前者，知外有是经，则内属是脏腑也。

——《明堂针灸》、《铜人》、《干金翼》诸书，拘头面腹手足分列髎穴，殊无经络起止次序。今以滑氏《十四经发挥》、《金兰循经》经络绘图，每经自始至终，某穴主某病，以便考究。

——《资生经》立诸病目，以各露穴分属，似难于阅。今以各经髎穴为主，以主某病分属之，仿《神农本草》例，以穴名在前，药性随于后。

——各经髂穴或有原缺者，仍旧。

——《标幽》、《玉龙》、《肘后》诸歌赋，今医家皆谓其易于记诵。然专事于此，则针灸亦狭矣。姑集于末卷，以备参阅。

——奇经八脉、十二络脉、八会脉、原募穴，虽备于本经络，复表章于后，以便分别。

——前人著“取穴捷法”治病，而不明言穴名者，今考明之。

——取穴法有未明者，窃议一二。

——针灸书惟《明堂》、《铜人》、《千金》、《济生拔萃》、《窦氏流注》、《子午》尽好，其余愈出愈下，不合《素问》、《难经》者多，各附以发挥。

——东垣针法，深得《素问》之旨，人多忽之，各书亦不能载。今于《脾胃论》中表章于此。

——《素》、《难》井荥俞经合主病，人多不明五行生克，故不能行。今以诸经是动、所生病补泻生克，细为制定，以便针刺。

——各书有关论针灸，备录于卷末。

——《济生拔萃》于十二经井荥俞经合穴，萃集各书主治病证；其余髎穴，则未之及，故今仿其例，亦据《铜人》、《千金》、《明堂》、《外台》而补辑之。

——经络悉依《十四经发挥》，流注交接次第髎穴亦依之。比之《铜人》等书有繁杂空穴，皆不增入。

——各空穴下分寸、针浅深、艾壮多少，俱备录，以便四时取用。《明堂经》则曰《明堂》，《资生经》则曰《资生》，《千金翼》则曰《千金》，《明堂下经》则曰《明下》，或曰《下经》，《外台秘要》则曰《外台》，俱省文尔。

——世俗喜歌赋，以其便于记诵也。今类聚各书歌赋，置之末卷。

针灸聚英卷之一

五脏六腑之图

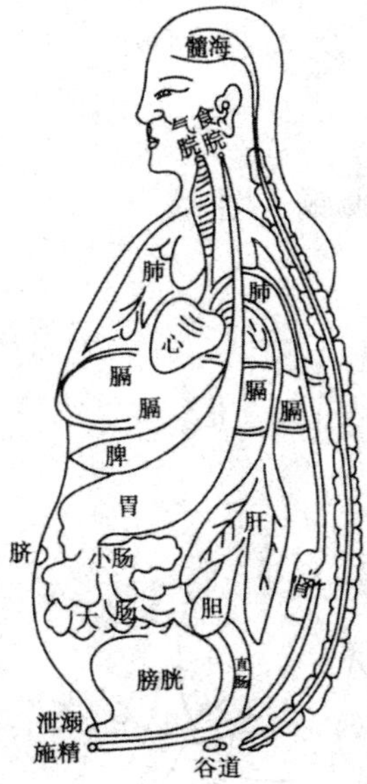

五脏六腑之图

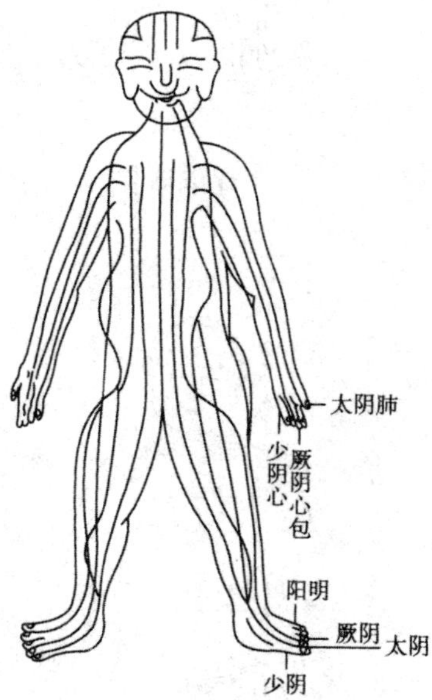

面铜人图

脊骨二十一节，大椎三节，至尾骶共二十四节（《素问》）。

肺附三椎，心附五椎，肝附九椎，脾附十一椎，肾附十四椎。

膈膜，前齐鸠尾，后齐十一椎，周围著脊，所以遮隔浊气，不使上熏心肺也。

胃在膈膜下小肠上，小肠在脐上，大肠当脐，胆在肝之短叶间，膀胱在肾下俱（《难经》）。

心藏神，肺藏魄，肝藏魂，脾藏意，肾藏志，是为五脏（《难经》）。

胃、大小肠、三焦、膀胱，泻而不藏，受五脏浊气，名目传化之府，此不能久留输泻者，是为六腑。

五脏者，藏精而不泻也，故满而不实。六腑传化而不藏，故实而不能满也。所以然者，以水谷入口，则胃实而肠虚，食则肠实而胃虚，故曰实而不满，满而不实也（《素问》）。

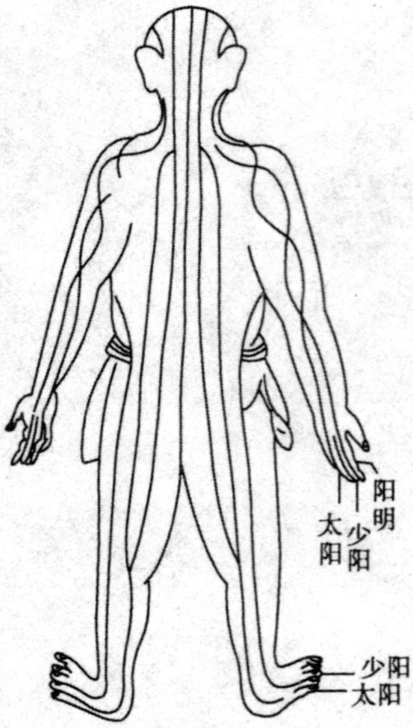

背铜人图

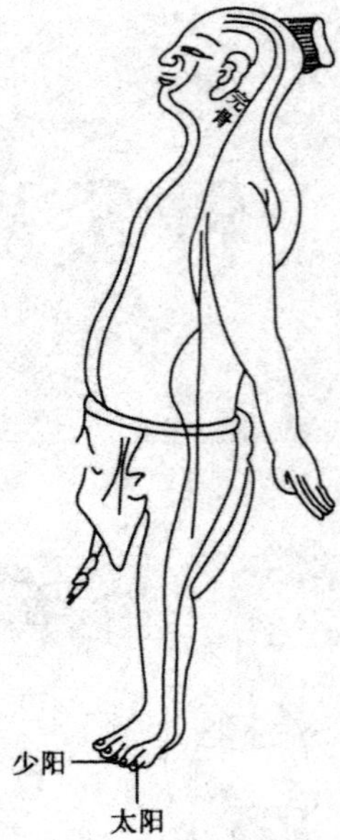

侧铜人图

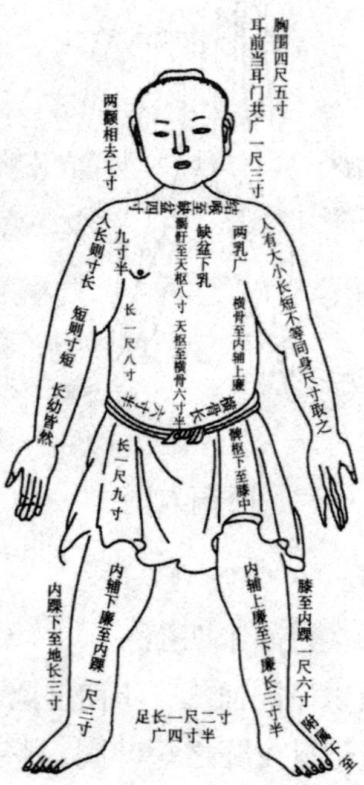

仰人尺寸

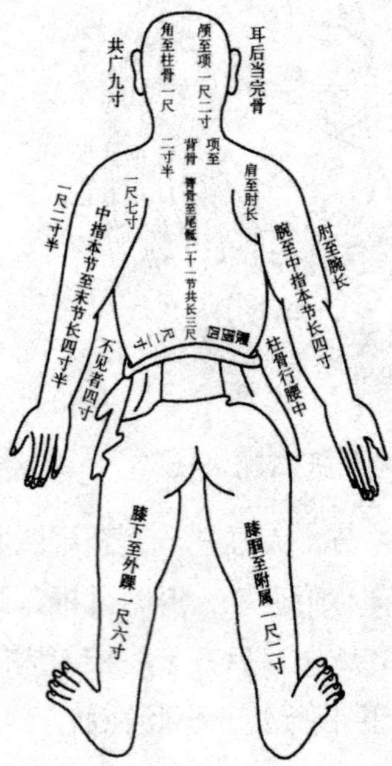

伏人尺寸

手足阴阳流注

凡人两手足，各有三阴脉、三阳脉，以合为十二经也。

三阴谓太阴、厥阴、少阴。三阳谓阳明、太阳、少阳也。人两手足各有三阴、三阳脉，合为十二经也（详见《脉诀》）。谓之经者，以血气流行，经常不息而言。谓之脉者，以血理分袤行体者而言也（袤音谋，言相去也）。

手之三阴，从脏走至手；手之三阳，从手走至头；足之三阳，从头走至足；足之三阴，从足走入腹。

手三阴从脏走至手，谓手太阴起中焦，至出大指之端；手少阴起心中，至出小指之端；手厥阴起胸中，至出中指之端。手三阳从手走至头，谓手阳明起大指次指之端，至上夹鼻孔；手太阳起小指之端，至目内眦；手少阳起小指次指之端，至目锐眦。足三阳从头走至足，谓足阳明起于鼻，至入中指内间；足太阳起目内眦，至小指外侧端；足少阳起目锐眦，至入小指次指间。足三阴从足入腹，谓足太阴起大指之端，至属脾络胃；足少阴起足心，至属肾络膀胱；足厥阴起大指聚毛，至属肝络胆。足三阴虽曰从足入腹，然太阴乃复上膈，夹咽散舌下；少阴复从肾夹舌本；厥阴乃复上出额，与督脉会于巅。兼手太阴从肺系横出腋下，手少阴从心系上肺出腋下，手厥阴循胸出胁，上抵腋下。此又秦越人所谓诸阴脉皆至颈胸而还者也。然厥阴则又上出于巅，盖厥阴，阴之尽者也。所以然者，示阴无可尽之理，犹《易》之硕果不食，示阳无可尽之义也。然《易》之阴阳，以气言；人之阴阳，以藏象言。气无形，而藏象有质，气阳而质阴也，然则元形者贵乎阳，有质者贵乎阴欤。

脉络传注，周流不息。

经脉者，本经之旁支，而别出以联络于十二经者也。本经之脉，由络脉而交他经。传注周流，无停息也。夫十二经之有络脉，犹江汉之有沱潜也。是以手太阴之支者，从腕后出次指端，而交于阳明；手阳明之支，从缺盆上夹口鼻，而交于足阳明；足阳明之支，别跗上，出大指端，而交于足太阴；足太阴之支，从胃别上膈，注心中，而交于手少阴；手少阴则直自本经少冲穴，而交于手太阳，不假支授，盖君者出令者也；手太阳之支，别颊上，至目内眦，而交于足太阳；足太阳之支者，从膊内左右别下腘中，下至小指外侧端，而交于足少阴；足少阴之支，从肺出注胸中，而交于手厥阴；手厥阴之支，从掌中循小指次指出其端，而交于手少阳；手少阳之支，从耳后出至目锐眦，而交于足少阳；足少阳之支，从跗上入大指爪甲，出三毛，而交于足厥阴；足厥阴之支者，从肝别贯膈，上注肺，而交于手太阴也。

故经脉者，行血气，通阴阳，以荣于身也。

通结上文，以起下文之义。经脉之流行不息，所以运行血气，流通阴阳，以荣养于身者也。不言络脉者，举经以该之。

其始（平旦寅时）从中焦注手太阴（肺）、阳明（大肠，卯时注此），阳明注足阳明（胃，辰时注此）、太阴（脾，巳时注此），太阴注手少阴（心，午时注此）、太阳（小肠，未时注此），太阳注足太阳（膀胱，申时注此）、少阴（肾，酉时注此），少阴注手心主厥阴（心包，络戌时注此）、少阳（三焦，亥时注此），少阳注足少阳（胆，子时注此）、厥阴（肝，丑时注此），厥阴复注手太阴（明日寅时）。

始于中焦，注手太阴，终于注足厥阴，是经脉之行一周身也。

其气常以平旦为纪（句），以漏水下百刻，昼夜流行，与天同度，终而复始也。

气，营气。纪，统纪也。承上文而言，经脉之行，其始则起自中焦，其气则常以平旦为纪也。营气常以平旦寅时为纪，由中焦而始注手太阴，以次流行也。不言血者，言气则血行可知。漏水下百刻，昼夜流行，与天同度者，言一昼夜漏下百刻之内，人身之经脉流行，无有穷止，与天同一运行也。盖天以三百六十五度四分度之一为一周天，而终一昼夜。人之营卫，则以五十度周于身，气行一万三千五百息，脉行八百一十丈，而终一昼夜，适当明日之寅时，而复会于手太阴。是与天同度•终而复始也。或云：昼夜漏刻有长短，其营气盈缩，当何如？然，漏水刻虽有长短之殊，而五十度周身者，均在其中，不因漏刻而有盈缩也。

中指同身寸法

男左女右，手中指第二节内廷两横纹相去为一寸，取稻秆心量。或用薄竹量则易折，用蜡纸则粘手不便，用绳则有伸缩不准，用稻秆心则易得而有准。

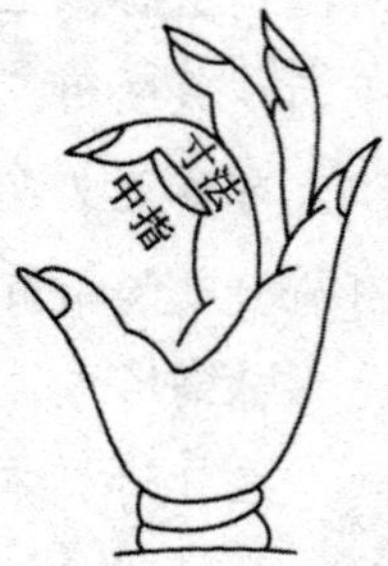

中指同身寸法

肺脏（大肠为腑），肺重三斤三两，六叶两耳，凡八叶，四垂如盖，附着于脊之第三椎，中有二十四空，行列，分布诸脏之气，为诸脏之华盖（为华盖者，以其高于诸脏。《难经》丁德用以木之脉脂全者方一寸为一两。两，按权衡度量，起于黄钟。古之一两，今之四钱强也）。

西方白色，入通于肺，开窍于鼻，藏精于肺，故病在背。其味辛，其类金，其畜马，其谷稻，其应四时，上为太白星，是以知病之在皮毛也。其音商，其数九，其臭腥，其液涕。

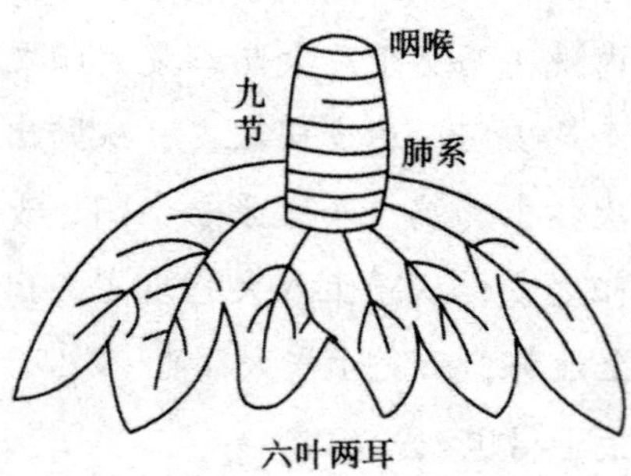

肺脏

西方生燥，燥生金，金生辛，辛生肺，肺生皮毛，皮毛生肾。肺主鼻，其在天为燥，在地为金，在体为皮毛，在脏为肺，在色为白，在音为商，在声为哭，在变动为咳，在窍为鼻，在味为辛，在志为忧，忧伤肺，喜胜忧；热伤皮毛，寒胜热；辛伤皮毛，苦胜辛（《素问》）。

膻中者，臣使之官，喜乐出焉。

肺者，气之本，魄之处也，其华在毛，其充在皮，为阳中之太阴，通于秋气（《素问》）。

肺之合皮也，其荣毛也，其主心也。

肺气通鼻，鼻和则知香臭矣（《难经》）。

肺气虚，则使人梦见白物，见人斩血藉藉，得时则梦见兵刃血战（秋三月）。

肺色白，欲如鹅毛，不欲如盐（《素问》）。

肺白象金，金得水而沉。肺得水而浮，何也？肺者，非为纯金也。辛，商也，丙之柔。大言阴与阳，小言夫与妇，释其微阴，昏而就火，其意乐火，又行阳道多，故肺得水而浮也，肺热而复沉者，辛当归庚，物极则反也。

肺气绝，则皮毛焦。肺气行于皮毛，气弗荣则皮毛焦，皮毛焦则津液去，津液去则皮节伤，皮节伤则皮枯毛折，毛折者则毛先死。丙日笃，丁日死（俱《难经》）。

手太阴经脉穴

手太阴之脉，起于中焦，下络大肠，还循胃口，上膈属肺。

起，发也。络，绕也。还，复也。循，巡也，又：依、沿也。属，会也。中焦者，在胃脘，当脐上四寸之分。大肠注见本经。胃口，胃上下口也。胃上口，在脐上五寸上脘穴；下口，在脐上二寸下脘穴之分也。膈，隔也。凡人心下有膈膜，与脊胁周围相着，所以遮隔浊气，不使上熏心肺也。手太阴起中焦，受足厥阴之交也，由是循任脉之外、足少阴经脉之里，以次下行，当脐上一寸水分穴之分，绕络大肠，手太阴、阳明相为表里也；乃复行本经之外，上循胃口，迤逦上膈，而属会于肺，荣气有所归于本脏也。

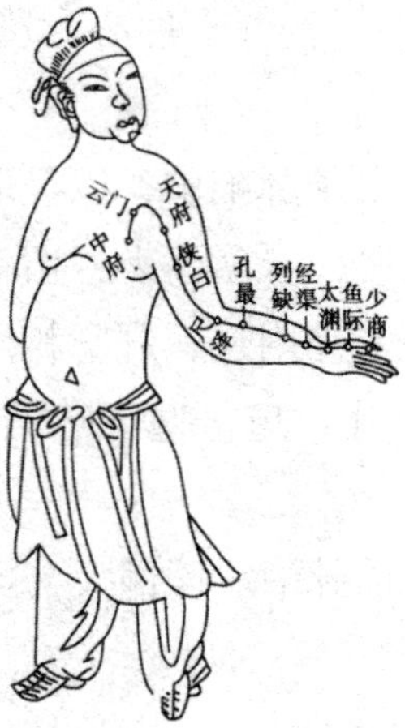

手太阴肺经

从肺系横出腋下，下循臑内，行少阴心主之前，下肘中。

肺系，谓喉咙也。喉以候气，下接于肺。肩下胁上际日腋，膊下对腋处为臑，肩肘之间也。臑尽处为肘；肘，臂节也。自肺脏循肺系出而横行，循胸部第四行之中府、云门，以出腋下，下循臑内，历天府、侠白，行手少阴、心主之前，下入肘中，抵尺泽穴也。盖手少阴循臑臂出手小指之端，手心主循臑臂出中指之端，手太阴则行手二经之前也。

循臂内上骨下廉，人寸口上鱼句，循鱼际，出大指之端。

肘以下为臂。廉，隅也，边也。手掌后高骨旁动脉为关，关前动脉为寸口。曰鱼、曰鱼际云者，谓掌骨之前，大指本节之后，其肥肉隆起处，统谓之鱼；鱼际则其间之穴名也。既下肘中，乃循臂内上骨之下廉，历孔最、列缺，入寸口之经渠、太渊以上鱼，循鱼际出大指之端，至少商穴而终也。端，杪也。

其支者，从腕后直出次指内廉，出其端。

臂骨尽处为腕，脉之大隧为经，交经者为络。本经终于出大指之端矣，此则从腕后列缺穴，达次指内廉，出其端，而交于手阳明也。

是经多气少血。平旦寅时气血注此。受足厥阴之交。凡十一穴，左右共二十二穴。手之阴阳，其受气之道近，其气之来疾。刺深无过二分，其留无过一呼，过此者则脱气。

中府（一名膺俞），云门下一寸，乳上三肋间，动脉应手陷中，去中行六寸。肺之募（募，犹结募也。言经气聚此），足太阴脾脉之会。《铜人》：针三分，留五呼，灸五壮（《埤雅》云：壮者，以壮人为法也）。主腹胀，四肢肿，食不下，喘气胸满，肩背痛，呕哕，咳逆上气，肺系急，肺寒热，胸悚悚，胆热呕逆，咳唾浊涕，风汗出，皮痛面肿，少气不得卧，伤寒，胸中热，飞尸遁疰，瘿瘤。

云门，巨骨下，夹气户旁二寸陷中，动脉应手，举臂取之，去胸中行任脉两旁相去各六寸。《素注》：针七分。《铜人》：针三分，不宜深，深则使气逆，灸五壮。主伤寒，四肢热不已，咳逆短气，气上冲心，胸胁彻背痛，喉痹，肩背痛，臂不得举，瘿气。

天府，腋下三寸，臂臑内廉动脉陷中，以鼻取之。《甲乙》：禁灸，灸之使人逆气。《铜人》：针四分，留七呼。《素注》：留三呼。《铜人》：灸二七壮至百壮。《资生》云：非大急不灸。主暴痹内逆，肝脉相搏，血溢鼻口，鼻衄血不止，卒中恶风邪气，泣出，喜忘，飞尸恶疰，鬼语遁下喘不得息，疟寒热，目眩，远视䀮䀮，瘿气。

侠白，天府下，去肘五寸动脉中。《铜人》：针三分，灸五壮。主心痛短气，干呕烦满。

尺泽，肘中约纹上动脉中。甄权云：屈肘横纹筋骨罅陷中。手太阴脉所入为合水。肺实泻之。《素注》：针三分，留三呼，灸三壮。《明堂》：禁灸。《铜人》：灸五壮。《资生》同。《素问》：刺肘中内陷，气归之，为不屈伸。主肩背痛，汗出中风，小便数而欠，溺色变，卒遗矢无度，面白，善嚏，悲愁不乐欲哭，洒淅寒热，风痹，臑肘挛，手臂不得举，喉痹，上气呕吐，口舌干，咳嗽唾浊，痎疟，四肢腹暴肿，臂寒短气，心痛，肺胀膨膨，缺盆中痛，心烦闷乱，少气不足以息，劳热风，汗出中风，小便数而欠，上气喘满，腰脊强痛，肺积息奔，小儿慢惊风。

孔最，去腕上七寸陷者中。《铜人》：灸五壮，针三分。主热病汗不出，咳逆，肘臂厥痛，屈伸难，手不及头，指不握，吐血，失音，咽肿痛，头痛。

列缺，手太阴络，别走阳明。去腕侧上一寸五分。滑氏曰：以手交叉头，食指末筋罅中。《铜人》：针二分，留三呼，泻五吸，灸三壮。《明堂》：针三分，日灸七壮至七七壮。主偏风，口面㖞斜，手肘无力，半身不遂，掌中热，口噤不开，寒热疟，呕沫，咳嗽，善笑，纵唇口，健忘，溺血，精出，阴茎痛，小便热，痫惊妄见，面目四肢痈肿，肩痹，胸背寒栗，少气不足以息，尸厥寒厥，交两手而瞀，实则胸背热，汗出，四肢暴肿；虚则胸背寒栗，少气不足以息。

《素问》云：实则手锐掌热，泻之；虚则欠㰦，小便遗，补之。

按《素问》曰：直行者，谓之经，旁出者，谓之络。手太阴之支，从腕后直出次指内廉，出其端，是列缺为太阴别走阳明之络。人或有寸、关、尺三部脉不见，自列缺至阳溪脉见者，俗谓之反关脉。此经脉虚而络脉满。《千金翼》谓阳脉逆，反大于寸口三倍，惜叔和尚未之及，而况高阳生哉！

经渠，寸口陷中。肺脉所行为经金。《素注》：针三分。《铜人》：针二分，留三呼，禁灸，灸伤人神明。主疟寒热，胸背拘急，胸满膨膨，喉痹，掌中热，咳逆上气，数欠，伤寒热病汗不出，暴痹喘促，心痛呕吐。

太渊（一名太泉，避唐祖讳），掌后陷中，肺脉所注为输土。肺虚补之。《难经》曰：脉会太渊。疏曰：脉病治此。平旦寅时气血从此始，故曰寸口者，脉之大要会，手太阴之动脉也。《铜人》：灸三壮，针一分。《素注》：针二分，留二呼，灸三壮。主胸痹逆气，善哕呕，饮食咳嗽，烦冤不得眠，肺胀膨膨，臂内廉痛，目生白翳，眼眦赤筋，眼痛，眼青转筋，乍寒乍热，缺盆中引痛，掌中热，数欠，肩背痛寒，喘不得息，噫气上逆，心痛脉涩，咳血呕血，振寒咽干，狂言口噼，溺色变，卒遗矢无度。

鱼际，大指本节后内侧陷中；又云：散脉中。肺脉所溜为荥火。《铜人》：针一分，留三呼。《明堂》、《素注》：针二分，灸三壮。《素问》：刺手鱼腹内陷为肿。主洒淅，恶风寒，虚热，舌上黄，身热头痛，咳嗽哕，伤寒汗不出，痹走胸背痛，不得息，目眩，烦心少气，腹痛不下食，肘挛肢满，喉中干燥，寒栗鼓颔，咳引尻痛，溺血呕血，心痹悲恐，乳痈。东垣曰：胃气下溜，五脏气乱，皆在于肺者，取之手太阴鱼际，足少阴俞。

少商，大指端内侧，去爪甲角如韭叶，白肉际宛宛中。肺脉所出为井木。《铜人》：针一分，留三呼，泻五吸，不宜灸。《素注》：留一呼。《明下》：灸三壮。《甲乙》：灸一壮。主颔肿喉闭，烦心善啘呕，心下满，汗出而寒，咳逆，痎疟振寒，腹满，唾沫，唇干引饮，食不下膨膨，手挛指痛，掌热，寒栗鼓颔，喉中鸣，小儿乳蛾。唐·刺史成君绰忽颔肿大如升，喉中闭塞，水粒不下三日。甄权以三棱针刺之，微出血，立愈。泻藏热也。

按《难经》曰：诸井者，肌肉浅薄，不足为使也。刺井者当刺荥，甄权泻井而疗喉痹，杜宝善类聚井穴主治病证者。《难经》曰：井主心下满；又曰：春刺井。盖并行而不悖也。

或问：《素问》注、《铜人》、《明堂》、《千金》诸书，于髎穴有宜针灸，有禁针灸，刺浅刺深，艾壮多寡不同，将孰从哉？武曰：一穴而有宜针、禁针、宜灸、禁灸者，看病势轻重缓急，病轻势缓者，当别用一主治穴以代之。若病势重急，倘非此穴不可疗，当用此一穴。若诸书皆禁针灸，则断不可用矣。针浅深，艾多少，则以《素问》十二经浅深刺法为主，诸书相参互用之，不可偏废也。《经》曰：春夏刺浅，秋冬刺深，肥人刺深，瘦人刺浅，故在春夏与瘦人，当从浅刺；秋冬与肥人，当从深刺。又曰：陷下则灸之；陷下不甚者，灸当从少；陷下甚者，灸当从多。又寒凉之月，火气衰，灸当从多；温暑之月，火气旺，灸当从少。又肌肉浅薄髎穴，刺浅艾少；肌肉深厚髎穴，刺深艾多。又春与夏不同，秋与冬不同，肥瘦有适中者，有过肥而臃肿者，有太瘦而骨立者，以意消息，不可执一论也。又大人与小儿，刺浅深，艾多少不同。又人头面及小儿宜毫针，艾炷如小麦也。

大肠（肺之腑），大肠重二斤十二两，长二丈一尺，广四寸，径一寸，当脐右，回十六曲，盛谷一斗，水七升半。大肠者，传道之官，变化出焉。大肠为白肠（俱《素问》）。

五脏各有所（句），腑皆相近，而心肺独去大肠、小肠远者何也？然，经言心荣肺卫，通行阳气，故居在上；大肠、小肠传阴气而下，故居在下，所以相去而远也（《难经》）。

食下则肠实而胃虚，故曰实而不满，满而不实。

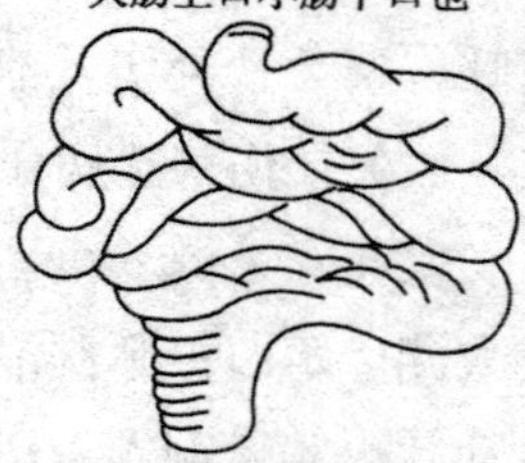

大肠

手阳明经脉穴

手阳明之脉，起于大指次指之端，循指上廉，出合谷两骨之间，上入两筋之中。

大指之次指，谓食指也。手阳明，大肠经也。凡经脉之道，阴脉行手足之里，阳脉行手足之表，此经起于大指次指之端商阳穴，受手太阴之交，行于阳之分也。由是循指之上廉，历二间、三间，以出合谷两骨之间，复上入阳溪两筋之中。

循臂上廉，入肘外廉，上循臑外前廉上肩。

自阳溪而上。循臂上廉之偏历、温溜、下廉、三里，入肘外廉之曲池，循胻外前廉，历肘髎、五里、臂臑，络臑会，上肩至肩髃穴也。

出髃骨之前廉，上出柱骨之会上（髃，牛口切）。

肩端两骨间为髃骨，肩胛上际会处为天柱骨。出髃骨前廉，循巨骨穴，上出柱骨之会上，会于大椎。

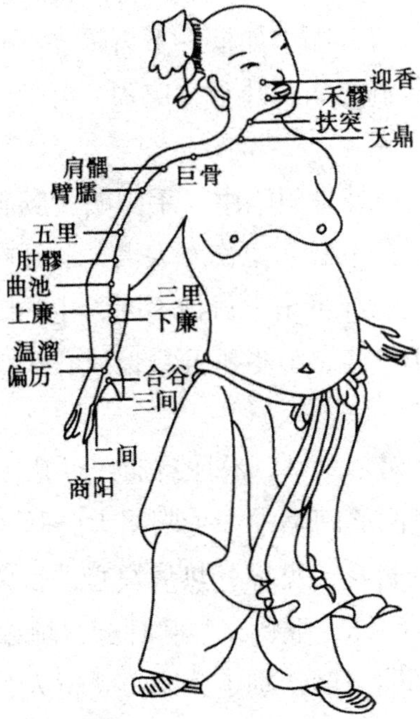

手阳明大肠经

下入缺盆，络肺，下膈，属大肠。

自大椎而下入缺盆，循足阳明经脉外，络绕肺脏，复下膈，当天枢之分，会属于大肠也。

其支别者，从缺盆上颈，贯颊，入下齿缝中。

头茎为颈，耳以下曲处为颊，口前小者为齿；其支别者，自缺盆上行于颈，循天鼎、扶突，上贯于颊，入下齿缝中。

还出夹口，交人中，左之右，右之左，上夹鼻孔。

唇口上，鼻柱下，为人中。既入齿缝，复出夹两口吻，相交于人中之分，左脉之右，右脉之左，上夹鼻孔，循禾髎、迎香而终，以交于足阳明也。

是经气血俱多。卯时气血注此。受手太阴之交。凡二十穴，左右共四十穴。手之阴阳，其受气之道近，其气之来疾，刺深无过二分，其留无过一呼，过此者则脱气。

商阳（一名绝阳），手大指次指内侧，去爪甲角如韭叶。手阳明大肠脉所出为井金。《铜人》：灸三壮，针一分，留一呼。主胸中气满，喘咳支肿，热病汗不出，耳鸣耳聋，寒热痎疟，口干，颐颔肿，齿痛，恶寒，肩背急，相引缺盆中痛，目青盲。灸三壮，左取右，右取左，如食顷立已。

二间（一名间谷），食指本节前内侧陷中。手阳明大肠脉所溜为荥水。大肠实泻之。《铜人》：针三分，留六呼，灸三壮。主喉痹，颔颛肿，肩背臑痛，振寒，鼻鼽衄血，多惊，齿痛，目黄，口干口㖞，急食不通，伤寒水结。

东垣曰：气在于臂足取之，先去血脉，后深取阳明、少阴之荥输二间、三间。

三间（一名少谷），食指本节后内侧陷中。手阳明大肠脉所注为俞木。《铜人》：针三分，留三呼，灸三壮。主喉痹，咽中如梗，下齿龋痛，嗜卧，胸腹满，肠鸣洞泄，寒热疟，唇焦口干，气喘，目眦急痛，吐舌，戾颈，喜惊，多唾，急食不通，伤寒气热，身寒结水。

合谷（一名虎口），手大指次指歧骨间陷中。手阳明大肠脉所过为原，虚实皆拔之。《铜人》：针三分，留六呼，灸三壮。主伤寒大渴，脉浮在表，发热恶寒，头痛脊强无汗，寒热疟，鼻衄不止，热病汗不出，目视不明，生白翳，头痛，下齿龋，耳聋，喉痹，面肿，唇吻不收，喑不能言，口噤不开，偏风，风疹痂疥，偏正头痛，腰脊内引痛，小儿单乳蛾。

按：合谷，妇人妊娠，可泻不可补，补即堕胎，详见足太阴脾经三阴交下。

阳溪（一名中魁），腕中上侧两筋间陷中。手阳明大肠脉所行为经火。《铜人》：针三分，留七呼，灸三壮。主狂言喜笑见鬼，热病烦心，目风赤烂有翳，厥逆头痛，胸满不得息，寒热疟疾，寒咳，呕沫，喉痹，耳鸣耳聋，惊掣肘臂不举，痂疥。

偏历，腕中后三寸。手阳明络脉，别走太阴。《铜人》：针三分，留七呼，灸三壮。《明下》：灸五壮。主肩髆肘腕酸疼，瞇目䀮䀮，齿痛，鼻衄，寒热疟，癫疾多言，咽喉干，喉痹，耳鸣，风汗不出，利小便。实则龋聋，泻之；虚则齿寒痹隔，补之。

温溜（一名逆注，一名池头），腕后，大士五寸，小士六寸。《明堂》：在腕后五寸、六寸间。《铜人》：针三分，灸三壮。主肠鸣而痛，伤寒，哕逆噫，膈中气闭，寒热头痛，喜笑，狂言见鬼，吐涎沫，风逆四肢肿，吐舌，口舌痛，喉痹。

下廉，辅骨下，去上廉一寸，辅锐肉分外。《铜人》：斜针五分，留二呼，灸三壮。主飧泄，劳瘵，小腹满，小便黄，便血，狂言，偏风热风，冷痹不遂，风湿痹，小肠气不足，面无颜色，痃癖，腹痛若刀刺不可忍，飧泄。腹胁痛满，狂走，夹脐痛，食不化，喘息不能行，唇干涎出，乳痈。

上廉，三里下一寸，其分独抵阳明之会外。《铜人》：斜针五分，灸五壮。主小便难、黄赤，肠鸣，胸痛，偏风半身不遂，骨髓冷，手足不仁，喘息，大肠气，脑风头痛。

三里（一名手三里），曲池下二寸，按之肉起，锐肉之端。《铜人》：灸三壮，针二分。主霍乱遗失，失音，齿痛，颊颔肿，瘰疬，手臂不仁，肘挛不伸，口风口噼，手足不遂。

曲池，肘外辅骨，屈肘两骨之中，以手拱胸取之。手阳明大肠脉所入为合土。《素注》：针五分，留七呼。《铜人》：针七分，得气先泻后补之，灸三壮。《明堂》：日灸七壮，至二百壮，且停十余日，更下止二百。主绕踝风，手臂红肿，肘中痛，偏风半身不遂，恶风邪气，泣出，喜忘，风瘾疹，喉痹不能言，胸中烦满，臂膊疼痛，筋缓捉物不得，挽弓不开，屈伸难，风痹，肘细无力，伤寒余热不尽。皮肤干燥，瘛疭癫疾，举体痛痒如虫啮，皮脱作疮，皮肤痂疥，妇人经脉不通。

肘髎，肘大骨外廉陷中。《铜人》：灸三壮，针三分。主风劳嗜卧，臂痛不举，肩重腋急，肘臂麻木不仁。

五里，肘上三寸，行向里大脉中央。《铜人》：灸十壮。《素问》：大禁针。主风劳惊恐，吐血咳嗽，肘臂痛，嗜卧，四肢不得动，心下胀满，上气，身黄，时有微热，瘰疬。

臂臑，肘上七寸䐃肉端，肩髃下一寸两筋两骨罅陷宛宛中，平手取之。手阳明络，手足太阳、阳维之会。《铜人》：灸三壮，针三分。《明堂》：宜灸不宜针，日灸七壮至二百壮；若针，不得过三五分。主臂细无力，臂痛不得向头，瘰疬，颈项拘急。

肩髃（一名中肩井，一名肩骨），膊骨头肩端上，两骨罅间陷者宛宛中，举臂取之，有空。足少阳、阳跷之会。《铜人》：灸七壮至二七壮，以瘥为度。若灸偏风，灸七七壮，不宜多，恐手臂细。若风病，筋骨无力，久不瘥，灸不畏细；刺即泄肩臂热气。《明堂》：针八分，留三呼，泻五吸；灸不及针，以平手取其穴，灸七壮增至二七。《素注》：针一寸，灸五壮；又云：针六分，留六呼。主中风手足不遂，偏风风痪风痿风病，半身不遂，热风，肩中热，头不可回顾，肩臂疼痛，臂无力，手不可向头，挛急，风热瘾疹，颜色枯焦，劳气泄精，伤寒热不已，四肢热，诸瘿气。

唐鲁州刺史库狄嵚风痹，不得挽弓，甄权使嵚彀弓矢向堋立，针肩髃，针进即可射。

巨骨，肩尖端上行，两叉骨罅间陷中。手阳明、阳跷之会。《铜人》：灸五壮，针一寸半。《明堂》：灸三壮至七壮。《素注》：禁针。针则倒悬，一食顷乃得下针，针四分，泻之勿补，针出始得正卧。《明下》：灸三壮。主惊痫，破心吐血，臂膊痛，胸中有瘀血，肩臂不得屈伸。

天鼎，颈缺盆上，直扶突后一寸。《素注》：针四分。《铜人》：灸三壮，针三分。《明堂》：灸七壮。主喉痹嗌肿，不得息，饮食不下，喉鸣。

扶突（一名水穴），气舍后一寸五分、在颈当曲颊下一寸，人迎后一寸五分，仰而取之，《铜人》：灸三壮，针三分。《素注》：针四分。主咳嗽多唾，上气，咽引喘息，喉中如水鸡声，暴喑气哽。

禾髎（一名长频），鼻孔下，夹水沟旁五分。《铜人》：针三分，灸三壮。主尸厥及口不可开，鼻疮息肉，鼻塞不闻香臭，鼽衄。

迎香，禾髎上一寸，鼻下孔旁五分。手阳明、足阳明之会。《铜人》：针三分，留三呼，不宜灸。主鼻塞不闻香臭，偏风口㖞，面痒浮肿，风动叶叶，状如虫行，唇肿痛，喘息不利，鼻㖞多涕，鼽衄有疮，鼻有息肉。

胃脏，胃重二斤一两，大一尺五寸，长二尺六寸，径五寸，纡曲屈伸，盛谷二斗，水一斗五升。胃者，仓廪之官，五味出焉。胃为黄肠。五味入口，藏于胃，以养五脏气。胃者，水谷之海，六腑之大原也，是以五脏六腑之气味，皆出于胃。

水谷入口，则胃实而肠虚。

食气入胃，散精于肝，淫气于筋。

食气入胃，浊气归心，淫精于脉，脉气流经，经气归于肺，肺朝百脉，输精于皮毛，毛脉合精，行气于府，府精神明，留于四脏，气归于权衡，权衡以平，气口成寸，以决死生。

饮食入胃，游溢精气，上输于脾，脾气散精，上归于肺，通调水道，下输膀胱，水精四布，五经并行，合于四时，五脏阴阳，揆度以为常也。

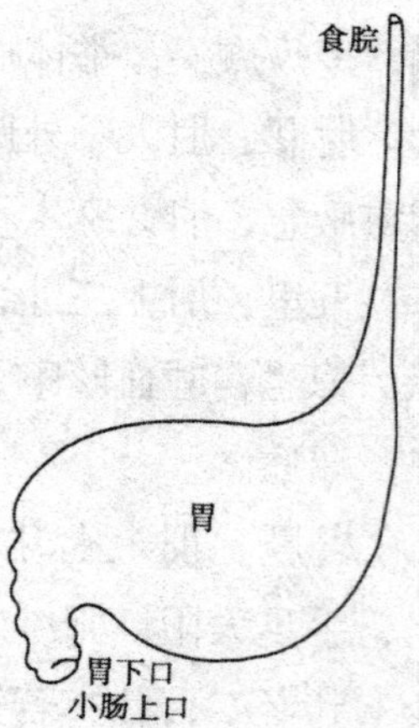

胃脏

人胃中常有留谷二斗（古斗非今之比，斤、两、尺、寸亦然），水一斗五升，故平人日再至圊，一行二升半，日行五升，七日，五七三斗五升而水谷尽矣。故平人不食，七日死也。

东垣曰：饮食劳倦，内伤脾胃，则胃脘之阳，不能升举，并心肺之气，陷入中焦，用补中益气汤。又曰：胃中元气盛，多食不伤，过时不饥。胃火盛，则多食易饥；能食而大便溏者，胃热善消，脾病不化也。又曰：脾胃不和，九窍不通。

足阳明经脉穴

足阳明之脉，起于鼻，交頞中，旁约太阳之脉，下循鼻外，入上齿中，还出夹口，环唇，下交承浆。

頞，鼻茎也，鼻山根为頞，足阳明起于鼻两旁迎香穴，由是而上，左右相交于頞中，过睛明之分，下循鼻外，历承泣、四白、巨髎，入上齿中，复出循地仓，挟口两吻，环绕唇下，左右相交于承浆之分也。

却循颐后下廉，出大迎，循颊车，上耳前，过客主人，循发际，至额颅。

腮下为颔，颔中为颐，囟前为发际，发际前为额颅。自承浆却循颐后下廉，出大迎，循颊车，上耳前，历下关，过客主人，循发际，行悬厘、颔厌之分，经头维，会于额颅之神庭。

其支别者，从大迎前下人迎，循喉咙，入缺盆，下膈，属胃络脾。

胸两旁高处为膺，膺上横骨为巨骨，巨骨上陷中为缺盆。其支别者，从大迎前下人迎，循喉咙，历水突、气舍，入缺盆，行足少阴俞府之外下膈，当上脘、中脘之分，属胃络脾。

其直行者，从缺盆下乳内廉，下夹脐，入气冲中。

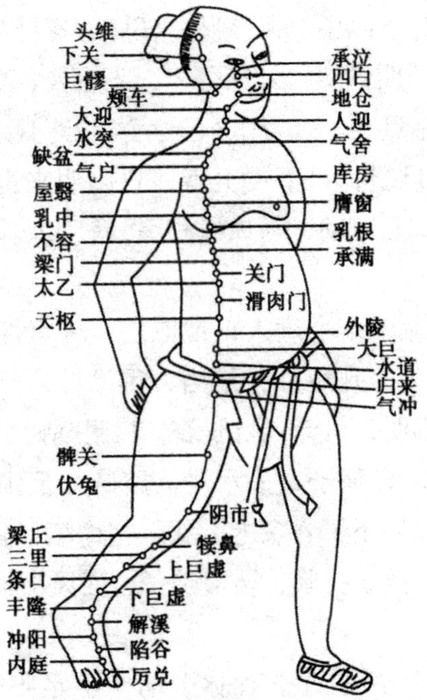

足阳明胃经

直行者，从缺盆而下，下乳内廉，循气户、库房、屋翳、膺窗、乳中、乳根、不容、承满、梁门、关门、太乙、滑肉门，下夹脐，历天枢、外陵、大巨、水道、归来诸穴而入气冲中也。

其支者，起胃下口，循腹里，下至气冲中而合。

胃下口，下脘之分，《难经》云：太仓下口，为幽门者是也。自属胃处，起胃下口，循腹里，过足少阴肓俞之外，本经之里，下至气冲中，与前之入气冲者合。

以下髀关，抵伏兔，下入膝髌中，下循胻外廉，下足跗，入中指外外间（胻，户当切）。

抵，至也。股外为髀，髀前膝上起肉处为伏兔，伏兔后交纹为髀关，夹膝解中为髌，胫骨为胻；跗，足面也。既相合气冲中，乃下髀关，抵伏兔，历阴市、梁丘，下入膝髌中，经犊鼻，下循跗之冲阳、陷谷，入中指外间之内庭，至厉兑而终也。

其支者，下膝三寸而别，以下入中指外间。

此支自膝下三寸，循三里穴之外别下，历上廉、条口、下廉、丰隆、解溪、冲阳、陷谷，以至内庭、厉兑而合也。

其支者，别跗上，入大指间，出其端。

此支自跗上冲阳穴别行，入大指间，斜出足厥阴行间穴之外，循大指下出其端，以交于足太阴。

此经多血多气。辰时气血注此。受手阳明之交。凡四十五穴，左右共九十穴。足阳明，五脏六腑之海也，其脉大，血多气盛，壮热，不深不散，不留不泻，刺深六分，留六呼。

承泣，目下七分，直瞳子陷中。阳跷脉、任脉、胃脉之会。《铜人》：灸三壮，禁针。针之令人目乌色。《明堂》：针四分半，不宜灸，灸后令人目下大如拳，息肉日加如桃，至三十日，定不见物。《资生》云：当不灸不针。

东垣曰：魏邦彦夫人目翳，自下侵上者，自阳明来也。主目冷泪出，上观瞳子痒，远视𥆨𥆨，昏夜无见，目瞤动，与项口相引，口眼㖞斜，口不能言，面叶牵动，眼赤痛，耳鸣耳聋。

四白，目下一寸，直瞳子，令病人正视取之。《素注》：针四分。《甲乙》、《铜人》：灸七壮，针三分。凡用针，稳当方得下针，刺太深，令人目乌色。主头痛，目眩，目赤痛，僻泪不明，目痒，目肤翳，口眼㖞噼，不能言。

巨髎，夹鼻孔旁八分，直瞳子，平水沟。跷脉、足阳明之会。《铜人》：针三分，得气即泻，灸七壮。《明下》：灸七七壮。主瘛疭，唇颊肿痛，口㖞噼，目障无见，青盲无见，远视𥆨𥆨，淫肤白膜，翳覆瞳子，面风鼻䪼肿，痈痛，招摇视瞻，脚气膝肿。

地仓，夹口吻旁四分外，如近下有脉微动。手足阳明、任、跷脉之会。《铜人》：针三分。《明堂》：三分半，留五呼，得气即泻；日可灸二七壮，重者七七壮，炷如粗钗股脚大。炷若大，口转㖞，灸承浆七七壮即愈。主偏风口㖞，目不得闭，脚肿，失音不语，饮水不收，水浆漏落，眼瞤动不止，瞳子痒，远视𥆨𥆨，昏夜无见。病左治右，病右治左，宜频针灸，以取尽风气；口眼㖞斜者，以正为度。

大迎，曲颔前一寸三分骨陷中动脉，又以口下、当两肩是穴。《素注》：针三分，留七呼，灸三壮。主风痉，口喑哑，口噤不开，唇吻瞤动，颊肿牙疼，寒热，颈痛瘰疬，舌强舌缓不收，不能言。目痛不得闭。

颊车（一名机关，一名曲牙），耳下、曲颊端近前陷中，开口有空。《铜人》：针四分，得气即泻，日灸七壮，止七七壮。《明堂》：灸三壮。《素注》：针三分。主中风牙关不开，口噤不语，失音，牙关痛，颔颊肿，牙不可嚼物，颈强不得回顾，口眼㖞。

下关，客主人下，耳前动脉下廉，合口有空，开口则闭，闭口有穴。足阳明、少阳之会。《素注》：针三分，留七呼，灸三壮。《铜人》：针四分，得气即泻，禁灸；又不得久留针。《针经》云：刺之则欠不能故。耳中有干聍，擿之，不得灸。主失欠，牙车脱臼，目眩齿痛，偏风口眼㖞斜，耳鸣耳聋，耳痛脓汁出。

头维，额角入发际，本神旁一寸五分，神庭旁四寸五分。足少阳、阳明二脉之会。《铜人》：针三分。《素注》：针五分，禁灸。主头痛如破，目痛如脱，目瞤，目风泪出，偏风，视物不明。

人迎（一名五会），颈大脉动应手，夹结喉两旁一寸五分，仰而取之。以候五脏气，足阳明、少阳之会。滑氏曰：古以夹喉两旁为气口、人迎，至晋·王叔和直以左右手寸口为人迎、气口。《铜人》：禁针。《明堂》：针四分。《素注》：刺过深杀人。主吐逆霍乱，胸中满，喘呼不得息，咽喉痈肿，瘰疬。

水突（一名水门），颈大筋前，直人迎下，气舍上。《铜人》：针三分，灸三壮。主咳逆上气，咽喉痈肿，呼吸短气，喘息不得卧。

气舍，颈直人迎下，夹天突陷中。《铜人》：灸五壮，针三分。主咳逆上气，肩肿不得顾，喉痹哽噎，咽肿不消，食饮不下，瘿瘤。

缺盆（一名天盖），肩下横骨陷中。《铜人》：灸三壮，针三分。《素注》：针二分，留七呼，不宜太深，深则使人逆息。《素问》：刺缺盆中内陷，气泄令人喘咳。主息奔胸满，喘急水肿，瘰疬喉痹，汗出寒热，缺盆中肿，外溃则生，胸中热满，伤寒胸中热不已。

气户，巨骨下，俞府两旁各二寸陷中，仰而取之，去中行各四寸，去膺窗四寸八分。《铜人》：针三分，灸五壮。主咳逆上气，胸背痛，咳逆不得息，不知味，咳嗽，胸胁支满，喘急。

库房，气户下一寸六分陷中，去中行各四寸，仰而取之。《铜人》：灸五壮，针三分。主胸胁满，咳逆上气，呼吸不至息，唾脓血浊沫。

屋翳，库房下一寸六分陷中，气户下三寸二分，去中行各四寸，巨骨下四寸八分，仰而取之。《素注》：针四分。《铜人》：灸五壮，针二分。主咳逆上气，唾血多浊沫脓血，痰饮，身体肿，皮肤痛不可近衣，淫泺，瘛疭不仁。

膺窗，屋翳下一寸六分陷中，去中行各四寸。《铜人》：针四分，灸五壮。主胸满短气，不得卧，肠鸣注泄，乳痈寒热。

乳中，当乳中是。《铜人》：微刺三分，禁灸。灸则不幸生蚀疮，疮中有脓血清汁可治；疮中有息肉若蚀疮者死。《素问》云：刺乳上，中乳房，为肿根蚀。丹溪曰：乳房，阳明胃所经；乳头，厥阴肝所属。乳（去声）子之母，不知调养，忿怒所逆，郁闷所遏，厚味所酿，以致厥阴之气不行，窍不得通，汁不得出，阳明之血沸腾，热甚化脓。亦有所乳之子，膈有滞痰，口气焮热，含乳而睡，热气所吹，遂生结核。初起时，便须忍痛，揉令稍软，吮令汁透，自可消散，失此不治，必成痈疖；若加以艾火两三壮，其效尤捷；粗工便用针刀，卒惹拙病。若夫不得夫与舅姑，忧怒郁闷，脾气消阻，肝气横逆，遂成结核如棋子，不痛不痒，十数年后为疮陷，名曰奶岩，此疮形如嵌凹，似岩穴也，不可治矣。若于始生之际，便能消息病根，使心清神安，然后施治，亦有可安之理。

乳根，乳中下一寸六分陷中，去中行各四寸，仰而取之。《铜人》：灸五壮，针三分。《素注》：针四分，灸三壮。主胸下满闷，胸痛膈气，不下食，噎病，臂痛肿，乳痛，乳痈，凄凄寒热，痛不可按，咳逆，霍乱转筋，四厥。

不容，幽门旁，相去各一寸五分，去中行任脉各三寸，上脘两旁各一寸，直四肋间。《铜人》：灸五壮。《明堂》三壮，针五分。《素注》：针八分。主腹满痃癖，唾血，肩胁痛，口干，心痛与背相引，不可咳，咳则引肩痛，嗽喘，疝瘕，不嗜食，腹虚鸣，呕吐痰癖。

承满，不容下一寸，去中行各三寸。《铜人》：针三分，灸五壮。《明堂》：三壮。主肠鸣腹胀，上气喘逆，食饮不下，肩息唾血。

梁门，承满下一寸，去中行各三寸。《铜人》：针二分，灸五壮。主胁下积气，食饮不思，大肠滑泄，完谷不化。

关门，梁门下一寸，去中行各三寸。《铜人》：针八分，灸五壮。主善满积气，肠鸣卒痛，泄利，不欲食，腹中气走，夹脐急痛，身肿，痰疟振寒，遗溺。

太乙，关门下一寸，去中行各三寸。《铜人》：灸五壮，针八分，主心烦，癫狂吐舌。

滑肉门，太乙下一寸，下夹脐下一寸至天枢，去中行各三寸。《铜人》：灸五壮，针八分。主癫狂，呕逆，吐血，重舌舌强。

天枢（一名长溪，一名谷门），去肓俞半寸，夹脐中两旁各二寸陷中。大肠之募。《铜人》：灸五壮。《济生拔萃》：灸百壮，针五分，留十呼。《千金》云：魂魄之舍，不可针。《素注》：针五分，留七呼。主奔豚，泄泻，胀疝，赤白痢，水痢不止，食不下，水肿，腹胀肠鸣，上气冲胸，不能久立，久积冷气，绕脐切痛，时上冲心，烦满呕吐，霍乱，冬月感寒泄利，疟寒热，狂言，伤寒饮水过多，腹胀气喘，妇人女子癥瘕，血结成块，漏下赤白，月事不时。

外陵，天枢下一寸，去中行各二寸，《素注》：一寸半。《铜人》：灸五壮，针三分。《素注》：针八分。主腹痛，心下如悬，下引脐痛。

大巨，外陵下一寸，天枢下二寸，《素注》：一寸，去中行各二寸。《素注》：作一寸半。《铜人》：针五分，灸五壮。《素注》：针八分。主小腹胀满，烦渴，小便难，㿉疝，偏枯，四肢不收，惊悸不眠。

水道，大巨下二寸，《素注》：三寸，去中行各二寸。《铜人》：灸五壮，针三分半。《素注》：针二分半。主肩背酸疼，三焦、膀胱、肾中热气，妇人小腹胀满，痛引阴中，月水至则腰背痛，胞中瘕，子门寒，大小便不通。

归来，水道下二寸。《素注》：三寸，去中行各二寸。《铜人》：灸五壮，针五分。《素注》：针八分。主奔豚，卵上入腹，引茎中痛，妇人血脏积冷。

气冲（一名气街），归来下，《素注》：腹下夹脐相去四寸，鼠鼷上一寸，动脉应手宛宛中。冲脉所起。《铜人》：灸七壮，禁针。《素问》：刺气街中脉，血不出，为肿鼠仆。《明堂》：针三分，留七呼，气至即泻，灸三壮。主腹满不得正卧，㿉疝，大肠中热，身热腹痛，大气石水，阴痿茎痛，两丸骞痛，小腹奔豚，腹有逆气上攻心，腹胀满，上抢心，痛不得息，腰痛不得俯仰，淫泺，伤寒胃中热，妇人无子，小腹痛，月水不利，妊娠子上冲心，产难，包衣不出。

东垣曰：脾胃虚弱，感湿成痿，汗大泄，妨食，三里、气街以三棱针出血。又曰：吐血多不愈，以三棱针于气街出血立愈。

髀关，膝上伏兔后交分中。《铜人》：针六分，灸三壮。主腰痛，足麻木，膝寒不仁，痿痹，股内筋络急，不屈伸，小腹引喉痛。

伏兔，膝上六寸起肉，正跪坐而取之，一云：膝盖上七寸，以左右各三指按捺，上有肉起如兔之状，因以此名。《此事难知》：定痈疽死地分有九，伏兔居一。刘宗厚曰：脉络所会也。主膝冷不得温，风劳痹逆，狂邪，手挛缩，身瘾疹，腹胀少气，头重脚气，妇人八部诸疾。

阴市（一名阴鼎），膝上三寸，伏兔下陷中，拜而取之。《铜人》：针三分，禁灸。《明堂》：灸三壮。主腰脚如冷水，膝寒，痿痹不仁，不屈伸，卒寒疝，力痿少气，小腹痛，胀满，脚气，脚以下伏兔上寒，消渴。

梁丘，膝上二寸两筋间。《铜人》：灸三壮，针三分。《明堂》：针五分。主膝脚腰痛，冷痹不仁，难跪，不可屈伸，足寒，大惊，乳肿痛。

犊鼻，膝髌下，胻骨上夹解大筋陷中，形如牛鼻，故名。《素注》：针六分。《铜人》：针三分，灸三壮。《素问》：刺犊鼻出液为跛。主膝中痛不仁，难跪起，脚气，膝髌肿。膝髌肿溃者，不可治；不溃可治。若犊鼻坚硬，不便攻，先洗熨，微刺之愈。

三里，膝下三寸，胻骨外廉大筋内宛宛中，两筋肉分间，举足取之，极重按之，则跗上动脉止矣。又云：犊鼻下三寸。足阳明胃脉所入为合土。《素注》：刺一寸，留一呼，灸三壮。《铜人》：灸三壮，针五分。《明章》：针八分，留十呼，泻七吸，日灸七壮，止百壮。《素注》：刺一寸。《千金》：灸五百壮，少亦一二百壮。主胃中寒，心腹胀满，肠鸣，脏气虚惫，真气不足，腹痛食不下，大便不通，心闷不已，卒心痛，腹有逆气上攻，腰痛不得俯仰，小肠气，水气蛊毒，鬼击，痃癖，四肢满，膝胻酸痛，目不明，产妇血晕，不省人事。

秦承祖云：诸病皆治。华佗云：主五劳羸瘦，七伤虚乏，胸中瘀血，乳痈。《千金翼》云：主腹中寒，胀满，肠中雷鸣，气上冲胸，喘不能久立，腹痛，胸腹中瘀血，小腹胀皮肿，阴气不足，小腹坚，伤寒热不已，热病汗不出，喜呕口苦，壮热，身反折，口噤鼓颔，肿痛不可回顾，顾而有所见，喜悲上下求之，口噼，乳肿，喉痹不能言，胃气不足，久泄利，食不化，胁下支满，不能久立，膝痿寒热，中消谷苦饥，腹热身烦，狂言，乳痈，喜噫，恶闻食臭，狂歌妄笑，恐怒大骂，霍乱，遗尿失气，阳厥，凄凄恶寒，头眩，小便不利，喜哕，脚气。《外台秘要》云：人年三十以上，若不灸三里　令人气上冲目。东垣曰：饮食失节，及劳役形质，阴火乘于坤土之中，致谷气、荣气、清气、胃气、元气不得上升滋于六腑之阳气，是五阳之气先绝于外，外者天也，下流入于坤土阴火之中，皆由喜、怒、悲、忧、恐为五贼所伤，而后胃气不行，劳役饮食不节，继之则元气乃伤，当于胃合三里穴中推而扬之，以伸元气。又曰：气在于肠胃者，取之足太阴、阳明；不下者，取之三里。又曰：气逆霍乱者，取三里，气下乃止，不下复治。又曰：胃病者，胃脘当心而痛，上支两胁，膈噎不通，饮食不下，取三里以补之。脾胃虚弱，感湿成痿，汗大泄，妨食，三里、气街以三棱针出血；若汗不减不止者，于三里穴下三寸上廉出血，禁酒湿面。又曰：六淫客邪，及上热下寒，筋骨皮肉血脉之病，错取于胃之合（三里）大危。又曰：有人年少气弱，常于三里、气海灸之，节次约五七十壮。至年老热厥头痛，虽大寒犹喜风寒，痛愈恶暖处、见烟火，皆灸之过也。

巨虚上廉（一名上巨虚），三里下三寸，举足取之。足阳明胃合手阳明大肠。《铜人》：灸三壮，针三分。甄权：随年为壮。《明堂》：针八分，得气即泻，灸日七壮，下至三壮。主脏气不足，偏风脚气，腰腿手足不仁，脚胫酸痛，屈伸难，不能久立，风水膝肿，骨髓冷疼，大肠冷，食不化，飧泄，劳瘵，夹脐腹胁痛，肠中切痛雷鸣，气上冲胸，喘息不能行，不能久立，伤寒胃中热。东垣曰：脾胃虚弱，湿痿，汗泄，妨食，三里、气街出血；不愈，于上廉出血。

条口，下廉上一寸，举足取之。《铜人》：针五分。《明堂》：八分，灸三壮。主足麻木，风气，足下热，不能久立，足寒膝痛，胫寒湿痹，脚痛胻肿，转筋，足缓不收。

巨虚下廉（一名下巨虚），上廉下三寸，蹲地举足取之。足阳明胃与手太阳小肠合。《铜人》：针八分，灸三壮。《素注》：针三分，《明堂》：针六分，得气即泻。《甲乙》：灸日七七壮。主小肠气不足，面无颜色，偏风腿痿，足不履地，热风冷痹不遂，风湿痹，喉痹，脚气不足，沉重，唇干涎出不觉，不得汗出，毛发焦肉脱，伤寒胃中热，不嗜食，泄脓血，胸胁小腹控睾而痛，时窘之后，当耳前热，若寒甚，若独肩上热甚，及小指次指之间热痛，暴惊狂，言语非常，女子乳痈，足跗不收，跟痛。

丰隆，外踝上八寸，下胻外廉陷中。足阳明络别走太阴。《铜人》：针三分，灸三壮。《明下》：七壮。主厥逆，大小便难，怠惰，腿膝酸，屈伸难，胸痛如刺，腹若刀切痛，风痰头痛，风逆四肢肿，足清，身寒湿，喉痹不能言，登高而歌，弃衣而走，见鬼，好笑。气逆则喉痹卒喑，实则癫狂，泻之；虚则足不收，胫枯，补之。

解溪，冲阳后一寸五分，腕上陷中，足大指次指直上，跗上陷者宛宛中。足阳明胃脉所行为经火。胃虚补之。《铜人》：灸三壮，针五分，留三呼。主风面浮肿，颜黑，厥气上冲，腹胀，大便下重，瘛惊，膝股胻肿，转筋目眩，头痛癫疾，烦心悲泣，霍乱，头风面赤目赤，眉攒疼不可忍。

冲阳，足跗上五寸，去陷谷三寸，骨间动脉。足阳明胃脉所过为原。胃虚实皆拔之。《素注》：针三分，留十呼。《素问》：刺足跗上动脉，血出不止死。《铜人》：针五分，灸三壮。主偏风口眼㖞，跗肿，齿龋，发寒热，腹坚大，不嗜食，伤寒病，振寒而欠，久狂，登高而歌，弃衣而走，足缓履不收，身前痛。

陷谷，足大指次指外间，本节后陷中，去内庭二寸，足阳明胃脉所注为俞木。《素注》：针五分，留七呼，灸三壮。主面目浮肿，及水病善噫，肠鸣腹痛，热病无度，汗不出，振寒疟疾。

东垣曰：气在于臂，足取之，先去血脉，后取其阳明、少阴之荥输内庭、陷谷，深取之。

内庭，足大指次指外间陷中。足阳明胃脉所溜为荥水。《铜人》：灸三壮，针三分，留十呼。《甲乙》：留二十呼。主四肢厥逆，腹胀满，数欠，恶闻人声，振寒，咽中引痛，口㖞，上齿龋，疟，不嗜食，脑、皮肤痛，鼻衄不止，伤寒手足逆冷，汗不出，赤白痢。仲景曰：太阳若欲作再经者，针足阳明，使不传则愈。

厉兑，足大指次指之端，去爪甲角如韭叶。足阳明胃脉所出为井金。胃实泻之。《铜人》：针一分，灸一壮；一云：三壮。主尸厥，口噤气绝，状如中恶，心腹胀满，水肿，热病汗不出，寒疟，不嗜食，面肿，足胻寒，喉痹，上齿龋，恶寒，鼻不利，多惊好卧，狂，欲登高而歌，弃衣而走，黄疸，鼽衄，口㖞唇胗，颈肿，膝髌肿痛，循胸乳、气街、股伏兔、胻外廉、足跗上痛，消谷善饥，溺黄。

脾脏，脾重二斤三两，扁广三寸，长五寸，有散膏半斤，居脊之第十二椎。掩乎太仓（胃）。主裹血，温五脏。

中央黄色，入通于脾，开窍于口，藏精于脾，故病在舌本，其味甘，其类土，其畜牛，其谷稷，其应四时，上为镇星，是以知病之在肉也；其音宫，其数五，其臭焦，其液涎，其色黄。

中央生湿，湿生土，土生甘，甘生脾，脾生肉，肉生肺，脾主口。其在天为湿，在地为土，在体为肉，在脏为脾，在色为黄，在音为宫，在声为歌，在变动为哕，在窍为口，在味为甘，在志为思。思伤脾，怒胜思。湿伤肉，风胜湿，甘伤肉，酸胜甘。

脾之合肉也，其荣唇也，其主肝也。脾胃者，仓廪之官，五味出焉。

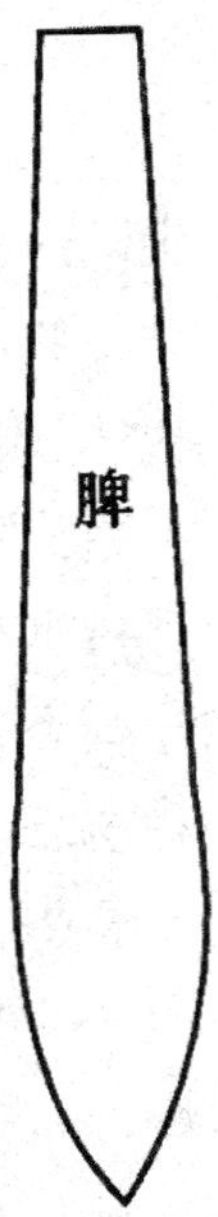

脾脏

脾者，仓禀之本，营之居也。其华在唇四白，其充在肌，此至阴之类，通于土气（从滑氏改正）。脾者，土也，孤脏以灌四旁。

脾主四肢，为胃行其津液。（丹溪曰：脾具坤静之德，而有乾健之用，易牝马地类、行地偓无之意。）

脾主治中央，常以四时长四脏，各十八日寄治，不独主于时也。

脾气通于口，口和则知谷味矣。

脾气虚，则梦饮食不足，得其时，则梦筑垣墙盖屋（长夏及四季）。

脾色黄，欲如罗裹雄黄，不欲如黄土（一云枳实）。

脾气绝，则脉不荣其唇口。唇者，肌肉之本也，脉不荣，则肌肉不滑泽；肌肉不滑泽，则肉满；肉满则唇反，唇反则肉先死，甲日笃，乙日死。

足太阴之脉，起于大指之端，循指内侧白肉际，过核骨后，上内踝前廉。

覈骨，一作核骨，俗云孤拐骨是也；足跟后两旁起骨为踝骨。足太阴起大指之端隐白穴，受足阳明之交也，由是循大指内侧白肉际大都穴，过核骨后，历太白、公孙、商丘，上内踝前廉之三阴交也。

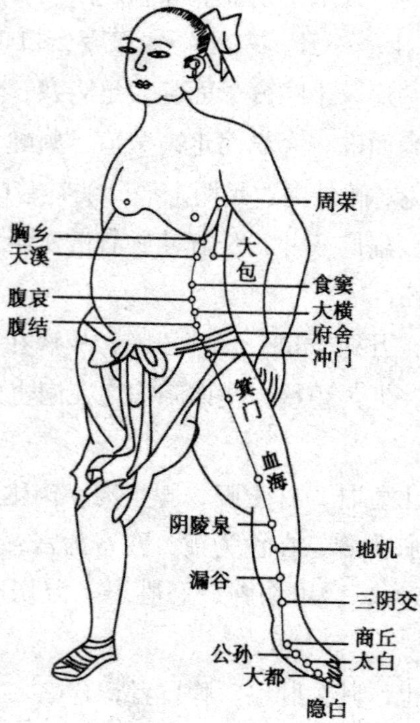

足太阴脾经

上腨内，循胻后，交出厥阴之前。（腨，示兖切。）

腨，腓肠也，由三阴交上腨内，循胻骨后之漏骨，上行二寸，交出足厥阴经之前，至地机、阴陵泉。

上循膝股内前廉入腹，属脾络胃。

髀内为股，脐上下为腹。自阴陵泉上循膝股内前廉之血海、箕门，迤逦入腹，经冲门、府舍，会中极、关元，复循腹结、大横，会下脘，历腹哀，过日月、期门之分，循本经之里，下致中脘、下脘之际，以属脾络胃也。

上膈夹咽，连舌本，散舌下。

咽，所以咽物者，居喉之前，至胃长一尺六寸，为胃系也。舌本，舌根也。由腹哀上膈，循食窦、天溪、胸乡、周荣，由周荣外曲折向下至大包，又自大包外曲折向上会中府，上行人迎之里，夹喉连舌本，散舌下而终焉。

其支别者，复从胃别上膈，注心中。

此支由腹哀别行，再从胃部中脘穴之外上膈，注于膻中之里，心之分，以交于手少阴。

此经多气少血。巳时气血注此。凡二十一穴，左右共四十二穴。

隐白，足大指端内侧，去爪甲角如韭叶。脾脉所出为井木。《素注》：针一分，留三呼。《铜人》：针三分，留三呼，灸三壮。主腹胀喘满，不得安卧，呕吐，食不下，胸中热，暴泄，衄血，卒尸厥不识人，足寒不能温，妇人月事过时不止，小儿客忤慢惊风。

大都，足大指本节后内侧陷中。骨缝赤白肉际。脾脉所溜为荥火。脾虚补之。《铜人》：针三分，灸三壮。主热病汗不出，不得卧，身重骨疼，伤寒手足逆冷，腹满善呕，烦热闷乱，吐逆，目眩，腰痛不可俯仰，绕踝风，胃心痛，腹胀胸满，心蛔痛，小儿客忤。

太白，足大指内侧，内踝前核骨下陷中，脾脉所注为俞土。《铜人》：针三分，灸三壮。主身热烦满，腹胀食不化，呕吐，泄泻脓血，腰痛，大便难，气逆，霍乱，腹中切痛，肠鸣，膝股胻酸转筋，身重骨痛，胃心痛，腹胀胸满，心痛脉缓。

公孙，足大指本节后一寸，内踝前。脾之络脉，别走阳明胃经。《铜人》：针四分，灸三壮，主寒疟，不嗜食，痫气，好太息，多寒热汗出，病至则喜呕，呕已乃衰，头面肿起，烦心狂言．多饮胆虚。厥气上逆则霍乱，实则肠中切痛，泻之；虚则鼓胀，补之。

商丘，足内踝骨下，微前陷中。脾脉所行为经金。脾实泻之。《铜人》：灸三壮，针三分。主腹胀．肠中鸣不便，脾虚令人不乐，身寒善太息，心悲，骨痹，气逆，痔疾，骨疽蚀，魇梦，痫瘛，寒热好呕，阴股内痛，气痈，狐疝走上下，引小腹痛，不可俯仰，脾积痞气，黄疸，舌本强痛，胃脘痛，腹胀，寒疟，溏瘕泄水下。面黄，善思，善味，食不消，体重节痛，怠惰嗜卧，妇人绝子，小儿慢风。

三阴交，内踝上三寸，骨下陷中。足太阴、少阴、厥阴之交会。《铜人》：针三分，灸三壮。主脾胃虚弱，心腹胀满，不思饮食，脾痛身重，四肢不举，腹胀肠鸣，溏泄，食不化，痃癖，腹寒，膝内廉痛，小便不利，阴茎痛，足痿不能行，疝气，小便遗失，胆虚，食后吐水，梦遗失精，霍乱，手足逆冷，失欠颊车蹉开，张口不合，男子阴茎痛，元脏发动，脐下痛不可忍，小儿客忤，妇人临经行房羸瘦，癥瘕，漏血不止，月水不止，妊娠胎动，横生，产后恶露不行，去血过多，血崩晕，不省人事。如经脉闭塞不通，泻之立通；经脉虚耗不行者，补之，经脉益盛则通。

按：宋太子出苑，逢妊妇，诊曰：女。徐文伯曰：一男一女。太子性急欲视，文伯泻三阴交，补合谷，胎应针而下，果如文伯之诊。后世遂以三阴交、合谷为妊妇禁针。然文伯泻三阴交，补合谷而堕胎，今独不可补三阴交、泻合谷而安胎乎？盖三阴交，肾、肝、脾三脉之交会，主阴血，血当补不当泻；合谷为大肠之原，大肠为肺之腑，主气，当泻不当补。文伯泻三阴交以补合谷，是血衰气旺也；今补三阴交泻合谷，是血旺气衰矣。故刘元宾亦曰：血衰气旺定无妊，血旺气衰应有体。

漏谷（一名太阴络），内踝上六寸，䯒骨下陷中。《铜人》：针三分，灸三壮。主肠鸣，强欠，心悲，逆气，腹胀满急，痃癖冷气，食饮不为肌肤，膝痹，足不能行。

地机（一名脾舍），膝下五寸，膝内侧辅骨下陷中，伸足取之。足太阴郄，别走上一寸有空。《铜人》：灸三壮，针五分。主腰痛不可俯仰，溏泄，腹胁胀，水肿腹坚，不嗜食，小便不利，精不足，女子癥瘕，按之如汤沃股内至膝。

阴陵泉，膝下内侧辅骨下陷中，伸足取之；或曲膝取之，与阳陵泉穴相对。足太阴脾脉所入为合水。《铜人》：针五分。主腹中寒，不嗜食，胁下满，水胀腹坚，喘逆不得卧，腰痛不可俯仰，霍乱，疝瘕，遗尿失禁不自知，小便不利，气淋，寒热不节，阴痛，胸中热，暴泄，飧泄。

血海，膝髌上内廉白肉际二寸半。《铜人》：针五分，灸三壮。主气逆腹胀，女子漏下恶血；月事不调。东垣曰：女子漏下恶血，月事不调，暴崩不止，多下水浆之物，皆由饮食不节，或劳伤形体，或素有气不足，灸太阴脾经七壮。

箕门，鱼腹上越筋间，阴股内动脉应手；一云：股上起筋间。《铜人》：灸三壮。主淋，小便不通，遗溺，鼠鼷肿痛。

冲门（一名上慈宫），去大横五寸，府舍下，横骨两端约中动脉，去腹中行四寸半。《铜人》：针七分，灸五壮。主腹寒气满，腹中积聚疼，癃，淫泺，阴疝，妇人乳难，妊娠子冲心，不得息。

府舍，腹结下三寸，去腹中行各四寸半。足厥阴、太阴、阴维之会，三脉上下三入腹，络肝脾，结心肺，从胁上至肩，此太阴郄，三阴、阳明之别。《铜人》：灸五壮，针七分。主疝癖，痹疼，腹满上抢心，积聚，霍乱。

腹结（一名阳窟），《十四经发挥》云：大横下一寸三分，去腹中行四寸半。《铜人》：针七分，灸五壮。主咳逆，脐痛，腹寒泻利，心痛。

大横，腹哀下三寸五分，直脐旁二寸五分，去腹中行四寸半。足太阴、阴维之会。《铜人》：针七分，灸三壮。主大风逆气，多寒善悲，四肢不可举动，多汗，洞痢。

腹哀，日月下一寸五分，去腹中行四寸半。足太阴、阴维之会。《铜人》：针三分。主寒中食不化，大便脓血。

食窦，天溪下一寸六分，举臂取之。《铜人》：针四分，灸五壮。主胸胁支满，膈间雷鸣，常有水声，膈痛。

天溪，胸乡下一寸六分陷中，仰而取之。《铜人》：针四分，灸五壮。主胸中满痛，咳逆上气，喉中作声，妇人乳肿，㿉溃。

胸乡，周荣下一寸六分陷中，仰而取之。《铜人》：针四分，灸五壮。主胸胁支满，引胸背痛不得卧，转侧难。

周荣，中府下一寸六分陷中，仰而取之。《铜人》：针四分，灸五壮。主胸胁满不得俯仰，食不下，喜饮，咳唾稠脓，咳逆，多淫（淫，恐作唾）。

大包，渊液下三寸，布胸胁中，出九肋间。脾之大络，总统阴阳诸络，由脾灌溉五脏。《铜人》：灸三壮，针三分。主胸胁中痛，喘气。实则身尽痛，泻之；虚则百节尽皆纵，补之。

心脏（小肠为腑），心重一十二两，附著于脊之第五椎，居肺下膈上，中有七孔三毛，形如未敷莲花。

南方赤色，入通于心，开窍于耳，藏精于心。故病在五脏，其味苦，其类火，其畜羊，其谷黍，其应四时，上为荧惑星，是以知病之在脉也；其音徵，其数七，其臭焦，其味苦，其声言，其液汗。

南方生热，热生火也，火生苦，苦生心，心生血，血生脾，心主舌。其在天为热，在地为火，在体为脉，在脏为心，在色为赤，在音为徵，在声为笑，在变动为忧，在窍为舌，在味为苦，在志为喜。喜伤心，恐胜喜，苦伤气，咸胜苦。心者，君主之官也，神明出焉。

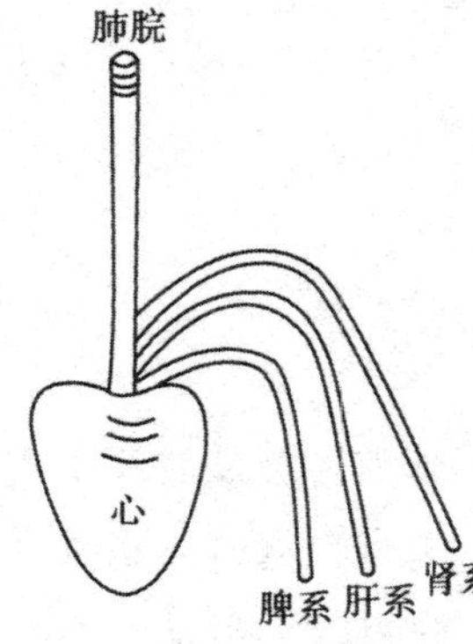

心脏

心者，生之本，神之变也，其华在面，其荣在血脉，为阳中之太阳，通于夏气。心之合脉也，其荣色也，其主肾也。

心气通于舌，舌和则知五味矣。心气虚，则梦救火阳物，得其时，则梦燔灼（夏三月）。

心色赤，欲如帛裹朱，不欲如赭（《素问》）。

五脏俱等，而心肺独在膈上者何也？然：心者血，肺者气，血为荣，气为卫，相随上下，谓之荣卫，通行经络，营周于身，故令心肺在膈上也。

陈氏曰：心肺能以血气生育人身，则此身之父母也，父母之尊，理当居上，故曰：膈膜之上，中有父母。

心气绝则脉不通，脉不通则血不流，血不流则色泽去，故面色黑如黎者，血先死，壬日笃，癸日死。

手少阴经脉穴

手少阴之脉，起于心中，出属心系，下膈络小肠。

心系有二：一则上与肺相通而入肺两大叶间；一则由肺叶而下，曲折向后，并脊里细络相连，贯脊髓，与肾相通，正当七节之间。盖五脏系皆通于心，而心通五脏系也。手少阴经起于心，循任脉之外，属心系，下膈，当脐上二寸之分络小肠。

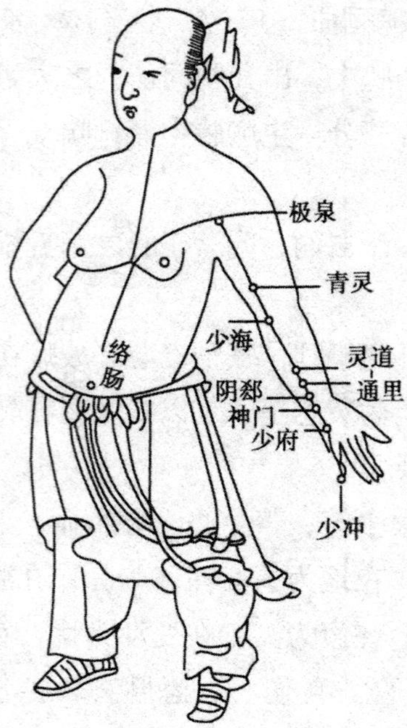

手少阴心经

其支者，从心系上夹咽，系目。

支者，从心系出任脉之外，上行而夹咽、系目也。

其直者，复从心系，却上肺，出腋下。

直者，复从心系直上，至肺脏之分，出循腋下，抵极泉也。穴在臂内腋下筋间，动脉入胸。

下循臑内后廉，行太阴、心主之后，下肘内廉。

自极泉下循臑内后廉，行太阴、心主两经之后，历青灵穴，下肘内廉，抵少海。

循臂内后廉，抵掌后兑骨之端，入掌内廉，循小指之内，出其端。

腕下踝为兑骨。自少海而下，循臂内后廉，历灵道、通里，至掌后兑骨之端，经阴郄、神门，入掌内廉，至少府，循小指端之少冲而终，以交于手太阳也。滑氏曰：心为君主之官，示尊于他脏，故其交经授受，不假支别云。

此经多血少气。午时气血注此。受足太阴之交。凡九穴，左右共一十八穴。

极泉，臂内腋下筋间，动脉入胸。《铜人》：针三分，灸七壮。主臂肘厥寒，四肢厥，心痛，干呕烦满，胁痛悲愁。

青灵，肘上三寸，伸肘举臂取之。《铜人》：灸七壮。《明堂》三壮。主目黄，头痛振寒，胁痛，肩臂不举，不能带衣。

少海（一名曲节），肘内廉节后，大骨外，去肘端五分，屈肘向头得之。心脉所入为合水。《铜人》：针三分，灸三壮。甄权云：不宜灸，针五分。《甲乙》：针二分，留三呼，泻五吸，不宜灸。《素注》：灸五壮。《资生》云：数说不同，要之非大急不灸。主寒热，齿龋痛，目眩发狂，呕吐涎沫．项不得回顾，肘挛，腋胁下痛，四肢不得举，脑风头痛，气逆噫哕，瘰疬，心疼，手颤，健忘。

灵道，掌后一寸五分。心脉所行为经金。《铜人》：针三分，灸三壮。主心痛，干呕，悲恐，相引瘛疭，肘挛，暴喑不能言。

通里，腕后一寸陷中。手少阴心脉之络，别走太阳小肠经。《铜人》：针三分，灸三壮。《明堂》：七壮。主目眩头痛，热病，先不乐数日，懊侬，数欠频伸，悲，面热无汗，头风，暴喑不言，目痛，心悸；肘臂臑痛，苦呕，喉痹，少气，遗溺，妇人经血过多，崩中。实则支满膈肿，泻之；虚则不能言，补之。

阴郄，掌后脉中，去腕五分。《铜人》：针三分，灸七壮。主鼻衄，吐血，洒淅畏寒，厥逆气惊，心痛。

神门（一名锐中，一名中都），在掌后锐骨端陷中。手少阴心脉所注为俞土。心实泻之。《铜人》：针三分，留七呼，灸七壮。主疟，心烦甚，欲得冷饮，恶寒则欲处温中，咽干不嗜食，心痛数噫，恐悸，少气不足，手臂寒，面赤喜笑，掌中热而啘，目黄胁痛，喘逆身热，狂悲笑，呕血吐血，振寒上气，遗溺，失音，心性痴呆，健忘，心积伏梁，大小人五痫。

东垣曰：胃气下溜，五脏气皆乱，其为病互相出见。气在于心者，取之手少阴之输神门、大陵，同精导气，以复其本位。《灵枢经》曰：少阴无腧，心不病乎？其外经病而脏不病，故独取其经于掌后锐骨之端。心者，五脏六腑之大主，精神之所舍，其脏坚固，邪不能容，容邪则身死，故诸邪皆在心之包络。包络者，心主之脉也。

少府，小指本节后骨缝陷中，直劳宫。手少阴心脉所溜为荥火。《铜人》：针二分，灸七壮。《明堂》：三壮。主烦满少气，悲恐畏人，掌中热，臂酸，肘腋挛急，胸中痛．手拳不伸，痎疟久不愈，振寒，阴挺出，阴痒阴痛，遗尿，偏坠，小便不利，太息。

少冲（一名经始），手小指内廉端，去爪甲角如韭叶。手少阴心脉所出为井木。心虚补之。《铜人》：针一分，灸三壮。《明堂》：一壮。主热病烦满，上气嗌干渴，目黄，臑臂内后廉痛，厥心痛，痰冷，少气，悲恐善惊，太息，烦满，掌中热，胁痛，胸中痛，口中热，咽中酸，乍寒乍热，手挛不伸，引肘腋痛，悲惊。

东垣曰：一富者前阴臊臭，求先师（张洁古也）治之，曰：夫前阴，足厥阴之脉络循阴器，出其挺末。凡臭者，心之所主，散入五方为五臭，入肝为臊，此其一也，当于肝经泻行间，是治其本；后于心经中泻少冲，是治其标。

小肠，小肠重二斤十四两，长三丈二尺，广二寸半，径八分分之少半，左回叠积十六曲，盛谷二斗四升，水六升三合合之大半。胃之下口，小肠上口也，在脐上二寸，水谷于是入焉。大肠上口，小肠下口也，至是而泌别清浊，水液入膀胱，滓秽入大肠。

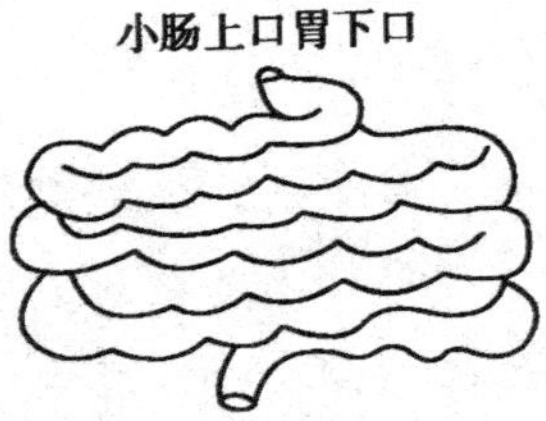

小肠

小肠者，受盛之官，化物出焉。

小肠为赤肠。

食下则肠实而胃虚。（以此推之，则知糟粕下于大肠，小肠亦虚矣。）

手太阳之脉，起于小指之端，循手外侧上腕，出踝中。

臂骨尽处为腕，腕下兑骨为踝。本经起小指端少泽穴，由是循手外侧之前谷、后溪，上腕出踝中，历腕骨、阳谷、养老穴也。

直上循臂骨下廉，出肘内侧两骨之间，上循臑外后廉，出肩解，绕肩胛，交肩上。

脊两旁为膂，膂上两角为肩解，肩解下成片骨为肩胛。自养老穴直上，循臂骨下廉支正穴，出肘内侧两骨之间，历小海穴，上循臑外廉，行手阳明、少阳之外，上肩循肩贞、臑俞、天宗、秉风、曲垣、肩外俞、肩中俞诸穴，乃上会大椎，因左右相交于两肩之上。

入缺盆络心，循咽下膈，抵胃属小肠。

自交肩上入缺盆，循肩向腋下行，当膻中之分络心，循胃系下膈，过上脘抵胃，下行任脉之外，当脐上二寸之分属小肠。

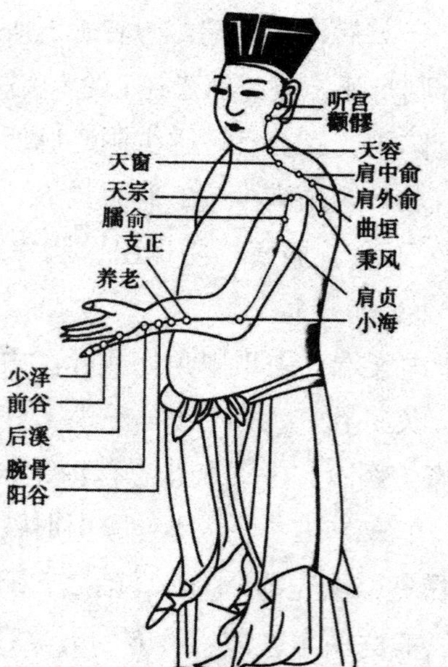

手太阳小肠经

其支者，从缺盆贯颈上颊，至目锐眦，却入耳中。

目外角为锐眦。支者，别从缺盆循颈之天窗、天容，上颊抵颧髎，上至目锐眦，过瞳子髎，却入耳中，循听宫而终也。

其支别者，别循颊上𩓐（𩓐，音拙），抵鼻，至目内眦。

目下为𩓐，目大角为内眦。其支者，别循颊上𩓐，抵鼻，至目内眦睛明穴，以交于足太阳也。

此经多血少气。未时气血注此。受手少阴之交。凡一十九穴，左右共三十八穴。

少泽（一名小吉），手小指端外侧，去爪甲角下一分陷中。手太阳小肠脉所出为井金。《素注》：灸三壮。《铜人》：灸一壮，针一分，留二呼。主疟寒热，汗不出，喉痹舌强，口干心烦，臂痛，瘛疭，咳嗽，口中涎唾，颈项急不可顾，目生肤翳覆瞳子，头痛。

前谷，手小指外侧本节前陷中。手太阳小肠脉所溜为荥水。《铜人》：针一分，留三呼，灸一壮。《明堂》：灸三壮。主热病汗不出，痎疟，癫疾，耳鸣，颈项肿，喉痹，颊肿引耳后，鼻塞不利，咳嗽吐衄，臂痛不得举，妇人产后无乳。

后溪，手小指外侧本节后陷中，捏拳取之。手太阳小肠脉所注为俞木。小肠虚补之。《铜人》：针一分，留二呼，灸一壮。主疟寒热，目赤生翳，鼻衄耳聋，胸满，头项强，不得回顾，癫疾，臂肘挛急，痂疥。

腕骨，手外侧腕前，起骨下陷中。手太阳小肠脉所过为原。小肠虚实皆拔之。《铜人》：针二分，留三呼，灸三壮。主热病汗不出，胁下痛，不得息，颈颔肿，寒热耳鸣，目冷泪生翳，狂惕，偏枯，肘不得屈伸，痎疟头痛，烦闷惊风，瘛疭，五指掣，头痛。

阳谷，手外侧腕中，锐骨下陷中。手太阳小肠脉所行为经火。《素注》：灸三壮，针二分，留三呼。《甲乙》：留二呼。主癫疾狂走，热病汗不出，胁痛，颈颔肿，寒热，耳聋耳鸣，齿龋痛，臂外侧痛不举，吐舌，戾颈。妄言，左右顾，目眩，小儿瘛疭，舌强不嗍乳。

养老，手踝骨前上，一云：腕骨后一寸陷中。《铜人》：针三分，灸三壮。主肩臂酸疼，肩欲折，臂如拔，手不能自上下，目视不明。

支正，腕后五寸。手太阳络脉，别走少阴。《铜人》：针三分，灸三壮。《明堂》：灸五壮。主风虚，惊恐悲愁，癫狂，五劳，四肢虚弱，肘臂挛难屈伸，手不握，十指尽痛，热病先腰颈酸，喜渴，强项，疣目。实则节弛肘废，泻之；虚则生疣小如指，痂疥，补之。

小海，肘内大骨外，去肘端五分陷中，屈手向头取之。手太阳小肠脉所入为合土。小肠实泻之。《素注》：针二分，留七呼，灸三壮。主颈颔肩臑肘臂外后廉痛，寒热齿根肿，风眩，颈项痛，疡肿振寒，肘腋痛肿，小腹痛，痫发羊鸣，戾颈，瘛疭狂走，颔肿不可回顾，肩似拔，臑似折，耳聋目黄，颊肿。

肩贞，曲胛下两骨解间，肩髃后陷中。《铜人》：针五分。《素注》：针八分，灸三壮。主伤寒寒热，耳鸣耳聋，缺盆肩中热痛，风痹，手足麻木不举。

臑俞，夹肩髎（手少阳穴）后大骨下，胛上廉陷中，举臂取之。手太阳、阳维、阳跷三经之会。《铜人》：针八分，灸三壮。主臂酸无力，肩痛引胛，寒热气肿，颈痛。

天宗，秉风后大骨下陷中。《铜人》：灸三壮，针五分，留六呼。主肩臂酸疼，肘外后廉痛，颊颔肿。

秉风，天髎外肩上、小髃后，举臂有空。手太阳、阳明、手少阳、足少阳四脉之会。《铜人》：灸五壮，针五分。主肩痛不能举。

曲垣，肩中央曲胛陷中，按之应手痛。《铜人》：灸三壮，针五分。《明堂》：针九分。主肩痹热痛，气注肩胛，拘急痛闷。

肩外俞，肩胛上廉，去脊三寸陷中。《铜人》：针六分，灸三壮。《明堂》：一壮。主肩胛痛，周痹寒至肘。

肩中俞，肩胛内廉，去脊二寸陷中。《素注》：针六分，灸三壮。《铜人》：针三分，留七呼，灸十壮。主咳嗽上气，唾血寒热，目视不明。

天窗（一名窗笼），颈大筋间前曲颊下，扶突后动脉应手陷中。《铜人》：灸三壮，针三分。《素注》：六分。主痔瘘，颈痛，肩胛引项不得回顾，耳聋，颊肿，齿噤中风。

天容，耳下曲颊后。《素注》：灸三壮。主瘿颈项痛，不可回顾，不能言，胸痛，胸满不得息，呕逆吐沫，齿噤，耳聋耳鸣。

颧髎，面頄骨下廉锐骨端陷中。手少阳、太阳之会。《素注》：针三分。《铜人》：针二分。主口㖞面赤，眼瞤动不止，䪼肿齿痛。

听宫（一名多所闻），耳中珠子，大如赤小豆。手足少阳、手太阳三脉之会。《铜人》：针三分，灸三壮。《明堂》：针一分。《甲乙》：针三分。主失音癫疾，心腹满，聤耳，耳聋如物填塞无闻，耳中嘈嘈侬侬蝉鸣。

膀胱，膀胱重九两二铢，纵广九寸，居肾之下，大肠之侧。小肠下口，乃膀胱上口，水液由是渗入焉，盛溺九升九合。

膀胱者，州都之官，津液藏焉，气化则能出矣。

膀胱为黑肠（从脏，属北方色也）。

王安道曰：或曰《灵枢经》云：水谷者，常并居胃中，成糟粕而俱下大肠，而成下焦，渗而俱下，济泌别汁，渗入膀胱焉。王冰曰：水液自回肠泌别汁，渗入膀胱之中，胞气化之而为溺以泄出也。杨介云：水谷自小肠盛受于阑门以分别也，其水则渗入于膀胱上口为溲便。详以上三说，则小便即泌别之水液，渗入于膀胱以出者也。《素问》则曰：饮食入胃，游溢精气，上输于脾，脾气散精，上归于肺，通调水道，下输膀胱。则小便又似水饮精微之气上升，脾肺运化而后成者也。将何所同？将何所凭乎？余曰：凭夫理耳！且夫溲溺者，果何物耶？水而已矣。水之下流，其性则然也。故饮入于胃；其精气虽上升，其饮之本体，固不能上升也；惟其不能上升者，必有待于上升者为之先道。故《素问》又曰：膀胱者，津液藏焉，气化则能出矣。且水者气之子，气者水之母。气行则水行，气滞则水滞。或者又谓小便纯由泌别，不由运化，

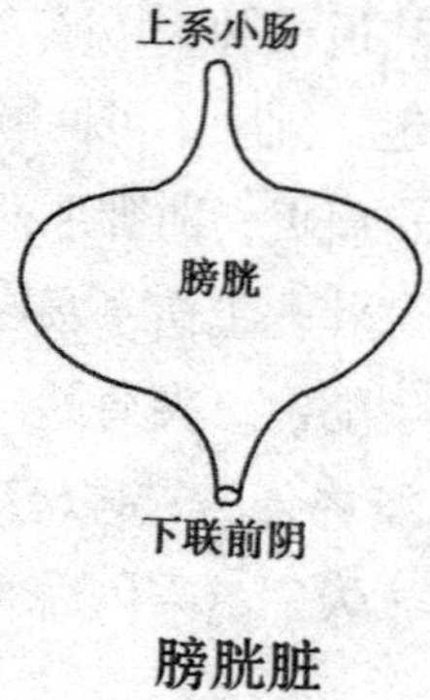

膀胱脏

盖不明此理故也。虽然，膀胱固曰津液之腑，至于受盛津液，则又有胞而居膀胱之中焉，故《素问》曰：胞移热于膀胱；《灵枢》曰：膀胱之胞薄以濡；《类纂》曰：膀胱者，胞之室。且夫胞之居于膀胱也，有上口而无下口，津液既盛于胞，无由自出，必因乎气化而后能渐浸润于膀胱，外积于胞下之空处，遂为溺，以出于前阴也。《素问》所谓膀胱津液藏焉者，盖举膀胱以该胞也。若曰胞下无空处，则人溺急时至厕。焉能即出乎？夫惟积满胞下空处而不可再容，故急，急则至厕即出矣，或言胞有上口而无下口，或言胞上下皆有口，或言胞有小窍而为注泄之路，不亦妄欤！

足太阳经脉穴

足太阳膀胱之脉，起于目内眦，上额交巅上。

目大角为内眦，发际前为额，脑上为巅（巅，顶也）。足太阳之脉，起目内眦睛明穴，上额，循攒竹，过神庭，历曲差、五处、承光、通天，自通天斜行，左右相交于顶上百会也。

其支别者，从巅至耳上角。

支别者，从巅至百会，抵耳上角，过率谷、浮白、窍阴穴，所以散养子经脉也。

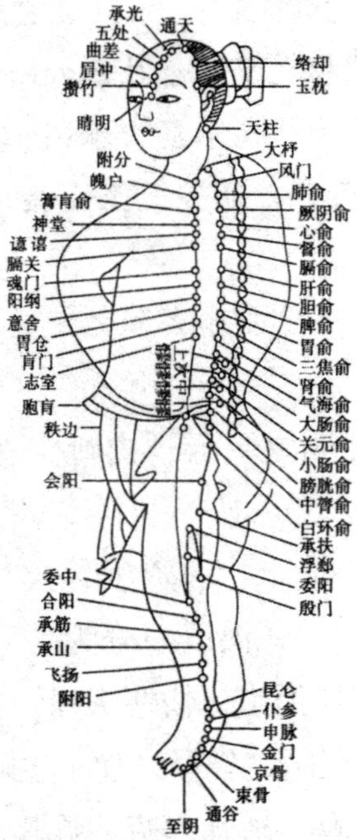

足太阳膀胱经

其直行者，从巅入络脑，还出别下项。

脑、头髓也，颈上为脑，脑后为项。此直行者，由通天穴循络却、玉枕，入络脑，复出下项，抵天柱也。

循肩膊内，夹脊抵腰中，入循膂，络肾属膀胱。

肩后之下为肩膊，椎骨为脊，尻上横骨为腰，夹脊为膂。自天柱而下，过大椎、陶道，却循肩膊内，夹脊两旁下行，历大杼、风门、肺俞、厥阴俞、心俞、膈俞、肝俞、胆俞、脾俞、胃俞、三焦俞、肾俞、大肠俞、小肠俞、膀胱俞、中膂内俞、白环俞，由是抵腰中，入循膂，络肾，下属膀胱也。

其支别者，从腰中下贯臀，入腘中。

臀，尻也。挟腰髋骨两旁为机，机后为臀，腓肠上、膝后曲处为腘。其支别者，从腰中，循腰髁下夹脊，历上髎、次髎、中髎、下髎（按：腰髁即腰监骨。人脊椎骨有二十一节。自十七椎节而下，为腰监骨夹脊附着之处；其十七至二十，凡四椎，为腰监骨所掩附；而八髎穴则夹脊第一、二空云云也；会阳在尾骶骨两旁，则二十一椎乃复见而终焉。又按：督脉，当脊中，起于长强，在二十一椎下；推而上之至第十六椎下，为阳关穴；其二十椎至十七椎皆无穴，乃知为腰监骨所掩明矣）、会阳，下贯臀，至承扶、殷门、浮郄、委阳，入腘中之委中穴也。

其支别者，从膊内左右别，下贯胂，夹脊内，过髀枢。

膂内曰胂，夹脊肉也。其支别者，为夹脊两旁第三行相去各三寸之诸穴，自天柱而下，从膊内左右别行，下贯胂膂，历附分、魄户、膏肓、神堂、譩譆、膈关、魂门、阳纲、意舍、胃仓、肓门、志室、胞肓、秩边，下历尻臀，过髀枢也。股外为髀，楗骨之下为髀枢。

循髀外后廉，下合腘中，以下贯腨内，出外踝之后，循京骨，至小指外侧端。

腨，腓肠也。循髀后廉，髀枢之里，承扶之外一寸五分之间而下，与前之入腘中者相合，下行循合阳穴，下贯腨内，历承筋、承山、飞扬、附阳，出外踝后之昆仑、仆参、申脉、金门，循京骨、束骨、通谷，至小指外侧端之至阴穴，以交于足少阴也。

此经多血少气。申时气血注此。受手太阳之交。凡六十三穴，左右共一百二十六穴。刺深五分，留六呼。

睛明（一名泪空），目内眦。《明堂》云：内眦头外一分宛宛中。手足太阳、足阳明、阴跷、阳跷五脉之会。《铜人》：针一寸半，留三呼。雀目者，可久留针，然后速出针。禁灸。《明堂》：针一分半。《资生》云：面部所针，浅者一分，深者四分，《素注》亦云一分，是《铜人》误以一分为一寸也。《素注》：针一分，留六呼，灸三壮。主目远视不明，恶风泪出，憎寒头痛，目眩，内眦赤痛，䀮䀮无见，眦痒，淫肤白翳，大眦攀睛，胬肉侵睛，雀目，瞳子生障，小儿疳眼。

按东垣曰：刺太阳、阳明出血，则目愈明。盖此经多血少气，故目翳与赤痛从内眦起者，刺睛明、攒竹，以宣泄太阳之热。然睛明刺一分半，攒竹刺一分三分，为适浅深之宜。今医家刺攒竹，卧针直抵睛明，不补不泻，而又久留针，非古人意也。

攒竹（一名始光　一名员柱，一名光明），两眉头少陷宛宛中。《素注》：针三分，留六呼，灸三壮。《铜人》：禁灸，针一分，留三呼，泻三吸，徐徐出针，宜以细三棱针刺之，宣泄热气，三度刺，目大明。《明堂》：宜细三棱针三分出血，灸一壮。主目䀮䀮，视物不明，泪出目眩，瞳子痒，目瞢，眼中赤痛，及睑瞤动，不得卧，颊痛面痛，尸厥癫邪，神狂鬼魅，风眩，嚏。

曲差，神庭旁一寸五分，入发际。《铜人》：针三分，灸三壮。主目不明，鼽衄鼻塞，鼻疮，心烦满，汗不出，头顶痛，项肿，身体烦热。

五处，夹上星旁一寸五分。《铜人》：针三分，留七呼，灸三壮。《明堂》：灸五壮。主脊强反折，瘛疭癫疾，头风热，目眩，目不明，目上戴不识人。

承光，五处后一寸五分，又云一寸。《铜人》：针三分，禁灸。主风眩头风，呕吐心烦，鼻塞不利，目生白翳。

通天，承光后一寸半。《铜人》：针三分，留七呼，灸三壮。主瘿气，鼻衄，鼻疮，鼻窒，鼻多清涕，头旋，尸厥，口喎，喘息，项痛重，暂起僵仆，瘿瘤。

络却（一名强阳　一名脑盖），通天后一寸五分。《素注》：刺三分，留五呼。《铜人》：灸三壮。主头旋耳鸣，狂走瘛疭，恍惚不乐，腹胀，青盲内障，目无所见。

玉枕，络却后一寸五分，又云七分，夹脑户旁一寸三分起肉枕骨上，入发际二寸。《铜人》：灸三壮，针三分，留三呼。主目痛如脱，不能远视，内连系急，失枕，头项痛，风眩，头寒多汗，鼻窒不闻。

天柱，夹项后发际，大筋外廉陷中。《铜人》：针五分，得气即泻。《明堂》：针二分，留三呼，泻五吸，灸不及针，日七壮，至百壮。《下经》：三壮。《素注》：针二分，留六呼。主头旋脑痛，头风，鼻不知香臭，脑重如脱，项如拔，项强不可回顾。

大杼，项后第一椎下，两旁相去脊中各一寸五分陷中，正坐取之。督脉别络，手足太阳、少阳之会。《难经》曰：骨会大杼。疏曰：骨病治此。袁氏曰：肩能负重量，以骨会大杼也。《铜人》：针五分，灸七壮。《明堂》：禁灸。《下经》、《素注》：针三分，留七呼，灸三壮。《资生》云：非大急不灸。主膝痛不可屈伸，伤寒汗不出，腰脊痛，胸中郁郁，热甚不已，头风振寒，项强不可俯仰，痃疟头旋，劳气咳嗽，身热目眩，腹痛，僵仆不能久立，烦满里急，身不安，筋挛癫疾，身蜷急。

东垣曰：五脏气乱，在于头，取之天柱、大杼，不补不泻，以导气而已。

风门（一名热府），二椎下，两旁相去脊中各一寸五分，正坐取之。《铜人》：针五分（《素注》：三分），留七呼。《明堂》：灸五壮。若频刺，泄诸阳热气，背永不发痈疽，灸五壮。主发背痈疽，身热，上气短气，咳逆胸背痛，风劳呕吐，伤寒头项强，目瞑，胸中热。

肺俞，第三椎下，两旁相去脊中各一寸五分。《千金》：对乳引绳度之。甄权：以搭手左取右，右取左，当中指末是，正坐取之。《难经》曰：阴病行阳，故五脏俞皆在阳。滑氏曰：背为阳俞。《史记·扁鹊传》作“输”，犹委输经气，由此而输彼也。《甲乙》：针三分，留七呼，得气即泻。甄权：针五分，留七呼，灸百壮。《明下》：三壮。《素问》：刺中肺，三日死，其动为咳；又曰：五日死。主瘿气，黄疸，劳瘵，口舌干，劳热上气，腰脊强痛，寒热喘满，虚烦，传尸骨蒸，肺痿咳嗽，肉痛皮痒，呕吐，支满，不嗜食，狂走欲自杀，背偻，肺中风，偃卧，胸满短气，瞀闷汗出，百毒病，食后吐水，小儿龟背。

仲景曰：太阳与少阳并病，头项强痛；或眩冒，时如结胸，心下痞硬者，当刺太阳肺俞、肝俞。

按：《素问》云：刺胸腹者，必避五脏，中肺者，三日死云云，《铜人》乃于背部各俞穴言之，则固矣。

厥阴俞（一名阙俞），四椎下，两旁相去脊中各一寸五分，正坐取之。《铜人》：针三分，灸七壮。主咳逆，牙痛，心痛，胸满呕吐，留结烦闷。

或曰：脏腑皆有俞在背，独心包络无俞何也？曰：厥阴俞即心包络俞也。

心俞，五椎下，两旁相去脊中各一寸五分，正坐取之。《铜人》：针三分，留七呼，得气即泻，不可灸。《明堂》：灸三壮。《资生》云：刺中心，一日死，其动为噫。又曰：还死，岂可妄针。《千金》言：中风心急，灸心俞百壮，当权其缓急可也。主偏风半身不遂，心气乱恍惚，心中风，偃卧不得倾侧，闷乱冒绝，汗出唇赤，狂走发痫，语悲泣，胸闷乱，咳吐血，黄疸，鼻衄，目瞤目昏，呕吐不下食，丹毒，遗精白浊，健忘，小儿心气不足，数岁不语。

膈俞，七椎下，两旁相去脊中各一寸五分，正坐取之。《难经》曰：血会膈俞。疏曰：血病治此。盖上则心俞，心主血；下则肝俞，肝藏血，故膈俞为血会。又足太阳多血，血乃水之象也。《铜人》：针三分，留七呼，灸三壮。《素问》：刺中膈，皆为伤中，其病难愈，不过一岁必死。主心痛周痹，吐食翻胃，骨蒸，四肢怠惰，嗜卧，痃癖，咳逆，呕吐，膈胃寒痰，食饮不下，热病汗不出，身重常温，不能食，食则心痛，身痛肤胀，胁腹满，自汗盗汗。

肝俞，九椎下，两旁相去脊中各一寸五分，正坐取之。经曰：东风伤于春，病在肝俞。《铜人》：针三分，留六呼，灸三壮。《明堂》：灸七壮。《素问》：刺中肝，五日死，其动为欠。主多怒，黄疸，鼻酸，热病后目暗泪出，目眩，气短咳血，目上视，咳逆，口干，寒疝，筋寒，热痉，筋急相引，转筋入腹将死。《千金》云：咳引两胁急痛不得息，转侧难，橛肋下与脊相引而反折，目上视，目眩循眉头，惊狂，鼽衄，起则目䀮䀮，生白翳，咳引胸中痛，寒疝小腹痛，唾血短气，热病瘥后食五辛目暗，肝中风，踞坐不得低头，绕两目连额上色微青，积聚痞痛。

胆俞，十椎下，两旁相去脊中各一寸五分，正坐取之。《铜人》：针五分，留七呼，灸三壮。《明堂》：针三分。《下经》：灸五壮。《素问》：刺中胆，一日半死。主头痛，振寒汗不出，腋下肿，心腹胀，口苦，舌干咽痛，干呕吐，骨蒸劳热，食不下，目黄。

按《资生经》所载，崔知悌平取四花穴，上二穴是膈俞，下二穴是胆俞，四穴主血，故取此以治劳瘵。后世误以四花为斜取，非也。

脾俞，十一椎下，两旁相去脊中各一寸五分，正坐取之。《铜人》：针三分，留七呼，灸三壮。《明堂》：灸五壮。《素问》：刺中脾，十日死，其动为吞；又曰：五日死；主多食身疲瘦，吐咸汁，痃癖积聚，胁下满，泄利，痰疟寒热，水肿气胀引脊痛，黄疸，善欠。不嗜食。

胃俞，十二椎下，两旁相去脊中各一寸五分，正坐取之。《铜人》：针三分，留七呼，灸随年为壮。《明堂》：灸三壮。《下经》：七壮。主霍乱，胃寒，腹胀而鸣，翻胃呕吐，不嗜食，多食羸瘦，目不明，腹痛，胸胁支满，脊痛筋挛，小儿羸瘦，不生肌肤。

东垣曰：中湿者，治在胃俞。

三焦俞，十三椎下，两旁相去脊中各一寸五，正坐取之。《铜人》：针五分，留七呼，灸三壮。《明堂》：针三分。灸五壮。主脏腑积聚，胀满，羸瘦，不能饮食，伤寒头痛，饮食吐逆，肩背急，腰脊强，不得俯仰，水谷不化，泄注下利，腹胀肠鸣，目眩头痛。

肾俞，十四椎下，两旁相去脊中各一寸五分，与脐平，正坐取之。欲知背俞，先度其两乳间，中折之，更以他草度去半已，即以两隅相拄也，乃举以度其背，令其一隅居上，齐脊大椎，两隅在下，当其下隅者，肺之俞也；复下一度，心之俞也；复下一度，左角肝之俞也；右角脾之俞也；复下一度，肾之俞也。《铜人》：针三分，留七呼，灸以年为壮，《明堂》：灸三壮。《素问》：刺中肾，六日死，其动为嚏。又曰：五日死。主虚劳羸瘦，耳聋肾虚，水藏久冷，心腹填满胀急，两胁满引小腹急痛，胀热，小便淋，目视䀮䀮，少气，溺血，小便浊，出精梦泄，肾中风，踞坐而腰痛，消渴，五劳七伤，虚惫，脚膝拘急，腰寒如水，头重身热，振栗，食多羸瘦，面黄黑，肠鸣，膝中四肢淫泺，洞泄食不化，身肿如水，女人积冷气成劳，乘经交接羸瘦，寒热往来。

大肠俞，十六椎下，两旁相去脊中各一寸五分，伏取之。《铜人》：针三分，留六呼，灸三壮。主脊强不得俯仰，腰痛，腹中气胀，绕脐切痛，肠鸣引脊痛，多食身瘦，腹中雷鸣，大肠中风而鸣，大肠灌沸，肠癖泄利，白痢，食不化，小腹绞痛，大小便难。

东垣云：中燥治在大肠俞。

小肠俞，十八椎下，两旁相去脊中各一寸五分，伏而取之。《铜人》：针三分，留六呼，灸三壮。主膀胱、三焦津液少，大小肠寒热，小便赤不利，淋沥，遗溺，小腹胀满，㽲痛，泄痢脓血，五色赤痢，下重肿痛，脚肿，五痔，头痛，虚乏消渴，口干不可忍，妇人带下。

东垣云：中暑治在小肠俞。

膀胱俞，十九椎下，两旁相去脊中各一寸五分，伏取之。《铜人》：针三分，留六呼，灸三壮。《明堂》：灸七壮。主风劳脊急强，小便赤黄，遗溺，阴生疮，少气，胫寒拘急，不得屈伸，腹满，大便难，泄利腹痛，脚膝无力，女子瘕聚。

中膂内俞（一名脊内俞），二十椎下，两旁相去脊中各一寸五分，夹脊胂起肉，伏取之。《铜人》：针三分，留十呼，灸三壮。《明堂》云：腰痛夹脊里痛，上下按之应者，从项至此穴痛，皆宜灸。主肾虚消渴。腰脊强不得俯仰，肠冷赤白痢，疝痛，汗不出，腹胀胁痛。

白环俞，二十一椎下，两旁相去脊中各一寸五分，伏取之。一云：挺伏地。端身两手相重支额，纵息令皮肤俱缓，乃取其穴。《素注》：针五分，得气则先泻。泻讫多补之，不宜灸。《明堂》云：灸三壮。主手足不仁，腰脊痛，疝痛，大小便不利，腰髋疼，脚膝不遂，温疟，腰脊冷疼，不得久卧，劳损虚风，腰背不便，筋挛痹缩，虚热闭塞。

上髎，第一空腰髁下一寸，夹脊陷中。足太阳、少阳之络。《铜人》：针三分，灸七壮。主大小便不利。呕逆，膝冷痛，鼻衄，寒热疟，阴挺出，妇人白沥绝嗣。

大理赵乡患偏风，不能起跪，甄权针上髎、环跳、阳陵泉、巨虚下廉，即能起跪。

八髎总治腰痛。

次髎，第二空夹脊陷中。《铜人》：针三分，灸七壮。主大小便不利，腰痛不得转摇，背腠寒，小便赤，心下坚胀，疝气下坠，足清不仁，阴气痛，肠鸣注泄，偏风，妇人赤白淋。

中髎，三空夹脊陷中。足厥阴、少阳所结之会。《铜人》：针二分，留十呼，灸三壮。主大小便不利，腹胀下利，五劳七伤六极，大便难，小便淋沥，飧泄，妇人带下，月事不调。

下髎，四空夹脊陷中。《铜人》：针二分，留十呼，灸三壮。主大小便不利，肠鸣注泻，寒湿内伤，大便下血，腰不得转，痛引卵，女子下苍汁不禁，中痛引小肠急痛。

会阳（一名利机），阴尾尻骨两旁。《铜人》：针八分，灸五壮。主腹寒，热气冷气，泄泻，久痔肠澼下血，阳气虚乏，阴汗湿。

承扶（一名肉郄，一名阴关，一名皮部），尻臀下，股阴上纹中；又云：尻臀下陷纹中。《铜人》：针七分，灸三壮。主腰脊相引如解，久痔，尻臀脽肿，大便难，阴胞有寒，小便不利。

殷门，肉郄下六寸。《铜人》：针七分。主腰脊不可俯仰，举重恶血泄注，外股肿。

浮郄，委阳上一寸，展膝得之。《铜人》：针五分，灸三壮。主霍乱转筋，小肠热，大肠结，胫外经筋急，髀枢不仁，小便热，大便坚。

委阳，承扶下一寸六分，屈身取之，足太阳之前，少阳之后，出于腘中外廉两筋间。三焦下辅俞，足太阳之别络。《素注》：针七分，留五呼，灸三壮。主腰脊痛不可俯仰，引阴中不得小便，瘛疭癫疾，小腹坚，伤寒热甚。

委中（一名血郄），腘中央约纹动脉陷中，令人面挺伏地，卧取之。足太阳膀胱脉所入为合土。《素注》：针五针，留七呼。《铜人》：针八分，留三呼，泻七呼。《甲乙》：针五分，灸三壮。《素问》：刺郄中大脉，令人仆脱色。主膝痛及拇指，腰夹脊沉沉然，遗溺，腰重不能举体，小腹坚满，风痹，髀枢痛，可出血，痼疹皆愈，伤寒四肢热，热病汗不出，取其经血立愈。委中者，血郄也。大风发眉堕落，刺之出血。

附分，二椎下，附项内廉，两旁相去脊中各三寸，正坐取之。手足太阳之会。《铜人》：针三分。《素注》：刺八分，灸五壮。主肘不仁，肩背拘急，风冷客于腠理，颈痛不得回顾。

魄户，直附分下，三椎下，两旁相去脊中行各三寸，正坐取之。《铜人》：针五分，得气即泻，又宜久留针，日灸七壮，至百壮。《素注》：灸五壮，主背膊痛，虚劳肺痿，三尸走疰，项强急，不得回顾，喘息咳逆，呕吐烦满。

膏肓俞，四椎下，近五椎上，两旁相去脊中各三寸，正坐曲脊，伸两手，以臂著膝前，令端直，手大指与膝头齐，以物支肘，毋令摇动取之。《铜人》：灸百壮，多至五百壮。当觉砻砻然似水流之状，亦当有所下，若无停痰宿饮，则无所下也。如病人已困，不能正坐，当令侧卧，挽上臂，令取穴灸之，又当灸脐下气海、丹田、关元、中极，四穴中取一穴。又灸足三里，以引火气实下。主无所不疗，羸瘦虚损，传尸骨蒸，梦中失精，上气咳逆，发狂健忘，痰病。

《左传》：成公十年，晋侯有疾，求医于秦，秦使医缓（秦医，名缓）为之。未至，公梦疾为二竖子曰：彼良医也，惧伤我，焉逃之？其一曰：居肓之上，膏之下，若我何？医至曰：疾不可为也，在肓之上，膏之下，攻之不可，达之不及，药不至焉，不可为也。公曰：良医也。厚为之礼而归之。孙思邈曰：特人拙，不能得此穴，所以宿疴难遣，若能用心方便，求得灸之，无疾不愈矣。

按：先儒谓左氏失之诬，其所载固未足信，而思邈所讥，恐未中理。何者？如使天下无不可医之疾，则思邈所著《千金》、《翼方》二书具存，其方其法，岂能百发百中哉？以是知镜川上工十全之论有为而发也。又按：肓，膈也，心下为膏。又曰：凝者为脂，释者为膏。又曰：膏，连心脂膏也。

《杨文懿文集》云：周官论医事，以十全为上．失一二三为次之，十失四为下，吾尝疑之。夫疾有浅深，则医有难易。浅者，虽庸医可十全也，使越人逢若齐侯者三四，使和、缓逢若晋侯者三四，则皆失之矣，果孰为上下乎？

神堂，五椎下，两旁相去脊中各三寸陷中，正坐取之。《铜人》：针三分，灸五壮。《明堂》：灸三壮。《素注》：针五分。主腰背脊强急，不可俯仰，洒淅寒热，胸腹满，气逆上攻，时噎。

譩譆，肩膊内廉，夹六椎下，两旁相去脊中各三寸，正坐取之，以手重按病人，言譩譆应手。《素注》：留七呼。《铜人》：针六分，留三呼，泻五吸，灸二七壮，止百壮。《明堂》：灸五壮。主大风汗不出，劳损不得卧，温疟寒疟，背闷气满，腹胀气眩，胸中痛引腰背，腋拘胁痛，目眩，目痛，鼻衄，喘逆，臂膊内廉痛，不得俯仰，小儿食时头痛，五心热。

膈关，七椎下，两旁相去脊中行各三寸陷中，正坐开肩取之。《铜人》：针五分，灸三壮。主背痛恶寒，脊强俯仰难，食饮不下，呕哕多涎唾，胸中噎闷，大便不节，小便黄。

魂门，九椎下，两旁相去脊中各三寸陷中，正坐取之。《外台》云：十椎下。《铜人》：针五分，灸三壮。主尸厥走疰，胸背连心痛，食饮不下，腹中雷鸣，大便不节，小便赤黄。

阳纲，十椎下，两旁相去脊中行各三寸，正坐开肩取之。《外台》云：十一椎下。《铜人》：针五分，灸三壮。《下经》：灸七壮，主肠鸣腹痛，饮食不下，小便赤涩，腹胀身热，大便不节，泄痢赤黄，不嗜食，怠惰。

意舍，十一椎下，两旁相去脊中各三寸，正坐取之。《外台》云：九椎下。《铜人》：针五分，灸五十壮至百壮。《明堂》：五十壮。《下经》：灸七壮。《素注》：二壮。《甲乙》：三壮，针五分。主腹满虚胀，大便滑泄，小便赤黄，背痛，恶风寒，食饮不下，呕吐，消渴，身热目黄。

胃仓，十二椎下，两旁相去脊中各三寸，正坐取之。《铜人》：针五分，灸五十壮。《甲乙》：三壮。主腹满虚胀，水肿，食饮不下，恶寒，背脊痛，不得俯仰。

肓门，十三椎下，两旁相去脊中行各三寸陷中，叉肋间，与鸠尾相直，正坐取之。《铜人》：灸三十壮，针五分。又云：灸二壮。主心下痛，大便坚，妇人乳疾。

志室，十四椎下，两旁相去脊中行各三寸陷中，正坐取之。《铜人》：针五分，灸三壮。《明堂》：灸七壮。主阴肿阴痛，背痛，腰脊强直，俯仰不得，饮食不消，腹强直，梦遗失精，淋沥，吐逆，两胁急痛，霍乱。

胞肓，十九椎下，两旁相去脊中行各三寸陷中，伏而取之。《铜人》：针五分，灸五七壮。《明堂》：五十壮。《甲乙》：三壮。主腰脊急痛，食不消，腹坚急，肠鸣淋沥，不得大小便，癃闭下肿。

秩边，二十椎下，两旁相去脊中行各三寸陷中，伏取之。《铜人》：针五分。《明堂》：灸三壮，针三分。主五痔发肿，小便赤，腰痛。

或曰：太阳膀胱行背第二行，自大杼至白环俞十六穴，云第几椎下，两旁相去各一寸半；第三行自附分至秩边十四穴，云某椎下，两旁相去各三寸，当除去脊骨一寸外量取之。不然，不应太近椎也。曰旁者，指第二、第三行髎穴，皆在脊之旁也。按滑氏云：自大杼至白环诸穴，并第二行相去脊中各一寸五分，《歌》云：自从大杼至白环，相去脊中三寸间，夫既曰“脊中”，则自脊骨中间量取，而非骨外量取明矣。又按：背部穴共五行，督脉在中，太阳经四行在两旁，其穴又皆揣摩脊骨，各开取之。如瘦人骨露易取，肥人脊隐难摸，取穴多不得其真，须先将瘦人量取定，将瘦人同身尺寸，自某处起至本处是穴，然后将肥人同身尺寸若干，亦自某处起量至某处是穴，假如取膏肓穴，先将瘦人揣摸，得四椎下、五椎上，用墨点记，却将稻秆心一条，自结喉下围转到墨点处，截断稻秆两头，用瘦人中指两文角寸法，量得此稻秆二十一寸强；又别将稻秆一条，量取肥人中指节两文头寸法，二十一寸强截断，自肥人结喉下围量至稻秆并头尽处，用墨点记，即是膏肓矣，余仿此。

或曰：《素问》论五脏俞，灸之则可，刺之则不可。故王焘亦以针能杀生人，不能起死人，取灸而不取针，盖亦有所据也。而《铜人》、《明堂》、《千金》诸书，于五脏俞穴，针灸并载何如？曰：按《素问·血气形志论》及遗篇俱论脏俞刺法，以是知《素问》非成于一人之手也。如背俞止针三四分，《汉书》所载魏·樊阿得针法于华佗，其刺胸背，深入二三寸，巨阙、脏俞乃五寸，而病皆瘳，是又不以绳墨拘也。

合阳，膝约纹中央下三寸。《铜人》：针六分，灸五壮。主腰脊强引腹痛，阴股热，胻酸肿，步履难，寒疝阴偏痛，女子崩中带下。

承筋（一名腨肠，一名直肠），腨肠中央陷中，胫后从脚跟上七寸。《铜人》：灸三壮，禁针。《明堂》：针三分。《千金》：禁针。《资生》云：三说不同，不刺可也。主腰背拘急，大便秘，腋肿，痔疮，胫痹不仁，腨脚急跟痛，腰痛，鼻鼽衄，霍乱转筋。

承山（一名鱼腹，一名肉柱，一名伤山），锐腨肠下分肉间陷中，一云腿肚下分肉间。《针经》云：取穴须用两手高托按壁上，两足指离地，用足大指尖竖起，上看足兑踹肠下分肉间。《铜人》：灸一壮，针七分。《明堂》：针八分，得气即泻，速出针；灸不及针，止七七壮。《下经》：灸五壮。主大便不通，转筋，痔肿，战栗不能立，脚气膝肿，胫酸脚跟痛，筋急痛，脚气膝下肿，霍乱，急食不通，伤寒水结。

飞扬（一名厥阳），外踝骨上七寸。足太阳络脉，别走少阴。《铜人》：针三分，灸三壮。《明堂》：灸五壮。主痔肿痛，体重，起坐不能，步履不收，脚腨酸肿。战栗，不能久立久坐，足指不能屈伸，目眩目痛，历节风，逆气，癫疾，寒疟。实则鼽塞，头背痛，泻之；虚则鼽衄，补之。

附阳，外踝上三寸，太阳前、少阳后，筋骨之间，阳跷脉郄。《素注》：针六分，留七呼，灸三壮。《明堂》：灸五壮。主霍乱转筋，腰痛不能久立，坐不能起，髀枢股胻痛，痿厥，风痹不仁，头重頄痛，时有寒热，四肢不举。

昆仑，足外踝后、跟骨上陷中，细脉动应手。足太阳膀胱脉所行为经火。《素注》：针五分。留十呼。《铜人》：针三分，灸三壮，妊妇刺之落胎。主腰尻脚气，足腨肿不得履地，鼽衄，腘如结，踝如裂，头痛，肩背拘急，咳喘满，腰脊内引痛，伛偻，阴肿痛，目眩，目痛如脱，疟多汗，心痛与背相接，妇人字难，包衣不出，小儿发痫瘛疭。

东垣曰：《针经》云上气不足，脑为之不满，耳为之苦鸣，头为之倾，目为之瞑；中气不足，溲便为之变，肠为之苦鸣；下气不足，则为痿厥心闷，补足外踝，留之。

仆参（一名安邪），足跟骨下陷中，拱足得之。阳跷之本。《铜人》：针三分，灸七壮。《明堂》：三壮。主足痿，失履不收，足跟痛，不得履地，霍乱转筋，吐逆，尸厥，癫痫，狂言见鬼，脚气膝肿。

申脉（即阳跷），外踝下五分陷中，容爪甲白肉际。阳跷脉所出，《铜人》：针三分。《素注》：留七呼，灸三壮。《甲乙》：七呼。《刺腰痛篇》注：留七呼。主风眩，腰脚痛，胻酸不能久立，如在舟中，劳极，冷气逆气，腰髋冷痹，脚膝屈伸难，妇人血气痛。

洁古曰：痫病昼发，灸阳跷。

金门（一名关梁），外踝下，申脉下一寸。足太阳郄，阳维别属。《铜人》：针一分，灸三壮。主霍乱转筋，尸厥癫痫，暴疝，膝胻酸，身战不能久立，小儿张口摇头，身反折。

京骨，足外侧大骨下，赤白肉际陷中，按而得之。小指本节后大骨名京骨，其穴在骨下。足太阳脉所过为原。膀胱虚实皆拔之。《铜人》：针三分，留七呼，灸七壮。《明堂》：五壮。《素注》：三壮。主头痛如破，腰痛不可屈伸，身后痛，身侧痛，目内眦赤烂，白翳夹内眦起，目反白，目眩，发疟寒热，喜惊，不欲食，筋挛，足胻痛，髀枢痛，颈项强，腰背不可俯仰，伛偻，鼻衄不止，心痛。

束骨，足小指外侧本节后，赤白肉际陷中。足太阳脉所注为俞木。膀胱实，泻之。《铜人》：灸三壮，针三分，留三呼。主腰脊痛如折，髀不可曲，腘如结，腨如裂，耳聋。恶风寒，头囟项痛，目眩身热，目黄泪出，肌肉动，项强不可回顾，目内眦赤烂，肠澼，泄，痔，疟，癫狂，发背痈疽，背生疔疮。

通谷，足小指外侧本节前陷中。足太阳脉所溜为荥水。《铜人》：针二分，留五呼，灸三壮。主头重目眩，善惊，引鼽衄，项痛，目䀮䀮，留饮胸满，食下化，失欠。

东垣曰：胃气下溜，五脏气乱，在于头，取天柱、大杼；不知，深取通谷、束骨。

至阴，足小指外侧，去爪甲角如韭叶。足太阳脉所出为井金。膀胱虚，补之。《铜人》：针二分，灸三壮。《素注》：针一分，留五呼。主目生翳，鼻塞头重，风寒从足小指起，脉痹上下带胸胁痛无常处，转筋，寒疟，汗不出，烦心，足下热，小便不利，失精，目痛，大眦痛。太阳，《根结篇》云：太阳根于至阴，结于命门；命门者，目也。

肾脏，肾有两枚，重一斤一两，状如石卵，附著于脊之十四椎，当胃下两旁。

北方黑色，入通于肾，开窍于二阴，藏精于肾，故病在溪。其味咸，其类水，其畜彘，其应四时，上为辰星，是以知病之在骨也。其音羽，其数六，其臭腐，其液唾，其色黑。

北方生寒，寒生水，水生咸，咸生肾，肾生骨髓，骨髓生肝，肾生耳。其在天为寒，在地为水，在体为骨，在脏为肾，在色为黑，在音为羽，在声为呻，在变动为栗，在窍为耳，在味为咸，在志为恐。恐伤肾，思胜恐，寒伤血，湿胜寒。咸伤血，甘胜咸。

肾者，作强之官，伎巧出焉。

肾者，主蛰，封藏之本，精之处也。其华在发，其充在骨。为阴中之少阴，通于冬气。

肾之合骨也，其荣发也，其主脾也（《内经》）。

脏各有一，肾独有两者何也？然，两者非皆肾也，其左者为肾，右者为命门；命门者，谓精神之所舍，原气之所系也，男子以藏精，女子以系胞，故知肾有二也。

程可久曰：北方常配二物，故《易》惟坎加习，于物为龟为蛇，于方为朔为北，于太玄为玄为冥。滑氏曰：肾虽有左右命门之分，其气相通，实皆肾也。合而观之，谓之五脏五腑可也，六脏六腑亦可也。

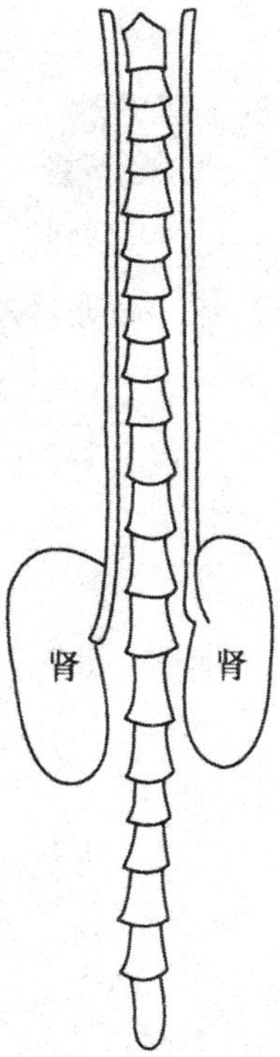

肾脏

七节之旁，中有小心。

心为火，肾为相火，故曰小心，七节自尾骶数上。又：心胞络为肾之配。

肾气通于耳，耳和则知五音矣。

肾气虚，则梦见舟船溺人；得其时，则梦伏水中，若有所畏恐。

肾色黑，欲如重漆色，不欲如炭色。

肾气绝，即骨枯。少阴者，冬脉也，伏行而温于骨髓。骨髓不温则肉不著骨，骨肉不相亲即肉濡而却。故齿长而枯，发无润泽，骨先死，戊日笃，己日死。《原病式》曰：《仙经》云先生左肾则为男，先生右肾则为女。丹溪曰：钱仲阳云肾有补无泻；又曰：主诸脏者肾也，施疏泄者肝也，二脏皆有火，而其系上属于心，心者君火也，为物所感，则易动，心动则相火翕然而随，虽不交会，亦暗流而疏泄矣。又曰：火有二，曰君火。曰相火。以名而言，形质相生，配于五脏，故谓之君；以位而言，守位禀命，故谓之相，人有此生而恒于动者，以相火助之也。见于天者，出于龙雷，则木之气，出于海；则水之气，具于人者，寄于肝肾。肝属木而肾属水，人非此火不能以有生。天之火出于木而本于地，故雷非蛰，海非附于地，则不能鸣，不能飞，不能波也。鸣也、飞也、波也，动而主火者也。肝肾之阴，悉具相火，人而同乎天也。

王节斋曰：古方滋补药，皆兼补右尺命门相火（如八味丸之类）。不知左肾原虚，右肾原旺，若两肾平补，依旧火胜于水，只补其左制其右（钱氏六味地黄丸，丹溪虎潜、补阴之类），庶得水火相平也。

足少阴经脉穴

足少阴之脉，起于小指之下，斜趋足心。

趋，向也。足少阴起小指之下，斜趋足心之涌泉。

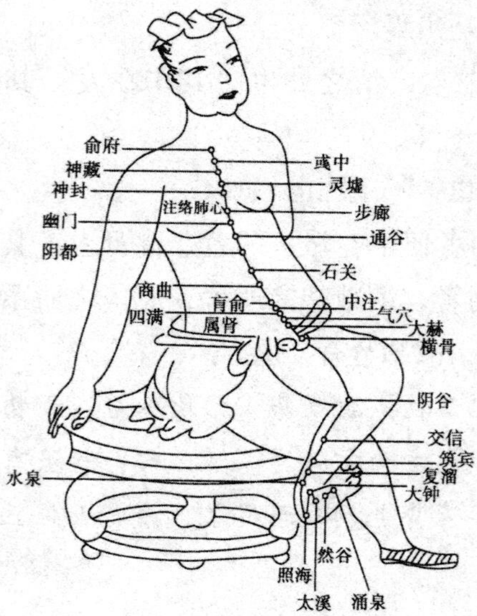

足少阴肾经

出然谷之下，循内踝之后，别入跟中，上腨内，出腘内廉。

跟，足根也。由涌泉转出足内踝然谷穴下，循内踝太溪穴，别入跟中之大钟、照海、水泉，乃折自大钟之外，上循内踝，行厥阴、太阴之后，经复溜、交信，过三阴交，上腨内，循筑宾出腘内廉，抵阴谷也。

上股内后廉，贯脊，属肾，络膀胱。

由阴谷上股内后廉，贯脊，会于脊之长强穴，还出于前，循横骨、大赫、气穴、四满、中注、肓俞；当肓俞之所，脐之左右，属肾，下脐过关元、中极而络膀胱也。

其直行者，从肾上贯肝膈，入肺中，循喉咙，夹舌本。

直行者，从肓俞属肾处上行，循商曲、石关、阴都、通谷诸穴，贯肝，上循幽门，上膈，历步廊入肺中，循神封、灵墟、神藏、彧中、俞府而上循喉咙，并人迎，夹舌本而终也。

其支者，从肺出络心，注胸中。

两乳间为胸。支者，自神藏别出，绕心，注胸之膻中，以交于手厥阴也。

此经多血少气。酉时气血注此。受足太阳之交。凡二十七穴，左右共五十四穴。刺深二分，留二呼。

涌泉（一名地冲），足心陷中，屈足卷指宛宛中，跪取之。足少阴脉所出为井木，实则泻之。《铜人》：针五分，无令出血，灸三壮。《明堂》：灸不及针。《素注》：刺三分，留三呼。主尸厥，面黑如炭色，咳吐有血，喝而喘，坐欲起，目䀮䀮无所见，善恐，惕惕如人将捕之，舌干咽肿，上气嗌干，烦心心痛，黄疸，肠澼，股内后廉痛，痿厥，嗜卧，善悲欠，小腹急痛，泄而下重，足胫寒而逆，腰痛，大便难，心中结热，风疹，风痫，心病饥不嗜食，咳嗽身热，喉闭，舌急失音，卒心痛，喉痹，胸胁满闷，颈痛目眩，五指端尽痛，足不践地，足下热，男子如蛊，女子如娠，妇人无子，转胞不得尿。《千金翼》云：主喜喘，脊胁相引，忽忽喜忘，阴痹，腹胀，腰痛不欲食，喘逆，足下清至膝，咽中痛不可纳食，喑不能言，小便不利，小腹痛，风入肠中，癫病，夹脐痛急，衄不止，五疝，热病先腰酸，喜渴数引饮，身项痛而寒且酸，足热不欲言，头痛癫癫然，少气，寒厥，霍乱转筋，肾积贲豚。

汉·济北王阿母，病患热厥，足热，淳于意刺足心立愈。

然谷（一名龙渊），足内踝前起大骨下陷中；一云：内踝前直下一寸。别于太阴跷脉之郄，足少阴脉所溜为荥火。《铜人》：灸三壮，针三分，留三呼，不宜见血，令人立饥欲食。刺足下布络，中脉，血不出为肿。主咽内肿，不能内唾，时不能出唾，心恐惧，如人将捕，涎出，喘呼少气，足跗肿，不得履地，寒疝，小腹胀．上抢胸胁，咳唾血，喉痹，淋沥白浊，胻酸不能久立，足一寒一热，舌纵，烦满消渴，自汗盗汗出，痿厥，洞泄，心痛如锥刺，坠堕恶血留内腹中，男子精泄，妇人无子，阴挺出，月事不调，阴痒，初生小儿脐风口噤。

太溪（一名吕细），足内踝后，跟骨上动脉陷中。男子、妇人病，有此脉则生，无则死。足少阴肾脉所注为俞土。《素注》：针三分，留七呼，灸三壮。主久疟咳逆，心痛如锥刺，心脉沉，手足寒至节，喘息，呕吐，痰实，口中如胶，善噫，寒疝，热病汗不出，默默嗜卧，溺黄，消瘅，大便难，咽肿唾血，痃癖寒热，咳嗽不嗜食，腹胁痛，瘦瘠，伤寒手足厥冷。

东垣曰：成痿者，以导湿热，引胃气出行阳道，不令湿土克肾水，其穴在太溪。

大钟，足跟后踵中，大骨上两筋间。足少阴络，别走太阳。《铜人》：灸三壮，针二分，留七呼。《素注》：留三呼。主呕吐，胸胀喘息，腹满便难，腰脊痛，少气，淋沥，洒淅，腹脊强，嗜卧，口中热，多寒，欲闭户而处，少气不足，舌干，咽中食噎不得下，善惊恐不乐，喉中鸣，咳唾气逆，烦闷。实则闭癃，泻之；虚则腰痛，补之。

照海，足内踝下。阴跷脉所生。《素注》：针四分，留六呼，灸三壮。《铜人》：针三分，灸七壮。《明堂》：灸三壮。主咽干，心悲不乐，四肢懈惰，久疟，卒疝，呕吐，嗜卧，大风默默不知所痛，视如见星，小腹痛，妇女经逆，四肢淫泺，阴暴跳起或痒，漉清汁，小腹偏痛，淋，阴茎挺出，月水不调。

洁古曰：痫病夜发，灸阴跷，照海穴也。

水泉，太溪下一寸，内踝下。少阴郄。《铜人》：灸五壮，针四分。主目䀮䀮不能远视，女子月事不来，来即心下多闷痛，阴挺出，小便淋沥，腹中痛。

复溜（一名昌阳，一名伏白），足内踝上二筋骨陷中，前旁骨是复溜，后旁筋是交信，二穴只隔一条筋，足少阴脉所行为经金。肾虚补之。《素注》：针三分，留七呼，灸五壮。《明堂》：七壮。主肠澼，腰脊骨引痛，不得俯仰起坐，目视䀮䀮，善怒，多言，舌干胃热，虫动涎出，足痿不收履，胻寒不自温，腹中雷鸣，腹胀如鼓，四肢肿，五种水病青赤黄白黑，青取井、赤取荥、黄取俞、白取经、黑取合，血痔，泄后肿，五淋，血淋，小便如散火，骨寒热，盗汗，汗注不止，齲齿，脉微细不见，或时无脉。

交信，足内踝骨上二寸，少阴前、太阴后廉筋骨间。阴跷之郄。《铜人》：针四分，留十呼，灸三壮。《素注》：留五呼。主气淋㿉疝，阴急，阴汗，泻痢赤白，气热癃，股枢髀内痛，大小便难，淋，女子漏血不止，阴挺出，月水不来，小腹偏痛，四肢淫泺，盗汗出。

筑宾，内踝上五寸腨分中。阴维之郄。《铜人》：针四分，留五呼，灸三壮。《素注》：刺三分，灸五壮。主㿉疝，胎疝，癫疾狂易，妄言怒骂，吐舌，呕吐涎沫，足腨痛。

阴谷，膝下内辅骨后，大筋下，小筋上，按之应手，屈膝乃得之。足少阴脉所入为合水。《铜人》：针四分，灸三壮。主膝痛如锥，不得屈伸，舌纵涎下，烦逆，溺难，小便急引阴痛，阴痿，股内廉痛，妇人漏下不止，腹胀满不得息，小便黄，男子如蛊，女子如娠。

横骨，大赫下一寸，肓俞下五寸，阴上横骨中，宛曲如仰月中央，去腹中行各一寸半，《素注》：去中行一寸。足少阴、冲脉之会。《铜人》：灸三壮，《素注》：针一寸，灸五壮。主淋，小便不通，阴器下纵引痛，小腹满，目赤痛从内眦始，五脏虚竭失精。

大赫（一名阴维，一名阴关），气穴下一寸，去腹中行各一寸半，《素注》：一寸。足少阴、冲脉之会。《铜人》：灸五壮，针三分，《素注》：针一寸，灸三壮。主虚劳失精，阴痿精溢，阴上缩，茎中痛，目赤痛从内眦始，妇人赤沃。

气穴（一名胞门，一名子户），四满下一寸，去腹中行两旁各一寸半。足少阴、冲脉之会。《铜人》：灸五壮，针三分。《素注》：针一寸，灸五壮，主贲豚，气上下引脊痛，泄利不止，目赤痛从内眦始，妇人月事不调。

四满（一名髓中），中注下一寸，气穴上一寸，去腹中行各一寸半。足少阴脉、冲脉之会。《铜人》：针三分，灸三壮。主积聚疝瘕，肠澼，大肠有水，脐下切痛，振寒，目内眦赤痛，妇人月水不调，恶血㽲痛，奔豚上下，无子。

中注，肓俞下一寸，去腹中行各一寸半。足少阴、冲脉之会。《铜人》：针一分，灸五壮。主小腹有热，大便坚燥不利；泄气上下引腰脊痛，目内眦赤痛，女子月事不调。

肓俞，商曲下一寸，去脐中五分，《素注》：一寸。足少阴、冲脉之会。《铜人》：针一寸，灸五壮。主腹切痛，寒疝，大便燥，腹满响响然不便，心下有寒，目赤痛从内眦始。

按：诸家俱以疝主于肾，故足少阴经髎穴多兼治疝，丹溪以疝本肝经，与肾绝无相干，足以正千古之讹。

商曲，石关下一寸，去腹中行各五分，《素注》：一寸。足少阴、冲脉之会。《铜人》：针一寸．灸五壮。主腹痛，腹中积聚，时切痛，肠中痛，不嗜食，目赤痛从内眦始。

石关，阴都下一寸，去腹中行各五分，《素注》：一寸。足少阴、冲脉之会。《铜人》：针一寸，灸三壮。主哕噫呕逆，腹痛，气淋，小便黄，大便不通，心下坚满，脊强不利，多唾，目赤痛从内眦始，妇人子脏有恶血，血上冲腹，痛不可忍。

阴都（一名食宫），通谷下一寸，夹胃脘两边相去五分，《素注》：一寸。足少阴、冲脉之会。《铜人》：针三分，灸三壮。主心满逆气，肠鸣，肺胀气抢，胁下热痛，目赤痛从内眦始。

通谷，幽门下一寸，夹上脘两旁相去五分，《素注》：一寸。《十四经发挥》云：自商曲至通谷去腹中行各五分。《素注》：自肓俞至幽门去中行各一寸。足少阴，冲脉之会。《铜人》：针五分，灸五壮，《明堂》：灸三壮。主失欠口㖞，食饮善呕，暴喑不能言，结积留饮。痃癖胸满，食不化，心恍惚，喜呕，目赤痛从内眦始。

幽门，夹巨阙两旁各五分陷中。《明堂》云：巨阙旁一寸五分。《千金》云：夹巨阙一寸（按：幽门，当在足阳明胃经、任脉二脉之中）。冲脉所会。《铜人》：针一寸，灸五壮。主小腹胀满，呕吐涎沫，喜唾，烦闷胸痛，胸中满，不嗜食，逆气咳，健忘，泄利脓血，目赤痛从内眦始，女子心腹逆气。

步廊，神封下一寸六分陷中，去胸中行二寸，仰而取之。《素注》：针四分。《铜人》：针三分，灸五壮。主胸胁支满痛引胸，鼻塞不通不得息，呼吸少气，咳逆，呕吐，不嗜食，不得举臂。

神封，灵墟下一寸六分陷中，胸中行各开二寸。《素注》：针四分。《铜人》：针三分，灸五壮。主胸胁支满，痛引胸不得息，咳逆，呕吐，胸满不嗜食。

灵墟，神藏下一寸六分陷中，去中行各开二寸。《素注》：针四分。《铜人》：针三分，灸五壮。主胸胁支满痛引胸，不得息，咳逆，呕吐，乳痈寒热。

神藏，彧中下一寸六分陷中，去胸中行二寸。《铜人》：灸五壮，针三分。《素注》：针四分，主呕吐，咳逆，喘不得息，胸满不嗜食。

彧中，俞府下一寸六分，去胸中行二寸，仰而取之。《铜人》：针四分，灸五壮。《明堂》：灸三壮。主咳逆喘息不能食，胸胁支满，涎出多唾。

俞府，巨骨下璇玑旁二寸陷中，仰而取之。《素注》：针四分。《铜人》：针三分，灸五壮。《下经》：灸三壮。主咳逆上气，呕吐，喘嗽，腹胀不下食饮，胸中痛。

按：钱氏于肾有补无泻，故于药亦止制补肾地黄丸，而无泻肾药也。

心包络（右肾之配），心包络，在心下，横膜之上、竖膜之下，与横膜相粘，而黄脂裹者心也，其脂膜之外，有细筋膜如丝，与心肺相连者，心包也。

滑氏云，手厥阴心主又曰心包何也？曰：君火以名，相火以位，手厥阴代君火行事，以用而言，故曰手厥阴心主；以经而言，曰心包络，一经而二名，实相火也。

手厥阴经脉穴

手厥阴之脉，起于胸中，出属心包，下膈，历络三焦。

手厥阴受足少阴之交，起于胸中，出属心包，由是下膈，历络于三焦之上脘、中脘，及脐下一寸下焦之分也。

其支者，循胸出胁，下腋三寸，上抵腋下，下循臑内，行太阴、少阴之间，入肘中。

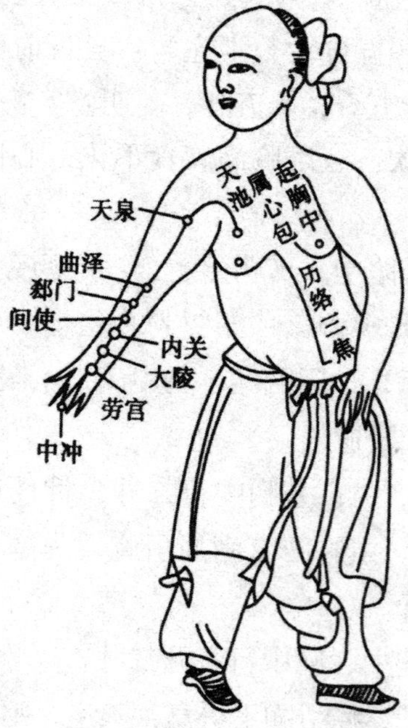

手厥阴心包络经

胁上际为腋。自属心包上循胸出胁，下腋三寸天池穴，上行抵腋下，下循臑内之天泉穴，以介乎太阴、少阴两经之中间，入肘中之曲泽也。

下臂行两筋之间，入掌中，循中指出其端。

由肘中下臂，行臂两筋之间，循郄门、间使、内关、大陵入掌中劳宫穴，循中指出其端之中冲云。

其支别者，从掌中循小指次指出其端。

小指次指，无名指也。自小指而逆数之，则为次指。云其支别者，自掌中劳宫穴别行，循小指次指出其端，而交于手少阳也。

此经多血少气。戌时气血注此。受足少阴之交。凡九穴，左右共一十八穴。

天池（一名天会），腋下三寸，乳后一寸，著胁直腋撅肋间。手足厥阴、少阳之会。《铜人》：灸三壮，针二分。《甲乙》：针七分。主胸中有声，胸膈烦满，热病汗不出，头痛，四肢不举，腋下肿，上气，寒热痎疟。

天泉（一名天湿），曲腋下二寸，举臂取之。《铜人》：针六分，灸三壮。主目䀮䀮不明，恶风寒，心病，胸胁支满，咳逆，膺背胛臂内廉痛。

曲泽，肘内廉下陷中，屈肘得之。心包络脉所入为合水。《铜人》：灸三壮，针三分，留七呼。主心痛善惊，身热烦渴，口干，逆气呕涎血，心下澹澹，身热风胗，臂肘手腕善摇动，头清汗出不过肩，伤寒，逆气呕吐。

郄门，掌后去腕五寸。手厥阴心包络脉郄。《铜人》：针三分，灸五壮。主呕血衄血，心痛呕哕，惊恐畏人，神气不足。

间使，掌后三寸，两筋间陷中。心包络脉所行为经金。《素注》：针六分，留七呼。《铜人》：针三分，灸五壮。《明堂》：七壮。《甲乙》：三壮。主伤寒结胸，心悬如饥，卒狂，胸中澹澹，恶风寒，呕沫怵惕，寒中少气，掌中热，腋肿肘挛，卒心痛，多惊，中风气塞，涎上昏危，喑不得语，咽中如梗，鬼邪，霍乱干呕，妇人月水不调，血结成块，小儿客忤。

内关，掌后去腕二寸两筋间，与外关相对。手心主之络，别走少阳。《铜人》：针五分，灸三壮。主手中风热，失志，心痛，目赤，支满肘挛。实则心暴痛，泻之；虚则头强，补之。

大陵，掌后骨下，两筋间陷中。手厥阴心包络脉所注为俞土。心包络实，泻之。《铜人》：针五分。《素注》：针六分，留七呼，灸三壮。主热病汗不出，手心热，肘臂挛痛，腋肿，善笑不休，烦心，心悬若饥，心痛掌热。喜悲泣惊恐，目赤目黄，小便如血，呕啘无度，狂言不乐，喉痹口干，身热头痛，短气，胸胁痛，瘑疮疥癣。

东垣曰：胃气下溜，五脏气乱，在于心者，取之心主之输大陵，同精导气，以复其本位。

劳宫（一名五里，一名掌中），掌中央动脉。《铜人》：屈无名指取之。《资生》：屈中指取之。滑氏云：以今观之，屈中指、无名指两者之间取之为允。心包络脉所溜为荥火。《素注》：针三分，留六呼。《铜人》：灸三壮，《明堂》：针二分，得气即泻，只一度，针过两度，令人虚；禁灸，灸令人息肉日加。主中风，善悲笑不休。手痹，热病数日汗不出，怵惕，胁痛不可转侧，大小便血，衄血不止，气逆呕哕，烦渴，食饮不下，大小人口中腥臭，口疮，胸胁支满，黄疸目黄，小儿龈烂。

中冲，手中指端，去爪甲角如韭叶陷中。心包络脉所出为井木。心包络虚，补之。《铜人》：针一分，留三呼。《明堂》：灸一壮。主热病烦闷，汗不出，掌中热，身如火，心痛烦满，舌强。

三焦（右尺命门之腑），三焦者，水谷之道路，气之所终始也。上焦者，在心下下膈，在胃上口，主纳而不出，其治在膻中，玉堂下一寸六分，两乳间陷者中是也；中焦者，在胃中脘，不上不下，主腐熟水谷，其治在脐旁；下焦者，当膀胱上口，主分别清浊，主内而出以传道，其治在脐下一寸，故名三焦。

三焦者，决渎之官，水道出焉。

滑氏曰：三焦，相火也，火能腐熟水谷，万物焦从火，火亦腐物之气，命名取义，或有在于此欤！三焦有名无形。又曰：三焦者，于膈腹脂膏之内，五脏五腑之隙，水谷流化之关，其气融会于其间，熏蒸膈膜，发达皮肤分肉，运行四旁。上、中、下，各随其所属部分而名之，实元气之别使也。是故虽无其形，倚内外之形而得名；虽无其实，合内外之实而为位者也。

《三因方》云：古人谓左为肾脏，其腑膀胱；右为命门，其腑三焦。三焦者，有脂膜如手大，正与膀胱相对，有二白脉自中出，夹脊而上贯于脑。所以经云男子藏精，女子系胞。以此推之，三焦当如此说，有形可见为是。扁鹊乃云：三焦有位无形，而叔和辈失其旨意，遽云无状有名，俾后学承谬不已，且名以召实，无实奚名？果无其形，尚何藏精系胞为哉？其所谓三焦者，何也？上焦在膻中，内应心；中焦在中脘，内应脾；下焦在脐下，即肾间动气，分布人身，有上中下之异，方人湛寂，欲想不兴，则精气散在三焦，荣华百脉，及其想念一起，欲火炽然，翕撮三焦精气流溢，并于命门输泻而去，故号此府为三焦耳。世承叔和之弊而不悟，可为长太息也！初甚异其说，及为齐从事（以下医说，载之《龙川志》），有一举子徐遁者，石守道之婿也，少尝医疗病，有精思，曰：齐尝大饥，群丐相脔而食。有一人皮肉尽而骨脉全者，视其五脏，见右肾之下，有脂膜如手大者，正与膀胱相对，有二白脉自其中出，夹脊而上贯脑，意此则导引家所谓夹脊双关者，而不悟脂膜如手大者之为三焦也。所见默合，可以证古人之谬。

丹溪、朱氏曰：三焦以焦，而下焦司肝、肾之分，皆阴而主乎下者也，天非此火不能以生物，人非此火不能以有生。

手太阳经脉穴

手少阳之脉，起于小指次指之端，上出次指之间，循手表腕，出臂外两骨之间，上贯肘。

臂骨尽处为腕，臑尽处为肘。手少阳起小指次指之端关冲穴，上出次指之间，历液门、中渚，循手表腕之阳池，出臂外两骨之间，循外关、支沟、会宗、三阳络、四渎，乃上贯肘，抵天井穴也。

循臑外上肩，交出足少阳之后，入缺盆，交膻中，散络心包，下膈，循属三焦。

肩肘之间，髆下对腋处为臑。从天井上行，循臂臑之外，历清冷渊、消泺，行太阳之里、阳明之外，上肩，循臂臑会、肩髎、天髎，交出足少阳之后，过秉风、肩井，下入缺盆，复由足阳明之外，而交会于膻中，散布络绕于心包，乃下膈，当胃上口以属上焦，于中脘以属中焦，于阴交以属下焦也。

其支者，从膻中上出缺盆，上项系耳后直上，出耳上角，以屈下颊至䪼。

脑户后为项，目下为䪼。其支者，从膻中而上出缺盆之外，上项过大椎，循天牖，上耳后，经翳风、瘈脉、颅息，直上出耳上角，至角孙，过悬厘、颔厌，及过阳白、睛明，屈曲下耳颊，至出页，会颧髎之分也。

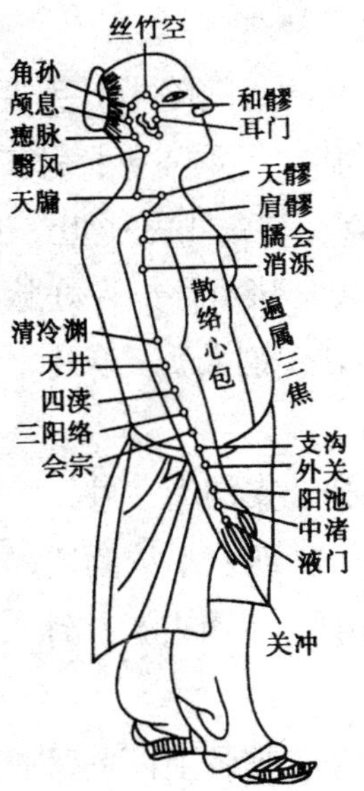

手少阳三焦经

其支者，从耳后入耳中，却出，至目锐眦。

此支从耳后翳风穴入耳中，过听宫，历耳门、和髎，却出至目锐眦，会瞳子髎，循丝竹空而交于足少阳也。

此经多血少气。亥时气血注此。受手厥阴之交。凡二十三穴，左右共四十六穴。

关冲，手小指次指之端，去爪甲角如韭叶。手少阳三焦脉所出为井金。《铜人》：针一分，留三呼。灸一壮。《素注》：三壮。主喉痹喉闭，舌卷口干，头痛，霍乱，胸中气噎，不嗜食，臂肘痛不可举，目生翳膜，视物不明。

液门，手小指次指间陷中，握拳取之。手少阳三焦脉所溜为荥水。《素问》、《铜人》：针二分，留二呼，灸三壮。主惊悸妄言，咽外肿，寒厥，手臂痛不能自上下，痎疟寒热，目赤涩，头痛，暴得耳聋，齿龈痛。

中渚，手小指次指本节后间陷中，在腋门下一寸，手少阳三焦脉所注为俞木。三焦虚，补之。《素注》：针二分，留三呼。《铜人》：灸三壮，针三分。《明堂》：灸二壮。主热病汗不出，目眩头痛，耳聋，目生翳膜，久疟，咽肿，肘臂痛。手五指不得屈伸。

阳池（一名别阳），手表腕上陷中，从指本节直摸下至腕中心。手少阳三焦脉所过为原。三焦虚实皆拔之。《素注》：针二分，留六呼，灸三壮。《铜人》：禁灸。《指微》云：针透抵大陵穴，不可破皮，不可摇手，恐伤针转曲。主消渴，口干烦闷，寒热疟，或因折伤手腕、捉物不得，肩臂痛不得举。

外关，腕后二寸两筋间，阳池上一寸。手少阳络，别走心主。《铜人》：针三分，留七呼，灸二壮。《明堂》：三壮。主耳聋浑浑焞焞无闻，五指尽痛，不能握物。实则肘挛，泻之；虚则不收，补之。

支沟（一名飞虎），腕后臂外三寸两骨间陷中。手少阳脉所行为经火。《铜人》：针三分，灸二七壮。《明堂》：五壮。《素注》：针二分，留七呼，灸三壮。主热病汗不出，肩臂酸重，胁腋痛，四肢不举，霍乱呕吐，口噤不开，暴喑不能言，心闷不已，卒心痛，鬼击，伤寒结胸，瘑疮疥癣，妇人妊脉不通，产后血晕，不省人事。

会宗，腕后三寸，空中一寸。《铜人》：灸七壮。《明堂》：五壮，禁针。主五痫，肌肤痛，耳聋。

三阳络（一名通门），臂上大交脉，支沟上一寸，《铜人》：灸七壮。《明堂》：五壮，禁针。主暴喑哑，耳聋，嗜卧，四肢不欲动摇。

四渎，在肘前五寸，外廉陷中。《铜人》：针六分，留七呼，灸三壮。主暴气耳聋，下齿龋痛。

天井，肘外大骨后，肘上一寸，辅骨上两筋叉骨罅中，屈肘拱胸取之。甄权云：曲肘后一寸，叉手按膝头，取之两筋骨罅中。手少阳三焦脉所入为合土。三焦实，泻之。《素注》：针一寸，留七呼。《铜人》：灸三壮（《明堂》：五壮），针三分。主心胸痛，咳嗽上气，短气不得语，唾脓，不嗜食，寒热凄凄不得卧，惊悸，瘛疭癫疾，羊痫，风痹，耳聋嗌肿，喉痹汗出，目锐眦痛，颊肿痛，耳后臑臂肘痛，捉物不得，嗜卧，扑伤腰髋疼，振寒，颈项痛，大风默默不知所痛，悲伤不乐，脚气上攻。

清冷渊，肘上二寸，伸肘举臂取之。《铜人》：针三分，灸三壮。主肩痹痛，臂臑不能举，不能带衣。

消泺，肩下臂外间，腋斜肘分下。《铜人》：针一分，灸三壮。《明堂》：针六分。《素注》：针五分。主风痹颈项强急，肿痛寒热，头痛，癫疾。

臑会（一名臑交），肩前廉，去肩头三寸宛宛中。手少阳、阳维之会。《素注》：针五分，灸五壮。《铜人》：针七分，留三呼，得气即泻，灸七壮。臂痛酸无力，痛不能举，寒热，肩肿引胛中痛，项瘿气瘤。

肩髎，肩端臑上陷中，斜举臂取之。《铜人》：针七分，灸三壮。《明堂》：五壮。主臂痛肩重不能举。

天髎，肩缺盆中，上毖骨际陷中央，须缺盆陷处，上有空，起肉上是穴。手足少阳、阳维之会。《铜人》：针八分，灸三壮，当缺盆陷上，突起肉上针之。若误针陷处，伤人五脏气。令人卒死。主胸中烦闷，肩臂酸疼，缺盆中痛，汗不出，胸中烦满，颈项急，寒热。

天牖，颈大筋外，缺盆上，天容后，天柱前，完骨下，发际上，《铜人》：针一寸，留七呼，不宜补，不宜灸。灸即令人面肿眼合，先取譩譆，后取天容、风池即瘥，若不针譩譆即难疗。《明堂》：针五分，得气即泻，泻尽更留三呼，泻三吸，不宜补。《素注》、《下经》：灸三壮。《资生》云：宜灸一壮、三壮。主暴聋气，目不明，耳不聪，夜梦颠倒，面青黄无颜色，头风面肿，项强不得回顾，目中痛。

翳风，耳后尖角陷中，按之引耳中痛。《针经》：先以铜钱二十文，令患人咬之，寻取穴中。手足少阳之会。《素注》：针三分。《铜人》：针七分，灸七壮，《明堂》：三壮。刺灸俱令人咬钱，令口开。主耳鸣耳聋，口眼㖞斜，脱颔颊肿，口噤不开，不能言，口吃，牙车急，小儿喜欠。

瘈脉（一名资脉），耳本后鸡足青络脉。《铜人》：刺出血，如豆汁，不宜多出。针一分，灸三壮。主头风耳鸣，小儿惊痫瘛疭，呕吐，泄利无时，惊恐，眵瞢目睛不明。

颅息，耳后间青络脉中。《铜人》：灸七壮，禁针，《明堂》：灸三壮，针一分，不得多出血，多出血杀人。主耳鸣痛，喘息，小儿呕吐涎沫，瘛疭发痫，胸胁相引，身热头痛，不得卧。

角孙，耳郭中间上，发际下、开口有空。手太阳、手足少阳之会。《铜人》：灸三壮。《明堂》：针八分。主目生翳肤，齿龈肿，唇吻强，齿牙不能嚼物，龋齿，头项强。

耳门，耳前起肉，当耳缺者陷中。《铜人》：针三分，留三呼，灸三壮。《下经》：禁灸，有病，灸不过三壮。主耳鸣如蝉声，聤耳脓汁出，耳生疮，齿龋，唇吻强。

和髎，耳前锐发下横动脉。手足少阳、手太阳三脉之会。《铜人》：针七分，灸三壮。主头重痛，牙车引急，颈颔肿，耳中嘈嘈，鼻涕，面风寒，鼻准上肿，痈痛，招摇视瞻，瘛疭，口僻。

丝竹空（一名目髎），眉后陷中。手足少阳脉气所发。《素注》：针三分，留六呼。《铜人》：禁灸，灸之不幸使人目

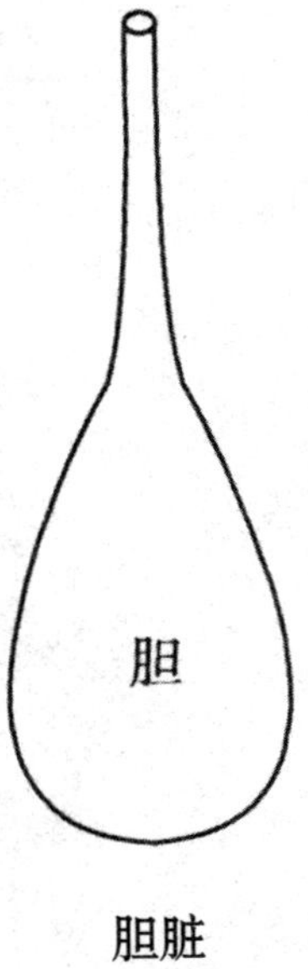

胆脏

小及盲，针三分，留三呼，宜泻不宜补。主目眩头痛，目赤，视物䀮䀮不明，恶风寒，风痫，目戴上，不识人，眼睫倒毛，发狂，吐涎沫，发即无时，偏正头疼。

胆脏，胆重三两三铢，长三寸，在肝之短叶间，盛精汁三合。

胆者，中正之官，喜乐出焉。

胆为清净之府。

诸府皆传秽浊，独胆无所传道，故曰清净。胆汁减，则目昏。又吐伤胆倒，则视物倒植。

胆为青肠。

足少阳经脉穴

足少阳之脉，起于目锐眦，上抵角，下耳后。

足少阳经，起目锐眦之瞳子髎，于是循听会、客主人，上抵头角，循颔厌，下悬颅、悬厘；由悬厘外循耳，上发际，至曲鬓、率谷；由率谷外折，下耳后，循天冲、浮白、窍阴、完骨；又自完骨外折，循本神，过曲差，下至阳白，会睛明；复从睛明上行，循临泣、目窗、正营、承灵、脑空、风池穴。

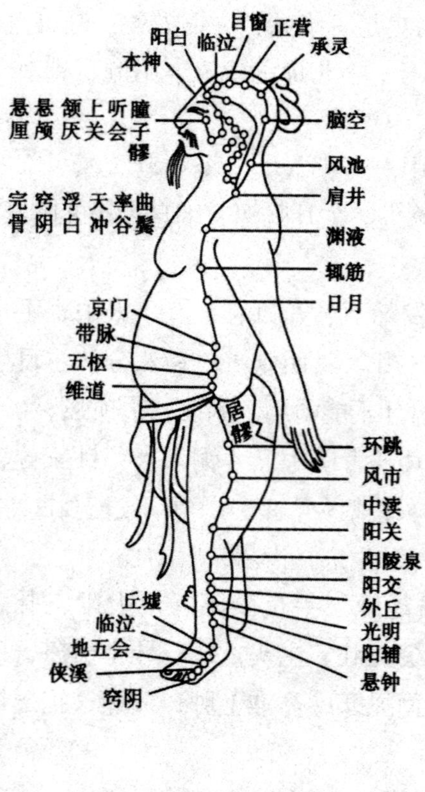

足少阳胆经

此经头部自瞳子髎至风池，凡二十穴，作三折，向外而行，始瞳子髎至完骨是一折；又自完骨外折上至阳白，会睛明是一折；又自睛明上行，循临泣、风池是一折；缘其穴曲折外多，难为科牵，故此作一至二十次第该之，一瞳子髎，二听会，三客主人，四颔厌，五悬颅，六悬厘，七曲鬓，八率谷，九天冲，十浮白，十一窍阴，十二完骨，十三本神，十四阳白，十五临泣，十六目窗，十七正营，十八承灵，十九脑空，二十风池。

循颈行手少阳之前，至肩上，却交出手少阳之后，入缺盆。

自风池循颈，过天牖穴，行手少阳脉之前，下至肩，上循肩井，却左右交出手少阳之后，过大椎、大杼、秉风，当秉风前，入缺盆之外。

其支者，从耳后入耳中，走耳前，至目锐眦后（此一节即手三焦，交经同）。

其支者，从耳后颞颥间过翳风之分，入耳中，过听宫，出走耳前；复自听宫至目锐眦瞳子髎之分也。

窌，《广韵》作力嘲切，深空之貌，即穴隙之谓也。江西席横家针灸书中，诸窌作髎，岂窌髎声相近而然，今悉改定，虽然所改有不尽者，亦不必苦求之也（此本注）。

其支者，别目锐眦下大迎，合于手少阳，抵于䪼，下加颊车，下颈，合缺盆，以下胸中，贯膈，络肝，属胆。

其支者，别自目外瞳子髎而下大迎，合手少阳于䪼，当颧髎之分，下临颊车，下颈，循本经之前，与前之入缺盆者相合，下胸中天池之外，贯膈，即期门之所络肝，下至日月之分，属于胆也。

循胁里，出气冲，绕毛际，横入髀厌中。

胁，胠也，腋下为胁，曲骨之分为毛际。毛际两旁动脉中为气冲。楗骨之下为髀厌，即髀枢也。自属胆处，循胁内章门之里，出气冲，绕毛际，遂横入髀厌中之环跳也。

其直者，从缺盆下腋，循胸过季胁，下合髀厌中，以下循髀阳，出膝外廉。

胁骨之下为季胁。此直者，从缺盆直下腋，循胸，历渊液、辄筋、日月穴，过季胁，循京门、带脉、五枢、维道、居髎，入上髎、中髎、长强而下，与前之入髀厌者相合，乃下循髀外，行太阳、阳明之间，历中渎、阳关，出膝外廉，抵阳陵泉也。

下外辅骨之前，直下抵绝骨之端，下出外踝之前，循足跗上，入小指次指之间。

胻外为辅骨，外踝以上为绝骨，足面为跗。自阳陵泉下外辅骨前，历阳交、外丘、光明，直下抵绝骨之端，循阳辅、悬钟而下，出外踝之前，至丘墟，循足面之临泣、五会、侠溪，乃上入小指次指之间，至窍阴而终也。

其支者，别跗上，入大指之间，循大指歧骨内，出其端，还贯入爪甲，出三毛。

足大指本节后为歧骨，大指爪甲后为三毛。其支者，自足跗上临泣穴，别行入大指，循歧骨内，出大指端，还贯入爪甲，出三毛，交于足厥阴也。

是经多气少血。子时气血注此。受手少阳之交。四十三穴，左右共八十六穴。刺深四分，留五呼。

瞳子髎（一名太阳　一名前关），目外去眦五分。手太阳、手足少阳三脉之会。《素注》：灸三壮，针三分。主目痒，翳膜白，青盲无见，远视𥆨𥆨，赤痛泪出多眵𥊑，内眦痒，头痛喉闭。

听会，耳微前陷中，上关下一寸，动脉宛宛中，张口得之。《铜人》：针七分，留三呼，得气即泻，不须补，日灸五壮，止三七壮，十日后，依前报灸。《明堂》：针三分，灸三壮。主耳鸣耳聋，牙车脱臼，相离三寸，牙车急不得嚼物，齿痛恶寒，狂走瘛疭，恍惚不乐，中风口㖞斜，手足不遂。

客主人（一名上关），耳前起骨上廉，开口有空，张口取之乃得。手足少阳、阳明之会。《铜人》：灸七壮，禁针。《明堂》：针一分，留之，得气即泻，日灸七壮至二百。《下经》：灸十壮。《素注》：刺三分，留七呼，灸三壮。《素问》：禁深刺，深则交脉破，为内漏耳聋，又欠而不得故。主唇吻强上，口眼偏邪，青盲，眯目𥆨𥆨，恶风寒，牙齿龋，口噤，嚼物鸣痛，耳鸣耳聋，瘛疭沫出，寒热，痉引骨痛。

颔厌，曲周下，颞颥上廉。手足少阳、阳明之交会。《铜人》：灸三壮，针七分，留七呼，深刺令人耳聋。主偏头痛，头风目眩，惊痫，手拳，手腕痛，耳鸣，目无见，目外眦急，好嚏，颈痛，历节风汗出。

悬颅，曲周上，颞颥中廉。手足少阳、阳明三脉之会。《铜人》：灸三壮，针三分，留三呼。《明堂》：针二分。《素注》：针七分，留七呼，刺深，令人耳无所闻。主头痛，牙齿痛，面肤赤肿，热病烦满，汗不出，头偏痛引目外眦赤，身热，鼻洞浊下不止，传为鼽，瞢瞑目。

悬厘，曲周上，颞颥下廉。手足少阳、阳明四脉之会。《铜人》：针三分，灸三壮。《素注》：针三分，留七呼。主面皮赤肿，头偏痛，烦心不欲食，中焦客热，热病汗不出，目锐眦赤痛。

曲鬓（一名曲发），在耳上发际曲隅陷中，鼓颔有空。足太阳、少阳之会。《铜人》：针三分，灸七壮。《明 下》:灸三壮。主颔颊肿引牙车不得开，急痛，口噤不能言，颈项不得顾，脑两角痛为巅风，引目眇。

率谷，耳上，入发际寸半，陷者宛宛中，嚼而取之。足太阳、少阳之会。《铜人》：灸三壮，针三分。主痰气膈痛，脑两角强痛，头重，醉后酒风，皮肤肿，胃寒，烦闷呕吐。

天冲，耳后发际二寸，耳上如前三分。足少阳、太阳二脉之会。《铜人》：灸七壮。《素注》：灸三壮，针三分。主癫疾风痉，牙龈肿，善惊恐，头痛。

浮白，耳后入发际一寸。足太阳、少阳之会。《铜人》：针三分，灸七壮。《明堂》：灸三壮，针三分。主足不能行，耳聋耳鸣，齿痛，胸满不得息，胸痛，颈项瘿，痈肿不能言，肩臂不举，发寒热，喉痹，咳逆痰沫，耳鸣嘈嘈无所闻。

窍阴（一名枕骨），完骨上，枕骨下，动摇有空。足太阳、手足少阳之会。陈氏云：

髓会绝骨，髓属肾主骨，于足少阳无所关，脑为髓海，脑有枕骨穴，则当会枕骨，绝骨误也。髓病治此。（按：窍阴正足少阳经，不知陈氏何以云此？）岂《素问》云枕骨二穴者，指督脉后顶、脑户，而王注误之欤？《铜人》：灸七壮。《甲乙》：灸五壮，针四分。《素注》：针三分，灸三壮。主四肢转筋，目痛，头项颔痛引耳嘈嘈，耳鸣无所闻，舌本出血，骨劳，痈疽发厉，手足烦热，汗不出，舌强胁痛，咳逆喉痹，口中恶苦之。

完骨，耳后入发际四分。足太阳、少阳之会。《铜人》：针三分，灸七壮。《素注》：留七呼，灸三壮。《明堂》：针二分，灸依年为壮。主足痿失履不收，牙车急，颊肿，头面肿，颈项痛，头风，耳后痛，烦心，小便赤黄，喉痹齿龋，口眼㖞斜，癫疾。

本神，曲差旁一寸五分，直耳上，入发际四分。阳维脉所止。《铜人》：针三分，灸七壮。主惊痫吐涎沫，颈项强急痛，目眩，胸相引不得转侧，癫疾，呕吐涎沫，偏风。

阳白，眉上一寸，直瞳子。手足阳明、少阳、阳维五脉之会。《素注》：针三分。《铜人》：针二分，灸三壮。主瞳子痒痛，目上视，远视𥆨𥆨，昏夜无见，目痛目眵，背腠寒栗，重衣不得温。

临泣，目上，直入发际五分陷中，令患人正睛取穴。足太阳、少阳、阳维之会。主目眩，目生白翳，目泪，枕骨合颅痛，恶寒鼻塞，惊痫，反视，大风，目外眦痛，卒中风不识人。

目窗，临泣后一寸。足少阳、阳维之会。《铜人》：针三分，灸五壮。三度刺，令人目大明。主目赤痛，忽头旋，目𥆨𥆨远视不明，头面浮肿，头痛，寒热汗不出，恶寒。

正营，目窗后一寸。足少阳、阳维之会。《铜人》：灸五壮，针三分。主目眩瞑，头项偏痛，牙齿痛，唇吻急强，齿龋痛。

承灵，正营后一寸五分，足少阳、阳维之会。主脑风头痛，恶风寒，鼽衄鼻窒，喘息不利。

脑空（一名颞颥），承灵后一寸五分，夹玉枕骨下陷中。足少阳、阳维之会。《素注》：针四分。《铜人》：针五分，得气即泻，灸三壮。主劳疾羸瘦，体热，颈项强不得回顾，头重痛不可忍，目瞑心悸，发即为癫风，引目眇，鼻痛。

曹操患头风，发即心乱目眩，华佗针脑空立愈。

按《三国志》：曹操患头风，久不愈，后陈琳草檄，操见之喜，顿愈，盖喜则气舒，故头风解也。今医家所载不同，岂佗愈后复发而然欤？

风池，耳后颞颥后，脑空下，发际陷中，按之引于耳中。手足少阳、阳维之会。《素注》：针四分。《甲乙》：针三分。《铜人》：针七分，留三呼，灸三壮。《甲乙》：针一寸二分，患大风者，先补后泻，少可患者，以经取之，留五呼，泻七吸，灸不及针，日七壮，至百壮。主洒淅寒热，伤寒温病汗不出，目眩苦，偏正头痛，痎疟，颈项如拔，痛不得回顾，目泪出，欠气多，鼻鼽衄，目内眦赤痛，气发耳塞，目不明，腰背俱疼，腰伛偻引颈筋无力不收，大风中风，气塞涎上不语，昏危，瘿气。

东垣曰：少阳头痛，风寒伤上，邪从外入，令人振寒，头痛，身痛，恶寒，治在风池、风府。

平安公患偏风，甄权针风池、肩髃、曲池、支沟、五枢、阳陵泉、巨虚下廉即瘥。

仲景曰：太阳病初服桂枝汤，反烦不解者，先刺风池、风府，却与桂枝汤则愈。

肩井（一名膊井），肩上陷中，缺盆上，大骨前一寸半，以三指按取，当中指下陷中。手足少阳、足阳明、阳维之会，连入五脏。《甲乙》：灸五壮。《素注》：针五分，若刺深，令人闷倒。如闷倒，速于三里下气补之，须臾苏。凡针肩并须补三里，否则防后卒中之患。《明堂》：针四分，先补后泻，不宜灸。妇人堕胎微损，手足弱者，针肩井立瘥，日灸七壮，止二百壮。《素注》：三壮。主中风气塞，涎上不语，肾虚腰痛，九漏，上气，短气，逆气，风劳百病，扑伤腰髋疼，头项痛，五劳七伤，颈项不得回顾，臂转痛闷，两手不得向头，妇人产难，堕胎后，手足厥逆。

渊液（一名泉液），腋下三寸宛宛中，举臂得之。《铜人》：禁灸，灸之令人生肿蚀马疡，内溃者死。《明堂》：针三分。主寒热马疡。

辄筋

日月（一名神光，一名胆募），期门下五分陷中，第三肋端，横直蔽骨旁二寸五分，上直两乳，侧卧屈上足取之。胆之募，足太阳、少阳之会。《铜人》：灸五壮，针五分。《素注》：针七分。主太息善悲，小腹热，欲走，多唾，言语不正，四肢不收，呕吐宿汁，吞酸。

京门（一名气俞，一名气府），监骨下，腰中季胁本夹脊。肾之募。《铜人》：灸三壮，针三分，留七呼。主肠鸣，小腹痛，肩背寒，痉，肩胛内廉痛，腰痛不得俯仰久立。

带脉，季胁下一寸八分陷中。足少阳、带脉二脉之会。《铜人》：针六分，灸五壮。《明堂》：灸七壮。主腰腹纵，溶溶如囊水之状，妇人小腹痛，里急后重，瘛疭，月事不调，赤白带下。

五枢，带脉下三寸，水道旁一寸半陷中。足少阳、带脉二经之会。《铜人》：针一寸，灸五壮。《明下》：三壮。主痃癖，小肠膀胱肾余，小腹痛，阴疝，两睾丸上入腹，妇人赤白带下，里急瘛疭。

维道，章门下五寸三分。足少阳、带脉二经之会。《铜人》：针八分，留六呼，灸三壮。主呕吐不止，水肿，三焦不调不嗜食。

居髎，章门下八寸三分，监骨上陷中，《素注》：章门下四寸三分。足少阳、阳维之会。《铜人》：针八分，留六呼，灸三壮，主腰引小腹痛，肩引胸臂挛急，手臂不得举以至肩。

环跳，髀枢中，侧卧，伸下足，屈上足，以右手摸穴，左摇撼取之。足少阳、太阳之会。《铜人》：灸五十壮。《素注》：针一寸，留二呼，灸三壮。《指微》云：已刺不可摇，恐伤针。主冷风湿痹不仁，风疹遍身，半身不遂，腰胯痛蹇，膝不得转侧伸缩。

仁寿宫患脚气偏风，甄权奉敕针环跳、阳陵泉、阳辅、巨虚下廉而能起行。

环跳穴痛，恐生附骨疽。

中渎，髀外膝上五寸分肉间陷中。足少阳络，别走厥阴。《铜人》：灸五壮，针五分，留七呼。主寒气客于分肉间，攻痛上下，筋痹不仁。

阳关（一名阳陵），阳陵泉上三寸，犊鼻外陷中。《铜人》：针五分，禁灸。主风痹不仁，膝痛不可屈伸。

阳陵泉，膝下一寸，胻外廉陷中，蹲坐取之。胆脉所入为合土。《难经》曰：筋会阳陵泉。疏曰：筋病治此。《铜人》：针六分，留十呼，得气即泻；又宜久留针。灸七壮，至七七壮。《素注》：三壮。《明下》：一壮。主膝伸不得屈，髀枢膝骨冷痹，脚气，膝股内外廉不仁，偏风半身不遂，脚冷无血色，口苦嗌中介然，头面肿，足筋挛。

阳交（一名别阳，一名足髎），足外踝上七寸，斜属三阳分肉之间。阳维之郄。《铜人》：针六分，留七呼，灸三壮。主胸满肿，膝痛足不收，寒厥，惊狂，喉痹面肿。

外丘，外踝上七寸。《铜人》：针三分，灸三壮。主胸胀满，肤痛痿痹，颈项痛，恶风寒，猘犬伤，毒不出，发寒热，癫疾，小儿龟胸。

光明，外踝上五寸。足少阳之络，别走厥阴。《铜人》：针六分，留七呼，灸五壮。《明下》：七壮。主淫泺，胫酸胻疼，不能久立，热病汗不出，卒狂。虚则痿痹，坐不能起，补之；实则足胻热膝痛，身体不仁，善啮颊，泻之。

阳辅（一名分肉），足外踝上四寸，辅骨前，绝骨端三分，去丘墟七寸。足少阳胆脉所行为经火。胆实泻之。《难经》曰：髓会绝骨，疏云：髓病治此。《难经本义》曰：绝骨，一名阳辅。袁氏曰：足能健步，以髓会绝骨也，诸髓皆属于肾，故为髓会。《素注》：针三分；又曰：针七分，留十呼。《铜人》：灸三壮，针五分，留七呼。主腰溶溶如坐水中，膝下肤肿，筋挛，百节酸疼，实无所知，诸节尽痛，痛无常处，腋下肿痿，喉痹，马刀夹瘿，膝胻酸，风痹不仁，厥逆，口苦太息，心胁痛，面尘，头角颔痛，目锐眦痛，缺盆中肿痛，汗出振寒，疟，胸中胁肋髀膝外至绝骨外踝前皆痛，善洁面青。

悬钟（一名绝骨），足外踝上三寸动脉中。《针灸经》：寻摸尖骨者，乃是绝骨两分开，足三阳之大络，按之阳明脉绝，乃取之。前寻摸绝骨间尖如前离三分，高一寸许是阳辅穴；后寻摸绝骨间尖筋骨缝中是悬钟穴。《铜人》：针六分，留七呼，灸三壮。《指微》云：斜入针二寸许，灸七壮或三壮。主心腹胀满，胃中热，不嗜食，脚气，膝胻痛，筋骨挛痛，足不收，逆气，虚劳寒损，忧恚，心中咳逆，泄注，喉痹，颈项强，肠痔瘀血，阴急，鼻衄，脑疽，大小便涩，鼻中干，烦满狂易，中风手足不遂。

丘墟，足外踝下如前陷中骨缝中，去临泣三寸。又侠溪穴中量上，外踝骨前五寸。足少阳脉所过为原。胆虚实皆拔之。《铜人》：灸三壮。《素注》：针五分，留七呼。主胸胁满痛不得息，久疟振寒、腋下肿，痿厥，坐不能起，髀枢中痛，目生翳膜，腿胻酸，转筋，卒疝，小腹坚，寒热颈肿，腰胯疼，善太息。

临泣，足小指次指本节后间陷中，去侠溪一寸五分。足少阳胆脉所注为输木。《甲乙》：针二分，留五呼，灸三壮。主胸中满，缺盆中及腋下马刀疡瘘，善啮颊，天牖中肿，淫泺，胻酸，目眩，枕骨合颅痛，洒淅振寒，心痛，周痹痛无常处，厥逆气喘，不能行，痎疟日发，妇人月事不利，季胁支满，乳痈。

地五会，足小指次指本节后陷中，去侠溪一寸。《铜人》：针一分，禁灸，灸之令人羸瘦，不出三年卒。主腋痛，内损唾血，足外无膏泽，乳痈。

侠溪，足小指次指歧骨间，本节前陷中。足少阳胆脉所溜为荥水。胆实则泻之。《素注》：针三分，留三呼，灸三壮。主胸胁支满，寒热伤寒，热病汗不出，目外眦赤，目眩，颊颔肿，耳聋，胸中痛不可转侧，痛无常处。

东垣曰：先师洁古病苦头痛，发时两颊青黄，眩晕，目不欲开，懒言，身体沉重，兀兀欲吐，此厥阴、太阴合病，名曰风痰，灸侠溪，服《局方》玉壶丸愈。

窍阴，足小指次指之端，去爪甲角如韭叶。足少阳胆脉所出为井金。《素注》：针一分，留一呼。《甲乙》：留三呼，灸三壮。《铜人》：灸三壮，针二分。主胁痛，咳逆不得息，手足烦热，汗不出，转筋，痈疽，头痛心烦，喉痹，舌强口干，肘不可举，卒聋不闻人语，魇梦，目痛，小眦痛。

少阳根于窍阴，结于窗笼，窗笼者，耳中也。又曰：少阳为枢，枢折即骨繇而不安于地，故骨繇者，取之少阳，视有余不足，骨繇者，节缓而不取也，所谓繇者，摇故也，当穷其本也。

今按：病筋痿而颤掉者，当取窍阴、窗笼，但窗笼未有所考，恐是太阳小肠听宫是。盖手足太阳、少阳三脉之会，否则听会未可知，俟当别考。

肝脏，肝重四斤四两，左三叶，右四叶，共七叶，附著于脊之第九椎。其治在左，其藏在右，在肾之前，并胃。

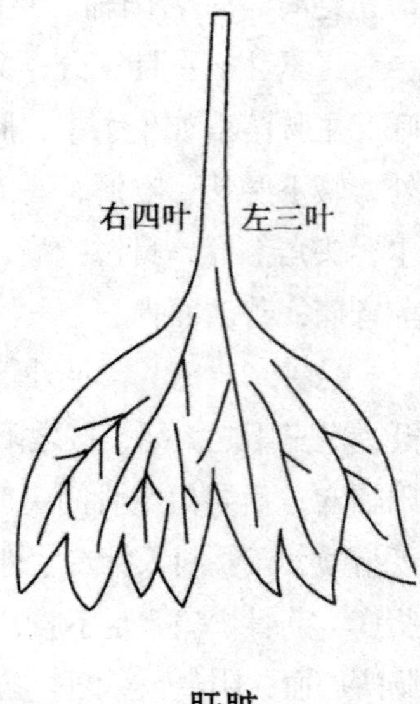

肝脏

东方青色，入通于肝，开窍于目，藏精于肝。其病发惊骇，其味酸，其类草木，其畜鸡，其谷麦。其应四时，上为岁星，是以知春气在头也，其音角，其数八。是以知病之在筋也，其臭臊，其声呼，其液泣，其色青。

东方生风，风生木，木生酸，酸生肝，肝主筋，筋生心，肝主目。其在天为玄，在人为道，在地为化，化生五味，道生知，玄生神，神在天为风，在地为木，在体为筋，在脏为肝，在色为苍，在音为角，在声为呼，在变动为握，在窍为目。在味为酸，在志为怒。怒伤肝，悲胜怒；风伤筋，燥胜风；酸伤筋，辛胜酸。

肝者，将军之官，决断行焉。

肝者，罢极之本，魂之居也，其华在爪。其充在筋，以生血气，此为阳中之少阳，通于春气。

肝之合筋也，其荣在爪，其主肺也。

肝气通于目，目和则知黑白矣（知，当作见）。

肝气虚，则梦见菌香生草；得其时，则梦伏树下不敢起（春三月）。

人卧则血归于肝，目受血而能视，足受血而能步，掌受血而能握，指受血而能摄。肝色青，欲如苍璧之泽，不欲如蓝（以上俱《素问》）。

肝青象木，木得水而浮，肝得水而沉，何也？然，肝者，非为纯木也；乙，角也。大言阴与阳，小言夫与妇，释其微阳，而吸其微阴之气，其意乐金，又行阴道多，故令肝得水而沉。妻从夫也，肝熟而反浮者，乙当归甲，极而反也（《难经》）。

肝有两叶，何也？然，肝者，东方木也，春也，万物始生。其尚幼小，意无所亲，去太阴尚近（冬），离太阳不远（夏），犹有两叶，亦应木也（《难经》）。

肝气绝，则筋缩引卵与舌卷。肝者，筋之合也；筋者，聚于阴器而络于舌本，故脉不荣则筋缩急，筋缩急则引卵与舌。故舌卷卵缩，此筋先死，庚日笃，辛日死。

足厥阴经脉穴

足厥阴之脉，起于大指聚毛之际，上循足跗上廉，去内踝一寸。

足大指甲后为三毛，三毛后横纹为聚毛。去，相去也。足厥阴起于大指聚毛之大敦穴，循足跗上廉，历行间、太冲，抵内踝一寸之中封也。

上踝八寸，交出太阴之后，上腘内廉。

自中封上踝，过三阴交，历蠡沟、中都，复上一寸，交出太阴之后，上腘内廉，至膝关、曲泉。

循股入阴中，环阴器，抵小腹，夹胃属肝络胆。

髀内为股，脐下为小腹。由曲泉上行，循股内之阴包、五里、阴廉，遂当冲门、府舍之分，入阴毛中，左右相交，环绕阴器，抵小腹，而上会曲骨、中极、关元，复循章门至期门之所，夹胃属肝，下日月之分络于胆也。

上贯膈，布胁肋，循喉咙之后，上入颃颡，连目系，上出额，与督脉会于巅。

目内深处为目系，颃颡，咽颡也。自期门上贯膈，行食窦之外，大包之里，散布胁肋，上云门、渊液之间，人迎之外，循喉咙之后，上入颃颡，行大迎、地仓、四白、阳白之外，连目系，上出额，行临泣之里，与督脉相会于巅顶之百会也。

其支者，从目系下颊里，环唇内。

前此连目系上出额；此支从目系下行任脉之外，本经之里，下颊里，交环于唇口之内。

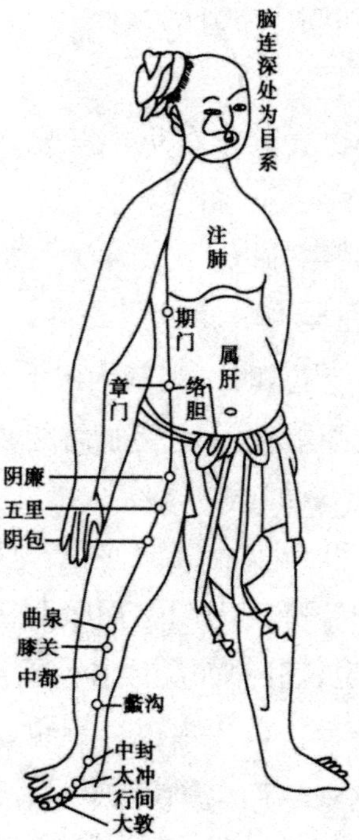

足厥阴胆经

其支者，复从肝，别贯膈，上注肺。

此交经之支，从期门属肝处别贯膈，行食窦之外，本经之里，上注肺，下行至中焦，夹中脘之分，以交于手太阴也。

是经多血少气。丑时气血注此。受足少阳之交。凡一十三穴，左右其二十六穴。刺深一分，留二呼。

大敦，足大指端去爪甲如韭叶。及三毛中。一云：内侧为隐白，外侧为大敦。足厥阴肝脉所出为井木。《铜人》：针三分，留十呼，灸三壮。主五淋，卒疝七疝，小便数遗不禁，阴头中痛，汗出，阴上入小腹，阴偏大，腹脐中痛，悒悒不乐，病左取右，病右取左。腹胀肿病，小腹痛，中热喜寐，尸厥状如死人，妇人血崩不止，阴挺出，阴中痛。

行间，足大指缝间，动脉应手陷中。足厥阴肝脉所溜为荥火。肝实则泻之。《素注》：针三分。《铜人》：灸三壮，针六分，留十呼。主呕逆洞世，遗溺癃闭，消渴嗜饮，善怒，四肢满，转筋，胸胁痛，小腹肿，咳逆呕血，茎中痛，腰疼不可俯仰，腹中胀，小肠气，肝心痛，色苍苍如死状，终日不得息，癫疾短气，便溺难，七疝寒疝，中风，肝积肥气，发痎疟，妇人小腹肿，面尘脱色，经血过多不止，崩中，小儿急惊风。

东垣曰：前阴臊臭，前阴者，足厥阴脉络循阴器，出挺末。凡臭，心之所主，入肝为臊，于肝经泻行间，是治本；后于心经泻少冲，是治标。

按：《难经》谓肝臭臊，心臭焦，脾臭香，肺臭腥，肾臭腐，五脏各有臭，而皆心主之故。泻行间，为治本；次泻少冲，是治标。《试效方》序中治腋臭，亦同此法。盖腋下是极泉穴，心脉所发，腋臭亦属臊，故治法与前阴臊臭不殊。药用柴胡、草龙胆、车前子、黄连，以泻心肝二经也。

太冲，足大指本节后二寸；或云一寸半内间，动脉应手陷中。足厥阴肝脉所注为俞土。《素问》：女子二七，太冲脉盛，月事以时下，故能有子；又诊病人太冲脉有无，可以诀死生。《铜人》：针三分，留十呼，灸三壮。主心痛脉弦，马黄，瘟疫，肩肿吻伤，虚劳浮肿，腰引小腹痛，两丸骞缩，溏泄遗溺，阴痛，面目苍色，胸胁支满，足寒，肝心痛，苍然如死状，终日不得息，大便难，便血，小便淋，小肠疝气痛，㿉疝，小便不利，呕血呕逆，发寒，嗌干善渴，肘肿，内踝前痛，淫泺，胻酸，腋下马刀，疡瘘唇肿，女子漏下不止，小儿卒疝。

中封（一名悬泉），足内踝骨前一寸，筋里宛宛中。《素注》：一寸半，仰足取陷中，伸足乃得之。足厥阴肝脉所行为经金。《铜人》：针四分，留七呼，灸三壮。主痎疟，色苍苍，发振寒，小腹肿痛，食怏怏绕脐痛，五淋，不得小便，足厥冷，身黄有微热，不嗜食，身体不仁，寒疝，腰中痛，或身微热，痿厥失精，筋挛，阴缩入腹相引痛。

蠡沟（一名交仪），内踝上五寸。足厥阴络，别走少阳。《铜人》：针二分，留三呼，灸三壮。《下经》：灸七壮。主疝痛，小腹胀满暴痛如癃闭，数噫，恐悸，少气不足，悒悒不乐，咽中闷如有息肉，背拘急不可俯仰，小便不利，脐下积气如石，足胫寒酸，屈伸难，女子赤白淫下，月水不调。气逆则睾丸卒痛，实则挺长，泻之；虚则暴痒，补之。

中都（一名中郄），内踝上七寸，胻骨中，与少阴相直。《铜人》：针三分，灸五壮。主肠澼，㿉疝，小腹痛，不能行立，胫寒，妇人崩中，产后恶露不绝。

膝关，犊鼻下二寸旁陷中。《铜人》：针四分，灸五壮。主风痹，膝内廉痛引髌，不可屈伸，咽喉中痛。

曲泉，膝股上内侧，辅骨下，大筋上，小筋下陷中，屈膝横纹头取之。足厥阴肝脉所入为合水。肝虚则补之。《铜人》：针六分，留十呼，灸三壮。主㿉疝，阴股痛，小便难，腹胁支满，癃闭，少气，泄利，四肢不举，实则身热，目眩痛，汗不出，目𥆧𥇖，膝关痛，筋挛不可屈伸，发狂，衄血，下血，喘呼，小腹痛引咽喉，房劳失精，身体极痛，泄水，下痢脓血，阴肿，阴茎痛，胻肿，膝胫冷疼，女子血瘕，按之如汤浸股内，小腹肿，阴挺出，阴痒。

阴包，膝上四寸，股内廉两筋间，蜷足取之，看膝内侧必有槽中。《铜人》：针六分，灸三壮。《下经》：七壮，主腰尻引小腹痛，小便难，遗溺，妇人月水不调。

五里，气冲下三寸，阴股中动脉应手。《铜人》：针六分，灸五壮。主腹中满，热闭不得溺，风劳嗜卧。

阴廉，羊矢下，去气冲二寸动脉中。《铜人》：针八分，留七呼，灸三壮。主妇人绝产。若未经生产者，灸三壮，即有子。

章门（一名长平，一名胁髎），大横外，直季胁肋端，在脐上二寸，两旁九寸，侧卧，屈上足，伸下足，举臂取之；又云：肘尖尽处是穴。脾之募，足少阳、厥阴之会。《难经》：脏会章门。疏曰：脏病治此。《铜人》：针六分，灸百壮。《明堂》：日七壮，止五百壮。《素注》：针八分，留六呼，灸三壮。主肠鸣盈盈然，食不化，胁痛，不得卧，烦热口干，不嗜食，胸胁痛支满，喘息，心痛而呕，吐逆，饮食却出，腰痛不得转侧，腰脊冷疼，溺多白浊，伤饱身黄瘦，贲豚积聚，腹肿如鼓，脊强，四肢懈惰，善恐，少气厥逆，肩臂不举。

东垣曰：气在于肠胃者，取之太阴、阳明；不下，取三里、章门、中脘。

魏士珪妻徐病疝，自脐下上至于心皆胀满，呕吐烦闷，不进饮食。滑伯仁曰：此寒在下焦，为灸章门、气海。

期门，直乳二肋端，不容旁一寸五分；又曰：乳直下一寸半。肝之募，足厥阴、太阴之会。《铜人》：针四分，灸五壮。主胸中烦热，贲豚上下，目青而呕，霍乱泄利，腹坚硬，大喘不得安卧，胁下积气，伤寒心切痛，喜呕酸，食饮不下，食后吐水，胸胁痛支满，男子妇人血结胸满，面赤火燥，口干消渴，胸中痛不可忍，伤寒过经不解，热入血室；男子则由阳明而伤，下血谵语。妇人月水适来，邪乘虚而入，及产后余疾。

仲景曰：伤寒腹满，谵语，寸脉微而紧，此肝乘脾也，名曰纵，刺期门；伤寒发热，啬啬恶寒，大渴欲水，其腹必满，自汗出，小便利，其病欲解．肝乘肺也，名曰横，刺期门。又曰：太阳与少阳并病，头项强痛，或眩冒。时如结胸，心下痞硬者，当刺大椎第一间肺俞、肝俞，慎不可发汗，发汗则谵语；五六日谵语不止，当刺期门。又曰：妇人中风，发热恶寒，经水适来，得之七八日，热除而脉迟身凉，胸胁下满，如结胸状。谵语者，此为热入血室，当刺期门。又曰：阳明病，下血谵语者，为热入血室，但头汗出者，刺期门。

王叔和曰：少阴脉不至，肾气微，少精血，奔气促迫，上入胸膈，宗气反聚，血结心下，阳气退下，热归阴股，与阴相动，令身不仁，此为尸厥，当刺期门、巨阙。

一妇人患热入血室，医者不识，许学士曰：小柴胡已迟，当刺期门。予不能针，请善针者针之。如言而愈。

按：伤寒发热，啬啬恶寒，大渴，饮食腹满，至于自汗出，则表已解，小便利，则里自和。故仲景曰：其病欲解，当俟其自愈。且肝乘肺，为侮所不胜，故曰横。今详文义，“刺期门”三字疑衍。故丹溪谓罗成之曰：仲景书非全书，其间或文有不备，或意有未尽，吾每思之，不能以无疑。此之谓欤。

督脉者，起于下极之腧。

下极之腧，两阴之间，屏翳处也；屏翳两筋间为篡，篡内深处为下极，督脉之所始也。

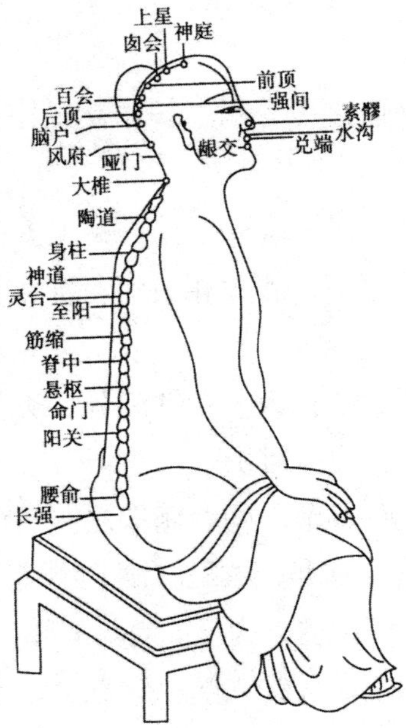

督脉经穴图

并于脊里，上至风府，入脑上巅，循额至鼻柱。属阳脉之海也。

脊之为骨，凡二十一椎，通项骨三椎，共二十四椎。自屏翳而起，历长强穴，并脊里而上行，循腰俞、阳关、命门、悬枢、脊中、筋缩、至阳、灵台、神道、身柱，过风门，循陶道、大椎、哑门，至风府入脑，循脑户、强间、后顶上巅，至百会、前顶、囟会、上星、神庭，循额至鼻柱，经素髎、水沟、兑端，至龈交而终焉。云阳脉之海者，以人之脉络，周流于诸阳之分，譬犹水也，而督脉则为之都纲，故曰阳脉之海。

行背中一行，凡二十六穴。

长强（一名气之阴郄，一名橛骨），脊骶骨端下三分，伏地取之乃得。足少阴、少阳结会，督脉别走任脉。《铜人》：针三分，转针以大痛为度，灸不及针，日灸三十壮，止二百壮。《甲乙》：针二分，留七呼。《明堂》：灸五壮。主肠风下血，久痔瘘，腰脊痛，狂病，大小便难，头重，洞泄，五淋，疳蚀下部䘌，小儿囟陷，惊痫瘛疭，呕血，惊恐失精，瞻视不正。实则脊强，泻之；虚则头重，补之。

腰俞（一名背解，一名髓孔，一名腰柱，一名腰户），二十一椎节下间宛宛中，以挺身伏地舒身，两手相重支额，纵四体，后乃取其穴。《铜人》：针八分，留三呼，泻五吸，灸七壮至七七壮。《甲乙》：针二分，留七呼，灸七壮。忌房劳，举重强力。《明堂》：灸三壮。《下经》：灸五壮。《素注》：针一分；又云二寸。主腰髋腰脊痛。不得俯仰，温疟汗不出，足清不仁，伤寒四肢热不已，妇人月水闭，溺赤。

宋·徐秋夫闻鬼斛斯泣腰痛，缚草作人，令依之针腰俞、肩井，明日一人谢云：蒙君救济，忽不见。

按：秋夫疗鬼，事涉怪诞，然左氏记彭生、子产立伯有，理或有，姑录以博闻见。

阳关，十六椎节下间，坐取之。《铜人》：针五分，灸三壮。主膝外不可屈伸，风痹不仁，筋挛不行。

命门（一名属累），十四椎节下间，伏取之。《铜人》：针五分，灸二壮。主头痛如破，身热如火，汗不出，寒热痎疟，腰腹相引痛，骨蒸，五脏热，小儿发痫，张口摇头，身反折角弓。

悬枢，十三椎下，伏取之，《铜人》：针三分，灸三壮。主腰脊强，不得屈伸，积气上下行，水谷不化，下痢，腹中留积。

脊中（一名神宗，一名脊俞），十一椎节下间，俯取之。《铜人》：针五分，得气即泻。禁灸，灸之令人腰伛偻。主风痫癫邪，黄疸腹满，不嗜食，五痔便血，温病，积聚，下利，小儿脱肛。《素问》：刺中髓，为伛。行针宜慎之。

筋缩，九椎节下间，俯取之，《铜人》：针五分，灸三壮。《明下》：灸七壮。主癫疾狂走，脊急强，目转反戴，上视目瞪，痫病多言，心痛。

至阳，七椎节下间，俯取之。《铜人》：针五分，灸三壮。《明下》：灸七壮。主腰脊痛，胃中寒气，不能食，胸胁支满，身羸瘦，背中气上下行，腹中鸣，寒热解㑊，淫泺，胫酸，四肢重痛，少气难言，卒疰忤，攻心胸。

灵台，六椎节下间，俯取之。《铜人》缺治病。见《素问》。

按：灵台一穴，诸书缺主治，《资生经》集《铜人》、《千金》、《外台》、《明堂》亦无考，惟曰见《素问》。考之《素问》，经文无所载，王冰注中惟言髎穴所在而已，主治亦未之见。窃意诸书，岂因灵道、灵墟名治相混，而泯没欤？先儒谓心曰灵台；《经》谓：心者君主之官，神明出焉。岂主病同手少阴神门，而针刺浅深，艾壮多寡，同至阳、神道欤？或曰：手少阴神门主心矣，于督脉何与？而六椎节下，又属之心，心之所出何多耶？曰：督为阳脉之都纲，犹五脏既有俞在背，而督又处太阳之中，故太阳有肾俞，而督有命门，灵台为心无疑。如紫微垣有天皇大帝矣，心中星又为帝星。大微垣又有帝座，天市垣又有帝星，盖心为一身之主，如帝王警跸所至，日行在所也。曰：《论语》示阙义，《春秋》存夏，五子何僭妄若此？曰：安国以郭公为虢公，晦庵补格致于《大学》，将以明经也。

神道，五椎节下间，俯取之。《铜人》：灸七七壮，止百壮。《明下》：灸三壮，针五分。《千金》：灸五壮。主伤寒发热，头痛，进退往来，痎疟，恍惚，悲愁健忘，惊悸，失欠，牙车蹉，张口不合，小儿风痫。

身柱，三椎节骨下间，俯取之。《铜人》：针五分，灸七七壮止百壮。《明堂》：灸五壮，《下经》：三壮。主腰脊痛，癫病狂走，瘛疭，怒欲杀人，身热，妄言见鬼，小儿惊痫。《难知》云：治洪长伏三脉，风痫，惊痫，发狂，恶人与火，灸三椎、九椎。

陶道，大椎下间，俯取之。足太阳、督脉之会。《铜人》：灸五壮，针五分。主痎疟寒热，洒淅脊强，烦满，汗不出，头重目瞑，瘛疭，恍惚不乐。

大椎，一椎上陷者宛宛中。手足三阳、督脉之会。《铜人》：针五分，留三呼，泻五吸，灸以年为壮。主肺胀胁满，呕吐上气，五劳七伤，乏力，温疟痎疟，气注背膊拘急，颈项强不得回顾，风劳食气，骨热，前板齿燥。

仲景曰：太阳与少阳并病，颈项强痛，或眩冒，时如结胸，心下痞硬者，当刺大椎第一间。

哑门（一名舌厌，一名舌横，一名喑门），在项风府后一寸，入发际五分，项中央宛宛中，仰头取之。督脉、阳维之会，入系舌本。《素注》：针四分。《铜人》：针三分，可绕针八分，留三呼，泻五吸，泻尽更留针取之。禁灸，灸之令人哑。主舌急不语，重舌，诸阳热气盛，衄血不止，寒热风哑，脊强反折，瘛疭癫疾，头痛风汗不出。

风府（一名舌本），项后入发际一寸，大筋内宛宛中，疾言其肉立起，言休立下。足太阳、督脉、阳维之会。《铜人》：针三分，禁灸，灸之使人失音。《明堂》：针四分，留三呼。《素注》：针四分。主中风，舌缓不语，振寒汗出，身重，恶寒头痛，项急不得回顾，偏风半身不遂，鼻衄，咽喉肿痛，伤寒，狂走欲自杀，目妄视，头中百病，马黄黄疸。

仲景曰：太阳病，初服桂枝汤，反烦不解，先刺风池、风府。

岐伯曰：巨阳者，诸阳之属也，其脉连府，故为诸阳主气。《资生》云：风府者，伤寒所自起，北人以毛裹之（今之护风领）。南人怯弱者亦以帛护其项，今护项乃云蔽垢腻，实存名亡矣。《疟论》曰：邪客于风府，循膂而下，卫气一日夜大会于风府，明日日下一节，故其作晏，每至于风府则腠理开，腠理开则邪气入，邪气入则病作，以此日作稍益晏也；其出于风府，日下一节，二十五日下至骶骨，二十六日入于脊内，故日作益晏也。

东垣曰：少阳头痛，治在风池、风府。

按：风府禁灸矣，项疽发于脑之下，项之上，此正风府穴分也，东垣先用火攻之策，以大炷艾如两核许者，攻之至百壮，岂疮家与诸病异治欤？

脑户（一名合颅），枕骨上，强间后一寸半。足太阳、督脉之会。《铜人》：禁灸。灸之令人哑，或灸七壮，妄灸令人喑。《明堂》：针三分。《素注》：针四分。《素问》：刺脑户，入脑立死。主面赤目黄，面痛。头重肿痛，瘿瘤。

按：脑户一穴。《资生》、《明堂》、《素问》所论深针，妄灸，医家当知所戒矣。

强间（一名大羽），后顶后一寸半。《铜人》：针二分，灸六壮。《明堂》：灸五壮。主头痛目眩脑旋，烦心，呕吐涎沫，项强，狂走不卧。

后顶（一名交冲），百会后一寸半，枕骨上。《铜人》：灸五壮，针二分。《明堂》：针四分。《素注》：三分。主头项强急，恶风寒，风眩，目䀮䀮，额颅上痛，历节汗出，狂走癫疾，不卧，痫发瘛疭，头偏痛。

百会（一名三阳五会，一名巅上，一名天满），前顶后一寸五分，顶中央旋毛中，可容豆，直两耳尖，性理北溪陈氏曰：略退些，子犹天之极星居北。手足三阳、督脉之会。《素注》：针二分。《铜人》：灸七壮，止七七壮。凡灸头顶，不得过七壮，缘头顶皮薄，灸不宜多。针二分，得气即泻。又《素注》刺四分。主头风中风，言语蹇涩，口噤不开，偏风半身不遂，心烦闷，惊悸健忘，忘前失后，心神恍惚，无心力，痎疟，脱肛，风痫，青风，心风，角弓反张，羊鸣，多哭，语言不择，发时即死，吐沫，汗出而呕，饮酒面赤，脑重鼻寒，头痛目眩，食无味，百病皆治。

虢太子尸厥，扁鹊取三阳五会，有间太子苏。

唐高宗头痛，秦鸣鹤曰：宜刺百会出血。武后曰：岂有至尊头上出血之理？已而刺之，微出血，立愈。

前顶，囟会后一寸半，骨间陷中。《铜人》：针一分，灸三壮，止七七壮。《素注》：刺四分。主头风目眩，面赤肿，水肿，小儿惊痫，瘛疭，肿痛。

囟会，上星后一寸陷中。《铜人》：灸二七壮，至七七壮，初灸不痛，病去即痛，痛止灸。针二分，留三呼，得气即泻。八岁以下不得针，缘囟门未合，刺之恐伤其骨，令人夭。《素注》：针四分。主脑虚冷，或饮酒过多，脑疼如破，衄血，面赤暴肿，头皮肿，生白屑，风头眩，颜青目眩，鼻塞不闻香臭，惊悸，目戴上不识人。

上星（一名神堂），神庭后，入发际一寸陷中，容豆。《素问》：针三分，留六呼，灸五壮。《铜人》：针四分，以细三棱针，宜泄诸阳热气，无令上冲头目。主面赤肿，头风，头皮肿，面虚，鼻中息肉，鼻塞头痛，痎疟振寒，热病汗不出，目眩，目睛痛，不能远视，口鼻出血不止。

神庭，直鼻上入发际五分。足太阳、督脉之会。《素注》：灸三壮。《铜人》：灸二七壮，止七七壮，禁针，针则发狂，目失精。主登高而歌，弃衣而走，角弓反张，吐舌，癫疾风痫，戴目上视不识人，头风目眩，鼻出清涕不止，目泪出，惊悸不得安寝，呕吐烦满，寒热头痛，喘渴。

张子和曰：目痛目肿目翳，针神庭、上星、囟会，前顶，翳者可使立退，肿者可使立消。

素髎（一名面正），鼻柱上端准头。《外台》：不宜灸，针一分。《素注》：三分。主鼻中息肉不消，多涕生疮，鼻窒，喘息不利，鼻㖞噼，衄衄。

水沟（一名人中），鼻柱下，人中近鼻孔陷中。督脉、手足阳明之会。《素注》：针三分，留六呼，灸三壮。《铜人》：针四分，留五呼，得气即泻，灸不及针，日灸三壮。《明堂》：日灸三壮，至二百壮。《下经》：灸五壮。主消渴，饮水无度，水气遍身肿，失笑无时，癫痫，语不识尊卑，乍哭乍喜，中风口禁，牙关不开，面肿唇动，状如虫行，卒中恶，鬼击，喘渴，目不可视，黄疸马黄，瘟疫，通身黄，口㖞噼。

兑端，唇上端。《铜人》：针二分，灸三壮，主癫疾吐沫，小便黄，舌干消渴，衄血不止，唇吻强，齿龈痛，鼻塞痰涎，口噤鼓颔。

龈交，唇内齿上龈缝中。任、督、足阳明之会。《铜人》：针三分，灸三壮。主鼻中息肉，蚀疮，鼻塞不利，额頞中痛，颈项强，目泪眵汁，内眦赤痒痛，生白翳，面赤心烦，马黄黄疸，寒暑温疫。

《二十九难》曰：督之为病，脊强而厥。又曰：其受邪气，畜则肿热，砭射之也。

任脉经穴

任脉者，起于中极之下，以上毛际，循腹里，上关元，至喉咙，属阴脉之海也。

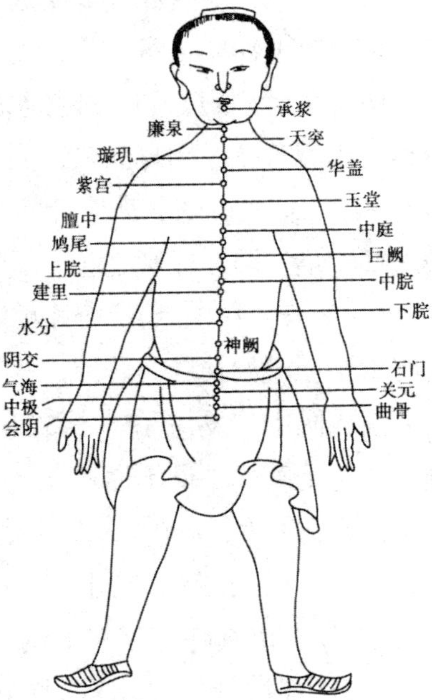

任脉经穴图

任之为言妊也，行腹部中行，为妇人生养之本，奇经之一脉也。任与督，一源而二歧，督则由会阴而行背，任则由会阴而行腹。夫人身之有任督，犹天地之有子午也。人身之任督，以腹背言；天地之子午，以南北言，可以分，可以合者也。分之，以见阴阳之不杂；合之，以见浑沦之无间，一而二，二而一者也。任脉，起于中极之下，会阴之分也；由是循曲骨，上毛际，至中极，行腹里，上循关元、石门、气海、阴交、神阙、水分、下脘、建里、中脘、上脘、巨阙、鸠尾、中庭、膻中、玉堂、紫宫、华盖、璇玑、天突、廉泉，上颐，循承浆，环唇上，至龈交分行，系两目下之中央，会承泣而终也。云阴脉之海者，亦以人之脉络，周流于诸阴之分，譬犹水也，而任脉则为之总会焉，故曰阴脉之海。

行腹中一行，凡二十四穴。

会阴（一名屏翳），两阴间。任督冲三脉所起，督由会阴而行背，任由会阴而行腹，冲由气冲行足少阴。《铜人》：灸三壮。《指微》：禁针。主阴汗，阴头疼，阴中诸病，前后相引痛，不得大小便，阴端寒，冲心，窍中热，皮疼痛，谷道搔痒，久痔相通，女子经水不通，阴门肿痛。卒死者，针一寸，补之；溺死者，令人倒驮出水，针补，尿屎出则活，余不可针。

曲骨，横骨上，中极下一寸，毛际陷中，动脉应手。足厥阴、任脉之会。《铜人》：灸七壮，至七七壮，针二寸。《素注》：针六分，留七呼；又云：针一寸。主失精，五脏虚弱，虚乏冷极，小腹胀满，小便淋沥不通，㿉疝，小腹痛，妇人赤白带下。

中极（一名玉泉，一名气原），关元下一寸，脐下四寸。膀胱之募，足三阴、任脉之会。《铜人》：针八分，留十呼，得气即泻，灸百壮。《明堂》：灸不及针，日三七壮。《下经》：灸五壮，主冷气积聚，时上冲心，腹中热，脐下结块，贲豚抢心，阴汗水肿，阳气虚惫，小便频数，失精绝子，疝瘕，妇人产后恶露不行，胎衣不下。月事不调，血结成块，子门肿痛不端，小腹苦寒，阴痒而热，阴痛，恍惚尸厥，饥不能食，临经行房，羸瘦寒热，转脬不得尿，妇人断绪，四度针，即有子。

关元，脐下三寸。小肠之募，足三阴、任脉之会。下纪者，关元也。《素注》：刺一寸二分，留七呼，灸七壮。又云：针二寸。《铜人》：针八分，留三呼，泻五吸，灸百壮，止三百壮。《明堂》：娠妇禁针。若针而落胎，胎多不出，针外昆仑立出。主积冷虚乏，脐下绞痛，渐入阴中，发作无时，冷气结块痛，寒气入腹痛，失精白浊，溺血暴疝，风眩头痛，转胞闭塞，小便不通黄赤，劳热，石淋五淋，泄利，奔豚抢心，妇人带下，月经不通，绝嗣不生，胞门闭塞，胎漏下血，产后恶露不止。

石门（一名利机，一名精露，一名丹田，一名命门），脐下二寸。三焦募也。《铜人》：灸二七壮，止二百壮。《甲乙》：针八分，留三呼，得气即泻。《千金》：针五分。《下经》：灸七壮。《素注》：刺六分，留七呼，妇人禁针禁灸，犯之终身绝子。主伤寒小便不利，泄利不禁，小腹绞痛，阴囊入小腹，贲豚抢心，腹痛坚硬，卒疝绕脐，气淋血淋，小便黄，呕吐血，不食谷，谷不化，水肿，水气行皮肤，小腹皮敦敦然，气满，妇人因产恶露不止，结成块，崩中漏下。

气海（一名脖胦，一名下肓），脐下一寸半宛宛中。男子生气之海。《铜人》：针八分，得气即泻，泻后宜补之。《明下》：灸七壮。主伤寒饮水过多，腹肿胀，气喘，心下痛，冷病面赤，脏虚气惫，真气不足，一切气疾久不瘥，肌体羸瘦，四肢力弱，贲豚七疝，小肠膀胱肾余癥瘕结块，状如覆杯，腹暴胀，按之不下，脐下冷气痛，中恶，脱阳欲死，大便不通，小便赤，卒心痛，妇人临经行房，羸瘦，崩中，赤白带下，月事不调，产后恶露不止，绕脐疞痛，闪着腰疼，小儿遗尿。

浦江郑义宗患滞下昏仆，目上视，溲注汗泄，脉大，此阴虚阳暴绝，得之病后酒色，丹溪为灸气海渐苏，服人参膏数斤愈。

阴交（一名横户），脐下一寸，当膀胱上口。三焦之募，任脉、少阴、冲脉之会。《铜人》：针八分，得气即泻，泻后宜补，灸百壮。《明堂》：灸不及针，日三七壮，止百壮。主气痛如刀搅，腹䐜坚痛，下引阴中，不得小便，两丸骞，疝痛，阴汗湿痒，腰膝拘挛，脐下热，鬼击，鼻出血，妇人血崩，月事不绝，带下，产后恶露不止，绕脐冷痛，绝子，阴痒，贲豚上腹，小儿陷囟。

神阙（一名气舍），当脐中。《素注》：禁针，针之使人脐中恶疡溃，矢出者死不治。灸三壮。《铜人》：灸百壮。主中风不苏，久冷，伤败脏腑，泄利不止，水肿鼓胀，肠鸣，腹痛绕脐，小儿奶利不绝，脱肛，风痫，角弓反张。

徐平仲中风不苏，桃源簿为灸脐中百壮，始苏；不起，再灸百壮。

水分，下脘下一寸，脐上一寸。穴当小肠下口，至是而泌别清浊，水液入膀胱，渣滓入大肠，故曰水分。《素注》：针一寸。《铜人》：针八分，留三呼，泻五吸；水病灸大良。又云：禁针，针之水尽即死。《明堂》：水病，灸七七壮，止四百壮，针五分，留三呼。《资生》云：不针为是。主水病，腹坚肿如鼓，转筋，不嗜食，肠胃虚胀，绕脐痛冲心，腰脊急强，肠鸣状如雷声，上冲心，鬼击，鼻出血，小儿陷囟。

下脘，建里下一寸，脐上二寸。穴当胃下口，小肠上口，水谷于是入焉。足太阴、任脉之会。《铜人》：针八分，留三呼，泻五吸，灸二七壮，止二百壮。主脐下厥气动，腹坚硬，胃胀，羸瘦，腹痛，六腑气寒，谷不转化，不嗜食，小便赤，癖块连脐上，厥气动，日渐瘦，脉厥动，翻胃。

建里，中脘下一寸，脐上三寸。《铜人》：针五分，留十呼，灸五壮。《明堂》：针一寸二分。主腹胀，身肿，心痛，上气，肠中疼，呕逆，不嗜食。

中脘（一名太仓），上脘下一寸，脐上四寸，居心蔽骨与脐之中。胃之募，手太阳、少阳、足阳明、任脉之会。上纪者，中脘也，胃之募也。《难经》曰：腑会中脘，腑病治此。《铜人》：针八分，留七呼，泻五吸，疾出针，灸二七壮，止二百壮。《明堂》：日灸二七壮，止四百壮，《素注》：针一寸二分，灸七壮。主五膈，喘息不止，腹暴胀，中恶，脾疼，饮食不进，翻胃，赤白痢，寒游，气心疼，伏梁，心下如覆杯，心膨胀，面色痿黄，天行伤寒，热不已，温疟，先腹痛先泻，霍乱，泄出不知，食饮不化，心痛，身寒，不可俯仰，气发噎。

东垣曰：气在于肠胃者，取之足太阴、阳明；不下，取三里、章门、中脘。又曰：胃虚而致太阴无所禀者，于足阳明募穴中导引之。

上脘（一名胃脘），巨阙下一寸，当一寸五分，去蔽骨三寸，脐上五寸。上脘、中脘属胃络脾，足阳明、手太阳、任脉之会。《素注》、《铜人》：针八分。先补后泻；风痫热病，先泻后补，立愈。日灸二七壮，至百壮，未愈倍之。《明下》：三壮。主腹中雷鸣相逐，食不化，腹㽲刺痛，霍乱，吐利，腹痛身热，汗不出翻胃呕吐，食不下，腹胀气满，心忪惊悸，时呕血，痰多吐涎，奔豚，伏梁，三虫，卒心痛，风痫，热病，马黄黄疸，积聚坚大如盘，虚劳吐血，五毒疰，不能食。

巨阙，鸠尾下一寸。心之募。《铜人》：针六分，留七呼，得气即泻，灸七壮，止七七壮。主上气咳逆，胸满短气，背痛胸痛，痞塞，数种心痛，冷痛，蛔虫痛，虫毒猫鬼，胸中痰饮，先心痛，先吐，霍乱不识人，惊悸，腹胀暴痛，恍惚不止，吐逆不食，伤寒烦心，喜呕发狂，少气腹痛，黄疸，急疸，急疫，咳嗽，狐疝，小腹胀满，烦热，膈中不利，五脏气相干，卒心痛，尸厥。妊娠子上冲心，昏闷，刺巨阙，下针令人立苏不闷；次补合谷，泻三阴交，胎应针而落。如子手掬心，生下手有针痕；顶母心向前，人中有针痕；向后，枕骨有针痕是验。

按：《十四经发挥》云：凡人心下有膈膜，前齐鸠尾，后齐十一椎，周围著脊，所以遮隔浊气，不使上熏心肺，是心在膈上也。难产之妇，若子上冲，至膈则止，儿之在腹，指未能执物，尚坚握而不伸者，又有胞衣裹之，岂能破膈掬心哉？心为一身之主，神明出焉，不容小有所犯，岂有被冲掬而不死哉？盖以其上冲近心，故云尔，如胃脘痛，曰心痛之类是也，学者不可以辞害意。

鸠尾（一名尾翳，一名髑骬），蔽骨之端，在臆前蔽骨下五分；人无蔽骨者，从歧骨际下行一寸。曰鸠尾者，言其骨垂下如鸠尾形。任脉之别。《铜人》禁灸，灸之令人永世少心力，大妙手方可针；不然，针取气多，令人夭。针三分，留三呼，泻五吸，肥人倍之。《明堂》：灸三壮，《素注》：不可刺灸。主息贲，热病，偏头痛引目外眦，噫喘，喉鸣，胸满咳呕，喉痹咽肿，水浆不下，癫痫狂走，不择言语，心中气闷，不喜闻人语，咳唾血，心惊悸，精神耗散，少年房多，短气少气。

又《灵枢经》云：膏之原，出于鸠尾。

中庭，膻中下一寸六分陷中。《铜人》：灸五壮，针三分。《明堂》：灸三壮。主胸胁支满，噎塞，食饮不下。呕吐食出，小儿吐奶。

膻中（一名元儿），玉堂下一寸六分，横量两乳间陷中，仰卧取之。主气，以分布阴阳，故为臣使之官。《难经》曰：气会三焦（陈氏曰：三焦当作上焦）。一筋直两乳间。疏曰：气病治此。《铜人》：禁针，针之令人夭。《明堂》：灸七壮，止七七壮。《气府论》注：针三分，灸五壮。主上气短气，咳逆，噎气膈气，喉鸣喘嗽，不下食，胸中如塞，心胸痛，风痛，咳嗽，肺痈唾脓。呕吐涎沫，妇人乳汁少。

玉堂（一名玉英），紫宫下一寸六分陷中。《铜人》：灸五壮，针三分。主胸膺疼痛，心烦咳逆，上气，胸满不得息，喘息急，呕吐寒痰。

紫宫，华盖下一寸六分陷中，仰而取之。《铜人》：灸五壮，针三分。《明下》：灸七壮。主胸胁支满，胸膺骨痛，饮食不下，呕逆上气，烦心咳逆，吐血，唾如白胶。

华盖，璇玑下一寸陷中，仰而取之。《铜人》：针三分，灸五壮，《明下》：灸三壮。主喘急上气，咳逆哮嗽，喉痹咽肿，水浆不下，胸皮痛。

璇玑，天突下一寸陷中，仰头取之。《铜人》：灸五壮，针三分。主胸胁支满痛，咳逆上气，喉鸣，喘不能言，喉痹咽痈，水浆不下，胃中有积。

天突（一名天瞿），在颈结喉下四寸宛宛中。阴维、任脉之会。《铜人》：针五分，留三呼，得气即泻，灸亦得，不及针。若下针当直下，不得低手，即五脏之气伤，人短寿。《明堂》：灸五壮，针一分。《素注》：针一寸，留七呼，灸三壮。主面皮热，上气咳逆，气暴喘，咽肿咽冷，声破，喉中生疮，喉猜猜咯脓血，喑不能言，身寒热，颈肿，哮喘，喉中鸣，翕翕如水鸡声，胸中气梗梗，夹舌缝青脉，舌下急，心与背相控而痛，五噎，黄疸，醋心，多睡，呕吐，瘿瘤。

许氏曰：此穴一针四效，凡下针后良久，先脾磨食，觉针动为一效；次针破病根，腹中作声为二效；次觉流入膀胱为三效；然后觉气流行入腰后肾堂间为四效矣。

廉泉（一名舌本），颈下，结喉上四寸中央，仰面取之。阴维、任脉之会。《素注》：低针取之，针一寸，留七呼。《铜人》：灸三壮，针三分，得气即泻。《明堂》：针二分。主咳嗽上气，喘息，呕沫，舌下肿难言，舌根缩急不食，舌纵涎出口疮。

承浆（一名悬浆），唇棱下陷中，开口取之。大肠脉、胃脉、督脉、任脉之会。《素注》：针二分，留五呼，灸三壮。《铜人》：灸七壮，止七七壮。《明堂》：针三分，得气即泻，留三呼，徐徐引气而出。日灸七壮，过七七停四五日后，灸七七壮。若一向灸，恐足阳明脉断，其病不愈；停息复灸，令血脉通宣，其病立愈。主偏风，半身不遂，口眼㖞斜，面肿消渴，口齿疳蚀生疮，暴喑不能言。

《难经》曰：任之为病，其内苦结，男子为七疝，女子为瘕聚。

阳跷脉穴

阳跷脉者，起于跟中，循外踝上行，入风池。其为病也，令人阴缓而阳急。两足跷脉，本太阳之别，合于太阳。其气上行，气并相远则为濡目，气不营则目不合。男子数其阳，女子数其阴，当数者为经，不当数者为络也。跷脉长八尺，所发之穴，生于申脉，以附阳为郄，本于仆参，与足少阳会于居髎，又与手阳明会于肩髃及巨骨，又与手足太阳、阳维会于臑俞，与手足阳明会于地仓，又与手足阳明会于巨髎，又与任脉、足阳明会于承泣。凡二十穴。

申脉（外踝下，属足太阳经） 附阳（外踝上） 仆参（跟骨上） 居髎（章门下） 肩髃（肩端） 巨骨（肩端） 臑俞（肩髎后，甲骨上廉） 地仓（口吻旁） 巨髎（鼻两旁） 承泣（目下七分）

以上诸穴，阳跷脉病者，宜刺之。

阴跷脉穴

阴跷脉者，亦起于跟中，循内踝上行至咽喉，交贯冲脉。此为病者，令人阳缓而阴急。故曰跷脉者，少阴之别，别于然谷之后，上内踝之上，直上阴，循阴股入阴，上循胸里，入缺盆，上出人迎之前，入鼻，属目内眦，合于太阳。女子以之为经，男子以之为络。两足跷脉，长八尺，而阴跷之郄在交信，阴跷病者取此。

照海（足内踝下） 交信（内踝上）

阴跷脉病，取之二穴刺之。

冲脉穴

冲脉者，与任脉皆起于胞中，上循脊里，为经络之海，其浮于外者，循腹上行，会于咽喉，别而络唇口。故曰冲脉者，起于气冲，并足少阴之经，夹脐上行，至胸中而散。此为病，令人逆气而里急。《难经》则曰：并足阳明之经，以穴考之，足阳明夹脐左右各二寸而上行，足少阴夹脐左右各五分而上行。《针经》所载，冲、任与督脉，同起于会阴，其在腹也，行乎幽门、通谷、阴都、石关、商曲、肓俞、中注、四满、气穴、大赫、横骨，凡二十二穴，皆足少阴之分也。然则冲脉，并足少阴之经明矣。

幽门（巨阙旁） 通谷（上脘两旁） 阴都（通谷下） 石关（阴都下） 商曲（石关下） 肓俞（商曲下） 中注（肓俞下） 四满（中注下） 气穴（四满下） 大赫（气穴下） 横骨（大赫下）

逆气里急者，取诸此。

阳维脉穴

阳维，维于阳，其脉起于诸阳之会，与阴维皆维络于身。若阳不能维于阳，则溶溶不能自收持。其脉气所发：别于金门，以阳交为郄，与手足太阳及跷脉会于臑俞，与手足少阳会于天髎。又会于肩井。其在头也，与足少阳会于阳白，上于本神及临泣，上至正营，循于脑空，下至风池；其与督脉会，则在风府及哑门。《难经》云：阳维为病，苦寒热。此阳维脉气所发，凡二十四穴。

金门（足外踝下） 阳交（外踝上） 臑俞（肩后胛上） 天髎（缺盆上） 肩井（肩头上） 阳白（眉上） 本神（眉上） 临泣（眉上） 正营（目窗后） 脑空（缺盆上） 风池（颞颥后） 风府（发际） 哑门（风府后）

以上穴，苦寒热者刺之。

阴维脉穴

阴维，维于阴，其脉起于诸阴之交。若阴不能维于阴，则怅然失志。其脉气所发者：阴维之郄，名曰筑宾，与足太阴会于腹哀、大横，又与足太阴、厥阴会于府舍、期门，与任脉会于天突、廉泉。《难经》云：阴维为病，苦心痛。此阴维脉气所发，凡十二穴。

筑宾（内踝上） 腹哀（日月下） 大横（腹哀下） 府舍（腹结下） 期门（乳下） 天突（结喉下） 廉泉（结喉上）

以上穴，苦心痛者刺之。

带脉穴

带脉者，起于季胁，回身一周。其为病也，腰腹纵容如囊水之状。其脉气所发，在季胁下一寸八分，正名带脉，以其回身一周如带也，又与足少阳会于维道。此带脉所发，凡四穴。

带脉（在季胁下一寸八分） 维道

以上穴，病如上证者刺之。

十五络脉

手太阴之别，名曰列缺。

实则手锐掌热，泻之；虚则欠㰦，小便遗数，补之。

手少阴之别，名曰通里。

实则支满，泻之；虚则不能言，补之。

手心主之别，名曰内关。

实则心痛，泻之；虚则头强，补之。

手太阳之别，名曰支正。

实则节弛肘废，泻之；虚则生疣，小如指痂疥，补之。

手阳明之别，名曰偏历。

实则龋聋，泻之；虚则齿寒痹隔，补之。

手少阳之别，名曰外关。

实则肘挛，泻之；虚则不收，补之。

足太阳之别，名曰飞扬。

实则鼽窒，头背痛，泻之；虚则鼽衄，补之。

足少阳之别，名曰光明。

实则厥，泻之；虚则痿躄，坐不能起，补之。

足阳明之别，名曰丰隆。

气逆则喉痹卒喑，实则狂癫，泻之；虚则足不收，胫枯，补之。

足太阴之别，名曰公孙。

厥气上逆则霍乱，实则肠中切痛，泻之；虚则鼓胀，补之。

足少阴之别，名曰大钟。

其病气逆则烦闷，实则闭癃，泻之；虚则腰痛，补之。

足厥阴之别，名曰蠡沟。

其病气逆则睾丸卒痛，实则挺长，泻之；虚则暴痒，补之。

任脉之别，名曰屏翳。

实则腹皮痛，泻之；虚则痒搔，补之。

督脉之别，名曰长强。

实则脊强，泻之；虚则头重，补之。

脾之大络，名曰大包。

实则身尽痛，泻之；虚则百节尽皆纵，补之。

凡此十五络者，实则必见，虚则必下，视之不见，求之上下，人经不同，络脉异所别也。

又按：胃之大络，名曰虚里，其动应衣，脉宗气也，而不系于补泻之列。盖中焦之气盛衰，而宗气为之盈缩，取之三里以下其气；而宗气之盈者消，调之三里以补其气；而宗气之耗者滋，则其气未尝不补泻也。特以非别走他经，故不在诸络之例。此所以举丰隆而不属虚里也欤。

十二原穴

三焦行于诸阳，故置一俞曰原。又曰：三焦者，水谷之道路，原气之别使也，主通行三气，经历五脏六腑。原者，三焦之尊号，故所至辄为原也。

太渊（肺） 大陵（心包） 太冲（肝） 太白（脾） 太溪（肾） 神门（心） 阳池（三焦） 京骨（膀胱） 丘墟（胆） 冲阳（胃） 合谷（大肠） 腕骨（小肠）

按《难经》云：五脏六腑之有病者，皆取其原。王海藏曰：假令补肝经，于本经原穴补一针（太冲穴是）；如泻肝经，于本经原穴亦泻一针。余仿此。

自太渊至神门皆为俞，自阳池至腕骨为原，海藏皆为十二原者，岂五脏无原，以俞为原，六腑有原，取原而不取俞邪？

五脏募穴

中府（肺之募） 巨阙（心之募） 章门（脾之募） 期门（肝之募） 中脘（胃之募）

按《难经》云：阳病行阴，故令募在阴（腹曰阴，募皆在腹）。东垣曰：凡治腹之募，皆为原气不足，从阴引阳，勿误也。又曰：六淫客邪，及上热下寒，筋骨皮肉血脉之病，错取于胃之合，及诸脉之募者，必危。

五脏俞穴

（俞，犹委输之输，言经气由此而输于彼也）

肺俞（三椎下各开寸半） 心俞（五椎下各开寸半） 肝俞（九椎下各开寸半） 脾俞（十一椎下各开寸半） 肾俞（十四椎下各开寸半）

按《难经》云：阴病行阳（背为阳）。故令俞在阳（人之俞皆在背）。东垣曰：天外风寒之邪，乘中而入，在人之背上腑俞、脏俞，是人之受天外风邪，亦有二说，中于阳则流于经。此病始于外寒、终归外热，以故治风寒之邪，治其各脏之俞。

八会穴

腑会中脘 脏会章门 筋会阳陵泉 髓会绝骨 血会膈俞 骨会大杼 脉会太渊 气会膻中

《难经》云：热病在内者，取会之气穴也。

	肺	心	肝	脾	肾	心包络
井(木)	少商	少冲	大敦	隐白	涌泉	中冲(春刺)
荥(火)	鱼际	少府	行间	大都	然谷	劳宫(夏刺)
输(土)	太渊	神门	太冲	太白	太溪	大陵(季夏刺)
经(金)	经渠	灵道	中封	商丘	复溜	间使(秋刺)
合(水)	尺泽	少海	曲泉	阴陵泉	阴谷	曲泽(冬刺)

	大肠	小肠	胆	胃	膀胱	三焦
井(金)	商阳	少泽	窍阴	厉兑	至阴	关冲(所出)
荥(水)	二间	前谷	侠溪	内庭	通谷	液门(所溜)
输(木)	三间	后溪	临泣	陷谷	束骨	中渚(所注)
原	合谷	腕骨	丘墟	冲阳	京骨	阳池(所过)
经(火)	阳溪	阳谷	阳辅	解溪	昆仑	支沟(所行)
合(土)	曲池	少海	阳陵泉	三里	委中	天井(所入)

五脏六腑井荥俞原经合

针灸聚英卷之二

骑竹马法

治痈疽恶疮发背，男左女右，臂腕中横纹起，用薄篾一条，量至中指齐肉尽处，不量爪甲，截断；次用薄篾，取前同身一寸，则子令病人脱去上下衣服，以大竹杠一条跨定，两人随徐扛起，足要离地五寸许，两旁更以两人扶定，毋令动摇不稳，却以前长篾贴定，竹扛竖起，从尾骶骨贴脊量至篾尽处，以笔点记，此不是穴；却用后取同身寸篾，取两寸平折，自中横量两头各一寸，方是灸穴。可灸三壮。

依法量穴，在督脉脊中至阳、筋缩二穴中外，太阳行背二行膈俞、肝俞之内，非正当穴也，疑必后人传讹，以三寸为二寸耳。岂有不得正穴，徒破好肉而能愈病哉？此不能无疑也。

四花穴

崔知悌云：灸骨蒸劳热，灸四花穴，以稻秆心量口缝如何阔，断其长多少，以如此长，裁纸四方，当中剪小孔；别用长稻秆踏脚下，前取脚大指为止，后取脚曲䐐横纹中为止，断了，却环在结喉下垂向背后，看稻秆止处，即以前小孔纸当中安，分为四花，灸纸角也，可灸七壮。

初疑四花穴，古人恐人不识点穴，故立此捷法，当必有合于五脏俞也。今依此法点穴，果合太阳行背二行膈俞、胆俞四穴。《难经》曰：血会膈俞。疏曰：血病治此。盖骨蒸劳热，血虚火旺，故取此以补之。胆者，肝之腑，藏血，故亦取是俞也。崔氏止言四花，而不言膈俞、胆俞四穴者，为粗工告也。今只依揣摸脊骨膈俞、胆俞为正，然人口有大小，阔狭不同，故四花亦不准。

灸劳穴

《资生经》云：久劳，其状手足心热，多盗汗，精神困顿，骨节疼寒，初发咳嗽，渐吐脓血，肌瘦面黄，减食少力。令身正直，用草子，男左女右，自脚中指尖量过脚心下，向上至曲脉大纹处截断；却将此草自鼻尖量，从头正中（分开头心发，贴内量）至脊，以草尽处用墨点记；别用草一条，令病人自然合口量阔狭，截断；却将此草于墨点上平折两头尽处量穴。灸时随年多灸一壮，如年三十，灸三十一，累效。

依此量之，其穴合五椎两旁三寸，心俞二穴也。岂心主血。故灸之欤？

取肾俞法

《千金》注云：凡取肾俞者，在平处立，以杖子约量至脐；又以此杖子，当背脊骨上量之，知是与脐平处也；然后相去各寸半取其穴，则肾俞也。

按：此法以脐准肾俞虽似，然肥人腹垂则脐低，瘦人腹平则脐平，今不论肥瘦，均以杖量之，未有准也。

窦氏八穴

（或云：少室隐者之所传。刘氏曰：八穴，用为辅治，非拘于法取者也）

公孙二穴（足太阴脾，通冲脉，合于心胸。主治二十七证。）

九种心痛	心胃
痰膈涎闷	心胸
脐腹痛胀	三焦胃
胁肋疼痛	心脾
产后血迷	心主
气隔食不下	小肠胃
泄泻不止	大肠胃
痃气疼痛	心胃
里急后重	大肠
伤寒结胸	小肠心
水隔酒痰	肝胃
中满不快反胃呕吐	胃
腹胁胀满痛	脾胃
肠风下血	大肠包络
脱肛不收（大人、小儿）	大肠肺
气隔	心肺
食隔不下	胃脾
食积疼痛	胃脾
癖气、小儿食癖	小肠心主
儿枕痛（妇人血块）	小肠三焦
酒癖	胃三焦
腹鸣	小肠胃
血刺痛	肝脾
小儿脾泻	脾肾
泻腹痛	大肠胃
胸中刺痛	心
疟疾心痛	心包络

上病，公孙悉主之，先取公孙，后取内关。

内关二穴（手厥阴心包络，通阴维。主治二十五证。）

中满不快	心胃
伤寒	心主
心胸痞满	肝胃
吐逆不定	脾胃
胸满痰隔	肺心
腹痛	胃
泄泻滑肠	大肠
酒痰隔痛	心主
米谷不化	胃
横竖痃气	肝胃
小儿脱肛	大肠肺
九种心痛	心主胃
胁肋痛	肝胆
妇人血刺痛	心肝
肠鸣	大肠
积块痛	肝
男子酒癖	脾肺

水膈并心下痞痛　心脾胃
气隔食不下　胃心肺
腹肋胀痛　脾胃心主
肠风下血　大肠
伤寒结胸　胃
里急后重　小肠
食膈不下食　心主胃
痃疟寒热（新添有验）
上病证，内关悉主之。

临泣二穴（此足临泣也，足少阳胆经。通带脉，合于目，上走耳后、颊颈、缺盆、胸膈，主治二十五证。）

足跌肿痛　胃
手足麻　小肠三焦
手指颤掉　肝心主
赤眼冷泪　膀胱
咽喉肿痛　三焦
手足挛急　肝肾
胁肋痛　胆
牙齿痛　胃大肠
手足发热　胃心主
解利伤寒　膀胱
腿胯痛　胆
脚膝肿痛　胃肝
四肢不遂　胆
头风肿　膀胱
头项肿　膀胱
浮风瘙痒　肺
身体肿　肾胃
身体麻　肝脾
头目眩　膀胱
筋挛骨痛　肝胃
颊腮痛　大肠
雷头风　胆
眼目肿痛　肝心
中风手足不举　肾
耳聋　肾胆
上列病证，临泣悉主之。先取临泣，后取外关。

外关（手少阳三焦经，通阳维。主治二十七证。）

肢节肿痛　肾
臂膊冷痛　三焦
鼻衄　肺
手足发热　三焦
手指节痛不能屈伸　三焦
眉棱中痛　膀胱
手足疼痛　胃
产后恶风　肾胃
伤寒自汗　胃肺
头风　膀胱
四肢不遂　胆胃
筋骨疼痛　肝肾
迎风泪出　肝
赤目疼痛　肝心
腰背肿痛　肾
手足麻痛并无力　胃
眼肿　心
头风掉眩痛　膀胱
伤寒表热　膀胱
破伤风　肝胃
手臂痛　大肠三焦
头项痛　小肠
盗汗　心主
目翳或隐涩　肝
产后身肿　胃肾
腰胯痛　肾
雷头风　胆
上病证，外关悉主之。

后溪二穴（手太阳小肠经，通督脉。合于内眦，走头项、耳、肩膊、小肠、膀胱。主治二十四证。）

手足挛急　肝

病证	经
手足颤掉	肝三焦
头风痛	三焦膀胱
伤寒不解	膀胱
盗汗不止	肺心
中风不语	经络肝
牙齿痛	胃大肠
癫痫吐沫	胃
腰背强痛	肾
筋骨痛	肝胃
咽喉闭塞	肾肺胃
颊腮肿痛	胃小肠
伤寒项强或痛	膀胱
膝胫肿痛	肾
手足麻	胃
眼赤肿	肝心
伤寒头痛	膀胱
表汗不出	肺胃
迎风泪下	肝胆
破伤风搐	肝
产后汗出恶风	肺
喉痹	肺肝
脚膝腿疼	胃
手麻痹	大肠

上病，后溪穴主之。先取后溪，后取申脉。

申脉（足太阳膀胱经，通阳跷。主治二十五证。）

病证	经
腰背强痛	膀胱
肢节烦痛	肾肝
手足不遂	胃肺
伤寒头痛	膀胱
身体肿满	胃
头面自汗	胃
癫痫	肝
目赤肿痛	膀胱
伤风自汗	胃
头风痒痛	胆
眉棱痛	膀胱
雷头风	胆
手臂痛	大肠
臂冷	三焦
产后自汗	肾
鼻衄	肺
破伤风	肝
肢节肿痛	肾肝
腿膝肿痛	胃
耳聋	肾
手足麻	胆
吹奶	胃
洗头风	膀胱
手足挛	肝肾
产后恶风	肾

上病，申脉穴主之。先取申脉，后取后溪。

列缺（手太阴肺经，通任脉。合肺及肺系、喉咙、胸膈。主治三十一证。）

病证	经
寒痛泄泻	脾
妇人血积痛或败血	肝
咽喉肿痛	胃
死胎不出及胎衣不下	肝
牙齿肿痛	胃大肠
小肠气撮痛	小肠
胁癖痛	肝肺
吐唾脓血	肺
咳嗽寒痰	肺
痃气	胃
食噎不下	胃
脐腹撮痛	脾
心腹痛	脾
肠鸣下痢	大肠
痔痒痛漏血	大肠

心痛温痢	脾
产后腰痛	肾肝
产后发狂	心
产后不语	心包络
米谷不化	脾
男子酒癖	胃肝
乳痈肿痛	胃
妇人血块	肝肾
温病不瘥	胆
吐逆不止	脾胃
小便下血	小肠
小便不通	膀胱
大便闭塞	大肠
大便下血	大肠
胃肠痛病	心胃
诸积	心胃

上病，列缺悉主之。先取列缺，后取照海。

照海（足少阴肾经，通阴跷。主治二十七证。）

喉咙闭塞	胃
小便冷痛	肾肝
小便淋涩不通	膀胱
妇人血晕	肝肾
膀胱气痛	膀胱
胎衣不下	肝
脐腹痛	脾
小腹胀满	小肠
肠澼下血	大肠
饮食不纳反胃吐食	胃
男子癖并酒积	肺肝
肠鸣下痢腹痛	大肠
中满不快	胃
食不化	胃
妇人血积	肾心
儿枕痛	胃肝
难产	肾肝
泄泻	脾
呕吐	胃
酒积	脾
痃气	胃
气块	脾肝肾
酒痹	胃肝
气膈	心主
大便不通	大肠
食劳黄	脾胃
足热厥	心主

上病，照海悉主之。先取照海，后取列缺。

上法，先刺主证之穴，随病左右上下所在取之，仍循扪导引，按法祛除。如病未已，必求合穴；未已则求之，须要停针待气，使上下相接，快然无其所苦，而后出针。

按：此八穴，治法溥博，亦许学士所谓广络原野，冀获一兔者也。

子午流注髎穴开合

胆甲日（甲与己合，胆引气行，木原在寅），甲戌时窍阴（井胆），丙子时前谷（荥小肠），戊寅时陷谷（俞胃），并过本原丘墟，庚辰时阳溪（经大肠），壬午时委中（合膀胱），甲申时气纳三焦。

肝乙日（乙与庚合，肝与血行），乙酉时大敦（井肝），丁亥时少府（荥心），己丑时太白（俞胃），辛卯时经渠（经肺），癸巳时阴谷（合肾），乙未血纳包络。

小肠丙日丙与辛合，小肠引气出行，火，原在子，火入水乡，丙申时少泽井小肠，戊戌时内庭荥胃，庚子时三间输大肠，过本原腕骨原火，原在子，壬寅时昆仑经膀胱，甲辰时阳陵泉合胆，丙午时气纳三焦。

心丁日（丁与壬合，心引血行），丁未时少冲（井心），己酉时大都（荥脾），辛亥时太渊（俞肺），癸丑时复溜（经肾），乙卯时曲泉（合肝），丁巳时血纳三焦。

胃戊日（戊与癸合，胃引气出行，土原在戌），戊午时厉兑（井胃），庚申时三间（荥大肠），壬戌时束骨（俞膀胱），过本原冲阳（土原在戌），甲子时阳辅（经胆），丙寅时小海（合小肠），戊辰时气纳三焦。

脾己日（甲与己合，脾引血行）。己巳时隐白（井脾），辛未时鱼际（荥肺），癸酉时太溪（俞肾），乙亥时中封（经肝），丁丑时少海（合心），己卯时血纳包络。

大肠庚日（庚与乙合，大肠引气出行，金原在申），庚辰时商阳（井大肠），壬午时通谷（荥膀胱），甲申时临泣（输胆），过本原合谷（金原在申），丙戌时阳谷（经小肠），戊子时三里（合胃），庚寅时气纳三焦（支沟）。

肺辛日（丙与辛合，肺引血出行），辛卯时少商（井肺），癸巳时然谷（荥肾），乙未时太冲（俞肝），丁酉时灵道（经心），己亥时阴陵泉（合脾），辛丑时血纳包络。

膀胱壬日（丁与壬合，膀胱引气出行，水原在午，水入火乡），壬寅时至阴（井膀胱），甲辰时侠溪（荥胆），丙午时后溪（俞小肠），过本原京骨（水原在午，火入水乡，故壬丙子午相交），戊申时解溪（经胃），庚戌时曲池（合大肠），壬子时气纳三焦（还原化本）。

肾癸日（戊与癸合，肾引血行），癸亥时涌泉（井肾），乙丑时行间（荥肝），丁卯时神门（俞心），己巳时商丘（经脾），辛未时尺泽（合肾），癸酉时血纳包络。

三焦（十二经之本，生气之原。主通行荣卫，经历五脏六腑），壬子时关冲（井三焦），甲寅时液门（荥），丙辰时中渚（俞），过本原阳池（原），戊午时支沟（经），庚申时天井（合），壬戌时气入行。

心包络（心主与三焦为表里），癸丑时中冲（井），乙卯时劳宫（荥），丁巳时大陵（俞），己未时间使（经），辛酉时曲泽（合），癸亥血入行。

上子午流注开合时，原有方圆二图，今直录之，以便记诵。旧方图以甲己为九，乙庚为八，丙辛为七，丁壬为六，戊癸为五；子午为九，丑未为八，寅申为七，卯酉为六，辰戌为五，巳亥为四。圆图无此，而缺三焦包络。大抵书之有图，所以彰明其理耳，今反晦之，是以不录。窦氏井荥俞经合应日开合，有图有说，今人泥其图而不详其说，妄言今日某日，某时其穴开，凡百病皆针灸此开穴；明日某日，某时某穴开，凡百病针灸明日开穴，误人多矣！今去其图，直录其说，使人知某病宜针灸某经某穴，当用某日某时开方针。如东垣治前阴臊臭，刺肝经行间，用乙丑时矣；又刺少冲，则宜丁未日矣。岂东垣治一病而有首尾越四十三日刺两穴哉？此又不通之论也，大抵医自《素》、《难》之下，皆为旁溪曲径，非周行也。

脏腑井荥输经合主治

假令得弦脉，病人善洁（胆为清净之府故耳），面青善怒，此胆病也。若心下满当刺窍阴（井），身热当刺侠溪（荥），体重节痛刺临泣（俞），喘咳寒热刺阳辅（经），逆气而泄刺阳陵泉（合），又总取丘墟（原）。

假令得弦脉，病人淋溲难，转筋，四肢满闭，脐右有动气，此肝病也。若心下满当刺大敦（井），身热刺行间（荥），体重节痛刺太冲（俞），喘嗽寒热刺中封（经），逆气而泄刺曲泉（合）。

假令得浮洪脉，病人面赤，口干，喜笑，此小肠病也。若心下满刺少泽（井），身热刺前谷（荥），体重节痛刺后溪（俞），喘嗽寒热刺阳谷（经），逆气而泄刺小海（合），又总刺腕骨（原）。

假令得浮洪脉，病人烦心，心痛，掌中热而啘，脐上有动气，此心病也。若心下满刺少冲（井），身热刺少府（荥），体重节痛刺神门（俞），喘嗽寒热刺灵道（经），逆气而泄刺少海（合）。

假令得浮缓脉，病人面黄，善噫善思善味，此胃病也。若心下满刺厉兑（井），身热刺内庭（荥），体重节痛刺陷谷俞，喘嗽寒热刺解溪（经），逆气而泄刺三里（合），又总刺冲阳（原）。

假令得浮缓脉，病人腹胀满，食不消，体重节痛，怠惰嗜卧，四肢不收，当脐有动气，按之牢若痛，此脾病也。若心下满刺隐白（井），身热刺大都（荥），体重节痛刺太白（俞），喘嗽寒热刺商丘（经），逆气而泄刺阴陵泉（合）。

假令得浮脉，病人面白。善嚏，悲愁不乐欲哭，此大肠病也。若心下满刺商阳（井），身热刺二间（荥），体重节痛刺三间（俞），喘嗽寒热刺阳溪（经），逆气而泄刺曲池（合），又总刺合谷（原）。

假令得浮脉，病人喘嗽，洒淅寒热，脐右有动气，按之牢若痛，此肺病也。若心下满刺少商（经），身热刺鱼际（荥），体重节痛刺太渊（俞），喘嗽寒热刺经渠（经），逆气而泄刺尺泽（合）。

假令得沉迟脉，病人面黑，善恐欠，此膀胱病也。若心下满刺至阴（井），身热刺通谷（荥），体重节痛刺束骨（俞），喘嗽寒热刺昆仑（经），逆气而泄刺委中（合），又通刺京骨（原）。

假令得沉迟脉，病人逆气，小腹急痛，泄如下重，足胫寒而逆，此肾病也。若心下满刺涌泉（井），身热刺然谷（荥），体重节痛刺太溪（俞），喘嗽寒热刺复溜（经），逆气而泄刺阴谷（合）。

此五脏六腑井荥俞经合刺法，深得《素》、《难》之旨，学者不可不知。

十二经是动所生病补泻迎随

《经》曰：十二经病。盛则泻之，虚则补之，热则疾之，寒则留之，不盛不虚，以经取之。又曰：迎而夺之，随而济之。又曰：虚则补其母，实则泻其子。《难经》曰：经脉行血气，通阴阳，以荣于身者也。其始（平旦寅时）从中焦注手太阴（肺）、阳明（大肠卯），阳明注足阳明（胃辰）、太阴（脾巳），太阴注手少阴（心午）、太阳（小肠未），太阳注足太阳（膀胱申）、少阴（肾酉），少阴注手心主（包络戌）、少阳（三焦亥），少阳注足少阳（胆子）、厥阴（肝丑），厥阴复注于手太阴，如环无端，转相灌溉。又曰：迎随者，知荣卫之流行，经脉之往来，随其顺逆而取之。又曰：所出为井，所溜为荥，所注为俞，所行为经，所入为合。又曰：井者东方春也，万物之始生，故言井；合者北方冬，阳气入藏，故言合（举始终而言，经俞在其中矣）。又曰：诸井者，肌肉浅薄，不足为使也，刺井当刺荥（滑氏曰：补井当补合）。又曰：原者三焦之尊号，五脏六腑有病，皆取其原。又曰：泻南方，补北方。今本《素》、《难》发挥于下，圆机之士，必以为赘，姑以私备忘尔。

十二经病井荥输经合补虚泻实

手太阴肺经属辛金，起中府，终少商。多气少血，寅时注此。

是动病（邪在气，气为是而动。） 肺胀，膨膨而喘咳，缺盆中痛，甚则交两手而瞀，是谓臂厥。

所生病（邪在血，血因之而生病。） 咳嗽上气，喘喝烦心，胸满，臑臂内前廉痛，掌中热。气盛有余，则肩背痛风寒（疑寒字衍），汗出中风，小便数而欠，寸口大三倍于人迎；虚则肩背痛寒，少气不足以息，溺色变，卒遗失无度，寸口反小于人迎也。

补（虚则补之。）用卯时（随而济之。） 太渊（穴在掌后陷中，为经土。土生金，为母。经曰：虚则补其母。）

泻（盛则泻之。）用寅时（迎而夺之。） 尺泽（为合水，金生水，实则泻其子。穴在肘中约纹动脉中。）

手阳明大肠经为庚金，起商阳，终迎香，气血俱多，卯时注此。

是动病 齿痛颊肿。是主津。

所生病 目黄口干，鼽衄喉痹，肩前臑痛，大指次指不用。气有余，则当脉所过者热肿，人迎大三倍于寸口：虚则寒栗不复，人迎反小于寸口也。

补 用辰时 曲池（穴在肘外辅骨，屈肘曲骨之中，拱胸取之。为合土。土生金，虚则补其母。）

泻 用卯时 二间（穴在食指本节前内侧陷中。为荥水。金生水，为子，实则泻其子。）

足阳明胃经属戊土，起承泣，终厉兑。气血俱多，辰时气血注此。

是动病 洒洒然振寒，善伸数欠，颜黑，病至恶人与火，闻木音则惕然而惊，心动欲独闭户牖而处，甚则欲上高而歌，弃衣而走，贲响腹胀，是谓骭厥。主血。

所生病 狂疟温淫，汗出鼽衄，口㖞唇胗，喉痹，大腹水肿，膝髌肿痛，循胸乳气街股伏兔胻外廉足跗上皆痛，中指不用。气盛则身以前皆热，其有余于胃，则消谷善饥，溺色黄，人迎大三倍于寸口；气不足，则身以前皆寒栗，胃中寒则胀满，人迎反小于寸口也。

补　用巳时　解溪（穴在冲阳后一寸五分腕上陷中。为经火，火生土。经曰：虚则补其母。）

泻　用辰时　厉兑（穴在足大指次指去甲如韭叶。为金井，土生金。经曰：实则泻其子。）

足太阴脾经属己土，起隐白，终周荣，多气少血，巳时气血注此。

是动病　舌本强，食则呕，胃脘痛，腹胀善噫，得后出与气，则快然如衰，身体皆重。是主脾。

所生病　舌本痛，体不能动摇，食不下，烦心，心下急痛，寒疟，溏瘕泄，水闭，黄疸，不能卧，强立。膝股内肿厥，足大指不用。盛者，寸口大三倍于人迎；虚者，寸口小三倍于人迎也。

补　用午时　大都（穴在足大指本节后陷中。为荥火。火生土，为母，虚则补其母。）

泻　用巳时　商丘（穴在足内踝下微前陷中。为经金。土生金，实则泻其子。）

手少阴心经属丁火，起极泉，终少冲。多血少气，午时注此。

是动病　嗌干心痛，渴而欲饮，是为臂厥。主心。

所生病　目黄胁痛，臑臂内后廉痛厥，掌中热。盛者，寸口大再倍于人迎；虚者，寸口反小于人迎也。

补　用未时　少冲（穴在手小指内廉端，去爪甲如韭叶。为井木。木生火，为母。经曰：虚则补其母。）

泻　用午时　灵道（穴在掌后一寸五分。为经金。土生金，为子，实则泻其子。）

手太阳小肠经属丙火，起少泽，终听宫，多血少气，未时注此。

是动病　嗌痛颔肿，不可回顾，肩似拔，臑似折，是主液。

所生病　颈寒肩臑耳聋目黄，颊肿肘臂外后廉痛。盛者，人迎大再倍于寸口；虚者，人迎反小于寸口也。

补　用申时　后溪（穴在手小指外侧本节后陷中。为俞木，木生火，虚则补其母。）

泻　用未时　小海（穴在肘内，大骨外，肘端五分陷中。为合土。火生土，为子，实则泻其子。）

足太阳膀胱经属壬水，起睛明，终至阴，多血少气，申时注此。

是动病　头痛，目似脱，项似拔，脊痛，腰似折，髀不可以曲，腘如结，腨似裂，是为踝厥。是主筋。

所生病　痔疟狂癫，头囟顶痛，目黄泪出，鼽衄，项背腰尻腘腨脚皆痛，小指不用。盛者，人迎大再倍于气口；虚者，人迎反小于气口也。

补　用酉时　至阴（穴在足小指外侧去爪甲角如韭叶。为井金。金生水，为母，虚则补母。）

泻　用申时　束骨（穴在足小指外侧本节后陷中。为俞木，水生木，为子，实则泻其子。）

足少阴肾经属癸水，起涌泉，终俞府。多血少气，酉时注此。

是动病　饥不欲食，面黑如炭色，咳唾则有血，喝喝而喘，坐而欲起，目䀮䀮然如无所见，心如悬饥状，气不足则善恐，心惕然如人将捕之，是谓骨厥。是主肾。

所生病　口热舌干咽肿，上气嗌干及痛，烦心心痛，黄疸肠澼，脊股内后廉痛，痿厥，嗜卧，足下热而痛。盛者，寸口大再倍于人迎；虚者，寸口反小于人迎也。

补　用戊时　复溜（穴在足内踝上二寸动脉陷中。为经金。金生水，金为水之母，虚则补其母。）

泻　用酉时　涌泉（穴在足心陷中。为井水。水生木，木为水之子，实则泻其子。）

手厥阴心包络经配肾（相火），起天池，终中冲。多血少气，戌时注此。

是动病　手心热，臂肘挛痛，腋肿，甚则胸胁支满，心中澹澹大动，面赤目黄，善笑不休。是主心包络。

所生病　烦心心痛，掌中热。盛者，寸口大三倍于人迎；虚者，寸口反小于人迎。

补　用亥时　中冲（穴在手中指端去爪甲如韭叶。为井木。木生火，为母，虚则补其母。滑氏曰：井者，肌肉浅薄不足为使也。补井者，当补合。）

泻　用戌时　大陵（穴在掌后两筋间陷中。为俞土。火生土，为子，实则泻其子。）

手少阳三焦经（属相火配心包。）起关冲，终丝竹，多气少血，亥时注此。

是动病　耳聋，浑浑焞焞，咽肿喉痹，是主气。

所生病　汗出，目锐眦痛，颊痛，耳后肩臑肘臂外皆痛，小指次指不用。盛者，人迎大一倍于寸口；虚者，人迎反小于气口也。

补　用子时　中渚（穴在手小指次指本节后陷间。为俞木，木生火，为母，虚则补其母。）

泻　用亥时　天井（穴在肘外大骨后上一寸，两筋间陷中，屈肘得之。甄权云：屈肘一寸。又：手按膝头，取之两筋骨罅。为合土，火生土，为子，实则泻其子。）

足少阳胆经属甲木，起瞳子髎，终窍阴，多气少血，子时注此。

是动病　口苦，善太息，心胁痛，不能转侧，甚则面微有尘，体无膏泽，足外反热，是为阳厥。是主骨。

所生病　头角颔痛，目锐眦痛，缺盆中肿痛，腋下肿，马刀夹瘿，汗出振寒，疟，胸中胁肋髀膝外，至胫绝骨外踝前及诸节皆痛，小指次指不用。盛者，人迎大三倍于寸口；虚者，人迎反小于寸口也。

补　用丑时　侠溪（穴在足小指次指歧骨间，本节前陷中。为荥水。水生木，为母，虚则补母。）

泻　用子时　阳辅（穴在足外踝上四寸，辅前骨绝骨端，去丘墟七寸。为经火。木生火，为子，实则泻子。）

足厥阴肝经属乙木，起大敦，终期门，多血少气，丑时注此。

是动病　腰痛不可俯仰，丈夫㿗疝，妇人小腹肿，甚则嗌干，面尘脱色。是主肝。

所生病　胸满呕逆，洞泄，狐疝，遗溺癃闭。盛者，寸口大一倍于人迎；虚者，寸口反小于人迎也。

补　用寅时　曲泉（穴在膝内辅骨下，大筋上、小筋下陷中，屈膝得之，在膝横纹头是。为合水。水生木。为母，虚则补其母。）

泻　用丑时　行间（穴在足大指间，动脉应手。为荥火。木生火，火为子，实则泻其子。）

上针法，并荣俞经合补泻，皆本《素》、《难》也。

东垣针法

东垣针法，悉本《素》、《难》，近世医者，只读《玉龙》、《金针》、《标幽》等歌赋，而于先生之所以垂教者，废而不讲，宜其针之不古，若而病之不易疗也。兹故表而出之，引伸触类，应用不穷矣。

东垣曰：《黄帝针经》胃病者，胃脘当心而痛，上支两胁，膈咽不通，饮食不下，取三里以补之。

脾胃虚弱，感湿成痿，汗大泄，妨食，三里、气街以三棱针出血；若汗不减，不止者，于三里穴下三寸上廉穴出血。禁酒湿面。

东垣曰：《黄帝针经》云：从下上者，引而去之，上气不足，推而扬之。盖上气者，心肺上焦之气，阳病在阴，从阴引阳，去其邪气于腠理皮毛也。又云：视前痛者，当先取之，是先以缪刺，泻其经络之壅者，为血凝而不流，故先去之而治他病。

东垣曰：胃气下溜，五脏气皆乱，其为病互相出见。黄帝曰：五乱刺之有道乎？岐伯曰：有道以来，有道以去，审知其道，是谓身宝。帝曰：愿闻其道。岐伯曰：气在于心者，取之手少阴心主之输神门、大陵，同精导气，以复其本位。

气在于肺者，取之手太阴荥、足少阴输：鱼际、太渊。成痿者，以导湿热，引胃气出阳道，不令湿土克肾，其穴在太溪。

气在于肠胃者，取之足太阴、阳明；不下者，取之三里、章门、中脘。因足太阴虚者，于募穴中导引之于血中。有一说，腑输去腑病也。胃虚而致太阴无所禀者，于足阳明之募穴中引导之。如气逆为霍乱者，取三里；气下乃止，不下复始。

气在于头，取之天柱、大杼；不足，取之足太阳荥输：通谷深、束骨深。先取天柱、大杼，不补不泻，以导气而已；取足太阳膀胱经中，不补不泻，深取通谷、束骨，丁心火、己脾土穴中以引导去之。

气在于臂足，取之先去血脉；后取其阳明、少阴之荥输：二间、三间，深取之，内庭、陷谷深取之。视其足臂之血络，尽取之。后治其痿厥，皆不补不泻，从阴深取，引而上之。上者出也，去也。皆阴火有余，阳气不足，伏匿于地中者，荣血也。当从阴引阳，先于地中升奉阳气，次泻阴火，乃导气同精之法。

帝曰：补泻奈何？曰：徐入徐出，谓之导气。补泻无形，谓之同精。是非有余不足也，乱气之相逆也。帝曰：允乎哉道，明乎哉问，请著之玉版，命曰治乱也。

东垣曰：阴病治阳，阳病治阴。《阴阳应象论》云：审其阴阳，以别柔刚，阳病治阴，阴病治阳，定其血脉，各守其乡，血实宜决之，气虚宜掣引之。夫阴病在阳者，是天外风寒之邪，乘中而外入，在人之背上腑俞脏俞。是人之受天外寒邪，亦有二说。中于阳，则流于经，此病始于外寒，终归外热，故以治风寒之邪，治其各脏之俞，非止风寒而已。六淫湿暑燥火，皆五脏所受，乃筋骨血脉受邪，各有背上五脏俞以除之。伤寒一说，从仲景，中八风者，有风论，中暑者，治在背上小肠俞；中湿者，治在胃俞；中燥者，治在大肠俞，此皆六淫客邪有余之病，皆泻其背之腑俞。若病久传变，有虚有实，各随病之传变，补泻不定，只治在背腑俞。另有上热下寒，经曰：阴病在阳，当从阳引阴、必须先去络脉经隧之血。若阴中火旺，上腾于天，致六阳反不衰而上充者，先去五脏之血络，引而下行，天气降下，则下寒之病自去矣。慎勿独泻其六阳，此病阳亢，乃阴火之邪滋之，只去阴火，只损脉络经隧之邪，勿误也。阳病在阴者，病从阴引阳，是水谷之寒热，感则害人六腑。又曰：饮食失节，及劳役形质，阴火乘于坤土之中，致谷气、营气、清气、胃气、元气不得上升，滋于六腑之阳气，是五阳之气先绝于外。外者天也，下流伏于坤土阴火之中，皆先由喜怒悲忧恐为五贼所伤，而后胃气不行，劳役饮食不节，继之则元气乃伤，当从胃俞合三里穴中，推而扬之，以伸元气，故曰从阴引阳。若元气愈不足，治在腹上诸腑之募穴。若传在五脏，为九窍不通，随各窍之病，治其各脏之募穴于腹，故曰：五脏不平，乃六腑元气闭塞之所生也。又曰：五脏不和，九窍不通，皆阳气不足，阴气有余，故曰阳不胜其阴。凡治腹之募，皆为元气不足，从阴引阳，勿误也。若错补四末之腧，错泻四末之余，错泻者，差尤甚矣。按岐伯所说，只取穴于天上。天上者，人之背上五脏六腑之俞，岂有生者乎？兴言及此。寒心切骨，若六淫客邪，及上热下寒，筋骨皮肉血脉之病，错取穴于胃之合，及诸腹之募者，必危，亦岐伯之言。下工岂可不慎哉！

东垣曰：三焦元气衰王。《黄帝针经》云：上气不足，脑为之不满，耳为之苦鸣，头为之倾，目为之瞑；中气不足，溲便为之变，肠为之苦鸣；下气不足，则为痿厥心悗。补足外踝，留之。

东垣曰：一富者前阴臊臭，又因连日饮酒，腹中不和，求先师治之。曰：夫前阴足厥阴之脉络，循阴器出其挺末。凡臭者，心之所主，散入五方为五臭，入肝为臊，此其一也。当于肝经中泻行间，是治其本；后于心经中泻少冲，乃治其标。

治例

一 伤寒

发热

风寒客于皮肤，阳气怫郁所致，此表热也；阳气下陷，入阴分蒸熏，此里热也。

汗不出，凄凄恶寒，取玉枕、大杼、肝俞、膈俞、陶道。

身热恶寒，后溪。

身热汗出，足厥冷，取大都。

身热头痛，食不下，取三焦俞。

汗不出，取合谷、后溪、阳池、厉兑、解溪、风池。

身热而喘，取三间。

余热不尽，取曲池。

烦满，汗不出，取风池、命门。

汗出寒热，取五处、攒竹、上脘。

烦心好呕，取巨阙、商丘。

身热头痛，汗不出，取曲泉。

身热进退，头痛，取神道、关元、悬颅。（以上出《针经》。）

六脉沉细，一息二三至，灸气海、关元。

少阴发热，灸太溪。

恶寒

有热恶寒者，发于阳；无热恶寒者，发于阴。

背恶寒，口中和，灸关元。

恶风

有汗为中风卫病，无汗恶风为寒伤荣。

先刺风池、风府，却与桂枝葛根汤。

胸胁满

邪气自表侵里。必先自胸胁，以次入心腹胃。

胸胁满兼谵语，刺期门。

结胸

脏气闭而不流布也。按之痛为小结，不按自痛为大结。

刺期门，刺肺俞（严仁庵）。妇人因血结胸，热入血室，刺期门。

又以黄连、巴豆七粒，作饼子，置脐中，以火灸之，得利为度。

咳逆

胸中气不交也，水火相搏而有声，故咳逆也。

刺期门。

小腹满

物聚而满，上为气，下为溺与血。小腹硬，小便自利，其人如狂，血证也。当出不出，积而为满。

中痧腹虚胀，或腹中急痛，刺括委中，或夺命穴等处。

烦躁

邪气在里，烦为内不安，躁为外不安。

伤寒六七日，脉微，手足厥冷，烦躁，灸厥阴俞穴。

蓄血

热毒流于下而瘀血者。

少阴证下利，便脓血者，可刺。阳明病，下血谵语，必热入血室，头汗出者，当刺期门。

呕吐

表邪传里，里气上逆，则为呕吐。

口中和，脉微涩弱，皆灸厥阴。《脉经》、《千金翼》林氏本曰：灸厥阴五十壮。

战栗

战者正气胜，栗者邪气胜。邪与正争，心战而外栗，为病欲解也。

心气内盛，正气大虚，心栗而鼓颔，身不战者，已而遂成寒逆者，宜灸之。

四逆

四肢逆冷而不温，积凉成寒，六腑气绝于外。四肢手足寒冷，足胫寒逆，少阴也。四肢厥冷，身寒者，厥阴也。

四逆灸气海、肾俞、肝俞。

厥

手足逆冷，阳气伏陷，热气逆伏而手足冷也。

刺内庭、大都。

庞氏曰：脉促而厥者，灸之。

郁冒

郁为气不舒，冒为神昏不清，即昏迷是也，多虚极乘寒所致，或吐下使然。

郁冒，刺太阳、少阳；并病头痛，或冒闷，如结胸状，当刺大椎第一间，及肺肝二俞，慎不可汗。

自利

不经攻下自溏泄。

下利脉微涩，呕而汗出，必更衣，反小者，当温上，灸之，以消阴。

少阴吐利，手中不冷，反发热，脉不至，灸少阴太溪穴。

少阴下利，便脓血者，可刺之，宜通用之。

热入血室

男子由阳明而伤，下血谵语，妇人则随经而入，月水适来，邪乘虚入。

七、八日热除而脉迟，胸胁满，如结胸状，谵语，此热入血室。刺期门。用甘草芍药汤；不已，刺隐白。

霍乱

上吐下利，挥霍撩乱，邪在中焦，胃气不治，阴阳乖隔，遂上吐下利，躁扰烦乱也。

干霍乱或腹中急痛绞刺，宜刺委中，及夺命穴。

腹痛

有实有虚，寒热燥屎旧积，按之不痛为虚，痛为实。合灸不灸，令病人冷结，久而弥困，气冲心而死。刺括委中穴。

阴毒阴证

阴病盛，则微阳消于上，故沉重，四肢逆冷，脐腹筑痛，厥逆或冷，六脉沉细。

阴毒，灸关元、气海。

太阳少阳并病

刺肺俞、肝俞。如头痛，刺大椎。

小便不利

邪蓄于内，津液不行。

阴寒甚，下闭者，灸之。阴证，小便不利，必阴囊缩入小腹，痛欲死者，灸石门。

不仁

不柔和，痒痛寒热皆不知，正气为邪气闭伏，郁而不散，血气虚少故也。

若越人入诊虢太子尸厥，以郁冒不仁为可治，刺之而济痊者，神医之诊也。设脉浮洪，汗如油，喘不休，体不仁，越人其能治哉？（以上见刘氏《伤寒治例》。）

杂病

风

大率主血虚气虚，火与湿，多痰。

中风，神阙、风池、百会、曲池、翳风、风市、环跳、肩髃，皆可灸之，以凿窍疏风。又针以导气。

寒

见《伤寒》。

阴寒及陷下脉绝者，宜灸之。

发热

有寒热、潮热、烦热、往来热。

热病汗不出，商阳、合谷、阳谷、侠溪、厉兑、劳宫、腕骨以导气。热无度不止，陷谷，出血以泄热。

腹痛

有实有虚，有寒、气滞、死血、积热、风、湿痰、惊疾、食、疮、痧、疝。

实痛宜刺泻之，太冲、三阴交、太白、太渊、大陵。

邪客经络，药不能及者，宜灸气海、关元、中脘。

头痛

有风、风热、痰湿、寒。真头痛，手足青至节，死不治。

灸，疏散寒。

针：脉浮，刺腕骨、京骨；脉长，合骨、冲阳；脉弦，阳池、风府、风池。

腰痛

气虚、血虚、肾病、风湿、湿热瘀、寒气滞。

血滞于下，委中出血，灸肾俞、昆仑。又用附子尖、乌头尖、南星、麝香、雄黄、樟脑、丁香炼蜜丸，姜汁化开成膏，放手内，烘热摩之。

胁痛

肝火盛，木气实，有死血、痰注、肝急。

针丘墟、中渎。

心痛

有风寒、气血虚、食积热。

针太溪、然谷、尺泽、行间、建里、大都、太白、中脘、神门、涌泉。

牙疼

主血热、胃口有热、风寒、湿热、虫蛀。

合谷、内庭、浮白、阳白、三间。

眼目

肝气实、风热、痰热、血瘀热、血实气壅。

丝竹空、上星、百会、攒竹宣泄。痛者，风池、合谷。张子和治眼目，神庭、上星、前顶。

灸大寒犯脑，连及目痛，或风湿相搏，风邪，皆可用。有翳，取二间、合谷。小儿疳眼，灸合谷二穴各一壮。

泻痢

气虚兼寒热、食积、风邪、惊邪、热湿、阳气下陷、痰积，当分治，泻轻痢重。

陷下则灸之，脾俞、关元、肾俞、复溜、腹哀、长强、太溪、大肠俞、三里、气舍、中脘。

白痢，大肠俞；赤，小肠俞。

疟

有风暑、山岚瘴气、食老疟、疟母、寒湿痹、五脏疟、五腑疟。

针合谷、曲池、公孙。

灸不拘男女，于大椎中第一节处，先针后灸三七壮，立效。或灸第三节亦可。

咳嗽

风、寒、火、劳、痰、肺胀、湿。

灸天突、肺俞、肩井、少商、然谷、肝俞、期门、行间、廉泉、扶突。

针曲泽（出血立已）、前谷。

面赤热咳，支沟；多唾，三里。

吐衄血

身热是血虚，血温身热者，死不治。

针隐白、脾俞、上脘、肝俞。

下血

肠风多在胃与大肠。

针隐白。

灸三里。

诸气

怒则气上，惊则气乱，恐则气下，劳则气散，悲则气消，喜则气缓，思则气结。

针以导气。

淋

属热，热结，痰气不利，胞痹为寒，老人气虚。

灸三阴交。

小水不禁

灸阴陵泉、阳陵泉。

喉痹

针合谷、涌泉、天突、丰隆。

灸：初起旁灸之，盖亦凿窍使外泄也。头肿，针曲池穴。

诸疮

瘰疬疮，灸肩井、曲池、大迎。

针：缘唇疮，须去恶血。

疝

有因寒、因气、因湿热痰积流下。

灸大敦、三阴交。小腹下横纹斜尖，灸一壮。

针太冲、大敦、跳骨。

脚气

有湿热、食积、流注、风湿、寒湿。

针公孙、冲阳。

灸三里。

痿

有湿热、有痰、有无血而虚、有气弱、有瘀血。

针中渎、环跳（须停待气一二时方可）。

灸三里、肺俞。

喘

有痰、气虚、阴虚。

灸中府、云门、天府、华盖、肺俞。

恶心

因痰、热、虚。

灸胃俞、幽门、商丘、中府、石门、膈俞、阳关。

隔噎

因血虚、气虚、热、痰火、血积、癖积。

针天突、石门、三里、胃俞、胃脘、膈俞、水分、气海、胃仓。

水肿

皮水、正水、石水、风水，因气湿食。

刺胃仓、合谷、石门、水沟、三里、复溜、曲泉、四满。

鼓胀

气胀、寒胀、脾虚中满。

针上脘、三里、章门、阴谷、关元、期门、行间、脾俞、悬钟、承满。

头眩

痰夹气，虚火动其痰。

针上星、风池、天柱。

痛风

风热、风湿、血虚有痰。

针百会、环跳。

肩臂痛

痰湿为主。

灸肩髃、曲池。

梦遗

专主湿热相火。

灸中极、曲骨、膏肓、肾俞。

痫

俱是痰火，不必分牛马六畜。

灸百会、鸠尾、上脘、神门、阳跷（昼发）、阴跷（夜发）。

癞

感天地间杀厉之气，声哑者难治。

针委中出血二三合。黑紫疙瘩处，亦去恶血以（上见刘氏《杂病治例》）。

疮疡

河间曰：凡疮疡须分经络部分，血气多少，腧穴远近。从背出者，当从太阳五穴选用：至阴、通谷、束骨、昆仑、委中。从鬓出者，当从少阳五穴选用：窍阴、侠溪、临泣、阳辅、阳陵泉。从髭出者，当从阳明五穴选用：厉兑，内庭、陷谷、冲阳、解溪。从脑出者，则以绝骨一穴。

《肠痈纂要》云：《千金》灸法：曲两肘，正肘头锐骨，灸百壮，下脓血而安。

武按：河间《疮疡》止论足三阳，而手足三阴三阳未备，学者当引伸而触类。

玉机微义

咳嗽

《千金方》曰：寒咳，肝咳，刺足太冲。心咳，刺手神门。脾咳，刺足太白。肺咳，刺手太渊。肾咳，刺足太溪。胆咳，刺足阳陵泉。厥阴咳，刺手大陵。

刘氏曰：经有三焦而无心主，此有心主而无三焦，然已发其秘矣！惜乎胃、大小肠、膀胱咳及针治，皆略之而不议。

《千金》云：咳者，灸两乳下黑白际，各数十壮即瘥，又以蒲当乳头周匝围身，令前后正中，当脊骨灸十壮。上气咳逆，嗽，短气，气满，食不下，灸肺募五十壮。上气咳逆，短气，风劳病，灸肩井二百壮。上气咳逆，短气胸满，多唾，唾恶冷痰，灸肺俞五十壮。

便血

《宝鉴》曰：邪在五脏，则阴脉不和，不和则血留之，结阴之病，阴气内结，不得外行，无所禀，渗入肠间，故便血。灸中脘、三里、气海等穴。

便血不止，灸劳宫、太白、会阳。

咳逆

丹溪曰：气逆也，气自脐下，直冲上出于口，而作声也。人之阴气，依胃为养，胃土伤损，则木气侮之，阴为火乘，不得内守，木挟相火乘之，故直冲清道而上出。言胃弱者，阴弱也。

严氏曰：灸乳下一指男左女右，与乳相直间陷中，灸三壮，妇人屈乳头向下尽处。《宝鉴》曰：病甚者，灸二七壮。

武按：此穴，名乳根也。

疠风

丹溪曰：是人受得天地间杀物之风，以其酷烈暴悍可畏也，不外乎阳明一经。《病机》云：灸承浆七壮；灸疮轻，再灸；疮愈，三灸之。刘氏曰：阳明、任脉之会，所以宣通血脉，以散风也。

《内经》云：数刺肿上出血。子和曰：刺其面大脉，出血如墨；刺三次，血色变，每刺自额至颐。排针上下俱刺，每隔一日一刺，刺至二十余日方已。刘氏曰：

委中皆可出血。同汗也。

痫

刘氏曰：此疾与中风癫狂、小儿急慢惊相类。原其所由，或在母腹中受惊，或因闻大惊而得，盖小儿神气尚弱，惊则神不守舍，舍空则涎归之；或饮食失节，脾胃有伤，积为痰饮，迷心窍。治法必当寻火、寻痰而治。丹溪曰：不必分六畜牛马鸡犬，大率主痰火。

洁古云：昼发灸阳跷，夜发灸阴跷，各二七壮。《千金方》：惊痫，按图灸之。

一小儿四岁，与长老念咒，摩顶受记发搐，后见皂衣人即发。罗谦甫先与灸两跷各二七壮，次服沉香天麻汤。

伤寒

阴厥脉绝，气海藏结，阴汗不止，腹胀肠鸣，面黑，指甲青，石关、关元，宜灸百壮。阳陵泉，洁古曰：烦满囊缩者灸此。太溪灸七壮，治少阴皆利，手足不冷，反发热，脉不至者。刘氏曰：大抵不可刺者．宜灸之。一则沉寒痼冷，二则无脉知阳绝也，三则腹皮急而阳陷也，舍此三者，余皆不可灸。《医学发明》云：陷下则灸之。天地间，阴阳二气而已。阳在外在上，阴在内在下，今言陷下者，阳气下陷入阴血之中，是阴反居其上而覆其阳，脉证俱见寒在外者，则灸之。《异法方宜论》云：北方之人，宜灸焫也。为冬寒太旺，伏阳在内，皆宜灸之。以至理论，则肾主藏。藏阳气在内，冬三月，主闭藏是也，若太过则病，固宜灸焫，此阳明陷入阴水之中是也。《难经》曰：热病在内，取会之气穴。为阳陷入阴中，取阳气通天之窍穴，以火引火而导之，此宜灸焫也。若将有病，一概灸之，岂不误哉？如仲景云：微数之脉，慎不可灸，因火为邪，则为烦逆，追虚逐实，血散脉中，火气虽微，内攻有力，焦骨伤筋，血难复也。又云：脉浮，宜以汗解，用火灸之，邪无从出，因火而盛，病从腰以下必重而痹，名火逆也。脉浮热甚而灸之，此为实实而虚虚治，因火而动。必咽燥唾血。又云：身之穴三百六十有五，其三十穴灸之有害，七十九穴刺之为灾，并中髓也，此仲景《伤寒例》。

按：《明堂》、《针经》条下，所说禁忌明矣。《内经》云：脉之所见，邪之所在，脉沉者，邪气在内；脉浮者，邪气在表。世医只知脉之说，而不知病证之禁忌，若表见寒证，身汗出常清，数栗而寒，不渴，欲覆厚衣，常恶寒，手足厥，皮肤干枯，其脉必沉细而迟，但有一二证，皆宜灸之，阳气陷故也；若身热恶热，时见躁作，或面赤黄，咽干嗌干口干，舌上黄赤，时渴，咽嗌痛，皆热在外也，但有一二证，皆不宜灸；其脉必浮数，或但数亦不可灸，灸之灾害立生；若有鼻不闻香臭，鼻流清涕，或欠或嚏，恶寒，其脉必沉，是脉证相应也，或轻手得弦紧者，是阴伏其阳也，虽面赤宜灸之，不可拘于面赤色而禁之也。

疮

《元戎》云：凡人初觉发背，皆欲结未结，赤热肿痛，先湿纸覆其上，立视候之，其纸先干处即是结，痈头也，取大蒜切成片，如当三钱厚薄，安于头上，用大艾炷灸三壮，即换一蒜片，痛者灸至不痛，不痛灸至痛时方佳，最要早觉早灸为上，一日二日，十灸七活，三日四日，六七活，五六日，三四活，过七日，则不可灸。若有十数头作一处生者，即用大蒜研成膏，作薄饼铺其上，聚艾于蒜饼上烧之，亦能活也。若背上初发赤肿一片，中间有一片黄粟米头子，便用独蒜切去两头，取中间半寸厚，正安于疮上，着艾灸十四壮，多至四十九壮。又曰：灸而不痛，痛而后止其灸。灸而不痛者，先及其溃，所以不痛；而后及良肉，所以痛也。灸而痛，不痛而后止其灸，灸而痛者，先及其未溃，所以痛；次及将溃，所以不痛也。刘氏曰：此谓痈疽初发，宜灸之也。然诸疮患久成漏者，常有脓水不绝，其脓不臭，内无歹肉，尤宜用附子浸透，切作大片，厚二三分，于疮上著艾灸之，仍服内托之药，隔三二日再灸之，不五七次，自然肌肉长满矣。至有脓水恶物、渐渍根深者，郭氏治用白面、硫黄、大蒜，三物一处捣烂，着疮大小，捻作饼子，厚约三分，于疮上用艾炷灸二十一壮，一灸一易，后隔四五日，方用翠霞锭子并信效锭子，互相用之，纴入疮内歹肉尽处，好肉长平，然后外贴收敛之药，内服应病之剂，调理即瘥矣。盖不止宜灸于疮之始发也，大抵始宜灸，要汗下补养之药对证。至灸冷疮，亦须内托之药切当，设有反逆，不唯不愈，恐致转生他病也。

元好问记云：素饮酒，于九月中，患脑之下、项之上出小疮，后数日，脑项麻木，肿势外掀，疡医遂取五香连翘，至八日不下，而云不可速疗，十八日得脓，俟脓出，用药或砭刺，三月乃可平，四月如故。予记医经云：凡疮见脓九死一生，果如其言，则有束手待毙之悔矣。乃请东垣诊视，且谓膏粱之变，不当投五香，五香已无及，当先用火攻之，然后用药，以大艾炷如两核许者，攻之至百壮，乃觉痛；次为处方云：是足太阳膀胱之经，其病逆，当急治以黄连消毒丸。

身面疣瘤，《宝鉴》云：艾炷灸十壮，即用醋摩雄黄涂纸上，剪如螺狮靥大，贴灸处，用膏药重贴，二日一易，候痒挤出脓如豆粉愈。

水气

《内经》谓：经脉满则络脉溢，络脉溢则缪刺之，以调其络脉，使形容如旧而不肿，故曰缪刺其处，以复其形。谨按：缪刺谓不分腧穴而刺之也。《水热穴论》刺水穴分大法。水溢于表，或腹胀，或四肢虽肿，而气稍实，脉浮洪者，宜行此；至病气孤危，脉微弱而四肢小，气盛实者，今人往往缪刺之，祸不旋踵，盖不审经言脉满经溢缪刺之理也。

脚气

孙真人云：古人无此疾，自永嘉南渡，衣冠之人多有之，湿流足胫，房事所致。《发明》曰：北方人饮潼酪湿热之物所致，有道以来，有道以去，治之以灸焫为佳，以导引湿气出外。又察足之三阴、三阳，是何经络所起。杨太受云：脚气是为壅疾，当治以宣通之剂，使气不成壅；既成而盛者，砭恶血而去其肿势。经曰：蓄则肿热，砭射之也。

喉痹

《原病式》曰：痹，不仁也，俗作闭；闭，壅也。火主肿胀，故热客上焦而咽嗌肿胀也。张戴人曰：手少阴、少阳二脉并于喉，气热则内结肿胀，痹而不通则死，后人强立八名，曰单乳蛾、双乳蛾，单闭喉、双闭喉，子舌胀、木舌胀，缠喉风、走马喉闭。热气上行，故传于喉之两旁，近外肿作，以其形似，是谓乳蛾，一为单，一为双也。其比乳蛾差小者，名闭喉热结。舌下复生一小舌，名子舌胀。热结于舌中为之肿，名木舌胀，木者，强而不柔和也。热结于咽喉，肿绕于外，且麻且痒，肿而大者，名曰缠喉风。暴发暴死者，名走马喉痹。八名虽详，皆归之火，微者咸软之，大者辛散之。至于走马喉痹，生死人在反掌间，砭刺出血，则病已。尝治一妇人，木舌胀，其舌满口，令以铍针锐而小者，砭之五七度，三日方平，计所出血儿盈斗。

刘氏曰：伤寒少阴病，咽痛及生疮，不能言，声不出者，用甘苦辛温制其标病，以通咽喉；至若伤寒伏气内发，咽痛兼下利清谷，里寒外热，面赤脉微弱者，用辛热之药攻其本病，以顺阴阳，利止则水升火降而咽痛自无也。此非杂病一阴一阳结为喉痹之比，不可妄施针砭，及寒凉之药。若是火热喉痹，急用吹药点，刺少商、合谷、丰隆、涌泉、关冲等穴。

淋闭

《原病式》曰：淋，小便涩痛也。热客膀胱，郁结不能渗泄故也。严氏曰：气淋者，小便涩，常有余沥；石淋者，茎中痛，尿不得卒出；膏淋，尿似膏出；劳淋者，劳倦即发，痛引气冲；血淋，遇热即发，甚则溺血。

刘氏曰：大抵是膀胱蓄热而成，灸法：炒盐不拘多少，热填满病人脐中，却用箸头大艾炷七壮，或灸三阴交。

眼目

东垣曰：五脏上注于目而为之精，精之窠为眼，骨之精为黑眼，血之精为络，其窠气之精为白眼，肌肉之精为约束，裹撷筋骨血气之精而与脉并为系。目者五脏六腑之精，荣卫魂魄之所常营也，神之所主也。子和曰：目之五轮，乃五脏六腑之精华，宗脉之所聚，其白属肺金，肉属脾土，赤属心火，黑水光属肾水，兼属肝木。目不因火则不病，白轮变赤，火乘肺也；肉轮赤肿，火乘脾也；黑水神光被翳，火乘肝与肾也；赤脉贯目，火自甚也。凡目暴赤肿起，羞明隐涩，泪出不止，暴寒目匡匡，大热之所为也。在针则神庭、上星、囟会、前顶、百会，翳者可使立退，肿者可使立消。惟小儿不可刺囟会，肉分浅薄，恐伤其骨。目之内眦，太阳膀胱之所过，血多气少；目之锐眦，少阳胆经，血少气多；目之上纲，太阳经也，亦血多气少；目之下纲，阳明胃经也，血气俱多。然阳明经起于目两旁，交頞中，与太阳、少阳俱会于目；惟足厥阴肝经连于目系而已。故血太过者，太阳、阳明之实也；血不及者，厥阴之虚也。故出血者，宜太阳、阳明，盖此二经，血多故也；少阳一经，不宜出血，血少故也。

刺太阳、阳明出血，则目愈明；刺少阳出血，则目愈昏。要知无使太过、不及，以血养目而已。雀目不能夜视，及内暴怒大忧所致，皆肝血少，禁出血，止宜补肝养胃。

刘氏曰：内障有因于痰热、气郁、血热、阳陷、阴脱、脱营所致，种种病因，古人皆不议，况外障之翳，有起于内眦、外眦、睛上、睛下、睛中，当视其翳色从何经而来。如东垣治魏邦彦夫人目翳，绿色从下而上，病自阳明来也，绿非五色之正，殆肺肾合而成病也，乃就画家以墨调腻粉合成色，与翳同矣。如论治之，疾遂不作。

眼生倒睫拳毛者，两目紧急，皮缩之所致也。盖内复綮，阴气外行，当去其内热并火邪。眼皮缓则毛出，翳膜亦退，用手法攀出内睑向外，速以三棱针出血，以左手爪甲迎其针锋立愈。

目眶久赤烂，俗呼为赤瞎，当以三棱针刺目眶外，以泻湿热而愈。

刘氏曰：外治，针也，以泻瘀热；内治，服药，以杜绝其原可也。

偷针眼，视其背上有细红点如疮，以针刺破即瘥，实解太阳之郁热也。

腰痛

东垣曰：经云腰痛上寒不可顾，取足太阳、阳明：腰痛上热，取足厥阴；不可俯仰，取足少阳。盖足之三阳，从头走足；足之三阴，从足入腹，经所过处，皆能为痛。治之者，当审其何经所过分野，循其孔穴而刺之，审其寒热而药之。假令足太阳，令人腰痛引项脊尻皆如重状，刺其郄中太阳二经出血，余皆仿此。刘氏曰：王注经中，言灸疑误。灸者宜肾俞、腰俞。《宝鉴》云：灸曲瞅下两纹头，左右脚四处，各三壮，每灸一脚，二火齐下，午时著灸，人定以来，脏腑自动一两行，或转动如雷声，立愈。

损伤

《内经》云：人有所堕坠，恶血留内，腹中胀满，不得前后，先饮利药，此上伤厥阴之脉，下伤少阴之络，刺足内踝下然骨之前出血，刺足跗上动脉；不已。刺三毛各一痏，见血立已，左刺右，右刺左。

其脉坚强者生，小弱者死。

妇人

《宝鉴》曰：一妇病伤寒，遇夜则见鬼。许学士曰：得病之初，曾值月经来否？其家人曰：经水方来，而病作而遂止。曰：此热入血室，小柴胡已迟，刺期门。请善针者治之而愈。

乳痈肿痛，针三里穴五分，其痛立止。乳痈，喉痹，胻肿、足跗不收，灸下廉三壮。

女子漏下恶血，月事不调，逆气腹胀，其脉缓者，灸血海二穴三壮。

女子如妊娠，赤白带下，妇人漏血不止，腹胀满不得息，小便黄，如蛊，及治腰痛如锥刺，不得屈伸，舌纵涎下，烦逆溺难，小腹急引阴痛，股内廉痛，灸阴谷二穴。

女子不月，灸会阴三壮。妇人月水不利，难产，子上冲心，痛不得息，灸气冲七壮。妇人月事不利，利即多，心下满，目䀮䀮不能远视，腹中痛，灸水泉五壮。妇人月事不调，带下崩中，因产恶露不止，绕脐㽲痛，灸气海。妇人不及月，不调匀，赤白带下，气转连背引痛不可忍，灸带脉二穴。产后恶露不止，及诸淋注，灸气海。产后两胁急痛不可忍，灸石关五十壮。女子月事不调，产后恶露不止，绕脐冷痛，灸阴交百壮。带下癥瘕，因产恶露不止，断产绝下，经冷，灸关元百壮。妇人卒口噤，语音不出，风痫，灸承浆五壮。妇人产后，血气俱虚，灸血海百壮。妇人疝气，脐腹冷疼，相引胁下痛不可忍，先灸中庭三七壮。

小儿（小儿针，毛针，艾炷如小麦或雀粪大。）

《宝鉴》曰：急慢惊风，灸前顶；若不愈，灸攒竹、人中各三壮。

武疑：急惊属肝，慢惊属脾，《宝鉴》不分，灸前顶、攒竹，二穴俱太阳、督脉，未详其义。

小儿慢惊风，灸尺泽各七壮。初生小儿，脐风撮口，灸然谷三壮；或针三分，不见血，立效。小儿癫痫，瘈瘲，脊强互相引，灸长强三十壮。小儿癫痫，惊尽目眩，灸神庭一穴七壮。小儿风痫，先曲手指如数物乃发也，灸鼻柱直发际宛宛中三壮。小儿惊痫，先惊怖啼叫乃发，灸后顶上旋毛中三壮，及耳后青络脉。小儿癖气久不消，灸章门各七壮，脐后脊中灸二七壮。小儿胁下满，泻痢体重，四肢不收，痃癖积聚，腹痛不嗜食，痎疟寒热，又治腹胀引背，食饮多，渐渐黄瘦，灸十一椎下两旁相去各一寸五分七壮；小儿黄疸，灸三壮。小儿疳瘦脱肛，体瘦渴饮，形容瘦瘁，诸方不瘥，灸尾翠骨上三寸陷中三壮，兼三伏内用杨汤水浴之，正午时灸，自灸之后，用帛子拭，见有疳虫随汗出，此法神效。小儿身羸瘦，贲豚腹胀，四肢懈惰，肩背不举，灸章门。小儿吐乳汁，灸中庭一壮。小儿脱肛泻血，秋深不效，灸龟尾一壮。脱肛，灸脐中三壮，《千金》云：随年壮。脱肛久不瘥，及风痫中风，角弓反张，多哭，语言不择，发无时节，盛则吐涎沫，灸百会七壮。

戒逆针灸（无病而先针灸曰逆，逆未至而迎之也。）

小儿新生无疾，不可逆针灸之，如逆针灸，则忍痛动其五脏，因喜成痫。河洛关中土地多寒，儿喜成痉，其生儿三日，多逆灸以防之；吴蜀地温，无此疾也，古方既传之，今人不分南北灸之，多害小儿也。所以田舍小儿，任其自然，得无夭横也。

秦承祖灸鬼法

鬼哭穴以两手大指相并缚，用艾炷骑缝灸之，令两甲角后肉四处着火，一处不着则不效。

按：丹溪治一妇人久积怒与酒，病痫，目上视，扬手踯足，筋牵喉响，流涎，定则昏昧，腹胀痛冲心，头至胸大汗，痫与痛间作。此肝有怒邪，因血少而气独行，脾受刑，肺胃间有酒痰，为肝气所侮而为痛，酒性喜动，出入升降，入内则痛，出外则痫，用竹沥、姜汁、参术膏等药甚多，痫痛间作无度，乘痛时灸大敦、行间、中脘，间以陈皮、芍药、甘草、川芎汤调膏与竹沥服之，无数；又灸太冲、然谷、巨阙及大指甲肉。且言鬼怪怒骂巫者，丹溪曰：邪乘虚而入，理或有之，与前药，佐以荆沥防痰，又灸鬼哭穴，哀告我自去余证，调理而安。

针灸聚英卷之三

铁针

《本草》云：马衔铁无毒。日华子云：古旧铤者好，或作医工针也。

武按：《本草》柔铁即熟铁，有毒，故用马衔则无毒。以马属午，属火，火克金，解铁毒，故用以作针。

古曰：金针者，贵之也。又：金为总名，铜铁金银之属皆是也。

煮针

危氏书云：乌头、巴豆各一两，硫黄、麻黄各钱，木鳖子十个，用乌梅药同入磁石器内，水煮一日，洗择之；再用止痛没药、乳香、当归、花乳石半两，又如前水煮一日，取出，用皂角水洗，再于犬内煮一日，仍用瓦屑打磨净，端直，松子油涂，常近人气为妙。

按：煮针非《素问》意，今依法煮之，以解针毒，此有益无害也。

火针

经曰：焠针者，以麻油满盏，灯草令多如大指许丛，其灯火烧针，频以麻油蘸其针，烧令通红，用方有功。若不红者，反损于人，不能去病。烧针时令针头低下，恐油热伤手，先令他人烧针，医者临时用之，以免致手热，才觉针红，医即取针，先以针安穴上，自然干，针之亦佳。凡行针、热灸相似，以墨记之，使针时无差，穴道差，则无功。火针甚难，须有屠儿心、刽子手，方可行针，先以左手按定其穴，然后针之，切忌太深，深则反伤经络；不可太浅，浅则治病无功；但消息取中也。凡大醉之后，不可行针，不适浅深，有害无利。凡行火针，必先安慰病人。令勿惊心，较之火针及灸，灸则直守艾炳烧过，痛则久也；火针虽则视之畏人，其针下快疾，一针便去，疼不久也；以此则知，灸壮候数满足，疼之久也；火针止是一针，不再则痛过也。凡行火针，一针之后，疾速便去，不可久留，寻即以左手速按针孔上，则疼止；不按则疼甚。凡下针，先以手按穴，令端正，频以眼视无差，方可下针。烧针之人，委令定心烧之，恐视他处，针冷治病无功，亦不入内也。人身诸处皆可行针，面上忌之。凡季夏，大经血盛皆下流两脚，切忌妄行火针于两脚内及足，则溃脓肿疼难退，其如脚气多发于夏，血气湿气，皆聚向脚，或误行火针，则反加肿疼，不能行履也。当夏之时，脚气若发，药治无效，不免灸之，每一穴上但可灸三壮，劫其病退，壮数之年亦苦不，溃肿脓疮亦易平。火针者，宜破痈毒发背，溃脓在内，外皮无头者，但按肿软不坚者以溃脓；阔大者按头尾及中，以点记，宜下三针，决破出脓；一针肿上，不可按之，即以指从两旁捺之，令脓随手而出，或肿大脓多，针时须侧身回避，恐脓射出污身。

孙氏曰：凡下火针，须隔一日报之；报之后，当脓水大出，疾则效矣。凡瘕块结积之病，甚宜火针，此非万效之功，火针甚妙，于结块之上，须停针慢出，仍转动其针，以发出污滞。凡下火针，经一宿，身上发热恶寒，此为中病，无害事也。火针亦行气，火针惟假火力，无补泻虚实之害，惟怕太深有害，余则无妨。气针者，有浅有深，有补有泻，候气候邪之难，不可误行，恐虚者反泻，实者不宣，又以为害。世之制火针者，皆用马衔铁，思之令喜意也。此针唯是要久受火气，铁熟不生为上，莫如火炉中用废火箸制针为佳也。初制火针，必须一日一夜，不住手以麻油灯火频频蘸烧，如是终一日一夜，方可施用。凡治瘫痪，尤宜火针，易获功效。盖火针大开其孔穴，不塞其门，风邪从此而出。若气针微细，一出其针，针孔即闭，风邪不出，故功不及火针。灸者，亦闭门赶贼，其门若闭，邪无出处故也。若风湿寒三者，在于经络不出者，宜用火针，以外发其邪，针假火力，故功效胜气针也。破痈坚积结瘤等，皆以火针猛热可用。又如川僧多用煨针，其针大于鞋针。火针，以火烧之可用，即九针之中之大针是也，其针大于气针。故曰大针者，其功能治风邪入舍于筋骨间不出者宜用之，火针之次也。孙曰：三针者，是锋针、铍针、火针也。火针即煨针也。

按：烧针法，仲景以前多用之以致祸，故《伤寒》书屡言之，如曰：用烧针必惊，烧针令汗，针处被寒，核起发奔豚，加烧针因胸烦之类，今世或用以出痈脓为便。

温针

王节斋曰：近有为温针者，乃楚人之法，其法针于穴，以香白芷作圆饼，套针上，以艾蒸温之，多以取效。然古者，针则不灸，灸则不针，未有针而加灸者，此后人俗法也。此法行于山野贫贱之人，经络受风寒致病者或有效，只是温针通气而已，于血宜衍，痰疾无预也。古针法最妙，但今无传，恐不得精高之人，误用之，则危拙出于顷刻，唯灸得穴，有益无害，日后宜行之。

折针

《本草》云：医工针人，而针折在肉中不出，杵牡鼠肝及脑涂之。又象牙主诸针及杂物入肉，刮取屑，细研，入水和，傅上立出。《肘后方》：针折肉中，象牙屑水和，傅上立出。

《宝鉴》涌针膏，取针刺入肉并箭头。鼠粪头十个、蝼蛄四十九个、土消虫十个、芫青、马肉中蛆、酱肉蛆俱焙，蜣螂、巴豆、信砒、硇砂、夏枯草、磁石、黄丹、苏木、地骨皮各一两，石脑油三两，蒿柴灰汁三升。

上将灰汁、石脑油以文武火熬成膏，次下诸药令匀，磁器内收贮，临用时，看疮大小点药，良久，自然涌出。

万圣神应丹，出针并箭头。莨菪根，今天仙子苗是也，于端午前一日，持不语，寻上项科，取酌中一科，要根枝叶实全，道：先生你在这里耶？道罢，用柴灰自东南为头围了，用木蓖撅取子根下土，次日端午日未出，依前不语，用镬只一下取出，用净水洗了，不令鸡犬妇人见，于静室中石臼中捣如泥，丸如弹子大，黄丹为衣，纸袋内封了，悬高处阴干，针箭不出者，以绯绢袋盛一丸，放在脐下，用绵裹肚系了，先用象牙未屑于伤处贴了，后用此药，若疮口生合，用刀子微割开，以象牙末贴之。

神圣膏，取针入皮肤。车脂不拘多少，成膏子好，摊纸上如钱大，贴之，二日一换，三五次针自出，大有神效。

乌翎散，取针铁入皮肤。乌翎三五枝，火炙焦为末，好醋调成膏，涂创上，纸盖一两次其针自出。

按《素问》云：针耀而匀。示人临病，当检视其针，令光耀滑泽匀直而无曲损也。能守此训，自不致折矣。又，磁石能引针出肉，古人疗折针法虽多，今备录于此，宜随轻重选用之。

晕针

《济生拔萃》云：有随针而晕者何？曰：一则不知刺禁，如刺中心一日死之类也；二则不明脉候，如下利其脉忽大者死之类。凡针灸者，先须审详脉候，观察病证，然后知其刺禁，其经络穴道远近气候息数深浅分寸。

《金针赋》云：其或晕针者，神气虚也。以针补之，以袖掩之，口鼻气回，热汤与之，略停少顷，依前再施。

按：以针补之，以所纳之针施补也。以袖掩之，掩其口毋令气泄，掩其面毋令迎风也。

《指微赋》注云：医人深明气血往来，取穴部分不差，补泻得宜，必无晕针昏倒之疾。或匆忙之际，畏刺之人多感此，壮者气行自已，怯者当速救疗。假令针肝经，感气晕，以补肝经曲泉穴之络；假令针肝络血晕，以补本经曲泉穴之经，针入复苏，效如起死。余皆仿此。

刘宗厚曰：晕针者，夺命穴救之，男左女右取之；不回，却再取右，女亦然。此穴正在手膊上侧筋骨陷中虾蟆儿上，自肩至肘正在当中。

按：晕针三法，《指微赋》有理，刘氏止言夺命穴，而不言何经何络，今按此穴分是肺大肠脉分，而古亦无夺命穴之名也。

针灸伤

《危氏书》云：治针灸伤经络，脓血不止。

黄芪八两、当归三两、肉桂、木香、乳香别研、沉香各一两，为末，用绿豆粉四两、姜汁糊丸，梧桐子大，每服五十丸，不拘时候，热水下。

暖针

《素问·遗篇》注云：用圆利针、长针，未刺时，先口温针暖而用之。又曰：先以口衔针令温。又曰：毫针，于人近体，暖针至温。又曰：著身温之。

按：口体温针，欲针入经穴，气得温而易行也。今或投针于热汤中，亦此意耳。口温与体温微有不同，口温者针头虽热而柄尚寒，不若着身温之，则针通身皆热矣。

呼吸

《素问》注云：按经云：皆先补真气，乃泻其邪也。何以言之？补法，呼尽纳针，静以久留。此段泻法，吸则纳针，又静以久留，然呼则次其吸，吸至则不兼呼，纳针之候既同，久留之理复一，则先补之义昭然可知。《拔萃》云：呼不过三，吸不过五。《明堂》云：当补之时，候气至病，更用生成之息数，令病人鼻中吸气出，自觉热矣。当泻之时，候气至病所，更用生成之数，令病人鼻中出气，口中吸气，按所病脏腑之数，自觉清凉矣。

补泻

《素问·遗篇》补肾俞注曰：用圆利针，临刺时咒曰：五帝上真，六甲玄灵，气符至阴，百邪闭理。念三遍，先刺二分，留六呼，次入针至三分，动气至，而徐徐出针，以手扪之，令受针人咽气三次，又可定神魂者也。泻脾俞注曰：欲下针时咒曰：帝扶天形，护命成灵。诵之三遍，乃刺三分，留七呼，动气至，即急出其针。

按：咒法非《素问》意，补注又王氏辈为之，未足信。但针工念咒，则一心在针，故曰：如待所贵，不知日暮也。

《济生拔萃》云：泻法，先以左手揣按得穴，以右手置针于穴下，令病人咳嗽一声，捻针入腠理得穴，令病人吸气一口，针至六分，觉针沉涩，复退至三四分，再觉沉涩，更退针一豆许，仰手转针头向病所，以手循经络扪循至病所，以合手，以回针，引气过针三寸，随呼徐徐出针，勿闭其穴，命之曰泻。

补法，先以左手揣按得穴，以右手置针于穴上，令病人咳嗽一声，捻针入腠理得穴，令病人呼气一口将尽，纳针至八分，觉针沉紧，复退一分许，如更觉沉紧，仰手转针头向病所，依前循扪其病所，气至病已，随吸而走出针，速按其穴，命之曰补。

又曰：夫行针者，当刺之时，口温针暖，先以左手揣按所针荥腧之处，弹而努之，爪而下之，扪而循之，通而取之，随病人咳嗽一声，右手持针而刺之，春夏二十四息，秋冬三十六息，徐出徐入，气来如动脉之状，补者随经脉推而内之，左手闭针孔，徐出针而疾按之。

泻者，迎经脉动而伸之，左手开针孔，疾出针而徐按之。虚羸气弱痒麻者补之，丰肥坚硬疼痛者泻之。

按：《素问》云：候呼纳针；又曰：候呼引针。候，伺候也，言医工持针，等候病人之呼吸而用针也，今令病人呼吸，是以呼吸候针矣。又曰：令病人吹气一口，吸气一口，又是非鼻中呼吸矣，谬之甚也。此补泻尚得《素》、《难》意。

《明堂》注云：寒热补泻，假令补冷，先令病人咳嗽一声，得入腠理，复令吹气一口，随吹下针至六七分，渐进肾肝之部，停针徐徐良久，复退针一豆许，乃用捻针，问病人觉热否？然后针至三四分及心肺之部，又令病人吸气纳针，捻针使气下行至病所，却外捻针使气上行，直过所针穴一二寸，乃吸而外捻，针出，以手速按其穴，此为补。

夫病热者，治之以寒何如？须其寒者，先刺入阳之分，后得气，推内至阴之分，后令病人地气入而天气出，谨按生成之息数足，其病人自觉清凉矣。夫病恶寒者，治之以热也何如？须其热者，先刺入阴之分，候得气，徐引针至阳之分，后令病人天气入而地气出，亦谨按生成之息数足，其病自觉和暖矣。

十四法

动者　如气不行，将针伸提而已。

退者　为补泻欲出针时，各先退针一豆许，然后却留针，方可出之。

搓者　凡令病人觉热，向外针似搓线之状，勿转太紧。治寒而里卧针，依前转法，以为搓也。

进者　凡不得气，男外女内者，及春夏秋冬，各有进退之理。

盘者　如针腹部，于穴内轻盘摇而已。

摇者　凡泻时欲出针，必须动摇而后出。

弹者　凡补时用指甲轻弹针，使气疾行也，如泻不可用。

捻者　以手指捻针也，务要记夫左右，左为外，右为内。

循者　凡下针于部分经络之处，用手上下循之，使气血往来。经云：推之则行，引之则止。

扪者　凡补者出针时，用手扪闭其穴也。

摄者　下针时得气涩滞，随经络上用大指甲上下切，其气血自得通行也。

按者　以手按针，无得进退，如按切之状。

爪者　凡下针用手指作力，置针有准也。

切者　凡下针必先用大指甲左右于穴切之，令气血宣散，然后下针，使不伤于荣卫也。

按：此十四法，所谓进、退、动、摇、弹、扪、摄、循、切、按、爪，皆《素问》针法，搓、捻非《素问》法也。

八法

《金针赋》云：一曰烧山火，治顽麻冷痹，先浅后深，用九阳而三进三退，慢提紧按，热至紧闭，插针除寒之有准也。

二曰透天凉，治肌热骨蒸，先深后浅，用六阴而三出三入，紧提慢按，寒则徐徐举针，退热之可凭。皆细细搓之，去病准绳。

三曰阳中之阴，先寒后热，浅而深，以九六之法，则先补后泻也。

四曰阴中之阳，先热后寒，深而浅，以九六之法，则先泻后补也。补者，直须热至；泻者，务待寒侵，犹如搓线，慢慢转针，在浅则用浅法，在深则用深法，二者不可兼而紊之也。

五曰子午捣臼，水蛊隔气，落穴之后，调气均匀，针行上下，九入六出，左右转之，千遭自平。

六曰进气之诀，腰背肘膝痛，浑身走注疼，刺九分，行九补，卧针五七吸，待气上行，亦可龙虎交战，左捻九而右捻六，是亦住痛之针。

七曰留气之诀，痃癖癥瘕，刺七分，用纯阳，然后乃直插针，气来深刺，提针再停。

八曰抽添之诀，瘫痪疮癞，取其要穴，使九阳得气，提按搜寻。大要，运气周遍，扶针直插，复向下纳，回阳倒阴。指下玄微，胸中活法。一有未应，反复再施。

按：此八法巧立名色，非《素》、《难》意也。

四法

《金针赋》云：过关过节，催运气以飞经走气，其法有四：一曰青龙摆尾，如扶船舵，不进不退，一左一右，慢慢拨动。二曰白虎摇头，似手摇铃，退方进圆，兼之左右，摇而振之。三曰苍龟探穴，如入土之象，一退三进，钻剔四方。四曰赤凤迎源，展翅之仪，入针至地，提针至天，候针自摇，复进其穴，上下左右，四围飞旋，病在上，吸而退之；病在下，呼而进之。

按：此法亦巧立名色而已，求针之明，为针之晦。

下针法

《金针赋》云：先须爪按，重而切之；次令咳嗽一声，随咳下针。凡补先呼气，初针刺至皮肉，乃曰天才；少停进针，刺至肉内，是曰人才；又停进针，刺至筋骨之间，名曰地才。此为极处，就当补之，再停良久，却须退针至人之分，待气沉紧，倒针朝病，进退往来，飞经走气，尽在其中矣。凡泻者吸气，初针至天；少停进针，直至于地，得气泻之；再停良久，却须退针复至于人，待气沉紧，倒针朝病，法同前矣。

及夫调气之法，下针至地之后复人之分，欲气上行，将针右捻；欲气下行，将针左捻；欲补先呼后吸，欲泻先吸后呼。气不至者，以手循摄，以爪切掐，以针摇动，进捻搓弹，直待气至，以龙虎升腾之法，按之在前，使气在后，按之在后，使气在前，运气走至疼痛之所；以纳气之法，扶针直插，复向下纳，使气不回。若关节沮涩，气不过者，以龙虎龟凤，通经接气，大段之法，驰而运之，仍以循摄爪切，无不应矣。此通仙之妙。

按《素问》：有浅深法，而此曰天地人三才者，是亦《九针论》意也。

《医经小学》云：先说平针法，含针口内温，按揉令气散，掐穴放教深，持针安穴上，令他嗽一声，随嗽归天部，停针再至人，再停归地部，待气候针沉，气若不来至，指甲切其经，次提针向病，针退天地人。

补必随经刺，令他吹气频，随吹随左转，逐归天地人，待气停针久，三弹更熨温，出针口吸气，急急闭其门；泻欲迎经取，吸则纳其针，吸则须右转，依次进天人，转针仍复吸，依法再停针，出针吹出气，摇动大其门。

出针法

《金针赋》云：病势既退，针气微松；病未退者，针气如根。推之不动，转之不移，此为邪气吸拔其针，乃真气未至，不可出之。出之者，其病即复，再须补泻，当停以待之；直候微松，方可出针豆许，摇而停之。补者吸之去疾，其穴急扪；泻者呼之去徐，其穴不闭，欲令腠密，然后吸气。故曰：下针贵迟，太急伤血；出针贵缓，太急伤气。刘宗厚曰：出针不可猛出，必须作三四次，徐徐转而出之，则无血，若猛出必见血也。

人身左右补泻不同

《神应经》曰：人身左边，右手以大指进前捻针为补；大指退后，捻针为泻。右边，以右手大指退后，捻针为补；进前，捻针为泻。

捻针左右，已非《素问》意矣，而人身左右不同，谬之甚也。

男女气血

《金针赋》云：男子之气，早在上而晚在下。取之必明其理；女子之气，早在下而晚在上，用之必识其时。午前为早属阳；午后为晚属阴，男女上下，平腰分之。

按：针灸当随经络气至十二时候，如寅肺卯大肠经之类，男女所同，男女气血上下之分，固非《素》、《难》意，亦不必然也。

古人有不行针知针理

一妇人患热入血室，医者不识，用补血药，数日成结胸证。许学士曰：小柴胡汤已迟，不可行也，可刺期门。予不能针，请善针者针之。如言而愈。

针灸药，皆医家分内事，后世分门专科之医出，而各有所长矣。

艾叶

《本草》云：艾，味苦，气微温，阴中之阳，无毒，主灸百病。三月三日、五月五日采，曝干，陈久者良。又辟恶杀鬼。又采艾之法，取五月五日火旺之时，灼艾有效。制艾先要知法，令干燥，入臼捣之，以细筛去尘屑，每入石臼捣取，洁白为上，须令焙，太燥，则灸有力，火易燃；如润无功。

《证类本草》云：出明州。《图经》云：旧不著所出州土，但云生田野，今在处有之，以复道者为佳，初春布地生苗，茎类蒿而叶背白，以苗短者为佳。或灸诸风冷痰，入硫黄末亦可。

孟子云：七年之病，求三年之艾。丹溪云：艾性至热，入火灸则上行，入药服则下行。

艾炷大小

《千金》云：黄帝曰：灸不三分，是渭徒冤。炷务大也，小弱乃小作之。又曰：小儿七日以上，周年以还，炷如雀粪。《明堂下经》云：凡灸，欲炷根下广三分。若不三分，即火气不能达，病未能愈。则是艾炷欲其大，惟头与四肢欲小耳。《明堂上经》乃曰：艾炷依小箸头作，其病脉粗细，状如细线，但令当脉灸之，雀粪大炷亦能愈疾。又有一途，如腹中痂瘕癖伏梁气等，惟须大艾炷。故《小品》曰：腹背烂烧，四肢则但去风邪而已，不宜大热。如巨阙、鸠尾，灸之不过四七炷，只依竹箸头大，但令正当脉灸之。艾炷若大，复灸多，其人永无心力；如头上灸多，令人失精神；臂脚灸多，令人血脉枯竭，四肢细而无力，既失精神又加细节，令人短寿。王节斋曰：面上艾炷须小，手足上则可粗。

点艾火

《下经》云：古来灸病，忌松、柏、枳、橘、榆、枣、桑、竹八木火，切宜避之。有火珠耀日，以艾承之得火。次有火镜耀日，亦以艾引得火，此火皆良。诸番部落，用镔铁阶石得火，以艾引之。凡仓卒难备，即不如无木火，清麻油点灯上，烧艾茎点灸，兼滋润灸疮，至愈不疼，用蜡烛更佳。《良方》云：凡取火者，宜敲石取火；或水精镜于日得太阳火为妙；天阴则以槐木取火；今行舟人以铁钝刀击石，以纸灰为丸，在下承之，亦得火。

按《周礼·夏官》：司爟掌行火之政令，四时变国火以救时疾。邹子曰：春取榆柳之火，夏取枣杏之火，季夏取桑柘之火，秋取柞楢之火，冬取槐檀之火。饶氏曰：此古人赞化育之一事，艾灸点火，只依取五火而已，秦汉而下，医家不识此意。

壮数多少

《千金》云：凡言壮数者，若丁壮病根深笃，可倍于方数；老少羸弱，可减半。又曰：小儿七日以上，周年以下，不过七壮。扁鹊灸法，有至三五百壮、千壮；曹氏灸法，有百壮，有五十壮，《小品》诸方亦然；惟《明堂本经》云：针入六分，灸三壮，更无余治。故后人不准，惟以病之轻重而增损之。凡灸头顶，止于七壮，积至七七壮止（《铜人》）；若治风，则灸上星、前顶、百会至二百壮。腹背宜灸五百壮；若鸠尾、巨阙亦不宜多灸。四肢但去风邪，不宜多灸，灸多则四肢细而无力（《明堂》）。《千金方》于足三里穴乃云：多至三二百壮。心俞禁灸；若中风，则急灸至百壮。皆视其病之轻重而用之，不可泥一说，而不知其又有一说也。《下经》只云：若是禁穴，《明堂》亦许灸一壮至三壮。恐未尽也。

阿是穴

《千金》云：凡宦游吴蜀，体上常须三两处灸之，勿令疮暂瘥，则瘴疠温疟毒气不能著人，故吴蜀多行灸法。有阿是穴之法，言人有病，即令按其上，若里当其处，不问孔穴，即得便快成痛处，即云“阿是”，灸刺皆验，故云“阿是穴”。

治灸疮令发

《资生》云：凡著艾得疮发，所患即瘥；不得发，其病不愈。《甲乙经》云：灸疮不发者，用故履底炙令热，熨之，三日即发。今用赤皮葱三五茎去青，于塘灰中煨熟拍破，热熨疮十余遍，其疮三日自发。予见人灸疮不发者，频用生麻油渍之而发。亦有用皂角煎汤，候冷频点之而发。亦有恐气血衰不发，于灸前后煎四物汤服，以此汤滋养气血故也，不可一概论也。予常灸三里各七壮，数日过不发。再各灸二壮，右足发，左足不发；更灸左足一壮遂发，亦在人以意取之。若顺其自然，则终不发矣，此人事所当尽也。

按：《宝鉴》云：气不至而不效，灸之亦不发。盖十二经应十二时，其气各以时而至，故不知经络气血多少，应至之候而灸之者，则疮不发。世医莫之知也，惜哉！若壮实人，不候时而灸亦发。

洗灸疮

凡著灸住火，便用赤皮葱薄荷汤温洗疮周围约一二尺，令驱逐风气于疮口出，更令经脉往来不滞，自然疮疾愈。若灸疮退痂后，用东南桃枝青嫩皮煎汤温洗，能护疮中诸风。若疮内黑烂，加胡荽煎。若疮疼不可忍，多时不效，加黄连煎，神效。

贴灸疮

《资生》云：贴灸疮，春用柳絮，夏用竹膜，秋用新绵，冬用兔腹上白细毛，猫儿腹毛更佳。今人多以膏药贴之，日三两易，全不疼。但以膏药贴，贴易干尔。若要脓出多而疾除，不贴膏药尤佳。

按：柳絮、竹膜、兔猫毛贴疮，恐干燥作疼，而太乙膏、善应膏又有不对证药，皆不宜。今只用白芷、乳香、当归、川芎等，香油另煎，膏药贴之为要。

小儿戒逆灸

《千金》云：小儿新生无疾，慎不可逆针灸之，如逆针灸，则忍痛动其五脏，因喜成痫。河洛关中土地多寒，儿喜病痉，其生儿三日，多逆灸以防之，灸颊以防噤。有噤者，舌下脉急，牙车筋急，其土地寒，皆决舌下去血，灸颊以防噤也。吴蜀地温，无此疾也。古方既传之，今人不详南北之殊，便按方而用之，是以多害于小儿也。所以田舍小儿，任其自然，皆得无横夭也。

相天时

《千金》云：正午以后乃可灸，谓阴气未至，灸无不著；午前平旦，谷气虚，令人癫眩，不可针灸；卒急者，不可用此例。《下经》云：灸时若遇阴雾、大风雪、猛雨、炎暑、雷电、虹霓，停候晴明再灸，急难亦不拘此。

按：日正午，气注心经，未时注小肠经，止可灸极泉、青灵、少海、灵道、通里、神门、少府、少冲、少泽、前谷、后溪、腕骨等穴，其余经络，各有气至之时。故《宝鉴》云：气不至，灸之不发。《千金》所云午后灸之言，恐非孙真人口诀也。

忌食物房劳

《资生》云：既灸，忌食猪、鱼、热面、生酒、动风冷物，鲜肉最毒，而劳房尤忌。

按：既灸之后，当茹淡，使胃气和平，血气流通，疾病随艾气驱出。若厚味醉酗，则血气乱，生痰涎，阻滞病气而不得驱逐；房劳则损精神血脉，故当守禁忌，丹溪有茹淡论、相火论，须熟读，不独针灸为然也。

避人神

《千金》云：欲行针灸，先知行年宜忌及人神所在，不与禁忌相应即可。故男忌除，女忌破，男忌戌，女忌巳。有日神忌，有每月忌，有十二时忌，有四季人神，有十二部人神，有十二部年人神，有九部旁通人神，有杂忌旁通人神，有血支血忌之类。凡医者不能知此避忌，若逢病人厄会，男女气怯，下手至困。通人达士。岂拘此哉？若遇卒急暴患，不拘此法。许希亦云：卒暴之疾，须速灸疗，一日之间，止忌一时是也。《千金》云：痈疽疔肿、喉痹、客忤尤为急，凡作汤药，不可避凶日，觉病须臾，即宜便治。又曰：凡人卒暴得风，中时气，凡百所苦，须急救疗，久后皆难愈。此论甚当，夫急难之际，命在须臾，必待吉日后治，已沦于鬼录，此所以不可拘忌也。惟平居治病于未形，选天德月德等日，服药、针灸可也。

炷火

《千金方》云：凡点灸法，坐点穴则坐灸，卧点穴则卧灸，立点穴则立灸，须四体平直，毋令倾侧，若倾侧穴不正，徒破好肉耳。

《明堂》云：须得身体平直，毋令拳缩，坐点毋令俯仰，立点毋令倾侧。

炷火先后

《资生》云：《千金方》言凡灸当先阳后阴，言从头向左而渐下，次从头向右而渐下，先上后下。《明堂》云：先灸上，后灸下；先灸少，后灸多，皆宜审之。

王节斋曰：灸火须自上而下，不可先灸下后灸上。

针灸避忌太乙之图序

《针经》曰：太乙日游，以冬至之日始居叶蛰之宫，从其宫数所在，日游一处，至九日复反于一。常如是无已，周而复始，此太乙日游之法也。奈行针之士无所知者，遂将太乙所直之日，编次成图。始自八节得王之日，从其宫至所在之处，首一终九，日徙一宫，至九日复反于一，周而复始。如是次而行之，计每宫各得五日，九之则一节之日悉备，今一一条次，备细开具于逐宫之内，使观者临图，即见逐节太乙所直之日在何宫内，乃知人之身体所忌之处，庶使行针之士，知回避之，俾人无忤犯太乙之凶，乃仆之本意也。

冬至叶蛰宫说

冬至叶蛰宫图周身之法，取九宫方位：离为上部，中五为中部，坎为下部，巽坤为二肩臂，震兑为左右胁，乾艮为左右二足。太乙游至处，禁忌针灸。若起叶蛰，取冬至一日为首，他皆仿此。

太乙血忌之图

忌戊申己未　忌丙午　忌戊辰己巳

玄委宫　上天宫　阴洛宫

立秋二　　夏至九　　立夏四

忌辛酉　　忌诸戊己　　忌乙卯

仓果宫　　招摇宫　　仓门宫

秋分七　　春分三

忌戊戌已亥　　忌壬子　　忌戊寅己丑

新洛宫　　叶蛰宫　　天留宫

立冬六　　冬至一　　立春八

按：冬至叶蛰宫图，载于《素问》者，只言八方之气，有应其时而生物，违其时而生病。又刺痈曰：身有痈肿者，欲治之，无以其所直之日溃之。今曰诸针灸皆忌之，是与《素问》不合。

月内神人所在

一日在足大指厥阴分，刺之跗肿。

二日在足外踝少阳分，刺之经筋缓。

三日在股内少阴分，刺之小腹痛。

四日在腰太阳分，刺之腰偻无力。

五日在口太阴分，刺灸之舌强。

六日在两手阳明分，刺之咽喉不利。一云：在足小指。

七日在足内踝少阴分，刺灸之阴经筋急。

八日在手腕太阳分，刺灸之腕不收。

九日在尻厥阴分，刺灸之病结。

十日在腰背太阳分，刺灸之腰背偻。

十一日在鼻柱阳明分，刺灸之齿面肿。

十二日在发际少阳分，刺之令人耳重听。

十三日在牙齿少阴分，刺灸之气寒。

十四日在胃脘阳明分，刺之气肿。

十五日在遍身，不宜补泻，针灸大忌。

十六日在胸太阳分，刺之逆息。

十七日在气冲阳明分，刺之难息。

十八日在股内少阴分，刺之引阴气痛。

十九日在足跗阳明分，刺灸之发肿。

二十日在内踝少阴分，刺之经筋挛。

二十一日在手小指太阳分，刺之不仁。

二十二日在足外踝少阳分，刺之经筋缓。

二十三日在肝及足厥阴分，刺之发转筋。

二十四日在手阳明分，刺灸之咽喉中不利。

二十五日在足阳明分，刺灸之胃气胀。

二十六日在胸太阴分，刺灸之令人喘嗽。

二十七日在膝阳明分，刺灸之足经厥逆。

二十八日在膝少阴分，刺之小腹急痛。

二十九几日在膝胫厥阴分，刺之筋痿少力。

三十日在足跗，皆忌针灸。

按：《内经》、《素问》无此说。

每月血支

正月丑，二月寅，三月卯，四月辰，五月巳，六月午，七月未，八月申，九月酉，十月戌，十一月亥，十二月子。

每月血忌

正月丑，二月未，三月寅，四月申，五月卯，六月酉，七月辰，八月戌，九月巳，十月亥，十一月午，十二月子。

十二支神人

子目，丑耳，寅胸，卯齿，辰腰，巳手，午心，未足，申头，酉膝，戌阴，亥胫。

十二部神人

建日在足，禁哺时；除日在眼，禁日入；满日在腹，禁黄昏；平日在背，禁人定；定日在心，禁夜半；执日在手，禁鸡鸣；破日在口，禁平旦；危日在鼻，禁日出；成日在唇，禁食时；收日在头，禁禺中；开日在耳，禁午时；闭日在目，禁日昳。

十二时忌

子在踝，丑在头，寅在耳，卯在面，午在胸，未在腹，申在心，酉在背，辰在项，巳在乳，亥在股，戌在腰。

十二部神人

一岁	十三	二十五	三十七	四十九	六十一	七十三	八十五	人神在心
二岁	十四	二十六	三十八	五十	六十二	七十四	八十六	人神在喉
三岁	十五	二十七	三十九	五十一	六十三	七十五	八十七	人神在头

四岁	十六	二十八	四十	五十二	六十四	七十六	八十八	人神在颈
五岁	十七	二十九	四十一	五十三	六十五	七十七	八十九	人神在背
六岁	十八	三十	四十二	五十四	六十六	七十八	九十	人神在膝
七岁	十九	三十一	四十三	五十五	六十七	七十九	九十一	人神在腹
八岁	二十	三十二	四十四	五十六	六十八	八十	九十二	人神在项
九岁	二十一	三十三	四十五	五十七	六十九	八十一	九十三	人神在足
十岁	二十二	三十四	四十六	五十八	七十	八十二	九十四	人神在腰
十一岁	二十三	三十五	四十七	五十九	七十一	八十三	九十五	人神在阴
十二岁	二十四	三十六	四十八	六十	七十二	八十四	九十六	人神在股

九部旁通神人

脐	心	肘	咽	口	头	脊	脉	足
一	二	三	四	五	六	七	八	九
十	十一	十二	十三	十四	十五	十六	十七	十八
十九	二十	二一	二二	二三	二四	二五	二六	二七
二八	二九	三十	三一	三二	三三	三四	三五	三六
三七	三八	三九	四十	四一	四二	四三	四四	四五
四六	四七	四八	四九	五十	五一	五二	五三	五四
五五	五六	五七	五八	五九	六十	六一	六二	六三
六四	六五	六六	六七	六八	六九	七十	七一	七二
七三	七四	七五	七六	七七	七八	七九	八十	八一
八二	八三	八四	八五	八六	八七	八八	八九	九十

新忌旁通

	正	二	三	四	五	六	七	八	九	十	十一	十二
月厌	戌	酉	申	未	午	巳	辰	卯	寅	丑	子	亥
月忌	戌	戌	戌	丑	丑	丑	辰	辰	辰	未	未	未
月杀	丑	戌	未	辰	丑	戌	未	辰	丑	戌	未	辰
月刑	己	子	辰	申	午	丑	寅	酉	未	亥	卯	戌
月害	巳	辰	卯	寅	丑	子	亥	戌	酉	申	未	午

四季神人

春在左胁，秋在右胁，夏在脐，冬在腰，男忌除，女忌破。

天医取师疗病吉日

正月卯日　二月寅日　三月丑日　四月子日　五月亥日　六月戌日　七月酉日　八月申日　九月未日　十月午日　十一月巳日　十二月辰日

胡侍郎奏过尻神指诀

一岁	十岁	十九	二八	三七	四六	五五	六四	七三	八二	坤管叉踝
二岁	十一岁	二十	二九	三八	四七	五六	六五	七四	八三	震管牙腨
三岁	十二岁	二一	三十	三九	四八	五七	六六	七五	八四	巽管头口乳
四岁	十三岁	二二	三一	四十	四九	五八	六七	七六	八五	中宫管肩及尾穷骨
五岁	十四岁	二三	三二	四一	五十	五九	六八	七七	八六	乾管背面耳
六岁	十五岁	二四	三三	四二	五一	六十	六九	七八	八七	兑管手膊
七岁	十六岁	二五	三四	四三	五二	六一	七十	七九	八八	艮管腰项
八岁	十七岁	二六	三五	四四	五三	六二	七一	八十	八九	离管胸肋
九岁	十八岁	二七	三六	四五	五四	六三	七二	八一	九十	坎管脚肘肚

一岁、十岁起，二宫顺行，日逐人神，就甲子内检尻神者，神农之所制也。凡人年命巡行九宫，直此尻神所在，不可针灸，犯者必至丧命；或生痈疽，宜速急医治，急病不拘此例。又曰：凡医者不知此诸般避忌，趋吉避凶，妄乱针灸，非惟不能愈疾，甚者或至伤生丧命，为害非轻，若逢病人年命厄会处，男女气怯，下手至难。通人达人，若遇卒急暴患，何暇选择避忌，即不可拘此。

按：以上诸禁忌，惟四季所忌，似合《素问》，其余不知何时何人所起，如所谓尻神、人神者，果有之则不分病轻重，犯之当有祸。今又曰：卒急何暇选择，此时人神、尻神亦悯病危而不祸乎？

又按：尻尾底骨即臀尖，曰尻神，则是臀尖神矣。何人之一身独臀尖为神乎？是皆不可晓者也，以俟能知者。

针灸聚英卷之四

十四经穴歌

手太阴十一穴，中府云门天府列，夹白尺泽孔最存，列缺经渠太渊涉。鱼际少商如韭叶。

手阳明起商阳，二间三间合谷藏，阳溪偏历历温溜，下廉上廉三里长，曲池肘髎迎五里，臂臑肩髃巨骨当，天鼎扶突禾髎接，终以迎香二十穴。

四十五穴足阳明，承泣四白巨髎经，地仓大迎颊车峙，下关头维人迎对，水突气舍连缺盆，气户库房屋翳屯，膺窗乳中延乳根，不容承满梁门起，关门太乙滑肉门，天枢外陵大巨存，水道归来气冲次，髀关伏兔走阴市，梁丘犊鼻足三里，上巨虚连条口位，下巨虚位及丰隆，解溪冲阳陷谷中，内庭厉兑经穴终。

二十一穴太阴脾，隐白大都太白随，公孙商丘三阴交，漏谷地机阴陵坳，血海箕门冲门开，府舍腹结大横排，腹哀食窦连天溪，胸乡周荣大包随。

九穴手少阴，极泉青灵少海深，灵道通里阴郄邃，神门少府少冲寻。

手太阳穴一十九，少泽前谷后溪隅，腕骨阳谷可养老，支正小海肩贞走，臑俞天宗及秉风，曲垣肩内复肩中，天窗天容上颧髎，却入耳中循听宫。

足太阳穴六十三，睛明攒竹曲差参，五处承光上通天，络却玉枕天柱崭，大杼风门引肺俞，厥阴心俞膈俞注，肝俞胆俞脾俞合，胃俞三焦肾俞中，大肠小肠膀胱俞，中膂白环两俞输。自从大杼至白环，相去脊中三寸间，上髎次髎中复下，会阳承扶殷门恶，浮郄委阳委中罅，髀内夹脊附分当，太阳行背第三行，魄户膏肓与神堂，譩譆膈关魂门旁，阳纲意舍仍胃仓，

肓门志室胞之肓，二十椎下秩边藏，合腘以下合阳是，承筋承山居其次，
飞扬附阳泊昆仑，仆参申脉连金门，京骨束骨又通谷，小指外侧至阴续。

足少阴穴二十七，涌泉然谷太溪溢，大钟照海通水泉，复溜交信筑宾连，
阴谷横骨大赫赫，气穴四满中注立，肓俞商曲石关蹲，阴都通谷幽门僻，
步廊神封灵墟位，神藏彧中俞府既。

九穴手厥阴，天池天泉曲泽深，郄门间使内关对，大陵劳宫中冲备。

二十三穴手少阳，关冲液门中渚旁，阳池外关支沟会，会宗三阳四渎配，
天井上合清冷渊，消泺臑会肩髎偏，天髎天牖同翳风，瘈脉颅息角孙通，
耳门和髎丝竹空。

少阳足经瞳子髎，四十三穴行迢迢，听会客主颔厌集，悬颅悬厘曲鬓翘，
率谷天冲浮白次，窍阴完骨本神企，阳白临泣开目窗，正营承灵及脑空，
风池肩井渊液长，辄筋日月京门当，带脉五枢维道续，居髎环跳下中渎，
阳关阳陵复阳交，外丘光明阳辅高，悬钟丘墟足临泣，地五侠溪窍阴毕。

足肝经十三穴，大敦行间太冲列，中封蠡沟及中都，膝关曲泉膝内彻，
阴包五里上阴廉，章门期门贯上膈。

督脉背中行，二十七穴始长强，腰俞阳关命门当，悬枢脊中走筋缩，
至阳灵台神道长，身柱陶道大椎俞，哑门风府脑户俱，强间后顶百会前，
前顶囟会上星圆，神庭素髎水沟里，兑端龈交斯已矣。

任脉分三八，起于会阴上曲骨，中极关元到石门，气海阴交神阙立，
水分下脘循建里，中脘上脘巨阙起，鸠尾中庭膻中萃，玉堂紫宫树华盖，
璇玑天突廉泉清，上颐还以承浆承。

上《十四经穴歌》，顺经编叶，有起止次序，滑氏所撰者，比之徐廷瑞《周身经穴赋》，过之远矣。

十四经步穴歌

太阴肺兮出中府，云门之下一寸许，云门气户旁二寸，人迎之下二骨数，
天府腋下三寸求，侠白肘上五寸主，尺泽肘中约纹论，孔最腕中七寸取，
列缺腕侧一寸半，经渠寸口陷中是，太渊掌后横纹头，鱼际节后（大指本节后）散脉举，

少商大指内侧端，此穴若针疾减愈。

手阳明经属大肠，食指内侧起商阳，本节前取二间定，本节后取三间强，歧骨陷中寻合谷，阳溪腕中上侧详，腕后三寸是偏历，五寸之中温溜当，下廉上廉各一寸，上廉此下一寸方，屈肘曲中曲池得，池下二寸三里场，肘髎大骨外廉陷，五里肘上三寸量，臂臑髃下一寸取，肩髃肩端两骨当，巨骨肩端叉骨内，天鼎缺盆之上针，扶突曲颊下一寸，禾髎五分水沟旁，鼻孔两旁各五分，左右二穴皆迎香。

胃之经兮足阳明，承泣目下七分寻，四白一寸不可深，巨髎鼻孔旁八分，地仓夹吻四分近，大迎曲颔前寸三，颊车耳下八分针，下关耳前动脉者，头维本神寸五取，人迎喉旁大脉真，水突在颈大筋下，直至气舍上人迎，气舍迎下夹天突，缺盆横骨陷中亲，气户俞府旁二寸，至乳六寸又四分，库房屋翳膺窗近，乳中正在乳头心，次有乳根出乳下，各一寸六不相侵，穴夹幽门一寸五，是穴不容依法数，其下承满至梁门，关门太乙从头举，节次续排滑肉门，各各一寸为君数，天枢穴在夹脐旁，外陵枢下一寸当，二寸大巨五水道，归来七寸以寻将，气冲曲骨旁三寸，来下气冲脉中央，髀关兔后六寸分，伏兔市上三寸强，阴市膝上三寸许，梁丘二寸得共场，膝髌骭上寻犊鼻，膝下三寸求三里，里下三寸上廉地，条口上廉下一寸，下廉条下一寸系，丰隆下廉外一寸，上踝八寸分明记，解溪冲阳后寸半，冲阳陷上二寸系，陷谷内庭后二寸，内庭次指外间是，厉兑大指次指端，去爪如韭胃所起。

拇指内侧隐白位，大都节后陷中起，太白核骨下陷中，公孙节后一寸至，商丘有穴属经金，踝下微前陷中是，内踝三寸三阴交，漏谷一寸有次第，膝下五寸为地机，阴陵内侧膝辅际，血海分明膝髌上，内廉内际二寸地，箕门血海上六寸，筋间动脉须详谛，冲门五寸大横下，三寸三分寻府舍，腹结横下寸三分，大横夹脐非比假，腹哀寸半去日月，直与食窦相连亚，食窦天溪及胸乡，周荣各一寸六者，大包渊腋下三寸，出九肋间当记也。

少阴心起极泉中，腋下筋间脉入胸，青灵肘节上三寸，少海肘内节后容，灵道掌后一寸半，通理腕后一寸同，阴郄五分取动脉，神门掌后兑骨隆，少府节后劳宫直，小指内侧取少冲。

手小指端为少泽，前谷外侧节前索，节后陷中寻后溪，腕骨陷前看外侧，

腕中骨下阳谷讨，腕上一寸名养老，支正腕后量五寸，小海肘端五分好，
肩贞胛下两骨解，臑俞大骨之下保，天宗骨下有陷中，秉风髎后举有空，
曲垣肩中曲胛陷，外俞胛后一寸从，肩中二寸大杼旁，天窗颊下动脉详，
天容耳下曲颊后，颧髎面烦兑端量，听宫耳端大如菽，此为小肠手太阳。

足太阳兮膀胱经，目眦内角始睛明，眉头陷中攒竹名，曲差二穴神庭伴，
五处挨排夹上星，承光五处后寸半，通天络却亦停匀，玉枕横夹于脑户。
尺寸当准《铜人经》，天柱夹项后发际，大筋外廉陷中是，夹脊相去寸五分，
大杼大椎二风门，肺俞三椎厥阴四，心俞五椎之下论，更有膈俞相梯级，
第七椎下隐然立，第八椎下穴无有，肝俞数椎当第九，十椎胆俞脾十一，
十二椎下胃俞取，三焦肾俞次第下，十三十四两椎主，大肠俞在十六椎，
小肠十八椎下止，十九椎下寻膀胱，中膂内俞椎二十，白环二十一椎当，
上髎次髎中与下，一空二空夹腰胯，并同夹脊四个髎，载在《千金》君勿讶，
会阳阴尾两旁分，尺寸须看督脉分，第二椎下外附分，夹脊相去古法云，
先从脊后量三寸，不是灸狭能伤筋，魄户三椎膏肓四，四五三分分明是，
第五椎下索神堂，第六譩譆两穴出，膈关第七魂门九，阳纲意舍十十一，
胃仓肓门屈指弹，椎看十二与十三，志室次之为十四，包肓十九合详参，
秩边二十椎下详，承扶臀阴纹中央，殷门承扶六寸直，浮郄一寸上委阳，
委阳却与殷门并，腘中外廉两筋乡，委中膝腘约纹里，此下三寸寻合阳，
承筋腨肠中央是，承山腨下分肉旁，飞阳外踝上七寸，附阳踝上三寸量，
金门正在外踝下，昆仑踝后跟骨中，仆参跟骨下陷是，申脉分明踝下容，
京骨外侧大骨下，束骨本节后陷中，通谷本节前陷是，至阴小指外侧逢。

肾经起处有其所，涌泉屈足卷指取，然谷踝前大骨下，踝后跟上太溪府，
溪下五分寻大钟，照海踝下阴跷生，踝上二寸复溜名，溜前筋骨取交信，
亦曰踝上二寸行，筑宾六寸腨分处，阴谷膝内著骨辅，横骨有陷如仰月，
大赫气穴四满据，中注肓俞正夹脐，六穴五寸各一数，商曲石关上阴都，
通谷幽门一寸居，幽门半寸夹巨阙，步廊神封过灵墟，神藏彧中至俞府，
各一寸六不差殊，欲知俞府居何分，璇玑之旁各二寸。

厥阴心包何处得，乳后一寸天池索，天泉腋下二寸求，曲泽内纹寻动脉，
郄门去腕五寸通，间使腕后三寸逢，内关去腕才二寸，大陵掌后两筋中，
劳宫屈中名指取，中指之末取中冲。

三焦名指外关冲，小次指间名液门，中渚次指本节后，阳池表腕上陷存，

腕上二寸外关络，支沟腕上三寸约，会宗腕后三寸空，须详一寸毋令错，
肘前五寸臂大脉，外廉陷中三阳络，四渎骨外并三阳，天井肘上一寸侧，
肘上二寸清冷渊，消泺臂外肘分索，臑会肩头三寸中，肩髎肩端臑上通，
天髎盆上毖骨际，天牖旁颈后天容，翳风耳后当骨陷，瘈脉耳后鸡足逢，
颅囟耳后青络脉，角孙耳廓开有空，丝竹眉后陷中看，和髎耳前兑发同，
耳门耳珠当耳缺，此穴禁灸分明说。

少阳胆经髎起外，耳前陷中寻听会，上关耳前开口空，悬厘脑空下廉揣，
悬颅正在曲角端，额厌脑空上廉看，曲鬓偃正尖上边，率谷曲鬓半寸安，
本神耳上入发际，四分平横向前是，曲鬓之旁各一寸，阳白眉上一寸记，
临泣有穴当两目，直入发际五分属，目窗正营各一寸，承灵营后寸五录，
天冲耳上二寸居，浮白发际一寸符，窍阴枕下动有穴，完骨耳后四分通，
脑空正夹玉枕骨，风池后发际陷中，肩井大骨前寸半，渊液腋下三寸按，
辄筋平前却一寸，期门在肋第二端，日月期下五分断，京门监骨腰间看，
带脉季肋寸八分，五枢带下三寸间，维道五寸二分得，居髎八寸三分寻，
环跳髀枢宛宛论，膝上五寸中渎搜，阳关阳陵上三寸，阳陵膝下一寸求，
阳交外踝斜七寸，踝上七寸寻外丘，光明除踝上五寸，阳辅踝上四寸收，
悬钟三寸即绝骨，丘墟踝前陷中出，临泣寸半后侠溪，地五会穴一寸求，
侠溪小次歧骨间，窍阴足小次指端。

大敦拇指看毛聚，行间缝尖动脉处，节后有络亘五会，太冲之脉堪承据，
中封正在内踝前，蠡沟踝上五寸注，中都正在复溜宫，阴陵膝尖两折中，
内踝之上七寸详，少阴相直冲骨中，膝关犊鼻下二寸，曲泉纹头两筋逢，
阴包四寸膝髌上，内廉筋间索其当，五里气冲内寸半，直下三寸阴股向，
阴廉穴在横纹胯，章门脐上二寸量，横取八寸看两旁，期门乳旁各一寸，
直下二寸二肋详，此足厥阴肝经乡。

督脉龈交唇上乡，兑端正在唇中央，水沟鼻下沟中索，素髎宜向鼻端详，
头形北高面南下，先以前后发际量，分为一尺有二寸，发上五分神庭当，
庭上五分上星位，囟会星上一寸强，上至前顶上寸半，寸半百会顶中央，
后顶强间脑户三，相去各是一寸五，后发五分定哑门，门上五分是风府，
上有大椎下尾骶，分为二十有一椎，古来自有折量法，《灵枢》分明不可欺，
九寸八分分之七，二之七节如是椎，大椎第一节上是，二椎节下陶道知，
身柱第三椎节下，神道第五不须疑，灵台第六至阳七，筋缩第九椎下思，
脊中悬枢命门穴，十一十三十四节，阳关镇住十六椎，二十一下腰俞窥，

其下长强伏地取，此穴针之痔根愈。

任脉会阴两阴间，曲骨脐下毛际安，中极脐下四寸取，三寸关元二石门，气海脐下一寸半，阴交脐下一寸论，分明脐内号神阙，水分一寸复上列，下脘建里中上脘，各各一寸为君说，巨阙上脘上寸半，鸠尾蔽骨五分按，中庭膻中寸六分，膻中两乳中间看，玉堂紫宫及华盖，相去各寸六分算，华盖璇玑一寸量，璇玑突下一寸当，天突结下宛宛取，廉泉颔下骨尖旁，承浆颐前唇棱下，任脉之部宜审详。

上《十四经步穴歌》，原用铜人穴编叶，今以《十四经发挥》为主，有繁多者皆去之，如督俞、风市、羊矢之类是也。

十二经脉歌

手大阴肺中焦生，下络大肠出贲门，上膈属肺从肺系，系横出腋臑中行，肘臂寸口上鱼际，大指内侧爪甲根；支络还从腕内出，接次指属阳明经。此经多气而少血，是动则病咳与嗽，肺胀膨膨缺盆痛，两手交瞀为臂厥；所生病者为气嗽，喘咳烦心胸满结，臑臂之外前廉痛，小便频数掌中热，气虚肩背痛而寒，气盛亦疼风汗出，欠伸少气不足息，遗矢无度溺色赤。

阳明之脉手大肠，次指内侧起商阳，循指上连出合谷，两筋歧骨循臂肪，入肘外廉循臑外，肩端前廉柱骨旁，从肩下入缺盆内，络肺下膈属大肠。支从缺盆直上颈，斜贯颊前下齿当，环出人中交左右，上夹鼻孔注迎香。此经气盛血亦盛。是动颛肿并齿痛；所生病者为鼽衄，目黄口干喉痹生，大指次指难为用，肩前臑外痛相仍。气有余兮脉热肿，虚则寒栗病偏增。

胃足阳明交鼻起，下循鼻外下入齿，还出夹口绕承浆，颐后大迎颊车里，耳前发际至额颅；支下人迎缺盆底，下膈入胃络脾宫，直者缺盆下乳内，一支幽门循腹中，下行直合气冲逢，遂由髀关抵膝髌，胻跗中指内间同；一支下膝注三里，前出中指外间通；一支别走足跗指，大指之端经尽矣。此经多气复多血，是动欠伸面颜黑，凄凄恶寒畏见人，忽闻木音心惊惕，登高而歌弃衣走，甚则腹胀乃贲响，凡此诸疾皆骭厥，所生病者为狂疟，湿温汗出鼻流血，口㖞唇裂又喉痹，膝髌疼痛腹胀结，气膺伏兔胻外廉，足跗中指俱痛彻，有余消谷溺色黄，不足身前寒振栗，胃房胀满食不消，气盛身前皆有热。

太阴脾起足大指，上循内侧白肉际，核骨之后内踝前，上腨循胻胫膝里，股内前廉入腹中，属脾络胃与膈通，夹喉连舌散舌下；支络从胃注心宫。此经气盛而血衰。是动其病气所为，食入即吐胃脘痛，更兼身体痛难移，腹胀善噫舌本强，得后与气快然衰；所生病者舌亦痛，体重不食亦如之，烦心心下仍急痛，泄水溏瘕寒疟随，不卧强立股膝肿，疸发身黄大指痿。

手少阴脉起心中，下膈直与小肠通；支者还从肺系走，直上喉咙系目瞳；直者上肺出腋下，臑后肘内少海从，臂内后廉抵掌中，兑骨之端注少冲。多气少血属此经。是动心脾痛难任，渴欲饮水咽干燥；所生胁痛目如金，胁臂之内后廉痛，掌中有热向经寻。

手太阳经小肠脉，小指之端起少泽，循手外廉出踝中，循臂骨出肘内侧，上循肘外出后廉，直过肩解绕肩胛，交肩下入缺盆内，向腋络心循咽嗌，下膈抵胃属小肠；一支缺盆贯颈颊，至目兑眦却入耳，复从耳前仍上颊，抵鼻外至目内眦，斜络于颧别络接。此经少气还多血。是动则病痛咽嗌，颔下肿兮不可顾，肩如拔兮臑似折，所生病兮主肩臑，耳聋目黄肿腮颊，肘臂之外后廉痛，部分犹当细分别。

足太阳经膀胱脉，目内眦上起额尖，支者巅上至耳角，直者从巅脑后悬，络脑还出别下项，仍循肩髆夹脊边，抵腰管肾膀胱内，一支下与后阴连，贯臀斜入委中穴，一支髆内左右别，贯胛夹脊过髀枢，臀内后廉腘中合，下贯腨内外踝后，京骨之下指外侧。是经血多气少也，是动头疼不可当，项如拔兮腰似折，髀枢痛彻脊中央，腘如结兮腨如裂，是为踝厥筋乃伤，所生疟痔小指废，头囟顶痛目色黄，腰尻腘脚疼连背，泪流鼻衄及癫狂。

足经肾脉属少阴，小指斜趋涌泉心，然谷之下内踝后，别入跟中腨内侵，出腘内廉上股内，贯脊属肾膀胱临，直者属肾贯肝膈，入肺循喉舌本寻；支者从肺络心内，仍至胸中部分深。此经多气而少血，是动病饥不欲食，喘嗽唾血喉中鸣，坐而欲起面如垢，目视𥉂𥉂气不足，心悬如饥常惕惕，所生病者为舌干，口热咽痛气贲逼，股内后廉并脊疼，心肠烦痛疸而澼，痿厥嗜卧体怠惰，足下热痛皆肾厥。

手厥阴心主起胸，属包下膈三焦宫，支者循胸出胁下，胁下连腋三寸同，仍上抵腋循臑内，太阴少阴两经中，指透中冲支者别，小指次指络相通。是经少气原多血，是动则病手心热，肘臂挛急腋下肿，甚则胸胁支满结，心中澹澹或大动，善笑目黄面赤色，所生病者为心烦，心痛掌热病之则。

手经少阳三焦脉，起自小指次指端，两指歧骨手腕表，上出臂外两骨间，肘后臑外循肩上，少阳之后交别传，下入缺盆膻中分，散络心包膈里穿，支者膻中缺盆上，上项耳后耳角旋，屈下至颐仍注颊，一支出耳入耳前，却从上关交曲颊，至目外眦乃尽焉。斯经少血还多气，是动耳鸣喉肿痹，所生病者汗自出，耳后痛兼目锐眦，肩臑肘臂外皆疼，小指次指亦如废。

足脉少阳胆之经，始从两目锐眦生，抵头循角下耳后，脑空风池次第行，手少阳前至肩上，交少阳右上缺盆，支者耳后贯耳内，出走耳前锐眦循；一支锐眦大迎下，合手少阳抵项根，下加颊车缺盆合，入胸贯膈络肝经，属胆仍从胁里过，下入气冲毛际荣，横入髀厌环跳内，直者缺盆下腋膺，过季胁下髀厌内，出膝外廉是阳陵，外辅绝骨踝前过，足跗小指次指分，一支别从大指去，三毛之际接肝经。此经多气而少血，是动口苦善太息，心胁疼痛难转移，面尘足热体无泽，所生头痛连锐眦，缺盆肿痛并两腋，马刀夹瘿生两旁，汗出振寒痎疟疾，胸胁髀膝至胻骨，绝骨踝痛及诸节。

厥阴足脉肝所终，大指之端毛际丛，足跗上廉太冲分，踝前一寸入中封，上踝交出太阴后，循腘内廉阴股冲，环绕阴器抵小腹，夹胃属肝络胆逢，上贯膈里布胁肋，夹喉颃颡目系同，脉上巅会督脉出，支者还生目系中，下络颊里还唇内，支者便从膈肺通。是经血多气少焉，是动腰疼俯仰难，男疝女人小腹肿，面尘脱色及咽干，所生病者为胸满，呕吐洞泄小便难，或时遗溺并狐疝，临证还须仔细看。

奇经八脉歌

督脉起自下极俞，并于脊里上风府，过脑额鼻入龈交，为阳脉海都纲要。任脉起于中极底，上腹循喉承浆里，阴脉之海任所谓；冲脉出包循脊中，从腹会咽络口唇，女人成经为血室，脉并少阴之肾经，与任督本于阴会，三脉并起而异行；阳跷起足之跟里，循外踝上入风池；阴跷内踝循喉嗌，本足阳阴脉别支；诸阴交起阴维脉，发足少阴筑宾郄；诸阳会起阳维脉，太阳之郄金门是；带脉周回季胁间，会于维道足少阳；所谓奇经之八脉，维系诸经乃顺常。

流注指微赋

疾居荣卫，扶救者针。观虚实与肥瘦，辨四时之浅深。取穴之法，但分阴阳而溪谷；迎随逆顺，须晓血气而升沉。

原夫《指微论》中，赜义成赋。知本时之气开，说经络之流注。每披文而参其法，篇篇之旨审寻；复按经而察其言，字字之功明谕。疑隐皆知，实虚总附。移疼住痛之有神，针下获安；暴疾沉疴至危笃，刺之勿误。

详夫阴日血引，值阳气流。口温针暖，牢濡深求。诸经十二作数，络脉十五为周；阴腧六十脏主，阳穴七二腑收。刺阳经者，可卧针而取；夺血络者，先俾指而柔。呼为迎而吸作补，逆为鬼而从何忧，淹疾延患，着灸之由。躁烦药饵而难拯，必取八会；痈肿奇经而畜邪，歼馘砭瘳。

况乎甲胆乙肝，丁心壬水。生我者号母，我生者名子。春井夏荥乃邪在，秋经冬合乃刺矣。犯禁忌而病复，用日衰而难已。孙络在于肉分，血行出于支里。闷昏针运，经虚补络须然；疼实痒虚，泻子随母要指。

想夫先贤迅效，无出于针；今人愈疾，岂难于医。徐文伯泻孕于苑内，斯由甚速；范九思疗咽于江夏，闻见言希。

大抵古今遗迹，后世皆师。王纂针魅而立康，獭从被出；秋夫疗鬼而馘效，魂免伤悲。既而感指幽微，用针直诀。窍齐于筋骨皮肉，刺要察于久新府藏寒热。接气通经，短长依法；里外之绝，羸盈必别。勿刺大劳，使人气乱而神隳，慎妄呼吸，防他针昏而闭血。又以常寻古义，由有藏机。遇高贤真趣，则超然得悟；逢达人示教，则表我扶危。男女气脉，行分时合度；养子时克，注穴须依。

今详定疗病之宜，神针法式。广搜《难》、《素》之秘密文辞，深考诸家之肘函妙臆。故称庐江流注之《指微》，以为后学之规。

上《流注指微赋》，窦桂芳撰次，今自《子午流注针经》辑录于此。

标幽赋

拯救之法，妙用者针。察岁时于天道，定形气于予心。春夏瘦而刺浅，秋冬肥而刺深。不穷经络阴阳，多逢刺禁；既论脏腑虚实，须向经寻。原夫起自中焦，水初下漏，太阴为始，至厥阴而方终；穴出云门，抵期门而最后。正经十二，别络走三百余支，正侧仰伏，气血有六百余候。手足三阳，手走头而头走足；手足三阴，足走腹而胸走手。

要识迎随，须明逆顺。况乎阴阳，气血多少为最，厥阴太阳，少气多血；太阴少阴，少血多气；而又气多血少者，少阳之分；气盛血多者，阳明之位。先详多少之宜，次察应至之气。轻滑慢而未来，沉涩紧而已至。既至也，量寒热而留疾；未至也，据虚实而候气。气之至也，如鱼吞钩饵之浮沉；气未至也，如闲处幽堂之深邃。气速至而速效，气迟至而不治。

观夫九针之法，毫针最微，七星可应，众穴主持。本形金也，有蠲邪扶正之道；短长水也，有决凝开滞之机。定刺象木，或邪或正；口藏比火，进阳补羸。循机扪而可塞以象土，实应五行而可知。然是一寸六分，包含妙理；虽细桢于毫发，同贯多歧。可平五脏之寒热，能调六腑之虚实。拘挛闭塞，遣八邪而去矣；寒热痛痹，开四关而已之。凡刺者，使本神朝而后入；既刺也，使本神定而气随，神不朝而勿刺，神已定而可施。定脚处，取气血为主意；下手处，认水木是根基。天地人三才也，涌泉同璇玑、百会；上中下三部也，大包与天枢、地机。阳跷阳维并督脉，主肩背腰腿在表之病；阴跷阴维任冲带，主心腹胁肋在里之疑。二陵二跷二交，似续而交五大；两间两商两井，相依而别两支。足见取穴之法，必有分寸，先审自意，次观肉分。或伸屈而得之，或平直而安定。在阳部筋骨之侧，陷下为真；在阴分郄腘之间，动脉相应。取五穴用一穴而必端，取三经用一经而可正。头部与肩部详分，督脉与任脉异一作易定。

明标与本，论刺深刺浅之经；住痛移疼，取相交相贯之迳。岂不闻脏腑病，而求门、海、俞、募之微；经络滞，而求原别交会之道。更穷四根三结，依标本而刺无不痊；但用八法五门，分主客而针无不效。八脉始终连八会，本是纪纲；十二经络十二原，是谓枢要。一日取六十六穴之法，方见幽微；一时取一十二经之原，始知要妙。

原夫补泻之法，非呼吸而在手指；速效之功，要交正而识本经。交经缪刺，左有病而右畔取；泻络远针，头有病而脚上针。巨刺与缪刺各异，微针与妙刺相通。观部分而知经络之虚实，视浮沉而辨脏腑之寒温。且夫先令针耀而虑针损，次藏口内而欲针温，目无外视，手如握虎；心无内慕，如待贵人。左手重而多按，欲令气散；右手轻而徐入，不痛之因。空心恐怯，直立侧而多晕；背目沉掐，坐卧平而没昏。推于十干十变，知孔穴之开合；论其五行五脏，察时日之旺衰。伏如横弩，应若发机。

阴交阳别而走血晕，阴跷阴维而下胎衣。痹厥偏枯，迎随俾经络接续；漏崩带下，温补使气血依归。静以久留，停针待之。必准者，取照海治喉中之闭塞；端的处，用大钟治心内之呆痴。大抵疼痛实泻，痒麻虚补。体重节痛而俞居，心下痞满而井主。心胀咽痛，针太冲而必除；脾冷胃疼，泻公孙而立愈。胸满腹痛刺内关，胁疼肋痛针飞虎。筋挛骨痛而补魂门，体热劳嗽而泻魄户。头风头痛，刺申脉与金门；眼痒眼疼，泻光明于地五。泻阴郄止盗汗，治小儿骨蒸；刺偏历利小便，医大人水蛊。中风环跳而宜刺，虚损天枢而可取。由是午前卯后，太阴生而疾温；离左酉南，月朔死而速冷。循扪弹努，留吸母而坚长；爪下伸提，疾呼子而嘘短。动退空歇，迎夺右而泻凉；推纳进搓，随济左而补暖。慎之！大凡危疾，色脉不顺而莫针；寒热风阴，饥饱醉劳而切忌。望不补而晦不泻，弦不夺而朔不济。精其心而穷其法，无灸艾而坏其干，正其理而求其原，免投针而失其位。避灸处而和四肢，四十有九；禁刺处而除六腧，二十有二。抑又闻高皇抱疾未瘥，李氏刺巨阙而复苏；太子暴死为厥，越人针维会而复醒。肩井、曲池，甄权刺臂痛而复射；悬钟、环跳，华佗刺躄足而立行。秋夫针腰俞而鬼免沉疴，王纂针交俞而妖精立出。取肝俞与命门，使瞽士视秋毫之末；刺少阳与交别，俾聋夫听夏蚋之声。

嗟夫！去圣愈远，此道渐坠。或不得意而散其学，或愆其能而犯禁忌，庸愚智浅，难契于玄言；至道渊深，得之者有几？偶述斯言，不敢示诸明达者焉，庶几乎童蒙之心启。

上《标幽赋》，窦汉卿所撰，今自《针经指南》表录于此。

通玄指要赋

必欲治病，莫如用针。巧运神机之妙，工开圣理之深，外取砭针，能蠲邪而辅正；中含水火，善回阳而倒阴。

原夫络别支殊，经交错综，或沟渠溪谷以岐异，或山海丘陵而隙共斯，流派以难揆，在条纲而有统。理繁而昧，纵补泻以何功；法捷而明，自迎随而得用。

且如行步难移太冲最奇，人中除脊膂之强痛，神门去心性之呆痴。风伤项急，始求于风府；头晕目眩，要觅于风池。耳闭须听会而治也，眼痛则合谷以推之。胸结身黄，取涌泉而即可；胸昏目赤，泻攒竹以便宜。但见若两肘之拘挛，仗曲池而平扫。牙齿痛，吕细堪治；颈项强，承浆可保。太白宣道于气冲，阴陵开通于水道。腹膜而胀，夺内庭以休迟；筋转而疼，泻承山之在早。

大抵脚腕痛，昆仑解愈；股膝痛，阴市能医。痫发癫狂兮，凭后溪而疗理；疟生寒热兮，仗间使以扶持。期门罢胸满血膨而可已，劳宫退胃翻心痛以何疑。

稽夫大敦去七疝之偏疼，王公谓此；三里却五劳之羸瘦，华佗言斯。固知腕骨祛黄，然谷泻肾，行间治膝肿腰疼，尺泽去肘疼筋紧。目昏不见，二间宜取；鼻窒无闻，迎香可引。肩井除两胛难任，丝竹空疗偏头疼不忍。咳嗽寒痰，列缺堪凭；眵曦冷泪，临泣尤准。髋骨将腿疼以祛残，肾俞把腰疼而泻尽。以见越人治尸厥于维会，随手而苏；文伯泻死胎于三阴，应针而陨。

所谓诸痛为实，但麻曰虚，实则自外而入也；虚则自内而出欤。是故济母而裨其不足，夺子而平其有余。观二十七之经络，一一明辨；据四百四之疾证，件件皆除。故得夭枉都无，跻斯民于寿域，几微以判，彰往古之玄书。

抑又闻心胸病，求掌后之大陵；肩背疼，责肘前之三里。冷痹肾余，取足阳明之土；连脐腹痛，泻足少阴之水。脊间心后者，针中渚而立痊；胁下肋边者，刺阳陵而即止。头项痛，拟后溪以安然；腰脚疼，在委中而已矣。夫用针之士，于此理苟明者焉，收祛邪之功，而在乎捻指。

上《通玄指要赋》，罗谦甫谓窦子声栽就，今自《卫生宝鉴》表录于此，所可疑者，旧注“牙齿痛、吕细堪治”云：吕细，膀胱经，一名太溪。今按《资生经》、《千金》、《铜人》俱无太溪为吕细别名，而太溪为足少阴肾经，非膀胱经也。

灵光赋

黄帝岐伯针灸诀，依他经里分明说。三阴三阳十二经，更有两经分八脉。

《灵光典注》极幽深，偏正头疼泻列缺。睛明治眼胬肉攀，耳聋气痞听会间。

两鼻鼽衄针禾髎，鼻窒不闻迎香间。治气上壅足三里，天突宛中治喘痰。
心疼手颤针少海，少泽应除心下寒。两足拘挛觅阴市，五般腰痛委中安。
脾俞不动泻丘墟，复溜治肿如神医。犊鼻治疗风邪疼，住喘脚痛昆仑愈。
后跟痛在仆参求，承山筋转并久痔。足掌下去寻涌泉，此法千金莫妄传。
此穴多治妇人疾，男蛊女孕两病痊。百会鸠尾治痢疾，大小肠俞大小便。
气海血海疗五淋，中脘下脘治腹坚。伤寒过经期门愈，气刺两乳求太渊。
大敦二穴主偏坠，水沟间使治邪癫。吐血定喘补尺泽，地仓能止两流涎。
劳宫医得身劳倦，水肿水分灸即安。五指不伸中渚取，颊车可针牙齿愈。
阴跷阳跷两踝边，脚气四穴先寻取，阴阳陵泉亦主之，阴跷阳跷与三里，
诸穴一般治脚气，在腰玄机宜正取。膏肓岂止治百病，灸则玄切病须愈。
针灸一穴数病除，学者尤宜加仔细。悟得明师流注法，头目有病针四肢。
针有补泻明呼吸，穴应五行顺四时。悟得人身中造化，此歌依旧是筌蹄。

上《灵光赋》，总《灵光典注》而成，不知谁氏所作，今自《针灸大全》表录于此。

席弘赋

凡欲行针须审穴，要明补泻迎随诀，胸背左右不相同，呼吸阴阳男女别。
气刺两乳求太渊，未应之时泻列缺。列缺头疼及偏正，重泻太渊无不应。
耳聋气痞听会针，迎香穴泻功如神。谁知天突治喉风，虚喘须寻三里中。
手连肩脊痛难忍，合谷针时要太冲。曲池两手不如意，合谷下针宜仔细。
心疼手颤少海间，若要除根觅阴市。但患伤寒两耳聋，金门听会疾如风。
五般肘痛寻尺泽，太渊针后却收功。手足上下针三里，食癖气块凭此取。
鸠尾能治五般痫，若下涌泉人不死。胃中有积刺璇玑，三里功多人不知。
阴陵泉治心胸满，针到承山饮食思。大杼若连长强寻，小肠气痛即行针。
委中专治腰间痛，脚膝肿时寻至阴。气滞腰疼不能立，横骨大都宜救急，
气海专能治五淋，更针三里随呼吸。期门穴主伤寒患，六日过经尤未汗，
但向乳根二肋间，又治妇人生产难。耳内蝉鸣腰欲折，膝下明存三里穴，
若能补泻五会间，且莫向人容易说。睛明治眼未效时，合谷光明安可缺。
人中治癫功最高，十三鬼穴不须饶。水肿水分兼气海，皮内随针气自消。
冷嗽先宜补合谷，却须针泻三阴交。牙疼腰痛并咽痹，二间阳溪疾怎逃。
更有三间肾俞妙，善除肩背浮风劳。若针肩井须三里，不刺之时气未调。
最是阳陵泉一穴，膝间疼痛用针烧。委中腰痛脚挛急，取得其经血自调。
脚痛膝肿针三里，悬钟二陵三阴交。更向太冲须引气，指头麻木自轻飘。
转筋目眩针鱼腹，承山昆仑立便消。肚疼须是公孙妙，内关相应必然瘳。
冷风冷痹疾难愈，环跳腰间针与烧。风府风池寻得到，伤寒百病一时消。

阳明二日寻风府，呕吐还须上脘疗。妇人心痛心隆穴，男子痃癖三里高。

小便不禁关元好，大便闭涩大敦烧。腕骨腿疼三里泻，复溜气滞便离腰。

从来风府最难针，却用工夫度浅深。倘若膀胱气未散，更宜三里穴中寻。

若是七疝小腹痛，照海阴交曲泉针。又不应时求气海，关元同泻效如神。

小肠气撮痛连脐，速泻阴交莫在迟。良久涌泉针取气，此中玄妙少人知。

小儿脱肛患多时，先灸百会次鸠尾。久患伤寒肩背痛，但针中渚得其宜。

肩上痛连脐不休，手中三里便须求，下针麻重即须泻，得气之时不用留。

腰连胯痛急必大，便于三里攻其隘，下针一泻三补之，气上攻噎只管在；

噎不住时气海灸，定泻一时立便瘥。补自卯南转针高，泻从卯北莫辞劳；

逼针泻气令须吸，若补随呼气自调；左右捻针寻子午，抽针行气自迢迢。

用针补泻分明说，更用搜穷本与标，咽喉最急先百会，太冲照海及阴交。

学者潜心宜熟读，席弘治病最名高。

上《席弘赋》，自《针灸大全》中表录于此。按：席弘，江西人，家世以针灸相传者。

玉龙赋

夫参博以为要，辑简而舍烦，总《玉龙》以成赋，信金针以获安。原夫卒暴中风，顶门百会；脚气连延，里绝三交。头风鼻渊，上星可用；耳聋腮肿，听会偏高。攒竹、头维，治目疼头痛；乳根、俞府，疗嗽气痰哮。风市、阴市，驱腿脚之乏力；阴陵、阳陵，除膝肿之难熬；二白医痔漏，间使剿疟疾；大敦去疝气，膏肓补虚劳。天井治瘰疬瘾疹，神门治呆痴笑咷。咳嗽风痰，太渊、列缺宜刺；尪羸喘促，璇玑、气海当知。期门、大敦，能治坚痃疝气；劳宫、大陵，可疗心闷疮痍。心悸虚烦刺三里，时疫痎疟寻后溪。绝骨、三里、阴交，脚气宜此；睛明、太阳、鱼尾，目证凭兹。老者便多，命门兼肾俞而著艾；妇人乳肿，少泽与太阳之可推。身柱蠲嗽，能除膂痛；至阳却疸，善治神疲。长强、承山，灸痔最妙；丰隆、肺俞，痰嗽称奇。风门主伤冒寒邪之嗽，天枢理感患脾泄之危。风池、绝骨，而疗乎伛偻；人中、曲池，可治其痿伛。期门刺伤寒未解，经不再传；鸠尾针痫癫已发，慎其妄施。阴交、水分、三里，蛊胀宜刺；商丘、解溪、丘墟，脚痛堪追。尺泽理筋急之不幸，腕骨疗手腕之难移。肩脊痛兮，五枢兼于背缝；肘挛疼兮，尺泽合于曲池。风湿博于两肩，肩髃可疗；壅热盛乎三焦，关冲最宜。手臂红肿，中渚、液门要辨；脾虚黄疸，腕骨、中脘何疑。伤寒无汗，攻复溜宜泻；伤寒有汗，取合谷当随。欲调饱满之气逆，三里可胜；要起六脉之沉匿，复溜称神。照海、支沟，通大便之秘；内庭、临泣，理小腹之腹。天突、膻中医喘嗽，地仓、颊车疗口㖞。迎香攻鼻窒为最，肩井除臂痛如拿。二间治牙疼，中魁理翻胃而即瘥；百劳止虚汗，通里疗心惊而不差。大小骨空，治眼烂能止冷泪；左右太阳，医目疼善除血翳。心俞、肾俞，治腰肾虚乏之梦遗；人中、委中，除腰脊痛闪之难制。太溪、昆仑、申脉，最疗足肿之迍；涌泉、关元、丰隆，为治尸劳之例。印堂治其惊搐，神庭理首头风。大陵、人中频泻，口气全除；带脉、关元多灸，肾败堪攻。腿脚重疼，针髋骨、膝关、膝眼；行步艰楚，刺三里、中封、太冲。取内关于照海，医腹疾之块；搐迎香于鼻内，消眼热之红。肚痛秘结，大陵合外关于支沟；腿风湿痛，居髎兼环跳于委中。上脘、中脘，治九种之心痛；赤带、白带，求中极之异同。又若心虚热壅，少冲明于济夺；目昏血溢，肝俞辨其实虚。当心传之玄要，究手法之疾徐。或值挫闪疼痛之不定，引为难拟定穴之可祛。辑管见以便诵读，幸高明而无哂诸。

俗以《玉龙歌》为扁鹊所撰，盖后人依托为之者，《玉龙赋》又总辑其要旨尔。

拦江赋

担截之中法数何？有担有截起沉疴。我今作此拦江赋，何用三车五辐歌。
先将八法为定例，流注之中分次第。心胸之病内关担，脐下公孙用法拦。
头部须逢寻列缺，痰涎壅塞及咽干。噤口喉风针照海，三棱出血刻时安。
眼目之证诸疾苦，更用临泣使针担。后溪专治督脉病，癫狂此穴治还轻。
申脉能除寒与热，头风偏正及心惊。耳鸣鼻衄胸中满，好用金针此穴寻。
但遇痒麻虚即补，如逢疼痛泻而迎。更有伤寒真妙诀，三阴须要刺阳经；
无汗更将合谷补，复溜穴泻好用针。倘若汗多流不绝，合谷补收效如神。
四日太阳宜细辨，公孙照海一般行；再用内关施截法，七日期门可用针。
但治伤寒皆用泻，要知《素问》但然明。流注之中分造化，常将木火土金平。
春夏井荥宜刺浅，秋冬经合更宜深。天地四时同此数，三才常用记心胸；
天地人部次第入，仍调各部一般匀。夫弱妇强亦有克，妇弱夫强亦有刑；
皆在本经担与截，泻南补北亦须明。经络明时知造化，不得师传枉用心；
不遇至人应不授，天宝岂可付非人。按定气血病人呼，重搓数十把针扶；
战提摇起向上使，气自流行病自无。

上《拦江赋》，不知谁氏所作，今自凌氏所编集写本针书表录于此。

肘后歌

头面之疾针至阴，腿脚有疾风府寻，心胸有病少府泻，脐腹有病曲泉针。
肩背诸疾中渚下，腰膝强痛交信凭，胁肋腿叉后溪妙，股膝肿起泻太冲。
阴核发来如升大，百会妙穴真可骇；顶心头痛眼不开，涌泉下针定安泰。
鹤膝肿劳难移步，尺泽能舒筋骨疼；更有一穴曲池妙，根寻源流可调停；
其患若要便安愈，加以风府可用针。更有手臂拘挛急，尺泽刺深去不仁。
腰背若患挛急风，曲池一寸五分攻。五痔原因热血作，承山须下病无踪。
哮喘发来寝不得，丰隆刺入三寸深。狂言盗汗如见鬼，惺惺间使便下针。

骨寒髓冷火来烧，灵道妙穴分明记。疟疾寒热真可畏，须知虚实可用意；
间使宜透支沟中，大狂七壮合圣治；连日频频发不休，金门刺深七分是。
疟疾三日得一发，先寒后热无他语，寒多热少取复溜，热多寒少用间使。
或患伤寒热未休，牙关风壅药难投，项强反张目直视，金针用意列缺求。
伤寒四肢厥逆冷，脉气无时仔细看，神奇妙穴真有二，复溜半寸顺骨行。
四肢回还脉气浮，须晓阴阳倒换求，寒则须补绝骨是，热则绝骨泻无忧；
脉若浮洪当泻解，沉细之时补便瘳。百合伤寒最难医，妙法神针用意推，
口噤眼合药不下，合谷一针效甚奇。狐惑伤寒满口疮，须下黄连犀角汤，
虫在脏腑食肌肉，须要神针刺地仓。伤寒腹痛虫寻食，吐蛔乌梅可难攻，
十日九日必定死，中脘回还胃气通。伤寒痞气结胸中，两目昏黄汗不通，
涌泉妙穴三分许，速使周身汗自通。伤寒痞结胁积痛，宜用期门见深功。
当汗不汗合谷泻，自汗发黄复溜凭。飞虎一穴通痞气，祛风引气使安宁，
刚柔二痉最乖张，口噤眼合面红妆，热血流入心肺腑，须要金针刺少商。
中满如何去得根，阴包如刺效如神，不论老幼依法用，须教患者便抬身。
打扑伤损破伤风，先于痛处下针攻，后向承山立作效，甄权留下意无穷。
腰腿疼痛十年春，应针不了便惺惺，大都引气探根本，服药寻方枉费金。
脚膝经年痛不休，内外踝边用意求，穴号昆仑并吕细，应时消散即时瘳。
风痹痿厥如何治？大杼曲泉真是妙。两足两胁满难伸，飞虎神灸七分到。
腰软如何去得根？神妙委中立见效。

百证赋

百证腧穴，再三用心，囟会连于玉枕，头风疗以金针。悬颅、颔厌之中，偏头痛止；强间、丰隆之际，头痛难禁。原夫面肿虚浮，须仗水沟、前顶；耳聋气闭，全凭听会、翳风。面上虫行有验，迎香可取；耳中蝉噪有声，听会堪攻。目眩兮，支正、飞扬；目黄兮，阳纲、胆俞。攀睛攻少泽、肝俞之所，泪出刺临泣、头维之处。目中漠漠，即寻攒竹、三间；目觉䀮䀮，急取养老、天柱。观其雀目汗气，睛明、行间而细推；审他项强伤寒，温溜、期门而主之。廉泉、中冲，舌下肿疼堪取；天府、合谷，鼻中衄血宜追。耳门、丝竹空，住牙疼于顷刻；颊车、地仓穴，正口㖞于片时。喉痛兮，液门、鱼际去疗；转筋兮，金门、丘墟来医。阳谷、侠溪，颔肿口噤并治；少商、曲泽，血虚口渴同施。通天去鼻内无闻之苦，复溜祛舌干口燥之悲。哑门、关冲，舌缓不语而要紧；天鼎、间使，失音嗫嚅而休迟。太冲泻唇㖞以速愈，承浆泻牙疼而即移。项强多恶风，束骨相连于天柱；热病汗不出，大都更接于经渠。

且如两臂顽麻，少海就傍于三里；半身不遂，阳陵远达于曲池。建里、内关，扫尽胸中之苦闷；听宫、脾俞，祛残心下之悲凄。久知胁肋疼痛，气户、华盖有灵；腹内肠鸣，下脘、陷谷能平。胸胁支满何疗？章门不用细寻。膈疼饮蓄难禁，膻中、巨

阙便针。胸满更加噎塞，中府、意舍所行；胸隔停留瘀血，肾俞、巨髎宜征。胸满项强，神藏、璇玑已试；背连腰痛，白环、委中曾经。脊强兮水道筋束，目眩兮颧髎大迎。痉病非颅囟而不愈，脐风须然谷而易醒。委阳、天池，腋肿针而速散；后溪、环跳，腿疼刺而即轻。梦厌不宁，厉兑相谐于隐白；发狂奔走，上脘同起于神门。惊悸怔忡，取阳交、解溪勿误；反张悲哭，仗天冲、大横须精。癫疾必身柱、本神之令，发热仗少冲、曲池之津。岁热时行，陶道复求中俞理；风痫常发，神道须还心俞宁。湿寒湿热下髎定，厥寒厥热涌泉清。寒栗恶寒，二间疏通阴郄暗；烦心呕吐，幽门开彻玉堂明。行间、涌泉，主消渴之肾竭；阴陵、水分，去水肿之脐盈。痨瘵传尸，趋魄穴、膏肓之路；中邪霍乱，寻阴谷、三里之程。治疸消黄，谐后溪后溪、劳宫而看；倦言嗜卧，往通里、大钟而明。咳嗽连声，肺俞须迎天突穴；小便赤涩，兑端独泻太阳经，刺长强于承山，善主肠风新下血；针三阴于气海，专司白浊久遗精。且如肓俞、横骨，泻五淋之久积；阴郄、后溪，治盗汗之多出。脾虚谷以不消，脾俞、膀胱俞觅；胃冷食而难化，魂门、胃俞堪责。鼻痔必取龈交，瘿气须求浮白。大敦、照海，患寒证而善蠲；五里、臂臑，生疬疮而能治。至阴、屋翳，疗痒疾之疼多；肩髃、阳溪，消隐风之热极。

抑又论妇人经事改常，自有地机、血海；女子少气漏血，不无交信、合阳。带下产崩，冲门、气冲宜审；月潮违限，天枢、水泉细详。肩井乳痈而极效，商丘痔瘤而最良。脱肛趋百会、尾翠之所；无子搜阴交、石关之乡。中脘主乎积痢，外丘收乎大肠。寒疟兮，商阳、太溪验；痃癖兮，冲门、血海强。夫医乃人之司命，非志士而莫为；针乃理之渊微，须至人之指教，先究其病源，后攻其穴道，随手见功，应针取效。方知玄里之玄，始达妙中之妙。此篇不尽，略举其要。

上《肘后》、《百证》二赋，不知谁氏所作，辞颇不及于《指微》、《标幽》。曰百证者，宜其曲尽百般病证针刺也。而病名至多，亦有所遗焉。

天元太乙歌

先师秘传《神应经》，太乙通玄法最灵，句句言辞多典妙，万两黄金学也轻。
每每不忘多效验，治病如神记在心。口内将针多温暖，便观患者审浮沉，
阴病用阳阳用阴，分明便取阴阳神。虚则宜补实宜泻，气应真时病绝根。
气至如摆独龙尾，未至停针宜待气。凡用行针先得诀，席弘玄妙分明说。
气刺两乳求太渊，未应之时列缺针。列缺头疼及偏正，重泻太渊无不应。
耳聋气闭听会针，喘绵绵寻三里中。手挛脚背疼难忍，合骨仍须泻太冲。
曲池主手不如意，合谷针时宜仔细。心疼手颤少海昰，欲要除根针阴市。
若是伤寒两耳聋，耳门听会疾如风。五般肘疼针尺泽，冷渊一刺有神功。
手三里兮足三里，食痞气块兼能治。鸠尾独治五般痫，若刺涌泉人不死。
大凡痃痞最宜针，穴法从来著意寻，以手按痃无转动，随深随浅向中心，

胃中有积取璇玑，三里功深人不知。阴陵泉主胸中满，若刺承山饮食宜。

大椎若连长强取，小肠气疼立可愈。气冲妙手要推寻，管取神针人见许。

委中穴主腰疼痛，足膝肿时寻至阴，干湿风毒并滞气，玄机如此更尤深。

气攻腰痛不能立，横骨大都宜救急，流血攻注解若迟，变为风证从此得。

气海偏能治五淋，若补三里效如神，冷热两般皆治得，便浊癞疾可除根。

期门穴主伤寒患，七日过经尤未汗，但于乳下双肋间，刺入四分人力健。

耳内蝉鸣腰欲折，膝下分明三里穴，若能补泻五会中，切莫逢人容易说。

牙风头痛孰能调，二间妙穴莫能逃；更有三间神妙穴，若治肩背感风劳。

合谷下针顺流注，脾内随针使气朝；冷病还须针合谷，只宜脚下泻阴交。

背脊俱疼针肩井，不泻三里令人闷，两臂并胛俱疼痛，金针一刺如圣神。

脚膝疼痛委中宜，更兼挛急锋针施，阴陵泉穴如寻得，轻行健步疾如飞。

腰腹胀满治何难，三里腨肚针承山，更向太冲行补泻，指头麻木一时安。

头痛转筋鱼腹肚，又治背疽及便毒，再有妙穴阳陵泉，腿转筋急如神取。

肠中疼痛阴陵泆，耳内蝉鸣听会招，更寻妙穴太溪是，医门行泻实为高。

浮沉腹胀水分泻，气喘息粗泻三里，更于膝中阴谷针，小便淋漓皆消尽。

环跳能除腿股风，冷风膝痹疟疾同，最好风池寻的穴，间使双刺有神功。

伤寒一日调风府，少阳二穴风池取，三五七日病过经，依此针之无不应。

心疼呕吐上脘宜，丰隆两穴更无疑，蛔虫并出伤寒病，金针宜刺显明医。

男子痃癖取少商，女人血气阴交当，虚盗二汗须宜补，委中妙穴可传扬。

项强肿痛屈伸难，更兼体重腰背瘫，宜向束骨三里取，教君顷刻便开颜。

闪挫脊膂腰难转，举步多难行重蹇，遍体游气生虚浮，复溜一刺人健羡。

久患腰痛背胛劳，但寻中注穴中调，行针用心须寻觅，管取从今见识高。

腰背连脐痛不休，手中三里穴堪求，神针未出急须泻，得气之时不用留。

小胀便澼最难医，气海中极间使宜。三里更须明补泻，下针断不失毫厘。

上《天元太乙歌》，臞仙所撰，今自《神应经》表寻于此。

铜人指要赋

行针之士，要辨浮沉；脉明虚实，针别浅深。经脉络脉之别，巨刺缪刺之分。经络闭塞，须用砭针；疏导脏腑，寒温必明；浅深补泻，经气之正。自有常数，漏水百刻，五十度周，经络流注；各应其时，先脉诀病，次穴蠲疴。左手掐穴，右手置针，刺荣无伤卫，刺卫无伤荣。气悍则针小而入浅，气涩则针大而入深。气滑出疾，气涩出迟；深则欲留，浅则欲疾。候其气至，必辨于针；徐而疾者实，实而迟者虚。虚则实之，满则泄之，菀陈则除之，邪胜则虚之。刺虚者须其实，刺实者须其虚。经气已至，慎守勿失，谨守其法，勿更变也。贼邪新客，未有定处，推之则前，引之则止。其来不可逢，其往不可追，损其有余，补其不足。先去血脉，而后调之，无问其病，以平为期。若有若无，若得若失，五脏以定，九候以备。诊脉病明，行针病愈。众脉不见，众凶不闻。外内相得，无以形先，可玩往来，乃施于人。手动若务，针耀而匀。伏如横弩，起如发机，见其乌乌，见其稷稷，从见其飞，不知其谁，静意是义，观适之变，是谓冥冥，莫知其形。如临深渊，手如握虎，如待所贵，不知日暮，其气已至，适而自护。五虚勿近，五实不远，扪而循之，切而散之，推而按之，弹而努之，爪而下之，通而取之。阴募在腹，阳俞在背。脏病取原，腑病取合，脏俞治脏病，腑募治腑病。出入导气，补泻同精。善行水者，不能注冰；善穿地者，不能凿冻。权衡以平，气口成寸，以决死生。饮食入胃，游溢精气，上输于脾；脾气散精，上归于肺；通调水道，下输膀胱。食气入胃，散精于肝，淫气于筋。食气入胃，浊气归心，淫精于肺。五劳五痹，九气七情，六淫六腑，九窍九州，四气三因。伤风伤寒。杂病奇病，妇人小儿。盛则泻之，虚则补之，不盛不虚，以经取之。

上《铜人指要赋》，多取《内经》词语，末后权衡以平，文不相属。

禁针穴歌

禁针穴道要先明，脑户囟会及神庭，络却玉枕角孙穴，颅囟承泣随承灵，
神道灵台膻中忌，水分神阙并会阴。横骨气冲手五里，箕门承筋并青灵，
更加臂上三阳络，二十二穴不可针。孕妇不宜针合谷，三阴交内亦通论。
石门针灸应须忌，女子终身无妊娠。外有云门并鸠尾，缺盆客主人莫深。
肩井深时人闷倒，三里急补人还平。

禁灸穴歌

禁灸之穴四十五，承光哑门及风府，天柱素髎临泣上，睛明攒竹迎香数。
和髎颧髎丝竹空，头维下关与脊中，肩贞心俞白环俞，天牖人迎共乳中。
周荣渊液并鸠尾，腹哀少商鱼际位，经渠天府及中冲，阳关阳池地五会。
隐白漏谷阴陵泉，伏兔髀关委中穴，殷门申脉承扶忌。

行针指要歌

或针风，先向风门气海中；或针水，水分夹脐脐边取；或针结，针著大肠泻水穴；或针劳，须向风门及胸膏；或针虚，气海丹田委中奇；或针气，膻中一穴分明记；或针嗽，肺俞风门须用灸；或针痰，先针中脘三里间；或针吐，中脘气海膻中补，翻胃吐食一般针，针中有妙少人知。

补泻雪心歌

行针补泻分寒热，泻寒补热须分别，捻针向外泻之方，捻针向内补之诀。
泻左须将大指前，泻右大指当后拽，补左大指向前搓，补右大指往下搣。

如何补泻有两般，盖是经络两边发，补泻又要识迎随，随则为补迎为泄。古人补泻左右分，今人乃为男女别。男女经脉一般生，昼夜循环无暂歇，两手阳经上走头，阴经胸走手指辍，两足阳经头走足，阴经足走腹中结。随则针头随经行，迎则针头迎经夺。更有补泻定呼吸，吸泻呼补真奇绝。补则呼出却入针，要知针用三飞法，气至出针吸气入，疾而一退急扪穴。泻则吸气方入针，要知阻气通身达，气至出针呼气出，徐而三退穴开禁，莫向人前容易说。

经脉交会八穴歌

公孙冲脉胃心胸，内关阴维下总同，临泣胆经连带脉，阳维目锐外关逢，后溪督内连眦颈，申脉跷络亦相通，列缺肺任行肺系，阴跷照海膈喉咙。

十五络穴歌

人身络穴一十五，我今逐一从头举。手太阴络为列缺，手少阴络即通里，手厥阴络为内关，手太阳络支正是，手阳明络偏历当，手少阳络外关位，足太阳络号飞阳，足阳明络丰隆记，足少阳络为光明，足太阴络公孙寄，足少阴络名大钟，足厥阴络蠡沟配，阳督之络号长强，阴任之络号尾翳，脾之大络为大包，十五络脉君须记。

十二经脉昼夜流注歌

肺寅大卯胃辰经，脾巳心午小未中，申膀酉肾心包戌，亥三子胆丑肝通。

十二原穴歌

甲出丘墟乙太冲，丙归腕骨是原中，丁出神门原内过，戊胃冲阳气可通，己出太白庚合谷，辛缘本出太渊同，壬归京骨期中过，癸出太溪原穴逢，三焦壬是阳池穴，包络大陵癸又重。

八会穴

腑会中脘脏章门，筋会阳陵髓绝骨，骨会大杼气膻中，血会膈俞太渊脉。

脏腑七募穴歌

肝募期门脾章门，肾募京门心巨阙，天枢关元大小肠，胆募当记在日月。

三里内庭穴，曲池合谷截，委中配承山，下至昆仑穴，
环跳及阳陵，通里并列缺。合担用法担，合截用法截，
担截常记取，非人莫浪说。三百六十五，不出十一穴。
此法少人知，金锁都开彻，治病显奇功，有如汤泼雪，
学者细推寻，神功无尽竭。

三里在膝下，三寸两筋间，能通心腹胀，善治胃中寒，
肠鸣并泄泻，腿胫膝肿酸，伤寒羸瘦损，气蛊及诸般，
年过三旬后，针灸眼有光。

内庭次指外，本属足阳明，能治四肢厥，喜静恶闻声，
瘾疹咽喉痛，数欠及牙疼，气虚不能食，针著便惺惺。
曲池拱手取，屈肘骨边求，善治肘中痛，偏风手不收，
挽弓开不得，筋缓莫梳头，喉痹从欲死，发热更无休，
遍身风癣癞，针著即时瘳。

合谷在虎口，两指歧骨间，骨痛并面肿，疟病热还寒，
齿龋鼻衄血，口禁不开言，针入五分深，令人即便安。

委中曲脉里，横纹脉中央，腰痛不能举，沉沉引脊梁，
酸疼筋莫展，风痹发无常，膝头难伸屈，针入即安康。

承山名鱼腹，腨腿分肉间，善治腰疼痛，痔疾大便难，
脚气并膝肿，展转战疼酸，霍乱及转筋，穴中刺便安。

太冲足大指，节后二寸中，动脉知生死，能医惊痫风，
咽喉腹心胀，两足不能动，七疝偏坠肿，眼目似云蒙，
亦能疗腰痛，针下有神功。

昆仑足外踝，跟骨上边寻，转筋腰尻痛，暴喘满冲心，
举步行不得，一动即呻吟，若欲求安稳，须于此穴针。

环跳在髀枢，侧卧屈足取，腰折莫能顾，冷风并湿痹，
腿胯连腨痛，转则重嗟吁，若人针灸后，顷刻痛消除。

阳陵归膝下，外廉一寸中，膝重并麻木，冷痹及偏风，
举足不能起，坐卧似衰翁，针入六分止，医功妙不穷。

通里腕骨后，一寸五分中，欲言声不出，懊侬及怔忡，
实则四肢重，头腮面颊红，虚则不能食，暴喑面无容，
毫针微微刺，方信有神功。

列缺腕侧上，次指手交叉，善疗偏头患，遍身风痹麻，
痰涎频拥口，口禁不开牙，若能明补泻，应手速如拿。

上十一穴，薛氏以为扁鹊所传。按：司马子长为扁鹊作传，不言其有针书传世，盖薛氏之依托也。十一穴取以治病捷要是矣，必曰上应天十一列宿则凿矣，天有二十八宿，而曰十一宿，则谬矣。

八法八穴歌 西江月调

九种心疼涎闷，结胸翻胃难停，酒食积聚胃肠鸣，水食气疾膈病。
脐痛腹疼胁胀，肠风疟疾心疼，胎衣不下血迷心，泄泻公孙立应。

中满心胸痞胀，肠鸣泄泻脱肛，食难下隔酒来伤，积块坚横胁抢。
妇女血痛心疼，结胸里急难当，伤寒不解结胸膛，疟疾内关独当。

手足中风不举，痛麻发热拘挛，头风痛肿项腮连，眼肿赤痛头旋。
齿痛耳聋咽肿，浮风搔痒筋牵，腿疼胁胀肋肢偏，临泣针时有验。

肢节肿痛臂冷，四肢不遂头风，背胯内外骨筋攻，头项眉棱皆痛。
手足热麻盗汗，破伤眼肿睛红，伤寒自汗表烘烘，独会外关为重。

手足急挛战掉，中风不语痫癫，头疼眼肿泪涟涟，腿膝背腰痛遍。
项强伤寒不解，牙齿腮肿喉咽，手麻足麻破伤牵，盗汗后溪先砭。

腰背强痛腿肿，恶风自汗头疼．雷头赤目痛眉棱，手足麻挛臂冷。
吹乳耳聋鼻衄，痫癫肢节烦憎，遍身肿满汗头淋，申脉先针有应。

痔疟便肿泄利，唾红溺血咳痰，牙痛喉肿小便难，心胸腹疼饮噎。
产后发强不语，腰痛血疾脐寒，死胎不下膈中寒，列缺乳痈多散。

喉塞小便淋涩，膀胱气痛肠鸣，食黄酒积腹脐并，呕泻胃翻便紧。
难产昏迷积块，肠风下血常频，隔中决气气痃侵，照海有功必定。

宋徐秋夫疗鬼病十三穴歌

人中神庭风府始，舌缝承浆颊车次，少商大陵间使连，乳中阳陵泉有据，隐白行间不可差，十三穴是秋夫置。

回阳九针歌

哑门劳宫三阴交，涌泉太溪中脘接，环跳三里合谷并，此是回阳九针穴。

四总穴歌

肚腹三里留，腰背委中求，头项寻列缺，面口合谷收。

六十六穴阴阳二经相合相生养子流注歌

甲时窍阴前陷谷，丘墟阳溪委中续。己合隐白鱼际连，太溪中封少海属。
甲与己合。己合甲。

甲胆窍阴（井木）

咳逆弗能息，转筋耳不闻，心烦并舌强，穴在窍阴分。

小肠前谷（荥火）

热病汗不出，痎疟及强癫，白翳生于目，刺其前谷痊。

胃陷谷（俞土）

面目浮虚肿，身心怯振寒，须针陷谷穴，休作等闲看。

丘墟（原）

痿厥身难转，髀枢痛不苏，胻酸并脚痹，当下刺丘墟。

大肠阳溪（经金）

狂言如见鬼，热病厥烦心，齿痛并疮疥，阳溪可下针。

膀胱委中（合水）

腰肿不能举，髀枢脚痹风，委中神应穴，针下便亨通。

乙时大敦少府始，太白经渠阴谷止，庚合商阳与通谷，临泣合阳合三里。
乙与庚合。庚合乙。

乙肝大敦（井木）

卒疝小便数，亡阳汗似淋，血崩脐腹痛，须向大敦针。

心少府（荥火）

水气胸中满，多惊恐惧人，肘挛并掌热，少府效如神。

脾太白（俞土）

烦心连脐胀，呕吐及便脓，霍乱脐中痛，神针太白攻。

肺经渠（经金）

膨膨而喘嗽，胸中痛急挛，暴痹足心热，经渠刺得安。

肾阴谷（合水）

脐腹连阴痛，崩中漏下深，连针阴谷穴，一诀值千金。

丙时少泽内庭三，腕骨昆仑阳陵泉，辛合少商然谷穴，太冲灵道阴陵泉。

丙与辛合。辛合丙。

丙小肠少泽（井火）

云翳覆瞳子，口干舌强时，寒疟汗不出，少泽莫迟疑。

胃内庭（荥土）

四肢厥逆冷，胸烦肚腹膜，齿龋咽中痛，当针足内庭。

大肠三间（俞金）

肠鸣并洞泄，寒疟及唇焦，三间针入后，沉疴立便消。

腕骨（原）

迎风流冷泪，瘫痪及黄躯，腕骨神针刺，千金价不如。

膀胱昆仑（经水）

脚腕痛如裂，腰尻疼莫任，昆仑如刺毕，即便免呻吟。

胆阳陵泉（合木）

冷痹身麻木，偏身筋骨疼，阳陵神妙穴，随手便安宁。

丁时少冲大都先，太渊复溜并曲泉，壬合至阴夹后溪，京骨解溪曲池边。

丁与壬合。壬合丁。

丁心少冲（井火）

少阴多恐惊，冷痰潮腹心，乍寒并乍热，宜向少冲针。

脾大都（荥土）

上伤汗不出，手足厥而虚，肿满并烦呕，大都针便除。

肺太渊（俞金）

缺盆中引痛，喘息病难蠲，心痛掌中热，须当针太渊。

肾复溜（经水）

五淋下水气，赤白黑黄青，腹胀肿水蛊，宜于复溜针。

肝曲泉（合木）

血瘕并癃闭，筋挛痛日深，咽喉脐腹胀，应验曲泉针。

戊时厉兑二束骨，冲阳阳辅小海入，癸合涌泉行间滨，神门商丘兼尺泽。

戊与癸合。癸合戊。

戊胃厉兑（井土）

寒热无心食，恶风多恐惊，胃家诸孔穴，厉兑最精英。

大肠二间（荥金）

喉闭牙齿痛，心惊鼻衄腥，口㖞连颔肿，二间刺安宁。

膀胱束骨（俞水）

腰背腨如结，风寒目眩眬，要痊如此疾，束骨穴中穷。

冲阳（原）

腹脐如结硬，口眼忽㖞斜，狂病弃衣走，冲阳穴内佳。

胆阳辅（经木）

节痛无当处，诸风痹莫伸，胆经虽六穴，阳辅效如神。

小肠小海（合火）

头项痛难忍，腹脐疼莫禁，若还逢此疾，小海便宜针。

己合甲。

己隐白（井土）

足寒并暴泄，月事过其时，隐白脾家井，详经可刺之。

肺鱼际（荥金）

衄血喉中燥，头疼舌上黄，伤寒汗不出，鱼际一针康。

肾太溪（俞水）

溺黄并尿血，咳嗽齿牙难，痃癖诸湿痹，太溪针便安。

肝中封（经木）

绕脐腹走疼，身体及顽麻，疝引腰间痛，中封刺不差。

心少海（合火）

目眩连头痛，发强呕吐涎，四肢不能举，少海刺安然。

庚合乙。

庚大肠商阳（井金）

耳聋并齿痛，寒热往来攻，痎疟及中满，商阳刺便通。

膀胱通谷（荥水）

积结留诸饮，晾䀮目不明，头风并项痛，通谷可回生。

胆临泣（俞木）

妇人月事闭，气喘不能行，囟骨合巅痛，须针临泣安。

合谷（原）

热病连牙痛，伤寒汗过期，目疼风口噤，合谷穴中推。

小肠阳谷（经火）

耳鸣颊颔肿，胁痛发在阳，阳谷迎经刺，如神助吉祥。

胃三里（合土）

四体诸虚损，五劳共七伤，胻酸连膝肿，三里刺安康。

辛合丙。

辛肺少商（井金）

膨膨腹胀满，咳逆共喉风，五脏诸家热，少商针有功。

肾然谷（荥水）

妇人长不孕，男子久遗精，洞泄并消渴，连针然谷荥。

肝太冲（俞木）

小便淋沥数，心胀步难行，女子崩中漏，太冲须细看。

心灵道（经火）

卒中不能语，心疼及恐悲，问云何所治？灵道穴偏奇。

脾阴陵泉（合土）

腹中寒积冷，膈下满吞酸，疝癖多寒热，阴陵刺即安。

壬合丁。

壬膀胱至阴（井水）

心烦足下热，小便更遗精，谁知至阴穴，能教死复生。

胆侠溪（荥木）

耳聋颊颔肿，走注痛无常，胸胁连肢满，侠溪可料量。

小肠后溪（俞火）

癫痫并项强，目赤翳还生，一刺后溪穴，神功妙不轻。

京骨（原）

髀枢足胻痛，腰背苦难禁，只可刺京骨，休于别处寻。

胃解溪（经土）

膝劳连胻骨，霍乱共头风，一刺解溪穴，狂癫亦有功。

大肠曲池（合金）

半身麻不遂，两臂痛难支，汗后多余热，宜针手曲池。

癸合戊。

癸肾涌泉（井水）

胸中藏结热，偏体复黄痿，诸厥并无子，涌泉当夺魁。

肝行间（荥木）

厥逆四肢冷，膝头肿莫当，遗尿并目疾，行间要消详。

心神门（俞火）

咽干不嗜食，心痛及狂悲，痴呆兼呕血，神门刺莫违。

脾商丘（经土）

身寒苦太息，痔病共脾虚，但见如斯证，商丘刺便除。

肺尺泽（合金）

手臂拘挛急，四肢暴肿时，口干劳咳嗽，尺泽善扶持。

每遇阳干合，刺三焦；遇阴干合，刺包络。

阳干关冲液门静，中渚阳池支沟并；阴干中冲劳宫前，大陵间使曲泽并。

阳干：

三焦关冲（井金）

目中生翳膜，舌上发焦干，霍乱心胸噎，关冲刺即安。

液门（荥水）

手臂痛寒厥，妄言惊悸昏，偏头疼目眩，当以液门论。

中渚（俞木）

热病时无汗，咽喉肿有疮，如逢肩背重，中渚刺安康。

阳池（原）

手腕难持物，如因打损伤，阳池针刺后，疼痛应时康。

支沟（经火）

胁疼牵筋痛，伤风哑痹喉，明医须识此，疾早刺支沟。

天井（合土）

瘰疬并风疹，上气痛冲心，瘛疭兼惊悸，当于天井寻。

阴干：

包络中冲（井木）

一身如火热，满腹痛连心，医法当遵治，中冲急下针。

劳宫（荥火）

衄血并黄疸，胃翻心痛攻，大便兼尿血，急急刺劳宫。

大陵（俞土）

善笑还悲泣，狂言病莫禁，心胸如热闷，当下大陵针。

间使（经金）

呕吐卒心痛，心悬悬若饥，失心语不出，间使实能医。

曲泽（合水）

逆气身潮热，烦心唇口干，问君何以治？曲泽下针安。

上六十六穴歌，窦桂芳原有七言叶句，今录五言者，便于记诵也，其治证相同耳。

十干相生流注歌

甲丙戊庚壬，乙丁己辛癸，丙戊庚壬甲，丁己辛癸乙，
戊庚壬甲丙，己辛癸乙丁，庚壬甲丙戊，辛癸乙丁己，
壬甲丙戊庚，癸乙丁己辛。

十二经纳天干歌

甲胆乙肝丙小肠，丁心戊胃己脾乡，庚属大肠辛属肺，壬属膀胱癸肾藏。
三焦亦向壬中寄，包络同归入癸方。

五子元建歌 加天干于寅上

甲己之日丙作首，乙庚之日戊为头，丙辛之日庚上起，丁壬壬寅顺行求，
戊癸甲寅定时候，六十首法助医流。

周身血气歌

人身气血无暂息，动静周流在呼吸，呼行三寸吸亦然，一息定行六寸脉，
二百七十息数来，脉行六十丈二尺，积此周身一度过，补泻分明知滑涩。
试问一时吸几多？千一百二十五的，脉行六十七丈五，四度周身尚余刻。
更将余刻为君明，四十五息二丈七，昼夜循还息几何？一万三千兼五百，
脉行八百一十丈，度行五十周身毕，此是平人脉气歌，迟寒数热难同则。

脚不过膝手不过肘歌

阳日阳时气在前，血在后兮脉在边；阴日阴时血在前，气在后兮脉归原。
阳日阳时针左转，先取阳经腑病看；阴日阴时针右转，行属阴经脏腑痊。

生成数歌 阴不过阳、阳不过阴

天一生水地六成，地二生火天七成，
天三生木地八成，地四生金天九成，
天五生土地十成。

此是河图五行生成之数，一三五七九者，奇也，属之天；二四六八十者，偶也，属之地。一二三四五六七八九十者，数，何以能生出五行来？盖自天开地辟之后，落下便有水，此天一地六所生成也。如父母生子，头生男女第行曰一，故曰一六也；第

二胎生男女第行曰二，是二七生火，余皆如此。曰生成者，生如父之资始；曰成者，如母之胎育也。

刺法启玄歌

十二阴阳气血，凝滞全凭针焫，细推十干五行，谨按四时八节，
出入要知先后，开合慎毋妄别。左手按穴分明，右手持针亲刺。
刺荣无伤卫气，刺卫毋伤荣血。循扪引道之因，呼吸调和寒热，
补即慢慢出针，泻即徐徐闭穴，发明《难》《素》玄微，俯仰岐黄秘诀。
若能劳心劳力，必定愈明愈哲，譬如闭户造车，端正出门合辙。
倘逢志士细推，不是知音莫说，了却个人规模，便是医中俊杰。

提气法歌

提气临时最有功，祛除顽痹与诸风，分明漏泄神仙诀，留此玄微在世中。
又曰：转针千遭，其病自消。

过关歌

苍龙先摆尾，赤风后摇头，上下伸提切，关节至交流。

流气歌

痃癖气块病初遭，时时发热病煎熬，手中在为流注法，腹间气块渐渐消。

纳气歌

纳气还与进气同，一般造化两般工，手中用气丁宁死，妙理玄玄在手中。

提针歌

提针之时最有功，祛除顽痹与诸风，寻思得遇真仙诀，行针妙诀在其中。

进针歌

进针八法可用心，却能除病与通灵，此法秘传休妄说，论价还当抵万金。

龙虎交战歌

天降真龙从此起，克木白虎真全体，反覆离宫向北飞，消息阴阳九六里。

龙虎飞腾歌

龙虎飞腾捻妙玄，气通上下似连山，得师口诀分明说，目下教君病自痊。

阳针男歌

午前要知寒与热，左捻为补右为泻，提针为热插为寒，此是神仙真妙诀。

阴针女歌

午后要知寒与热，右捻为补左为泻，插针为热提为寒，女人反此须分别。

烧山火歌

四肢逆冷最难禁，憎寒不住病非轻，拨忙运起烧山火，患人时下得安宁。

透天凉歌

浑身却似火来烧，不住时时热上焦，若还依法行针刺，搜除热毒病能消。

苍龙摆尾歌

苍龙摆尾气交流，血气奋飞遍体周，任君疼痛诸般疾，一插须交万病休。

赤凤摇头歌

下水船中一舵游，犹如赤风上摇头，迎随顺逆须明辨，休得劳心苦外求。

子午捣臼歌

子午捣臼达者稀，九入七出莫更移，万病自然合天数，故教病者笑微微。

梓岐风谷飞经走气撮要金针赋

观夫针道，捷法最奇，须要明于补泻，方可起于倾危。先分病之上下，次定穴之高低，头有病而足取之，左有病而右取之。男子之气，早在上而晚在下，取之必明其理；女子之气，早在下而晚在上，用之必识其时。午前为早属阳，午后为晚属阴，男女上下，凭腰分之。手足三阳，手走头而头走足；手足三阴，足走腹而胸走手。阴升阳降，出入之机。逆之者为泻为迎，顺之者为补为随。春夏刺浅者以瘦，秋冬刺深者以肥。更观原气厚薄，浅深之刺尤宜。

原夫补泻之法，妙在呼吸手指。男子者，大指进前左转，呼之为补，退后右转，吸之为泻，提针为热，插针为寒；女子者，大指退后右转，吸之为补，进前左转，呼之为泻，插针为热，提针为寒，左与右有异，胸与背不同，午前者如此，午后者反之。是故爪而切之，下针之法；摇而退之，出针之法；动而进之，催针之法；循而摄之，行气之法。搓则去病，弹则补虚，肚腹盘旋，扪为穴闭。重沉豆许曰按，轻浮豆许曰提。一十四法，针要所备。补者一退三飞，真气自归；泻者一飞三退，邪气自避。补则补其不足，泻则泻其有余。有余者，为肿为痛，曰实；不足者，为痒为麻，曰虚。气速效速，气迟效迟。死生贵贱，针下皆知，贱者硬而贵者脆，生者涩而死者虚，候之不至，必死无疑。

且夫下针之法，先须爪按重而切之，次令咳嗽一声，随咳下针，凡补先呼气，初针至皮内，乃曰天才；少停进针至肉内，是曰人才；又停进针至于筋骨之间。名曰地才，此为极处，就当补之。再停良久，却须退针至人之分，待气沉紧，倒针朝病。进退往来，飞经走气，尽在其中矣。凡泻者吸气，初针至天，少停进针直至于地，得气泻之；再停良久，却须退针，复至于人，得气沉紧，倒针朝病，法同前矣。其或晕针者，神气虚也，以针补之，以袖掩之，口鼻气回，热汤与之，略停少顷，依前再施。

及夫调气之法，下针至地之后，复人之分。欲气上行，将针右捻；欲气下行，将针左捻；欲补先呼后吸，欲泻先吸后呼。气不至者，以手循摄，以爪切掐，以针摇动，进捻搓弹，直待气至。以龙虎升腾之法，按之在前，使气在后；按之在后，使气在前，运气走至疼痛之所，以纳气之法，扶针直插，复向下纳。使气不回。若关节阻涩，气不过者，以龙虎龟凤、通经接气，大段之法，驱而运之，仍以循摄爪切，无不应矣。此通仙之妙。

况夫出针之法，病势既退，针气微松，病未退者，针气如根，推之不动，转之不移，此为邪气吸拔其针，乃真气未至，不可出之；出之者，其病即复，再须补泻，停以待之，直待微松，方可出针豆许，摇而停之。补者吸之去疾，其穴急扪；泻者呼之去徐，其穴不闭。欲令腠密，然后吸气，故曰：下针贵迟，太急伤血；出针贵缓，太急伤气。以上总要，于斯尽矣。

方夫治病，其法有八：一曰烧山火，治顽麻冷痹，先浅后深，用九阳而三进三退，慢提紧按，热至，紧闭，插针，除寒之有准。二曰透天凉，治肌热骨蒸，先深后浅，用六阴而三出三入，紧提慢按，寒至，徐徐举针，退热之可凭。皆细细搓之，退热准绳。三曰阳中引阴，先寒后热，自浅而深，以九六之法，先补后泻也。四曰阴中引阳，先热后寒，自深而浅，以九六之方，则先泻后补也。补者直须热至，泻者务待寒侵，犹如搓线，慢慢转针，法在浅则用浅，法在深则用深，二者不可兼而紊之也。五曰子午捣臼，水蛊膈气，落穴之后，调气均匀，针行上下，九入六出，左右转之，十遭自平。六曰进气之诀，腰背肘膝痛，浑身走注疼，刺九分，行九补，卧针五七吸，待气上下，亦可龙虎交战，左捻九而右捻六，是亦住痛之针。七曰留气之诀，痃癖癥瘕，刺七分，用纯阳，然后乃直插针，气来深刺，提针再停。八曰抽添之诀，瘫痪疮癞，取其要穴，使九阳得气，提按搜寻，大要运气周遍，扶针直插，复向下纳，回阳倒阴，指下玄微，胸中活法，一有未应，反复再施。

若夫过关过节催运气，以飞经走气，其法有四：一曰青龙摆尾，如扶船舵，不进不退，一左一右，慢慢拨动。二曰白虎摇头，似手摇铃，退方进圆，兼之左右，摇而振之。三曰苍龟探穴，如入土之象，一退三追，钻剔四方。四曰赤凤迎源，展翅之仪，入针至地，提针至天，候针自摇，复进其原，上下左右，四围飞旋，病在上吸而退之，病在下呼而进之。

至夫久患偏枯，通经接气之法，已有定息寸数，手足三阳，上九而下十四，过经四寸；手足三阴，上七而下十二，过经五寸，在乎摇动出纳，呼吸同法，驱运气血，顷刻周流，上下通接，可使寒者暖而热者凉，痛者止而胀者消。若开渠之决水，立时见功，何倾危之不起哉？虽然，病有三因，皆从气血，针分八法，不离阴阳。盖经脉昼夜之循环，呼吸往来之不息，和则身体康健，否则疾病竞生。譬天下国家地方，山海田园，江河溪谷，值岁时风雨均调，则水道疏利，民安物阜。其或一方一所，风雨不均，遭以旱潦，使水道涌竭不通，灾伤遂至。人之气血，受病三因，亦犹方所之于旱潦。盖针砭所以通经脉，均血气蠲邪扶正，故曰捷法最奇者哉。

子午流注逐日按时定穴歌

甲日戌时胆窍阴，丙子时中前谷荥，戊寅陷谷阳明输，返本丘墟木在寅，
庚辰经注阳溪穴，壬午膀胱委中寻，甲申时纳三焦水，荥合天干取液门。

乙日酉时肝大敦，丁亥时荥少府心，己丑太白太冲穴，辛卯经渠是肺经，
癸巳肾宫阴谷合，乙未劳宫水穴荥。

丙日申时少泽当，戊戌内庭治胀康，庚子时在三间俞，本原腕骨可祛黄，
壬寅经水昆仑上，甲辰阳陵泉合长，丙午时受三焦火，中渚之中仔细详。

丁日未时心少冲，己酉大都脾土逢，辛亥太渊神门穴，癸丑复溜肾水通，
乙卯肝经曲泉合，丁巳包络大陵中。

戊日午时厉兑先，庚申荥穴二间迁，壬戌膀胱寻束骨，冲阳土穴必还原，
甲子胆经阳辅是，丙寅小海穴安然，戊辰气纳三焦脉，经火支沟刺必痊。

己日巳时隐白始，辛未时中鱼际取，癸酉太溪太白原，乙亥中封内踝比，
丁丑时合少海心，己卯间使包络止。

庚日辰时商阳居，壬午膀胱通谷之，甲申临泣为俞木，合谷金原返本归，
丙戌小肠阳谷穴，戊子时居三里宜，庚寅气纳三焦合，天井之中不用疑。

辛日卯时少商本，癸巳然谷何须忖，乙未太冲原太渊，丁酉心经灵道引，

己亥脾合阴陵泉，辛丑曲泽包络准。

壬日寅时起至阴，甲辰胆脉侠溪荥，丙午小肠后溪俞，返求京骨本原寻，三焦寄在阳池穴，返本还原是的亲，戊申时注解溪胃，大肠庚戌曲池真，壬子气纳三焦寄，井穴关冲一片金，关冲属金壬属水，子母相生恩义深。

癸日亥时井涌泉，乙丑行间穴必然，丁卯输穴神门是，本寻肾水太溪原，包络大陵原并过，己巳商丘内踝边，辛未肺经合尺泽，癸酉中冲包络连，子午截时安定穴，留传后学莫忘言。

上《流注歌》，徐氏所撰，还原化本之理，血气所纳之穴，斯昭昭矣。

孙真人十三鬼穴歌

百邪癫狂所为病，针有十三穴须认。凡针之体先鬼宫，次针鬼信无不应。一一从头逐一求，男从左起女从右。一针人中鬼宫停，左边下针右出针。第二手大指甲下，名鬼信刺三分深。三针足大指甲下，名曰鬼垒入二分。四针掌后大陵穴，入寸五分为鬼心。五针申脉名鬼路，火针三下七锃锃。第六却寻大杼上，入发一寸名鬼枕。七刺耳垂下五分，名曰鬼床针要温。八针承浆名鬼市，从左出右君须记。九针间使鬼路上，十针上星名鬼堂。十一阴下缝三壮，女玉门头为鬼藏。十二曲池名鬼臣，火针仍要七锃锃。十三舌头当舌中，此穴须名是鬼封。手足两旁相对刺，若逢孤穴只单通。此是先师真妙诀，狂猖恶鬼走无踪。

八法手诀歌

春夏先深而后浅，秋冬先浅而后深。随处按之呼吸轻，迎而吸之寻内关，补虚泻实公孙是，列缺次当照海深，临泣外关和上下，后溪申脉用金针。先深后浅行阴数，前三后二却是阴。先浅后深阳数法，前二后三阳数定。临泣公孙肠中病，脊头腰背申脉攻。照海咽喉并小腹，内关行处治心疼。后溪前上外肩背，列缺针时脉气通。急按慢提阴气升，急提慢按阳气降，取阳取阴皆六数，达人刺处有奇效。

八法飞腾定十干八卦歌

壬甲之日公孙乾，乙癸坤宫申脉连，庚日外关属震卦，丙从艮位内关便，戊日临泣坎象卦，后溪辛日巽宫迁，丁日兑宫针照海，己应列缺与离前。

三阴三阳歌

丙手太阳壬足阳，庚手阳明戊足乡，焦手少阳甲足类，辛手太阴己足详，丁手少阴癸足论，心包厥阴乙足量。

一论甲窍阴，胆足少阳经。乙木是大敦，肝经足厥阴。

丙少泽小肠，名为手太阳。丁心少冲穴，少阴手中央。

戊厉兑胃穴，足上阳明诀。己隐白脾乡，太阴足中绝。

庚商阳大肠，阳明在手乡。辛少商为肺，太阴掌上详。

壬至阴膀胱，原是足太阳。涌泉肾经穴，足上少阴乡。

三焦为父手少阳，包络足上厥阴母。甲胆原来属窍阴，三焦足是少阳经，乙木属肝名大敦，包络同归踝厥阴，丙似少阳少泽乡，壬属膀胱足太阳，辛属肺经少商穴，己隐脾足太阴详，丁少冲来却属心，涌泉肾足少阴精，庚似商阳大肠络，戊属厉胃足阳明。

血忌歌

行针须要明血忌，正丑二寅三之未，四申五卯六酉宫，七辰八戌九居巳，十亥十一月午当，腊子更加逢日闭。

逐日人神歌

初一、十一、二十一起，足拇鼻柱手小指。

初二、十二、二十二日，外踝发际外踝位。

初三、十三、二十三，股内牙齿足及肝。

初四、十四、二十四右，腰间胃脘阳明手。

初五、十五、二十五并，口内遍身足阳明。

初六、十六、二十六同，手掌胸前又在胸。

初七、十七、二十七，内踝气冲及在膝。

初八、十八、二十八辰，腕内股内又在阴。

初九、十九、二十九，在尻在足膝胫后。

初十、二十、三十日，腰背内踝足趺觅。

九宫尻神歌

尻神所在足跟由，坤内外踝圣人留，震宫牙腨分明记，巽位还居乳口头，中宫肩骨连尻骨，面目背从乾上游，手膊兑宫难砭灸，艮宫腰项也须休，离宫膝肋针难下，坎肘还连肚脚求，为医精晓尻神法，万病无干禁忌忧。

太乙人神歌

立春艮上起天留，戊寅己丑右足求。春分左胁仓门震，乙卯日见定为仇。
立夏戊辰己巳巽，阴洛宫中左手愁。夏至上天丙午日，正值应喉离首头。
立秋玄委宫右手，戊申己未坤上游。秋分仓果西方兑，辛酉还从右胁谋。
立冬左足加新洛，戊戌己亥乾位收。冬至坎方临叶热，壬子腰尻下窍流。
五脏六腑并脐腹，招摇诸戊己中州。溃治痈疽当须避，犯其天忌疾难瘳。

杂病十一穴歌

攒竹丝空主头疼，偏正皆宜向此针，更去大都除泻动，风池针刺三分深。
曲池合谷先针泻，永与除疴病不侵，依此下针无不应，管教随手便安宁。
头风头痛与牙疼，合谷三间两穴寻，更向大都针眼痛，太渊穴内用针行。
牙疼三分针吕细，齿疼依前指上明，更推大都左之右，交互相迎仔细迎。
听会兼之与听宫，七分针泻耳中聋，耳门又泻三分许，更加七壮灸听宫。
大肠经内将针泻，曲池合谷七分中，医者若能明此理，针下之时便见功。
肩背并和肩膊疼，曲池合谷七分深，未愈尺泽加一寸，更于三间次第行。
各入七分于穴内，少风二府刺心经，穴内浅深依法用，当时蠲疾两之经。
咽喉以下至于脐，胃脘之中百病危，心气痛时胸结硬，伤寒呕哕闷涎随。
列缺下针三分许，三分针泻到风池，二指三间并三里，中冲还刺五分依。
汗出难来到腕骨，五分针泻要君知，鱼际经渠并通里，一分针泻汗淋漓。
二指三间及三里，大指各刺五分宜，汗至如若通遍体，有人明此是良医。
四肢无力中邪风，眼涩难开百病攻，精神昏倦多不语，风池合谷用针通。
两手三间随后泻，三里兼之与太冲，各入五分于穴内，迎随得法有神功。
风池手足指诸间，右痪偏风左曰瘫，各刺五分随后泻，更灸七壮便身安。
三里阴交行气泻，一寸三分量病看，每穴又加三七壮，自然瘫痪即时安。
肘痛将针刺曲池，经渠合谷共相宜，五分针刺于二穴，疟病缠身便得离。
未愈更加三间刺，五分深刺莫忧疑，又兼气痛憎寒热，间使行针莫用迟。
腿胯腰疼痞气攻，髋骨穴内七分穷，更针风市兼三里，一寸三分补泻同。
又去阴交泻一寸，行间仍刺五分中，刚柔进退随呼吸，去疾除疴捻指工。
肘膝疼时刺曲池，进针一寸是相宜，左病针右右针左，依此三分泻气奇。
膝痛三寸针犊鼻，三里阴交要七吹，但能仔细寻其理，却病之功在片时。

《神应经》腧穴证治歌

风

半身不遂患偏风，肩髃曲池列缺同，阳陵泉兮手三里，合谷绝骨丘墟中，
环跳昆仑照海穴，风市三里委中攻。足无膏泽治上廉，左瘫右痪曲池先。

阳谷合谷及中渚，三里阳辅昆仑痊。肘不能屈治腕骨，偏风却治冲阳窟，身体反折肝俞中，中风肘挛内关突。目戴上治丝竹空，吐涎百会丝竹同。不识人治水沟穴，临泣合谷三穴攻。脊反折兮治风府，并治哑门真有补。风痹天井曲泽中，少海委中兼阳辅。惊痫神庭与百会，前顶涌泉丝竹类，神阙一壮鸠尾三，七穴治之斯为贵。风劳曲泉膀胱俞，只有膀胱七壮宜。风疰肾俞膀胱穴，三壮百会肝与脾。风眩临泣与阳谷，再有申脉同腕骨。风痛临泣百会攻，肩井肩髃曲池窟，兼治天井并内间，通前七穴不可忽。口眼㖞斜治太渊，列缺申脉与二间，内庭行间地五等，水沟颊车合谷连，复有通谷不可失，十一穴治病即痊。喑哑间使与支沟，合谷鱼际并复溜，灵道阴谷然谷穴，兼治通谷疾即瘳。凡人口噤不可开，颊车承浆合谷该。风痫疾发僵仆地，风池百会灸无灾。

又曰：

半身不遂云中风，七处各灸三壮同，如风在左灸在右，患右灸左艾气通。寻穴须从百会起，次及耳前之发际，第三肩井四风市，六是绝骨五三里.乃若曲池居第七，灸之神效无可比。二椎五椎各七壮，状如半枣核大炷，以此同灸二椎上，中风目戴不能语。

伤寒

身热头疼攒竹穴，大陵神门与少泽，合谷鱼际中渚间，液门委中与太白。洒淅恶寒栗鼓颔，治之宜在鱼际端。身热陷谷针吕细，三里复溜兼涌泉，公孙太白委中穴，兼治侠溪病自安。寒热风池与少海，鱼际少冲合谷在，复溜太白临泣中，八穴治之病自瘥。伤寒汗不出风池，鱼际二间兼经渠。过经不解期门上，余热不尽先曲池，次及三里与合谷，二穴治之余热除。䐜胀三里内庭中，阴证伤寒神阙攻，灸壮须及二三百，庶几能保命不终。大热曲池及三里，复溜不失患者起。呕哕百会曲池中，间使劳宫商丘底。腹寒热气少冲中，商丘太冲行间同，三阴交兮与隐白，阴陵三壮炷火红。发狂间使与百劳，合谷复溜四穴焦。不省人事中渚穴，三里大敦二穴烧。秘塞照海与章门，小便不通阴谷焚，更兼阴陵通二穴，治之患者效自臻。

痰喘咳嗽

咳嗽列缺与经渠，须用百壮灸肺俞，尺泽鱼际少泽穴，前谷解溪昆仑隈，膻中七壮不可少，再兼三里实相宜。咳嗽饮水治太渊，引两胁痛肩俞间，引尻痛兮鱼际上，咳血列缺三里湾，肺俞百劳乳根穴，风门肺俞咳血关。唾血内损治劳宫，间使神门太渊同. 鱼际泻兮尺泽补，曲泉太溪只在中，肝脾三壮肺俞兮，终及然谷与太冲。唾血振寒治太溪，三里列缺太渊宜。呕血曲池神门穴，鱼际通前三穴医。吐脓不愈治膻中，吐浊尺泽间使攻，列缺少商与前穴，此患治之四穴同。呕食不化治太白，呕吐通里与曲泽，劳宫阴陵太溪中，照海太冲大都穴，通谷胃俞与肺俞，再兼一穴是隐白。患者呕逆治大陵，呕哕太渊治之宁，喘呕欠伸经渠上，治之无恙乐升平。上喘曲泽大陵中，神门鱼际三间攻，商阳解溪昆仑穴，膻中肺俞十穴同。喘嗽隔食治膈俞；喘满三间商阳宜。肺胀气抢胁下痛，阴都太渊肺俞除。喘息难行治中脘，期门上廉三穴善。诸虚百损等极病，五劳七伤失精证，大椎膏肓脾胃肺，下脘三里首肩井。传尸骨蒸肺痿法，膏肓肺俞四花穴。干呕间使三十壮，胆俞通谷及隐白，乳下寸半要识真，灸之神效胜服药。噫气劳宫与大敦，少商太渊与神门，太溪陷谷与太白，八穴治之神效臻。痰涎阴谷与前谷，复溜三穴不可忽。结积留饮病不瘳，膈俞五壮通谷灸。数嗽而喘治太渊，一穴治之病自痊。

诸积聚

气块冷气一切气，气海针灸病可愈。心气连胁里大陵，支沟上脘兼百会。结气上喘及伏梁，中脘治之病自愈。更有心下如杯形，须治中脘及百会。胁下积气治期门，章期中脘疗贲豚，气海百壮不可少，巨阙五穴通前论。气逆商丘与尺泽，三阴交兮与太白。喘逆神门足临泣，阴陵昆仑不可失。太冲神门二穴中，噫气上逆病可攻。支沟前谷攻咳逆，大陵曲泉三里同，陷谷前谷行间穴，临泣肺俞十穴通。患者咳逆无所出，三里取之为第一，后取太白与太渊，鱼际太溪不可失，窍阴之穴及肝俞，通前七穴斯为毕。咳逆振寒治少商，更兼天突灸三壮。久病咳兮少商穴，天柱三壮病即康。厥气冲腹及解溪，天突通前二穴宜。短气大陵尺泽上，少气间使神门医，大陵少冲三里穴，下廉行间兼肺俞，然谷至阴与气海，十一穴治病自除。欠气通里及内庭，诸积三里治之宁，阴谷解溪通谷穴，上脘肺俞膈俞应，脾俞三焦俞上治，九穴治之命不倾。腹中气块穴头针，二寸半兮二七焚。块中一穴针三寸，灸之二七块犹存，块尾一穴针三寸，灸至七壮块渐分。胸中膨胀气又喘，合谷期门乳根善。

哮

医者若欲灸人哮，天突尾穷骨尖高。又法背上有一穴，量穴须用线一条，环颈垂下至鸠尾，尖上截断牵脊背，线头尽处是穴端，灸至七壮真为贵。

腹痛胀满

腹痛三里与内关，阴陵复溜太溪连，昆仑阴谷陷谷穴，太白中脘与行间，气海膈俞脾俞穴，兼治肾俞病即痊。食不下兮治内关，鱼际三里三穴间。小腹急痛不可忍，兼治小肠吊外肾，疝气心痛诸气痛，足之大指次指下，中节横纹灸五壮，男左女右无虚假，两足并灸无所分，细按神经亦云可。小腹胀痛气海焚，绕脐痛兮治水分。小腹痛兮治阴市，承山下廉及中封，复溜小海关元穴，肾俞随年壮大敦。夹脐痛兮治七廉，脐痛中封与曲泉，再兼水分通三穴，太冲太白引腰痊。少商阴市腹满法，三里曲泉昆仑穴，隐白大都陷谷中，商丘通谷与太白，行间一穴不可遗，十二穴治胜服药。腹肋满兮治阳陵，三里上廉三穴精。心腹胀满绝骨上，更兼一穴是内庭。小腹胀满痛中封，然谷内庭大敦中。腹胀阴市与尺泽，三里曲泉阴谷穴，阴陵商丘公孙中，内庭太溪与太白，厉兑膈俞及肾俞，中脘大肠俞太白。胀而胃满治膈俞，腹坚大兮治丘墟，三里阴陵解溪上，冲阳期门水分宜，此病治之通九穴，更有神阙膀胱俞。寒热坚大冲阳焚，鼓胀复溜与公孙，中封太白三阴交，更兼一穴是水分。腹寒不食阴陵烧，痃癖腹寒三阴交。腹鸣寒热复溜上，一穴治之命坚牢。胸腹膨胀气鸣疾，合谷三里期门高。

心脾胃

心痛间使与曲池，内关大陵神门医，太渊太溪通谷穴，巨阙百壮通心俞。心痛食不化中脘，胃脘痛兮治太渊，鱼际三里两乳下，一寸三十壮为便，膈俞肺俞独肾俞，随年壮兮病即痊。心烦阳溪与神门，鱼际腕骨少商焚，解溪穴与太白穴，更兼至阴与公孙。烦渴心热与曲泽，心烦怔忡鱼际穴。卒心疼兮不可忍，吐冷酸水难服药，此患灸足最为良，得效最速不虚谑，大指次指内纹中，各一壮炷如小麦。思虑过多无心绪，少力忘前失后起，寻穴须从百会中，患者灸之病自除。心风灸心俞中脘，患者烦闷腕骨观。虚烦口干肺俞攻，烦闷不卧治太渊，公孙隐白阴陵泉，肺俞三阴交六穴，治之何患病不痊。烦心喜噫治少商，再兼太溪陷谷康。心痹悲恐神门穴，大陵鱼际定吉昌。懈惰须治照海中，心惊恐兮曲泽攻，天井灵道神门穴，大陵鱼际二间同，液门百会厉兑上，通谷巨阙与少冲，章门通前十四穴，治之立见有神功。嗜卧百会与天井，二间三间太溪顶，照海厉兑及肝俞，嗜卧不言膈俞应。不得卧兮治太渊，公孙隐白阴陵泉，并治三阴交穴上，通宵得寝斯安然。支满不食治肺俞，振寒不食冲阳宜，胃热不食下廉穴，胃胀不食水分宜。心中恍惚天井上，再兼巨阙与心俞。心喜笑兮阳溪中，阳谷神门大陵同，列缺鱼际复溜上，再兼肺俞与劳宫。胃痛太渊与鱼际，三里肾俞肺俞治，胃俞再兼两乳下，一寸廿一壮病即愈。翻胃下脘取之先，后取三里泻宜然，胃俞脾俞及中脘，膈俞百壮患者安。噎食不下治劳宫，少商太白公孙同，三里中脘中魁穴，膈俞心俞胃俞中，三焦俞兮大肠俞，食兮下咽有神功。不能食兮治胃俞，少商三里然谷宜，再及大肠膈俞穴，通前六穴皆常医。若不嗜食治中封，然谷内庭厉兑中，隐白阴陵泉上穴，脾俞胃俞小肠同。食多身疲脾胃俞，脾寒二间与中渚，液门合谷商丘中，中封照海陷谷里，太溪至阴腰俞端，兼治三阴交乃止。乃若胃热治悬钟，胃寒不痰膈俞攻。脾虚腹胀谷不消，只治三里最为高。脾病溏泄若不愈，此病须治三阴交。脾虚不便治商丘，三阴交灸三十休。胆虚呕逆兼带热。

若治气海病即瘳。

心邪癫狂

心邪癫狂攒竹穴，阳溪间使与尺泽。癫狂肺俞至百壮，曲池一七里所当，小海少海间使穴，阳溪阳谷大陵方，京骨合谷与鱼际，腕骨神门与冲阳，液门穴与行间穴，十六穴灸斯为臧。癫痫攒竹神门中，天井小海金门同，商丘行间与通谷，心俞后溪鬼眼攻，通前总计十一穴，心俞百壮有神功。鬼击间使与支沟，癫疾上星百会头，风池曲池与尺泽，阳溪腕骨与商丘，解溪后溪及申脉，昆仑然谷通谷求，承山针三分速出，灸至百壮疾即瘳。狂言阳溪与太渊，并及昆仑与下廉。狂言不乐太阳穴，多言用治百会尖。痫狂言语无尊卑，唇里中央肉缝宜，灸上一壮如小麦，又用钢刀割断奇。患者狂言数回顾，宜治阳谷液门穴。喜笑阳溪及大陵，并及水沟与列缺。喜哭百会水沟中，目妄视兮风府攻。鬼邪须治间使穴，仍针后穴起鬼宫，试问鬼宫何所在？要识此穴即人中；二鬼信兮手大指，甲下入肉三分是；三鬼垒兮足大指，甲下入肉二分是；四鬼心兮即太渊，治之须至入寸半，男从左兮女从右，起针之法依此等；五鬼路兮即申脉，火针七锃三分下；六鬼枕兮大椎上，入发一寸非虚假；耳前发际七鬼床，八鬼市穴即承浆；九鬼营即劳宫穴，上星穴是入鬼堂，火针七锃鬼堂用，鬼藏阴下缝三壮；十二鬼臣即曲池，火针亦与曲池宜；十三轮该是鬼封，即是舌下一寸缝，依次而行针灸备，二者兼到有神功。假如见鬼治阳溪，凡人魇梦商丘宜。中恶不省水沟穴，中脘气海当兼医。不省人事用三里，大敦一穴相兼治。发狂少海间使中，合谷后溪丝竹空，并兼复溜穴在内，治之立待有神功。狂走风府阳谷安。狐魅神邪狂与痫，两手两足大拇指，用绳缚定灸四尖，要识此穴名鬼眼，灸至三壮病必痊。小儿奶痫惊痫证，亦依此法一壮燃。卒狂间使合谷中，并及后溪三穴攻。瘛疭指掣哑门穴，阳谷腕骨与劳宫，带脉一穴并四穴，通前五穴收全功。呆痴神门少商宜，涌泉一穴与心俞。登高而歌摄衣走，久狂神门及后溪，并及冲阳共三穴，等闲感应似神祇。瘛惊百会解溪头，暴惊下廉一穴求。癫疾前谷后溪穴，解溪金门及水沟，再兼一穴是申脉，按穴治之此疾瘳。

霍乱

霍乱阴陵承山穴，次及解溪与太白。霍乱吐泻治关冲，支沟三里与尺泽，再及太白一穴内，五穴治之胜服药。霍乱呕吐支沟中，霍乱转筋支沟同，逆数大都太白穴，公孙丘墟解溪攻，再及中封承山穴，阴陵阳辅与关冲。

疟疾

疟疾百会与经渠，前谷三穴实相宜。温疟中脘大椎穴，乃若痎疟治腰俞。假如疟疾发寒热，合谷液门商阳别。痎疟寒热后溪穴，兼治合谷随即歇。

疟疾振寒治上星，丘墟陷谷得安宁。头痛脘骨神效得，寒疟三间治之精，假如心烦治神门。寒疟不食治公孙，内庭厉兑共三穴。久疟中渚商阳焚，此疾兼治丘墟穴。叮咛医者识此文，热多寒少间使中，再兼三里有神功。脾寒发疟大椎穴，间使乳根三穴同。

肿胀

浑身浮肿治曲池，合谷三里内庭医，行间三阴交六穴，治之此病绝根株。水肿列缺腕骨医，合谷间使阳陵宜，阴谷三里曲泉穴，复溜陷谷与解溪，公孙厉兑冲阳穴，阴陵水分并胃俞，再兼神阙十八穴，速除此疾无毫厘。四肢浮肿曲池中，通里合谷中渚同，液门三里三阴交，风肿身浮解溪攻。肿水气胀满复溜，并兼神阙功效收。水胀胁满阴陵泉，遍身肿满疾久缠，更兼饮食又不化，肾俞百壮病即痊。凡人消瘅治太溪，伤饱身黄章门医。红瘅合谷与百会，委中三里与曲池。黄瘅百劳腕骨中，三里涌泉中脘同，然谷太冲复溜穴，膏肓大陵与劳宫，还有脾俞兼在内，太溪一穴在中封。

汗

多汗合谷补之先，次泻复溜汗即干。少汗先泻合谷穴，次补复溜病即痊。有汗列缺与曲池，少商昆仑冲阳宜，然谷大敦涌泉穴。无汗上星哑门医，中冲阳谷腕骨穴，然谷风府与风池，中渚液门及鱼际，合谷支沟与经渠，大陵少商商阳等，大都委中与侠溪，陷谷厉兑二十二穴，仔细治之病自除。汗不出兮曲泽烧，鱼际少泽上星高，曲泉复溜昆仑穴，侠溪窍阴九穴焦。

痹厥

风痹尺泽阳辅区，积癖痰痹治膈俞，寒厥太渊液门穴，假如痿厥治丘墟。尸厥如死不知事，须灸三壮于厉兑。身寒痹治曲池穴，列缺环跳与风市，委中商丘及中封，再兼临泣八穴攻。厥逆列缺与中冲，金门大都内庭中。厉兑隐白大敦穴，须治八穴为有功。四肢尺泽与支沟，少海前谷三里头，三阴交与曲泉穴，照海内庭太溪丘，行间大都十二穴，次第详治病即瘳。

肠痔大便

肠鸣三里陷谷焚，公孙太白与章门，神阙胃俞三焦俞，三阴交兮与水分。肠鸣而泄神阙穴，并治三间与水分。飧泄上廉与下廉，暴泄须治隐白痊。洞泄宜治肾俞穴，溏泄太冲与神阙，并治一穴三阴交，泄不止兮亦神阙；泄不觉兮治中脘，痢疾曲泉太溪便，太冲丹田与脾俞，兼治小肠俞最善。便血承山并复溜，太冲太白四穴求。大便不禁丹田穴，兼治大肠俞即瘳。大便不通治太溪，承山照海太冲宜，小肠俞穴与太白，章门穴与膀胱俞。大便下重治承山，解溪太白带脉间。闭塞照海与太白，兼治章门如神丹。泻泄曲泉隐白宜，阴陵然谷三焦俞，京骨中脘脾俞穴，肩俞大肠俞天枢。五痔承山与委中，飞扬阳辅复溜同，侠溪气海会阴穴，长强之穴与太冲。

肠风百壮灸尾穷。假如大小便不通，三百壮灸胃脘穴，功效最速如神通。肠痈痛治太白中，陷谷大肠俞与同。乃若脱肛治百会，灸至七壮是尾穷，此疾须用治三穴，随年壮兮灸脐中。患者血痔泄腹痛，承山复溜二穴攻。若是痔疾骨疽蚀，承山商丘收神功。久痔宜治二白间，须兼长强与承山。

疝

寒疝腹痛阴市宜，并及太溪与肝俞。疝瘕须治阴跷穴。卒疝大敦与丘墟，兼治阴市与照海，四穴不失大效随。㿉疝曲泉与中封，再兼商丘与太冲。小腹下痛目痃癖，太溪三里脾俞同，三阴交穴曲泉穴，宜兼阴陵六穴攻。腹中之病云疝瘕，阴陵太溪丘墟佳，更兼照海通四穴，从此治之无所差。肠澼㿉疝小肠痛，灸至百壮通谷用，京骨穴与大肠俞，三穴治之有神应。偏坠木肾治归来，大敦三阴交穴该。阴疝太冲大敦穴，三穴治之绝无灾。痃癖膀胱小肠事，医家宜把燔针刺，五枢气海及三里，气门百壮三交俞。阴肿大小便数兮，或阴入腹大敦宜。阴肿曲泉太溪穴，大敦三阴交肾俞。阴茎肿痛治曲泉，阴陵阴谷与行间，太冲大敦太溪穴，肾俞中极三阴痊。阴茎痛兮阴汗出，太溪鱼际与中枢，更治一穴三阴交，四穴治之多有力。转胞不溺只淋沥，关元疗病真可必。肾脏虚冷日渐羸，阴疼少气遗精痰，不须别求疗此病，只治一穴是肾俞。遗精白浊肾俞烧，关元穴与三阴交。梦泄百壮曲泉穴，中封太冲至阴高，膈俞脾俞肾俞准，关元三焦三阴交。寒热气淋阴陵宜，淋漓曲泉然谷医，阴陵行间大敦穴，涌泉气门小肠俞。小便黄赤阴谷中，太溪肾俞气海同，膀胱俞穴宜兼治，五穴无缺有神功。小便五色治委中，须把前谷第二攻。小便不禁上承浆，阴陵委中太冲间，膀胱俞穴大敦穴，通治六穴患者安。小便赤如血大陵，兼治关元病始轻。妇人胞转小便艰，二七壮兮治关元。遗溺神门鱼际穴，太冲大敦及关元。阴痿丸骞阴谷中，然谷三阴交中封，兼治大敦通五穴，此病立待有神功。阴挺出兮治太冲，少府照海曲泉同。疝气偏坠用小绳，患者口角量一形，分作三折成三角，如△字样为权衡，一角安在脐心上，两角安在脐下平，两角尽处是灸穴，患左患右灸反更，各三七壮病立愈，二穴俱灸亦安宁。膀胱气攻胁脐下，阴肾入腹病染增，自脐量下至六寸，两旁各寸是穴中，患左患右灸反覆，炷如小麦大相应。

头面

头痛百会上星中，风府攒竹小海攻，阳溪后溪合谷穴，腕骨中渚丝竹空，风池昆仑阳陵等，再兼一穴是中冲。头强痛兮治颊车，并治肩井及风池，少海穴兮兼在内，通计五穴至后溪。头偏痛者针头维，脑泻囟会通谷医。头风上星前顶穴，百会阳谷合谷宜，通前通后共八穴，昆仑关元与侠溪。脑痛上星风池中，脑空天柱少海攻。头风面目赤何治？通里解溪真有功。

头风牵引脑项痛，上星百会合谷同。偏正头风百会穴，前顶神庭上星通，风池合谷头维等，攒竹穴与丝竹空。醉后头风治印堂，攒竹三里三穴当。头风眩晕治合谷，次及丰隆解溪方，再兼风池通四穴，垂手著膝著腿双，两般皆灸虎口内，更详此处宜灸壮。面肿水沟与上星，攒竹支沟间使应，中渚液门解溪穴，行间厉兑谚譆灵，再兼天牖风池等，十三穴内治之精。面痒肿兮治迎香，再兼合谷治之良。患者头面项俱痛，百会后顶合谷强。假如头风冷泪出，攒竹合谷治无失。脑昏目赤攒竹中。头旋目窗百会同，申脉至阴络却穴，通前五穴治有功。至若面肿与项强，鼻生息肉治承浆。头肿上星前顶穴，大陵出血公孙央。若人颊肿治颊车。颐颔肿者阳谷宜，腕骨前谷商阳等，侠溪手三里丘墟。风动如虫行迎香，颈项强急风府央。若人头面目浮肿，宜治陷谷与目窗。眼睑瞤动治头维，再兼一穴攒竹医。脑风而疼治少海，头肿身热是肾俞。眉棱痛兮肝俞穴，毛发焦燥治下廉。面浮肿兮厉兑穴，面肿若灸水分痊。头目眩疼反肿者，兼生白屑灸囟会。

咽喉

凡人喉痹治颊车，合谷少商与经渠，大陵二间与尺泽，再兼前谷与阳溪。假如鼓颔治少商，咽中如鲠间使当，再兼一穴三间穴，咽肿中渚太溪央。咽外肿兮液门攻，咽食不下灸膻中。咽中闭者治合谷，再有曲池二穴同。咽喉肿痛又闭塞，水粒不下合谷得，少商兼以三棱针，刺手大指背头吉，节上甲根不可差，排刺三针斯为毕。双蛾玉液与金津，又兼少商三穴焚。单蛾少商合谷等，并治廉泉病绝根。复有咽喉肿闭甚，治之以细三棱针，把针藏在笔端内，以药点肿给患人，却将笔端点肿处，刺之立愈病除根。续添一证是咽痛，若治风府效如神。

耳目

耳鸣百会与听宫，听会耳门络却中，阳溪阳谷前谷穴，后溪腕骨中渚同，液门商阳肾俞顶，总算十四穴里攻。聤耳生疮有脓汁，耳门翳风合谷窟。重听无所闻耳门，翳风风池侠溪焚，听会听宫通六穴，治之此患定不存。凡人目赤目窗针，大陵合谷液门临，上星丝竹空攒竹，七穴治之病绝根。目风赤烂阳谷烧。赤翳攒竹后溪高，再兼液门通三穴，斯病可待无根苗。目赤肤翳治太渊，侠溪攒竹风池前。目翳膜者治合谷，临泣角孙液门巅，后溪中渚睛明穴。白翳临泣肝俞痊，睛痛内庭与上星。假如冷泪治睛明，临泣风池腕骨穴，四穴不失医者精。迎风有泪治头维，睛明临泣与风池。眼泪出治临泣穴，百会液门与后溪，通前通后共八穴，必是前谷与肝俞。风生卒生翳膜引，两目痛兮不可忍，睛明穴及手中指，本节间尖三壮准。眼睫毛倒丝竹空。青盲无见肝俞中，并及商阳通二穴，患左患右左右攻。眼眦急痛三间医。假如目昏治头维，攒竹睛明目窗穴。百会风府与风池，合谷肝俞丝竹空，再兼一穴是肾俞。目眩临泣风府中，风池阳谷中渚同，通前通后共八穴，液门鱼际丝竹空。目痛阳溪二间精，次及三间与大陵，前后总算六穴治，须兼前谷与上星。目眶烂见风泪流，宜治头维颧髎头。眼痒眼痛光明泻，兼治五会痒痛休。目生翳者治肝俞，命门瞳子髎穴宜，外眦五分得气泻，再兼合谷商阳医。小儿雀目不见物，手拇指甲后一寸，宜在内廉外纹头，白肉际各一壮稳。

鼻口

鼻有息肉治迎香，衄血风府风池良，合谷二间三间穴，后溪前谷委中强，申脉昆仑并厉兑，兼治上星隐白长。鼽衄风府与二间，再兼一穴是迎香。鼻塞上星临泣烧，百会前谷厉兑高，通前通后共七穴，兼治合谷迎香焦。鼻流清涕治人中，上星风府三穴攻。脑泻鼻中臭涕出，曲差上星治有功。鼻衄上星二七壮，兼治绝骨囟会康，又法灸项后发际，两筋中间宛宛央。久病流涕出不禁，百会灸之病绝根。口干尺泽与曲泽，大陵二间少商穴，再兼一穴是商阳，仔细治之效自获。咽干太渊鱼际中。消渴水沟承浆通，金津玉液曲池穴，太冲行间与劳宫，商丘然谷隐白穴，百日以上不可攻。唇干有涎治下廉，舌干涎出复溜尖。唇干饮食又不下，三间少商治之痊。假如唇动如虫行，水沟一穴治之宁。唇肿宜治迎香穴。口㖞眼斜颊车精，水沟列缺太渊穴，合谷二间丝竹空，兼治地仓极有效，感应最速如神灵。口噤颊车与支沟，外关列缺内庭头，再兼厉兑通六穴，次第治之病自瘳。失口不语治间使，支沟灵道兼鱼际，合谷阴谷复溜穴，再治然谷病即愈。舌缓太渊合谷中，冲阳内庭风府同，通前通后共七穴，三阴交穴昆仑攻。舌强哑门少商穴，鱼际二间与中冲，再兼阴谷然谷等，七穴治之为有功。假如舌黄治鱼际，齿寒少海实为贵。齿痛商阳一穴医。齿龋恶风合谷利，再兼厉兑二穴攻，医者寻趁须仔细。齿龋厉兑少海宜，小海阳谷合谷奇，液门二间内庭等。龈痛角孙少海居。舌齿腐兮承浆穴，须兼劳宫二穴医。牙疼少海与曲池，阳谷二间与阳溪，更兼内庭与吕细，并及液门与颊车。上牙疼兮治人中，太渊吕细三穴通，臂上起肉中五炷，灸之立待有神功。下牙疼者龙玄穴，侧腕交叉脉是斯，并及承浆合谷穴，腕上五寸两筋间，灸至五壮病必痊。不能嚼物角孙强。牙疳蚀烂至生疮，炷如小箸头样大，七壮须灸在承浆。

胸背胁

胸满经渠与阳溪，后溪三间间使宜，阳陵三里曲泉穴，足临泣等九穴医。假如胸痹治太渊，胸膊闷兮肩井痊。胸胁痛者天井穴，支沟间使太白连，三里大陵丘墟等，阳辅八穴实为便。胸中淡者间使宜。胸满支肿治膈俞，再兼内关通二穴，得效最速定不迟。胸胁引满腹下廉，丘墟侠溪肾俞连。

假如胸烦期门穴，胸中烦者膻中安。肩背酸疼治风门，肩井中渚支沟焚，后溪腕骨委中穴，次第治之病不存。心胸痛者治尺泽，内关大陵三穴著。胸满血膨有积块，霍乱肠鸣喜噫带，三里期门向外针，二寸不补亦不泻。假如胁满章门奇，胁痛阳谷腕骨宜，支沟膈俞及申脉。缺盆肿足临泣医。胁与脊引肝俞烧，背膊项急大椎焦。腰背强直难转侧，腰俞肺俞二穴高。腰脊痛楚委中头，再兼一穴是复溜。腰背伛偻风池穴，并治肺俞病即瘳。背拘急者治经渠。肩背相引二间宜，商阳委中昆仑穴。假如偏胁背痛痹，须治鱼际委中穴，可保此病无根株。背痛鱼际与经渠，昆仑京骨及丘墟。脊膂强痛委中穴，腰背俱疼治风池，天牖合谷昆仑等，四穴善治身不疲。脊肉牵疼难屈伸，合谷复溜昆仑真。胸连胁痛期门穴，宜于此处先入针，章门穴与丘墟穴，行间涌泉须细寻。肩痹痛者治肩髃，宜兼天井与曲池，并治关冲与阳谷，五穴仔细疾不居。

手足腰腋女人

手臂痛难举曲池，须兼尺泽与肩髃，三里少海太渊等，阳池阳谷与阳溪，前谷合谷液门穴，外关腕骨次第医。臂寒曲泽与神门，臂内廉痛太渊焚，臂腕侧痛治阳谷，手腕摇动曲泽存。腋痛少海间使宜，少府阳辅与丘墟，须兼申脉足临泣，腕劳天井治曲泽，间使中渚与阳溪，阳谷太渊腕骨等，列缺液门十穴医，手腕无力列缺中。肘臂痛者肩髎攻，曲池通里手三里，四穴能除肘臂疼，肘挛曲泽及肩髎，少海间使与后溪，复兼大陵鱼际等，七穴驯治病自除，肩背酸重治支沟。肘臂手指难屈忧，曲池三里外关等，兼治中渚病即瘳，手臂麻木天井宜，外关支沟与曲池，阳陵腕骨上廉等，再兼合谷与经渠，手臂冷痛肩井中，曲池下廉三穴攻。手指拘挛并筋紧，曲池阳谷合谷同，手热曲池与内关，曲泽列缺经渠间，太渊中冲少冲等，劳宫九穴病必安，臂肿经渠曲池中，通里中渚合谷同，并兼液门手三里，治之立待有神功，风痹手挛不举证，尺泽曲池合谷应。差点拘挛皆不安，偏风瘾疹喉痹等，胸肋腹满及筋缓，无力皮肤枯燥病，曲池先泻后补宜，肩髎手三里为证，肩膊烦疼治肩髎，兼带肩井与曲池，五指皆疼外关穴，手挛皆疼少商医，掌中热者列缺巅，宜兼经渠与太渊，腋肘肿兮治曲泽，小海间使大陵痊，腋下肿者阳辅宜，足临泣兮与丘墟，腰痛肩井环跳穴，阴市三里委中煨，承山阳辅昆仑穴，复兼腰俞与肾俞。两腿如水阴市中；挫闪腰疼胁肋疼，尺泽曲池合谷穴，三阴交穴与阴陵，行间三里手三里；腰疼难动风市攻，再兼委中行间穴，三穴治之诚有功，腰脊强痛治腰俞，委中涌泉小肠俞，膀胱俞穴宜兼治，腰脚痛者环跳宜，风市阴市委中等，承山昆仑申脉医，腰膝内痛治委中，三里三阴交穴同，腿膝酸疼环跳穴，阳陵丘墟三穴攻，脚膝痛者委中烧，三里曲泉阳陵焦，风市昆仑解溪等，以上七穴最为高。膝胻股肿治委中，三里阳辅解溪同，再及承山通五穴，腰如坐水阳辅攻，足痿不收治复溜。风痹脚胻麻木忧，宜治环跳风市攻；足麻痹等环跳丘，阴陵阳辅太溪穴，兼治至阴五穴瘳，脚气肩井膝眼中，风市三里承山同，太冲丘墟行间穴；髀枢痛者环跳攻，阳陵丘墟共三穴，病者治此为有功。足寒热兮治三里，委中阳陵复溜底，然谷委中宽骨焦，下廉风市共七穴。足寒如水肾俞高。浑身战悼及胻疼，承山金门二穴观。足胻寒者复溜穴，兼治申脉厉兑端。足挛肾俞阳陵烧，阳辅绝骨皆宜焦。月事不利治中极，再兼一穴三阴交。过时不止隐白巅，下经冷来治关元。假如女人漏不止，太冲三阴交为便。血崩气海与大敦，阴谷太冲然谷焚，三阴交穴与中极，七穴治之病不存，瘕聚关元病必除。赤白带治白环俞，带脉关元气海等，间使三阴交为宜。小腹坚治带脉中，绝子商丘中极攻。因产恶露或不止，气海关元必有功，产后诸病期门宜。乳痈下廉三里医，鱼际少泽委中穴，足临泣兮与侠溪，乳肿痛治足临泣。难产合谷补无失，再泻一穴三阴交，兼治太冲期为毕。横生死胎治太冲，合谷三阴交穴同。假如横生手先出，右足小指尖上攻，三壮五壮为灸数，炷如小麦大有功。子上逼心气欲绝，这难须当攻巨阙，三阴交泻合谷补，产妇端的无险跌。假如子手掬母心，生下男女左右痕，或在手心或脑后，不在脑后人中寻。产后血晕不认人，支沟三里三阴交。堕胎手足如冰厥，肩井五分针病消。觉闷急针三里穴，胎衣不下中极高，兼治一穴是肩井。阴挺出者曲泉焦，照海大敦共三穴。无乳膻中少泽烧，血块曲泉复溜中，三里气海丹田同，复带三阴交一穴，医人须当仔细攻。妇人经事若正行，与夫交感瘦渐形，寒热往来精血竞，此病若把虚劳名，宜治百劳肾俞等，风门中极气海并。再兼三阴交在内，如此治之功必成。诸节皆疼治阳辅。假如妇人腨腓病，承山昆仑穴相应。足缓阳陵冲阳中，太冲丘墟四穴定。乃若脚弱治委中，三里承山三穴同。两脚红肿更疼痛，膝关委中三里攻，再兼阴市通四穴，次第治之极有功。若患穿跟草鞋风，昆仑丘墟商丘红，并及照海通四穴，如此妙术医者通。足不能行治曲泉，三里委中阳辅巅，复溜冲阳然谷等，申脉行间脾俞连，三阴交穴带在内，十一治之病即痊。脚腕酸者委中临，再兼一穴是昆仑。足心疼痛取昆仑。脚筋短急足重沉，鹤膝历节风肿侵，恶发不能起床榻，此等宜于风市寻。假如腰重不可忍，转侧起卧不便穿，冷痹脚筋又挛急，如此复兼难屈伸，两脚曲脷两纹头，四处三壮一同灸，两人两边用同次，待至火灭效可候，午时若灸挨至晓，听得脏腑或鸣吼，不鸣或行一二次，此病痊愈时可守。腰痛不能举仆参，二穴跟骨下陷寻，拱足取之三壮灸，指日可保病不侵。膝以上病灸环跳，再兼一穴风市疗。膝下病者灸犊鼻，膝关三里阳陵效。足踝上灸三阴交，绝骨昆仑三穴高。

足踝以下灸照海，再兼申脉病绝苗。假如腿痛宽骨康，脚气风市或五壮，或五十壮百壮灸，次及伏兔针为藏，针止三分切忌灸，三四犊鼻膝眼当，第五三里百壮灸，数至第六上廉央，惟有第七今已阙，终至第八绝骨良。脚筋转时不可忍，宜于脚踝灸为准。内筋急兮灸在内，外筋急兮灸外稳，脚筋多年不愈者，如此灸之病即泯。

妇人

月脉不调气海中，三阴交穴中极攻。带脉一壮不可过，再及肾俞斯有功。女子月事若不来，面黄呕吐身无胎，三阴交兮曲池穴，支沟三里治无灾。经脉过多通里高，行间穴与三阴交。欲断产兮治合谷，右足内踝上寸烧，脐下二寸三分灸，灸至三壮阳气消，复有肩井带在内，从此妊孕绝根苗。一切冷惫灸关元，不时漏下三阴交。月水不调结成块，用针关元水自调。

小儿

大小五痫水沟存，百会神门与金门，须带昆仑及巨阙，惊风腕骨最为真，瘛疭五指掣阳谷，兼治腕骨与昆仑。风痫目戴上百会，复兼昆仑丝竹空。脱肛百会长强穴，假如卒病治太冲，角弓反张百会穴，大凡泻痢神阙攻。赤游风者治百会，兼治委中诚有功。秋深冷痢灸脐穴，二寸三寸动脉中。假如吐乳灸中庭，一寸六分下膻中。卒痫猪痫灸巨阙，灸至三壮收全功。假如口有疮蚀龈，秽臭冲人难看管，劳宫二穴各一壮，用心仔细须寻篡。卒患肚痛皮青黑，肚脐四边各半寸，各灸三壮皆完全，鸠尾一寸三壮益。惊痫顶上旋毛中，须于此处三壮攻，耳后青络三壮灸，炷如小麦大有功。风痫屈指如数物，鼻上发际治之不。一二岁者目赤眦，大指小指间后寻，一寸半灸三壮没。夜啼百会灸三壮，囟门不合各有方，脐上脐下各五分，二穴各灸止三壮，灸疮未发囟门合，患者试之必然康，肾肿偏坠是关元，灸止三壮诚宜然，大敦七壮真果便，若此治之病即痊，猪痫如尸厥吐沫，巨阙三壮不可忽。寒热洒淅食痫发，鸠尾上至五分突，宜灸三壮身即安，不灸三壮病不痊。羊痫九椎下节间，灸至三壮如服丹，又法大椎上三壮，可保小儿无灾难。牛痫三壮鸠尾穴，大椎三壮透过间，马痫治之自有方，仆参二穴各三壮，风府脐中各三灸，依此妙法得安康，假如犬痫两手心，足太阳与肋户寻，各灸一壮病必愈。鸡痫足诸阳三壮，牙疳蚀烂治之强，或针或灸须承浆，遍身生疮曲池穴，合谷三里绝骨良，通前通后共五穴，须兼膝眼二七壮，假如腋肿马刀疡，要知此是头中疮，宜治阳辅太冲穴。热风瘾疹肩髃臧，曲池曲泽环跳等，须带合谷涌泉康，疡肿振寒少海中。疥癣疮兮曲池攻，支沟阳溪阳谷等，大陵合谷后溪同，委中三里阳辅穴，昆仑穴与行间通，三阴交穴百虫窠，十四穴治为有功。

疔疮　溺死　犬伤　蛇伤　脉绝　痈疽

疔生面上与口角，须灸合谷疮即落。若生手上灸曲池，若生背上肩井索，

三里委中临泣中，八穴灸之不可错，行间通里少海兼，复带太冲无病恶。

假如瘰疬少海寻，此穴皮上宜先针，三十六息推针入，入内须当定浅深，

追核大小勿出核，三上三下乃出针，天池章门临泣等，支沟阳辅百壮真，

复兼肩井手三里，肩井随年壮为吟。痈疽发背肩井攻，再兼一穴是委中，

以蒜片贴疮上灸，如不疼兮灸至疼，愈多愈好是此病，若疼宜灸至不疼。

溺水死者虽经宿，细按神经亦可救，即解死人衣带开，速急把他脐中灸。

假如人被狂犬伤，当时须灸咬处疮。凡人若是蛇伤者，亦把咬处灸三壮，

仍以蒜片贴咬处，灸在蒜上即安康。人脉微细不见临，或时无有不可寻，

少阴经兮复溜穴，此穴宜刺圆利针，针至骨处顺针去，下刺候回阳脉临，

阳脉生时方稳当，方乘此际可出针。痈疽疮毒实难医，患人须将竹马骑，

薄篾用量患人手，尺泽横纹头比齐，起循肉指至中指，尖上截断斯为宜，

竹杠两头置凳上，患人去衣方可骑，须当以足微点地，比篾头安竹杠皮，

循肉直上篾尽处，医者须当墨点记，只是取中非灸区，更以薄篾量中指，

中节两纹为一寸，将篾以墨点为主，点上两旁各一寸，是穴各灸五七炷，

或五或七不可多，此法灸之无不愈。

附辨

或问：睛明、迎香、承泣、丝竹空，皆禁灸何也？曰：四穴近目，目畏火，故禁灸也。以是推之，则知“睛明可灸”，王注误矣。

或问：迎而夺之，随而济之，此固言补泻也。然其义何如？曰：迎者逢其气之方来，如寅时气来注于肺，卯时气来注大肠，此时肺、大肠气方盛而夺泻之也。随者随其气之方去，如卯时气去注大肠，辰时气去注于胃，肺与大肠此时正虚，而补泻之也，余仿此。

或问：髎穴针入几分，留几呼之说。曰：愚以为初不如是相拘。盖肌肉有浅深，病去有迟速，若肌肉厚实处则可深，浅薄处则宜浅，病去则速出针，病滞则久留针为可耳。故曰：刺虚者，须其实；刺实者，须其虚也。

或问：孙氏以灸为闭门赶贼何如？曰：夫以火泻者，疾吹其火，则火气与邪气去矣，此《内经》火泻法也。又胡为而闭其门乎？至于气针虽微，妄加无病，则气之泻，若河决下流，不可以其微而轻之也。孙氏之云，特归重于火针耳。要之，言不能无弊，故曰立言难。

或问：人神随年岁巡历于身，尻神逐日坐临于人。若人死，此神与之俱死乎？抑出于人之身，飘流于天地间而失所依乎？抑别求人而附之乎？若别欲依人，则人人自有神矣。将飘流天地间，无人可依，神亦离散矣。既曰神，则灵变莫测者也，

何必求人而附之乎？人之心为君主之官，神明出焉，胡不驱此神，使身安而不为针灸所犯乎？曰人神，曰尻神，后世术家之言，《素》、《难》未有也，何足信哉。

或问：胃之大络，名曰虚里，其动应衣，脉宗气也。而不系于补泻之列，岂以偏穴而废之欤？曰：此固气之所聚，血之盛会，灸刺之禁地也，其过与不及，自有其道焉，盖中焦之气盛衰，而宗气为之盈缩，取之三里，以下其气，而宗气之盈者消；调之三里，以补其气，而宗气之耗者滋，则其气未尝不补泻也。特以非别走他经，故不在诸络之例。此所以举丰隆而不厉虚里也欤。

或问：《素问》、《难经》论针之旨何如？曰：《素问》博而详，《难经》精而约，其道则一而已。孟子谓：博学详说，将以反说约。二书不可偏废也。

或问：古人补泻在井荥输经合，然睛明、瞳子髎治目疼，听宫、丝竹空、听会治耳聋，迎香治鼻，地仓治口㖞，风池、头维治头项，不系井荥俞经合何也？曰：以其病在上取之上，其高者因而越之之意也。

《素问》补遗注云：动气至而即出针。今针入穴，邪气吸拔，推之不前，引之不后，转之不移，必俟气衰，然后退针豆许，如此者三而可出也。若仅能转针而速出之，则血随针泻，在于多气少血之经，尤所当忌。吾尝谓遗篇之补，出于后人之托，其经注一律出于一人之手，由是观之，岂特注说未当而已邪？

十二经络髎穴，各有流注衰旺之时，按时补泻固是。今病在各经络者，或按时亦能去病。盖病著于经，其经自有虚实，补虚泻实，亦自中病也，病有一针而愈，有数针始愈，盖病有新故浅深。新且浅，一针可愈；若深痼者，必屡针可去。如服药然，有一二剂病退，有多服至四五十剂，或累百而愈。

或问：针形至微，何以能泻有余补不足，曰：如气球然。方其未有气也，则靥塌不堪蹴踢，及从窍吹之，则气满起胖，此虚则补之之义也。去其窍之所塞，则气从窍出，复靥塌矣，此实则泻之之义也。

或问：《素》、《难》、长沙、东垣、窦汉卿、窦桂芳针法何如？曰：《素问》犹五经之载道，《难经》犹《易》之十翼；发明《素问》，长沙、东垣则如濂洛关闽之精思力践；二窦犹老列荀扬文，虽曰体道，不能无偏倚驳杂。要之《素问》、长沙、东垣如美玉，而二窦诚为有瑕之璧也。

或问：《医经小学》云：出针不可猛出，必须作三四次，徐徐转而出之，则无血；若猛出必见血也，《素问》补遗篇注云：动气至而即出针，此猛出也。二说将孰从哉？曰：经络有凝血，与欲大泻者，当猛出；若寻常补泻，必当从《医经小学》也。

或问：《铜人》、《千金》等书空穴多，《十四经发挥》所载空穴少，如风市、督俞、金津、玉液等，彼有此无，不同何也？曰：《十四经发挥》，据《素问·骨空篇论》及王注。若《铜人》、《千金》纂，皆偏书，非岐黄正经也。